Die Wiedergeborene

Renate Weber

DIE WIEDERGEBORENE

Reise zum Mittelpunkt des Selbst

Edition Noëma

Bibliografische Information der Deutschen Nationalbibliothek
Die Deutsche Nationalbibliothek verzeichnet diese Publikation in der Deutschen Nationalbibliografie; detaillierte bibliografische Daten sind im Internet über http://dnb.d-nb.de abrufbar.

Bibliographic information published by the Deutsche Nationalbibliothek
Die Deutsche Nationalbibliothek lists this publication in the Deutsche Nationalbibliografie; detailed bibliographic data are available in the Internet at http://dnb.d-nb.de.

∞
Gedruckt auf alterungsbeständigem, säurefreien Papier
Printed on acid-free paper

ISBN-13: 978-3-8382-1270-8

Printed in the EU

Inhalt

Vorwort

Lieber Leser,

dieses Buch ist die Geschichte meiner Heilung. Als ich begann, es zu schreiben, lag mein Leben wie ein bunter Scherbenhaufen vor mir. Freundschaften brachen weg, der Kontakt mit meiner Familie war belastend und in der Schule beförderten mich die immer größeren Klassen und höheren Korrektur- und Erziehungsanforderungen in ein völlig überdrehtes Hamsterrad. Familiengründung und Partnerschaft scheiterten, so als hätte es die schönen Momente in den Jahren davor nie gegeben. Bei einem Umzug fiel mir das Gleichnis von Giovanni Papini in die Hände. Und während ich mich auf eine Umzugskiste setzte und las, war es mir, als würde der Dichter neben mir sitzen und gemeinsam mit mir auf den Scherbenhaufen blicken:

Die Uhr, die um sieben Uhr stehen blieb
von Giovanni Papini

An der Wand meines Zimmers hängt eine schöne alte Uhr, die nicht mehr funktioniert. Ihre Zeiger, die seit jeher stillstehen, zeigen unermüdlich dieselbe Uhrzeit an: Punkt sieben Uhr.

Fast immer ist die Uhr nur ein unnützer Wandschmuck an einer weißen Wand. Zweifelsohne gibt es jedoch zwei Augenblicke am Tag, zwei flüchtige Momente, in denen die alte Uhr wie Phönix aus der Asche aufersteht.

Während die anderen Uhren der Stadt in ihren verrückten Gangarten die sieben Uhr anzeigen und die Kuck-Kuck-Schreie und Gongs der übrigen Maschinen sieben Mal ihren Gesang erschallen lassen, scheint die alte Uhr in meinem Zimmer ihr Leben zurückzugewinnen. Zweimal am Tag, morgens und abends, befindet sich die Uhr im absoluten Einklang mit dem Rest des Universums. Wenn man diese Uhr nur in diesen beiden Augenblicken betrachten würde, könnte man meinen, sie funktioniere perfekt. Aber wenn dieser Moment vorbei ist und der Gesang der übrigen Uhren erstirbt und ihre Zeiger wieder ihren monotonen Gang aufnehmen, verliert meine alte Uhr diesen Schritt und bleibt der Uhrzeit treu, bei der sie eines Tages stehen geblieben ist. Ich liebe diese Uhr. Je mehr ich von ihr rede, desto mehr liebe ich sie, weil ich mit jedem Mal fühle, dass ich ihr immer ähnlicher werde. Auch ich bin in einer Zeit festgehalten, auch ich fühle mich gefangen und unbeweglich, auch ich bin auf eine gewisse Art und Weise ein unnützes Schmuckstück an einer weißen Wand.

Aber auch ich erlebe kurze Momente, in denen auf mysteriöse Weise meine Stunde schlägt. Während dieser Augenblicke fühle ich mich lebendig. Ich kann mehr erschaffen, träumen, fliegen, sagen und fühlen als während der übrigen Zeit. Diese harmonischen Verbindungen kommen und gehen das eine ums andere Mal in einer unerschöpflichen Folge.

Das erste Mal, als ich dieses Gefühl hatte, versuchte ich mich an diesen Moment zu ketten in dem Glauben, dass ich ihn für immer andauern lassen könnte. Aber es war nicht so. Wie meiner Freundin der Uhr so entschwindet auch mir die Zeit der anderen.

... Nach diesen Momenten führen die in die Menschen eingepflanzten Uhren ihre Gangart fort, und ich kehre zurück zu meinem routineartigen statischen Tod, zu meiner Arbeit, zu meinen Gesprächen im Café, zu meiner langweiligen Gangart, die ich mein Leben nenne.

Aber ich weiß, dass das Leben etwas anderes ist. Ich weiß, dass das Leben die Summe all jener Augenblicke ist, die, obwohl sie kurz sind, uns im Einklang mit dem Universum fühlen lassen. Fast alle Menschen glauben, dass sie (die Armen!) leben. Nur gibt es Momente der Vollkommenheit und alle, die es nicht wissen und darauf bestehen, dass sie in jedem Augenblick leben, werden gefangen bleiben in der Welt des Graus und der Alltäglichkeit.

Deshalb lieb ich dich, alte Uhr, weil wir uns ähnlich sind, du und ich.[1]

Ähnlich wie Giovanni Papini mit seiner Uhr, die um sieben Uhr stehen blieb, erging es mir mit der Zeit. Und ich fragte mich, warum das so war. Zunächst erschien mir alles wie ein Zufall. Doch je älter ich wurde, desto mehr wurde mir bewusst, dass meine Uhr mich in vielen Zusammentreffen mit Menschen zu überholen schien. Und während die Festivitäten und Gespräche der anderen andauerten, fiel ich in eine bodenlose Tiefe, in der ich mich selbst nicht mehr spüren konnte. Es schien ausweglos, aus meiner Depression zu anderen Menschen hinaufzurufen. Und so schwieg ich. Ich ließ nur noch meine Freunde an meinen positiven Gefühlen teilhaben. Ich verstand damals nicht, warum das so war, doch ich fürchtete immer, dass mir jemand meine Freude wieder zerschlagen könnte. Heute weiß ich, dass mich viele negative Bemerkungen aus meiner Herkunftsfamilie und später aus meinem Umfeld tatsächlich in eine Abwärtsspirale katapultierten. Dies geschah immer häufiger und ich fühlte mich ausgeliefert. Ich begann, mich nach den schönen Zeiten in meinem Leben zu sehnen, doch die lagen in der Vergangenheit. In meinem gegenwärtigen Leben verdichteten sich die Dinge, die mir etwas bedeuteten, zu einer Welle von schmerzlichen Erfahrungen. Donnernd brach sie über mich herein: Es schien lange her gewesen zu sein, dass meine Uhr und ich zur gleichen Zeit innehielten. Ich wurde sehr krank und keines der vielen Medikamente, die ich über zwei Jahre hinweg genommen hatte, schien zu wirken. In diesen Monaten war es mir, als hätte jemand mir meine Zeit genommen. Ich fühlte mich an den Rand gedrängt und konnte aufgrund der Nebenwirkungen der Medikamente nicht mehr richtig am Leben teilnehmen. Es war so, als wäre ich zu Gast in einer ungeliebten Wohnung. Und auch mein Körper, der ja mein einziges wirkliches Zuhause war, schien mich nicht mehr beherbergen zu können und zu wollen: Ich hatte die Kontrolle über mein eigenes Leben verloren. Da erinnerte ich mich daran, wie eine Freundin mir einmal gesagt hatte: »Die Bücher, die ich schreibe, sind wie Kinder für mich. Die, die ich lese, wie Freunde.«

Und ich beschloss, genau so ein Buch zu schreiben. Ein Buch, das mir und anderen ein Freund sein kann, und zwar einer, der nicht weggeht und den wir immer wieder aufsuchen können. Als ich begann, dieses Buch zu schreiben, konnte ich mir jedoch nicht vorstellen, jemals damit fertig zu werden. Doch je länger ich schrieb, desto mehr erinnerte mich das, was ich selbst erlebt hatte, an die Geschichte meiner Vorfahren. Die Umstände waren zwar immer andere gewesen, doch die Gefühle dazu waren es nicht. Und so begann ich nachzuforschen. Ich wollte wissen, warum sich die Menschen in meiner Familie immer auf die gleiche Art untereinander verletzten und miteinander verstrickten. Ich schrieb auf, welche Sätze und

---

1 Übersetzung aus dem Spanischen von Renate Weber, Originaltext: Papini, Giovanni, El reloj parado a las Siete, s. https://narrativabreve.com/2014/07/cuento-abelardo-castillo-madre-ernesto.html

Handlungen es waren, die mich im Zusammensein mit meiner Herkunftsfamilie so verletzten. Dabei fand ich heraus, dass es bei jedem Zusammentreffen immer die gleichen Sätze waren, die wie ein Nadelregen auf mich niederprasselten. Ich selbst erstarrte währenddessen immer und konnte meinen Schmerz nicht äußern. Ich fühlte mich hilflos und nicht richtig, so, wie ich war. Äußerte ich im Nachhinein meine Wahrnehmung wurde diese meist mit einem »Ach, du bist einfach zu empfindlich!« abgetan.

Bis zu dem Tag, an dem ich zusammenbrach und mit der Diagnose Burn-out in eine psychosomatische Klinik eingewiesen wurde. Eine neue Mitpatientin löste etwas in mir aus. Ich fühlte mich unter ihren Blicken unwohl, in der Buffetschlange kam sie mir zu nah, doch ich brachte wie üblich kein Wort heraus. In dieser Nacht hatte ich einen Albtraum: Eine neunarmige Krake lachte mich hämisch an und würgte mich mit zwei ihrer Tentakeln. Der Kontakt mit dieser Mitpatientin wurde für mich so schwierig auszuhalten, dass ich einige Mahlzeiten ausfallen ließ – bis ich entnervt vor Hunger in die Pflege ging. Zu meiner Überraschung tat die Schwester meine Wahrnehmung nicht ab, sondern berichtete mir, dass bereits andere Patienten mit ähnlichen Engegefühlen bei ihr gewesen seien. Und zwar immer im Zusammenhang mit der neuen Patientin. Nach und nach begann ich, meiner Wahrnehmung wieder zu trauen und verurteilte mich nicht mehr dafür, dass ich bereits erste Anzeichen von Druck verspürte, bevor auch andere sie bei Konflikten spürten.

Es tat mir weh, zu erkennen, dass ich all die Jahre doch richtig gewesen war. Und ich verstand immer noch nicht, warum meine Wahrnehmung von meiner Mutter und meinem Bruder so bekämpft worden war. Mein Vater hatte sich meine Wahrnehmung immer angehört, ohne sie zu verurteilen. Doch er war so häufig im Ausland gewesen, dass er mich in meiner Kindheit wenig unterstützen konnte. Heute bin ich mir sicher, dass mein Vater unter dem sogenannten Asperger-Syndrom leidet, einer milden Form des Autismus. Dies erklärt viele seiner Reaktionen und auch, warum er mir nicht emotional nahe sein konnte, selbst wenn er nicht auf Reisen war.

Ich spürte, dass die Ursachen für meine unterdrückten Gefühle in der Vergangenheit lagen. Damals war mir noch nicht bewusst, dass meine Mutter ihre eigenen und meine Wahrnehmungen über Grenzüberschreitungen unterdrückte. Und damit gab es den dunklen Teil in unserer Beziehung, in dem das Unausgesprochene schwelte. Er wurde überdeckt von dem funktionierenden Teil unserer Beziehung, indem gemeinsame Urlaube, intellektuelle Themen und Schule, körperliches Wohl und Gemütlichkeit eine Rolle spielten. Wenn ich auf diesen Teil und die Fotos dazu schaute, so konnte ich kaum glauben, dass es daneben noch diese andere Wahrheit gab. Die Wahrheit nämlich, dass ich mich von meiner Mutter seit und mit dem sexuellen Missbrauch, den ich in meiner Kindheit erfahren habe, allein und im Stich gelassen fühlte. Über dieser Verletzung lagen Wut, Trauer und Resignation. Gegen meinen Bruder und gegen meine Mutter. All diese Gefühle sind jedoch nie offen ausgesprochen worden. Sie meldeten und melden sich nach jedem Zusammentreffen mit Vehemenz. Ich spürte, dass die Ursachen für diese Ambivalenz tief in der Vergangenheit liegen mussten. So beschäftigte ich mich mit der Geschichte meiner Mutter: Sie beginnt mit dem Jahr 1937. Der Entschluss meiner Großmutter, in die spätere sowjetisch besetzte Zone zu ziehen, sollte weitreichende Folgen für die kommenden Generationen haben. Je mehr ich mich mit der Geschichte von damals beschäftigte, desto schlimmer wurden meine Albträume: Ich wurde von totalitären Regimen verfolgt, entdeckt und hingerichtet. Meine Bezugstherapeuten in der

Klinik verboten mir, weiterzuschreiben. Doch es war bereits zu spät: Durch mein Schreiben hatte ich eine Grenze überschritten – es war, als hätte ich ein Schweigegelübde gebrochen, das meine Mutter mir stillschweigend auferlegt hatte. Möglicherweise war es das Schweigegelübde für eine ganze Generation von »vergessenen Kindern« (so nennt die Journalistin Sabine Bode die Generation, die in den letzten Kriegsjahren des Zweiten Weltkriegs geboren wurde). Je mehr ich über diese »vergessene Generation« las, desto klarer wurde mir, dass die Unterdrückung ihrer eigenen Gefühle meine Mutter lange Zeit vor dem psychisch-körperlichen Zusammenbruch bewahrt hatte. Der Preis dafür war hoch: Er bestand in unserer emotional gestörten Beziehung.

Doch selbst wenn meine Aufzeichnungen diese Geschichte des emotionalen Mangels dokumentieren, so schien es zunächst, als entstünde hier ein Freund, zu dem man nur zum Weinen gehen konnte. Ich fragte mich, was mir noch fehlte. Und ich erkannte, dass es Mut war. Der Mut, trotz allem zu leben und Freude empfinden zu können. Deshalb richtete ich mein Augenmerk auf all die schönen Erfahrungen in meinem Leben. Sie standen nun neben den anderen. Lange fiel es mir schwer, beide Seiten des Lebens inner- und außerhalb meiner Familie in ihrer Widersprüchlichkeit anzunehmen. Obwohl ich nun über »das Gute« schrieb, trieben immer mehr traumatische Erfahrungen in meinem Bewusstsein an die Oberfläche. Je mehr ich sie nachzeichnete, desto größer wurde meine Erstarrung angesichts der schockierenden Ereignisse. Als ich mit dem Direktor der psychosomatischen Klinik darüber sprach, riet er mir, ein Heilungsmärchen für das kleine, verletzte Mädchen zu schreiben, das ich einst war.

Je stärker sich meine Fantasie mit diesem Märchen beschäftigte, desto mehr Fabelwesen entstanden. Und alle hatten sie eines gemeinsam: Sie waren Anteile meiner Persönlichkeit. Ich malte sie und konnte sie immer deutlicher vor meinem inneren Auge sehen. Ich schuf eine Welt, in der ich mich mehr und mehr zu Hause fühlte. Dieser Rückzugsort half mir und gab mir die Kraft, besser auf verletzende Kommentare reagieren zu können. Ich zog nun plötzlich Menschen an, mit denen ich nährende Beziehungen pflegen konnte. Es tat immer noch weh, auf meinem Scherbenhaufen zu laufen. Mittlerweile wusste ich allerdings, wo er anfing, und auch, wo er wieder aufhörte. Es gelang mir immer öfter, den Scherbenhaufen zu umrunden und dabei zu erkennen, dass auch die Gefühle hierzu ein Anfang und ein Ende hatten. Ich hatte in meinem Leben und in meiner Vergangenheit aufgeräumt. Wieder blickte ich auf all die Verletzungen: Sie waren noch da. Ich wurde das Gefühl nicht los, dass sie wichtig waren und dass ihre Dokumentation zusammen mit den korrigierenden Erfahrungen, die ich in der Klinik machte, anderen Menschen helfen könnten. Und so veränderten sich meine Aufzeichnungen aufs Neue: Der Fokus lag jetzt nicht mehr darauf, warum es Menschen gab, die andere verletzten, sondern wie ich mit diesen sich ständig wiederholenden verletzenden Situationen umgehen konnte. Es war wie ein Muskeltraining: Meine ersten Abgrenzungsversuche waren noch sehr unsicher. Die positive Botschaft ist: Je mehr ich mich abgrenze, desto besser fühle ich mich mit mir selbst. Und das, obwohl meine Umwelt zunächst aggressiv auf meine Abgrenzung reagierte. Ich hielt mir all meine schmerzlichen Erfahrungen vor Augen und sagte mir, dass es mir (und letztlich auch anderen) nichts nützen würde, wenn ich mich für das energetisch auspowerte, was sie an mir durchsetzen wollten. Es war ein langer Kampf und mit je mehr Selbstverständlichkeit ich meinen Platz einnahm und Stellung bezog, desto geringer wurden die Widerstände. Jetzt blieben »die Uhr« und ich immer häufiger wieder gleichzeitig stehen: Ich bin wieder im Einklang mit mir und dem Universum. Und das, liebe Leser, wünsche ich Ihnen auch. Möge meine Reise zum Mittelpunkt des Selbst Sie dabei unterstützen, dass »Ihre Uhr« und Sie wie ein Phönix aus der Asche in den Himmel aufsteigen.

Renate Weber,
August 2018

Hannah

Meine Großmutter Hannah war so stur wie ich. Schon als Kind war sie sehr eigensinnig, wenn sie ihre Interessen durchsetzen wollte. Sie trug lieber den Leuten auf dem Marktplatz ihre selbst verfassten Gedichte vor, statt ihre Hausaufgaben zu machen, oder sie spielte, zur Belustigung der Nachbarschaft, mit ihren Geschwistern die Theaterrollen ihres Vaters nach, bei dessen Proben sie ihn heimlich beobachtet und belauscht hatte. Selbst die Strafpredigten und Züchtigungsversuche ihres strengen Vaters hatten ihren eigensinnigen Charakter nicht brechen können. Später war der Vater nachsichtiger geworden, nachdem er sich der Frömmigkeit ergeben und sich mit religiösen Themen befasst hatte. Er war ein oft arbeitsloser Schauspieler, der seine Trunksucht gegen eine absurde Gottesgläubigkeit eintauschte und eines Tages lallend verkündete: »Morgen baue ich eine Kirche!« Obwohl ihn eigentlich niemand mehr ernst nahm, brachte er es mit seiner Überzeugungskraft tatsächlich fertig, seine Freunde für seine Pläne zu begeistern, und ein halbes Jahr später konnte die neuapostolische Kirche eingeweiht werden. Benjamin, mein Urgroßvater, wurde zum Stammesältesten ernannt und trank von da an keinen Tropfen Alkohol mehr.

Im Jahr 1937 zog meine Großmutter Hannah gegen den Wunsch ihrer Eltern mit ihrem damaligen Mann, dem Werkzeugmacher Fritz, von Rheinstadt nach Mecklenburg-Vorpommern. Mit Fritz hatte Hannah zwei Töchter, Renate und Josepha, die allerdings schon früh zu Halbwaisen wurden: Im Jahr 1939 starb Fritz nach einer Entzündung im Fuß, ohne dass die Ärzte den Grund für die nicht abheilende Entzündung herausfinden konnten. Sie vermietete sein Zimmer an einen neuen Untermieter, den Ofensetzer Ernst, mit dem sie 1942 eine Tochter bekam, die sie Heidi nannten und die 36 Jahre später mich zur Welt bringen sollte.

Doch auch diese Beziehung stand unter keinem guten Stern. Ernst wurde eingezogen und lernte erst während eines zweiwöchigen Heimaturlaubs seine inzwischen einjährige Tochter kennen. Er war gleich so vernarrt in das Kind, dass Hannah es nicht übers Herz brachte, ihm zu sagen, dass Heidi unter schwerem Asthma litt. Der Arzt hatte ihr prophezeit, dass das Mädchen den Sommer nicht überleben würde, und auch Ernst hatte düstere Vorahnungen, was seine eigene Zukunft in den Schützengräben Russlands anging. Zwei Wochen später war er tot, aber Heidi lebte.

Der neue Untermieter hieß Klaus. Da er wegen eines angeborenen Herzfehlers von der Heeresleitung als wehruntauglich eingestuft worden war, bestand bei ihm nicht die Gefahr, dass Hannah ihn an die Front verlieren würde. Er arbeitete als Filmvorführer und Musiker im örtlichen Kino. Mit ihm brachte sie die Kinder Paul und Ruth zur Welt. Josepha und Renate mussten nun häufig in der Schule fehlen, da sie zu Hause gebraucht wurden.

Im März 1945 kam Hannahs Mutter Sabine aus Rheinstadt zu Besuch. Hannah freute sich sehr, denn ihre Mutter brachte ihnen nicht nur Lebensmittel mit, sie kümmerte sich auch liebevoll um Josepha und Heidi. Doch der Zeitpunkt war schlecht gewählt.

»Das sind die Russen! Heidi, hol' Oma! Wir müssen uns verstecken.«

Heidi rannte auf den Hof, aber sie fand ihre Oma nicht. Also lief sie zu ihrer Mutter, denn sie hatte gemerkt, dass die sehr besorgt war und es ernst gemeint hatte.

Das bedrohliche Grölen auf der Straße kam näher, wurde lauter.

Stumm vor Angst, mit dem Baby im Arm, half Hannah Heidi und Josepha, die Dachbodenleiter hochzuklettern. Dann stieg auch sie hinauf und gab den Mädchen den Säugling, um die Leiter einziehen zu können. Flüsternd gebot sie ihnen, sich still zu verhalten. Aber sie hatten ihre Angst gespürt und kauerten sich neben ihre Mutter. Hannah war sicher, dass die Russen Klaus, den sie inzwischen geheiratet hatte, einfach erschossen hätten, wenn er dagewesen wäre. Doch Klaus war in dem Kino, in dem er arbeitete, um dort mit seinen Musikerkollegen zu proben. Aber wo war Sabine?

Dann hörten sie die grölenden Männerstimmen, die »DAWEI« brüllten, in ihrem Haus, das Zersplittern von Glas, anscheinend hatten sie auch Möbel umgeworfen. Hannah saß regungslos da und horchte auf die Stimmen der russischen Soldaten, denn sie verstand deren Sprache ja nicht, und Josepha blickte sie hilfesuchend an.

Und plötzlich war es still. Bis die schrillen Schreie einer Frau zu ihnen hinaufdrangen. Josepha hatte die Stimme ihrer Oma erkannt, die um Hilfe schrie.

Nach einer endlos erscheinenden Weile, und nachdem die schweren Schritte der Soldaten nicht mehr zu hören waren, wagte sich Hannah die Leiter hinunter, die Kinder sollten sich auf dem Dachboden weiterhin ruhig verhalten. Im Erdgeschoss bot sich ihr ein Bild des Schreckens, der sinnlosen Zerstörung: Alles, was sie sich so mühsam aufgebaut hatte, lag nun in Scherben und Trümmern vor ihr.

Sie rannte in den Garten. Dort fand sie ihre Mutter, die blutend und verstört auf dem Boden lag, mit zerfetzter Kleidung. Sie half ihr, sich auf Klaus' Bett zu legen, und holte einen nassen Lappen, um das Blut vom Körper ihrer Mutter zu wischen. Sabine drehte ihr Gesicht zur Wand, sie sagte nichts und wollte nicht sehen, was mit ihr geschehen war. Auch Hannah schwieg – es gab nichts zu sagen.

Vor »den Russen« sollte meine Großmutter bis an ihr Lebensende Angst haben. Kurz vor ihrem Tod wurde sie immer verwirrter, und einmal, als wir sie besuchten, hielt sie ihren eigenen Sohn für einen Russen und hätte ihn beinahe mit dem Küchenmesser erstochen.

Heidi konnte Klaus nicht leiden, denn der war oftmals ungeduldig mit seinen Stieftöchtern. Einmal hatte er sie, nachdem sie die Leiter zum Dachboden hinaufgeklettert war, mit dem Gürtel seiner Hose geschlagen. Nur Paul, seinen Sohn, den Stammhalter, schien er wirklich zu lieben. Ihm brachte er Süßigkeiten und Spielsachen mit. Heidi und Josepha schenkte er kaum mal etwas.

Eines Tages kam Heidi mit einer grün-rot geringelten Zuckerstange nach Hause. »Wo hast du die her?«, fragte ihre Mutter. Sie hatte Paul auf dem Arm und tätschelte ihm liebevoll die Wange.

»Die hat mir ein Mann mit schwarzem Helm und Gewehr geschenkt. Er hat so komisch gesprochen.«

Entsetzt schaute Hannah sie an, riss ihr die Zuckerstange aus der Hand und warf sie in den Schlund des Kachelofens. Heidi war fassungslos, sie meinte, ihre Mutter würde ihr die Süßigkeit nicht gönnen. Da hatte sie endlich auch mal ein Geschenk erhalten, und ihre Mutter nahm es ihr weg. Sie fühlte sich ungeliebt und unverstanden.

Meine Mutter war sechs Jahre alt, als ihre Schwester Renate 1948 nach einem einwöchigen Krankenhausaufenthalt an Typhus starb. Hannah hatte Heidi erklärt, dass der Name Renate »die Wiedergeborene« bedeutete. Das war Heidis einziger Trost. Sie beschloss: »Sollte ich jemals eine Tochter bekommen, soll sie Renate heißen!« Und sie hielt Wort.

Heidi

Es lagen einige Kinder auf dem Boden der Ladefläche, erschöpft durch die lange Fahrt, die Hitze und die stickige Luft. Einige konnten zu ihrem Glück schlafen, obwohl der Lastwagen ihre Körper in den Kurven unsanft hin- und herwarf. Heidi kletterte auf eine Bank, die dort stand. Josepha war aufgesprungen, um ihr zu helfen, die Stricke der Plane zu lockern. Heidi holte mehrmals tief Luft, es dauerte jedoch einen Moment, bis sie sich an den seltsam rauchigen Geruch da draußen gewöhnt hatte. Sie geriet zwar vor einem Asthmaanfall jedes Mal in Panik, aber ihr starker Überlebenswille half ihr, sich auf das Ein- und Ausatmen zu konzentrieren, und so löste sich allmählich der Klumpen in ihrem Oberkörper, und sie konnte die langen Schornsteine und die rußverschmierten Häuser wahrnehmen. Auch die meisten Fenster schienen schwarz vor Ruß zu sein!

Klaus hatte seiner Frau ein Ultimatum gesetzt: »Entweder, du schaffst deine Töchter aus dem Haus, oder ich gehe!« Es gäbe einfach nicht genug zu essen, und es sei ja auch nur vorübergehend, fügte er etwas versöhnlicher hinzu. So kam es, dass Josepha und Heidi mit einem Kriegswaisen-Transporter vom Roten Kreuz zu Hannahs Mutter nach Rheinstadt in den Westen geschickt wurden.

Zum Schrecken der Kinder sollte keine von ihnen bei Oma Sabine wohnen. Stattdessen wurden sie auf die beiden Tanten aufgeteilt: Josepha sollte weiter ins Schwäbische fahren, wo Hannahs Schwester Frieda wohnte und dringend Hilfe mit den Kindern und im Haushalt benötigte. Auch Heidi konnte nur einen Tag bei ihrer Oma bleiben, dann sollte sie bei deren Tochter Liesel und ihrem Mann Kurt unterkommen.

Liesels Kinder waren beide im Babyalter gestorben, was Oma Sabine für den Auslöser ihres ausgeprägten Sauberkeitswahns und ihres sich immer mehr verschließenden Wesens hielt. Ironischerweise litt die Tante an einer Allergie gegen Reinigungsmittel, weshalb es ihr sehr gelegen kam, nun ihre Nichte mit dem alltäglichen Wohnungsputz betrauen zu können. Mit ihrem Onkel, Kurt, verstand sie sich nach anfänglicher Scheu prächtig. Er brachte Heidi Bücher mit, und sie verschlang geradezu wissbegierig den Lesestoff. Sie war, zur Freude ihrer Pflegeeltern und der Gäste, die zu Besuch kamen, »ein artiges Mädchen«, das alles beobachtete und sich stets still verhielt. Das beschränkte sich allerdings nur auf die Wohnung. Denn sobald sie ihren Hausdienst erledigt hatte, lief sie hinaus. Und dort, auf dem schmutzigen Asphalt der Straße, verwandelte sich die sonst so angepasste, brave Heidi in einen Wildfang. Dort war sie am schnellsten auf den Rollschuhen, nutzte ein Regenfass als Planschbecken und gewann fast immer beim Murmelspiel.

Abends im Bett erinnerte sie sich noch an das letzte Spiel, nach dem die anderen Kinder ihr einen ganzen Beutel Murmeln als Gewinn geben mussten, und sie schloss zufrieden die Augen, um zu schlafen. Doch dann hörte sie, wie die Tür ihres Zimmers leise von außen geöffnet wurde. Immer häufiger kam es vor, dass Onkel Kurt in ihr Zimmer kam, immer dann, wenn Tante Liesel schlief. Heidi war immer froh, wenn er wieder ging und wenn »es« vorbei war, was er unter der Bettdecke mit ihr machte. Anfangs hatte er ihr gesagt, dass er nur mit ihr reden wollte und ihr erzählt, dass er Liesel ja nur deshalb geheiratet hatte, weil seine Eltern ihm dazu geraten hatten. Denn sie war eine gute Hausfrau, und allein das war es wohl, so meinten sie, was Kurt brauchte. Aber er hatte auch andere Bedürfnisse, und deshalb schlich er zu Heidi ins Zimmer. Heidi schämte sich und traute sich manchmal gar nicht, ihrer Tante ins Gesicht zu schauen. Aber sie sagte nichts, denn dann hätte Liesel sie sicher sofort zu ihrer Mutter geschickt, und was ihre Familie, ihre Freunde und die Leute von ihr denken würden, das wollte sie sich gar nicht erst vorstellen.

Von ihrer Mutter erhielt sie ab und zu einen Brief. Josepha sah sie nur noch bei den Familienfesten in Oma Sabines Garten. Sie schien sich bei Frieda, der Schwester ihrer Mutter, nicht sehr wohlzufühlen, aber Josepha klagte nicht über ihr Schicksal, und Heidi hatte sich auch trotz allem an ihre Pflegeeltern gewöhnt. Denn bei ihrer Mutter konnten sie ja nicht bleiben. Aber sie spürten beide, dass man sie eigentlich nur aus Gefälligkeit aufgenommen hatte, und sie wussten ebenso, dass man von ihnen eine tiefe Dankbarkeit dafür erwartete, dass sie »im Westen« leben durften.

Als sie 19 Jahre alt war, hatte sich in Heidis Leben sehr viel getan. Sie hatte inzwischen ihr Abitur gemacht und sich zu einer hübschen, jungen Frau entwickelt. Sie war mit ihren Pflegeeltern aus der Arbeitersiedlung fortgezogen, nachdem Onkel Kurt das Rentenalter erreicht hatte. Nun lebten sie zu dritt in einem kleinen Haus. Sieben Jahre später hatte Heidi ihr verkürztes Referendariat beendet, ihre erste Anstellung als Studienrätin bekommen.

»Du willst ja nur nicht, dass ich Johannes heirate«, hatte Heidi Onkel Kurt mit blitzenden Augen vorgeworfen.

»Er kann dich nicht richtig lieben«, erwiderte der. »Er ist ein Egoist, er liebt nur sich selbst.«

Einen Monat später fand die Hochzeit statt. Johannes hatte mit seiner Mutter einen Fackelzug organisiert, sodass sich auch viele Dorfbewohner der Hochzeitsgesellschaft anschlossen: Es war eine richtig schöne feierliche Prozession.

Am nächsten Morgen ließ Tante Liesel es sich nicht nehmen, für alle Familienangehörigen ein Festessen zu kochen. Das Brautpaar war währenddessen zum Fotografen gegangen. Als Heidi zum Haus ihrer Pflegeeltern zurückkehrte, hörte sie, dass Tante Liesel und ihre Mutter in der Küche miteinander stritten.

»Du hast Heidi und Josepha damals doch einfach weggegeben, weil dein Mann das gefordert hat. Und dann bist du nach Jahren gekommen, um die Mädchen als Babysitter und Haushaltshilfen zurückzuholen.«

»Du weißt doch gar nicht, wie das ist, wenn man kleine Kinder zu versorgen hat. Ich habe drei Männer und meine Tochter Renate verloren. Da drüben im Osten, dort sind die Warteschlangen endlos, und es fehlt an allem. Den Russen ist es doch egal, wie es uns geht.«

Als sie Heidi bemerkten, verstummten beide Frauen.

Nur Stunden später brach Tante Liesel tot zusammen. Sie hatte schon eine Weile unter Blutdruckproblemen gelitten, die sich verstärkten, wenn sie sich aufregte.

Heidi sah, dass Onkel Kurt fassungslos am Tisch saß, mit Tränen in den Augen. So niedergeschlagen hatte sie ihn noch nie erlebt.

****

1976 wurde mein Bruder Hans geboren. Heidi hielt ihren Sohn in den Armen – ein kleines Bündel Mensch. Das Baby sah sie aus großen, blauen Augen vertrauensvoll an, und sie schwor sich in diesem Augenblick, auf dieses kleine Wesen immer gut aufzupassen. Auch Johannes blickte sichtlich stolz auf seinen Sohn. »Lässt du ihn mich auch mal halten?«, fragte er, und Heidi übergab ihm behutsam das Baby und lächelte glücklich, als der Vater an ihm schnupperte. Zwei Jahre später war meine Mutter erneut schwanger, aber die Wehen hatten viel zu früh eingesetzt. »Ich habe eine Erkältung, ich kann leider nicht zu dir ins Krankenhaus kommen. Nimm' dir doch nach der Ausschabung einfach ein Taxi, mein Schatz«, hatte Johannes ihr gesagt, als sie ihn endlich am Telefon erreichte. Seine Stimme klang eher unbeteiligt, er fragte nicht einmal, wie es ihr ging.

Im Aufwachraum spürte sie, dass jemand an ihrem Bett stand. »Johannes?« Sie öffnete die Augen. Aber es war Onkel Kurt, der nach ihrer Hand griff und sie stumm drückte. Es war gar nicht notwendig, dass sie über das tragische Geschehen sprachen, sie verstanden sich auch ohne große Worte.

Heidi telefonierte einmal wöchentlich mit Onkel Kurt. Seit dem Tod seiner Frau fühlte er sich einsam in dem Dorf und in dem Haus, das von Rheinstadt ein ganzes Stück entfernt war, sodass ihn kaum jemand besuchte von der Familie oder den früheren Freunden. Er sprang gerne ein, als meine Eltern sich nach dem Tod des Babys eine kleine Auszeit nehmen und romantisch essen gehen wollten. Als sie nach Hause kamen und Heidi das Gästezimmer betrat, sah sie Onkel Kurt auf dem Boden liegen, und als sie ihm ins Gesicht schaute, merkte sie sofort, dass er tot war. Hans lag im Gästebett. Fürsorglich hatte Onkel Kurt ihn noch in seinen letzten Lebensminuten zugedeckt. Als Johannes ins Gästezimmer kam, lehnte sich Heidi an ihn und schluchzte: »Er ist tot!«

»Der hat sich eben überfressen.«, sagte Johannes emotionslos. Und Heidi fühlte sich nicht nur in dieser Situation von ihm in Stich gelassen.

Unter Schmerzen

Als meine Mutter mit mir schwanger war, verbrachte sie die letzten beiden Monate zur Sicherheit in einem Krankenhaus. Zu seinem Verdruss sollte Hans die Zeit über bei Josepha und Wolfram in Rheinstadt bleiben.

Da die beiden sehr gläubig waren, wurde der Vierjährige nicht nur zu den Kirchgängen mitgeschleppt, sondern musste auch noch regelmäßig am Unterricht der Sonntagsschule teilnehmen. Tante Josepha fand er ganz in Ordnung, aber Onkel Wolfram war streng, hatte eine laute Stimme und war derjenige, der auf die Kirchenbesuche bestand. Ständig stellte Hans etwas an, in der Hoffnung, dass Josepha und Wolfram die Faxen dicke haben und ihn endlich nach Hause schicken würden.

Heidi erging es nicht besser. Mein Vater drückte sich davor, seine Frau emotional zu unterstützen und mied die Besuche im Krankenhaus wie die Pest.

»Frau Weber, wenn Sie so oft aufstehen, besteht die Gefahr, dass Sie auch dieses Kind verlieren. Der Muttermund ist jetzt schon viel zu weit geöffnet. Wir müssen eine Cerclage machen und ihn zunähen, wenn Sie sich nicht schonen«, erklärte der Chefarzt der Geburtsklinik. »Warum sind Sie denn jetzt schon wieder aufgestanden?«

»Ich habe meine Kleidung gewaschen.«

»Kann Ihr Mann Ihnen denn keine saubere Kleidung bringen?«

»Der ist im Urlaub, er muss sich erholen.«

»Jetzt? In dieser Situation?«

»Ja, es sind doch Semesterferien, da muss er keine Vorlesungen halten.«

Eine junge Krankenschwester erbarmte sich und verbrachte bald ihre Mittagspausen bei Heidi im Zimmer. Kurz vor der Entbindung kam Josepha mit Hans zu Besuch. Auch wenn die letzten Wochen mit ihrem Neffen aufreibend gewesen waren, spürte sie einen Stich, als sie wieder alleine zu ihrem Mann zurückkehrte. Ihre Ehe war, trotz aller Versuche, kinderlos geblieben.

Im Sommer 1980 kam ich mithilfe eines Kaiserschnitts auf die Welt. Johannes war noch immer nicht aus dem Urlaub zurück, und so fühlte sich Heidi frei, das Versprechen einzulösen, das sie sich selbst damals bei der Beerdigung ihrer achtjährigen Schwester gegeben hatte. Ich erhielt den Namen Renate.

»Das ist ein sehr schöner Name, er klingt so kraftvoll. Ich glaube, sie wird später mal eine Kämpferin wie Sie!« Nachdem die Schwester das Zimmer verlassen hatte, betrachtete Heidi das Baby liebevoll und sagte: »Ja, ich habe dich dem Leben abgetrotzt, Renate.« Sie war so glücklich in diesem Moment.

Humpelfums

Mit meinem großen Bruder verstand ich mich prima, und ich liebte ihn für seine Spielideen und die vielen lustigen Streiche, die ihm einfielen. Ich war fünf, als Heidi eine mehrwöchige Kur machte und uns mit Johannes alleine ließ. Der schlief die meiste Zeit oder verzog sich in sein Arbeitszimmer unterm Dach, wo er an seinem Schreibtisch Seminare vorbereitete. Aber eigentlich war es uns ganz recht, dass er sich so selten blicken ließ. Er hatte einen Artikel über die gesundheitsfördernde Wirkung von Knoblauch gelesen und trug nun immer ein Päckchen mit dem Pulver dieses Knollengewächses mit sich herum. Der penetrante Geruch kündigte ihn an, lange bevor man ihn sah.

Auch deshalb hielten wir uns lieber draußen auf. Um unser Taschengeld aufzubessern, versuchten wir, mit Watte gefüllte »Zigaretten« an vorübergehende Passanten zu verkaufen, und konnten gar nicht begreifen, dass sie so entsetzt reagierten und etwas von »Jugendamt einschalten« murmelten.

Seitdem unsere Mutter verreist war, verlotterte das Haus – die Schmutzwäsche türmte sich kniehoch im Badezimmer, und inzwischen hatten sich mehrere Ameisenstaaten in den Zimmern niedergelassen, deren Straßen man anhand der Krümel folgen konnte, die wir auf dem Fußboden entsorgt hatten.

Zurück im Haus suchten wir nach neuen Lösungen für das Ameisenproblem. Immerhin waren es nur noch wenige Tage, bis Heidi aus der Kur zurückkehren würde. Ab und zu kam Johannes runter und bot uns eine Prise aus seinem Tütchen mit dem widerlichen Knoblauchpulver an, was wir stets mit angeekelten Gesichtern ablehnten.

Dafür konnte er oft etwas aus seiner schwarzen Jacke mit den vielen Löchern herauszaubern, und das entschädigte uns für den Knoblauchgestank. Aber an diesem Tag war ich nicht zufrieden mit den hervorgezauberten Bonbons. Ich hatte Hunger, doch Dinge wie Kochen und Einkaufen waren für unseren Vater so fremd wie Aufräumen. Er schlug vor, dass mir Hans eine Dose Ravioli aufmachen oder wir eine Tassensuppe essen sollten. Er selbst nahm sich einen Harzer Roller aus dem Kühlschrank und verschwand wieder in seinem Zimmer.

Da sich in meinem Zimmer bereits Spinnen breitgemacht hatten und ich nicht auch noch Ameisen dort beherbergen wollte, kamen wir auf die Idee, die Ameisen mit Papas Knoblauchpulver zu vertreiben. Aber anstatt vor dem stinkigen Pulver zu fliehen, transportierten es die Ameisen einfach mit den Krümeln in ihre Löcher.

An dem Tag, an dem Mutter zurückkommen sollte, bot uns unser Vater 50 Pfennige für jede halbe Stunde Hausputz.

»Ich mag aber nicht putzen«, maulte mein Bruder. Er saß mit griesgrämigem Gesicht, in ein helles, schmuddeliges T-Shirt und eine Lederlatzhose gekleidet, am Küchentisch, auf dem sich Comic-Hefte und anderer Papierkram sowie Vitamintabletten und allerlei Zeug, das da nicht hingehörte, angesammelt hatten.

»Spielst du Humpelfums mit mir?«, fragte ich unseren Papa.

»Nee, nicht mit dir, aber mit dem Hans. Dann wird die Küche jedenfalls sauber«, murmelte er. Mein Bruder lachte, legte sich wie ein Käfer auf den Rücken und ließ sich von ihm an den Beinen durch die Küche ziehen. Und tatsächlich: Dort, wo er den Boden mit Hans gewischt hatte, war das dreckige Grau verschwunden, und es kam wieder ein kräftiges Gelb zum Vorschein. Papa und Hans putzten auf diese eigenartige Weise die Küche und den Flur, und ich schaute etwas unschlüssig in die Ecken, in denen es mittlerweile nur so vor Ameisen wimmelte. Inzwischen hatten sie ihre Straßen so verbreitert, dass sie einer vierspurigen Autobahn glichen.

»So, das ist schon mal geschafft«, rief unser Vater vergnügt und ließ Hans' Füße auf den Boden fallen. Der hatte nun ein rotes Gesicht, aber nicht von der Anstrengung, sondern vom Lachen. Aber seine gerade noch helle T-Shirt-Rückseite war nun schwarz, mit braunen Krümelpunkten gemustert.

»Ich geh' jetzt duschen«, sagte mein Bruder, und damit entzog er sich dem Putz- und Räumauftrag auf geschickte Weise.

Unser Vater nickte ihm nur zu und nahm das restliche Knoblauchpulver aus dem Kühlschrank. »Das muss ich jetzt noch schnell essen, dann kann die Mama mir das nicht verbieten«, sagte er augenzwinkernd zu mir.

»Und was ist mit den Ameisen?«

Ich überlegte mir, dass die Ameisen möglicherweise nicht schwimmen konnten und holte einen Eimer, den ich bis zum Rand mit Wasser füllte, und den stieß ich vor der Ameisen-Hauptzentrale um. Jauchzend stellte ich fest, dass die Ameisen in der Wassermasse ertranken. Bestärkt durch den schnellen Erfolg füllte ich den Eimer erneut mit Wasser, um auch die anderen Ameisen mit meinem Anti-Ameisen-Mittel in Küche und Flur zu eliminieren. Als mein Vater kam, konnte ich ihm stolz berichten. »Guck mal, Papa, die Ameisen mögen kein Wasser. Sie können nämlich nicht schwimmen!«

»Ja, schon, aber das Wasser müssen wir schnell wegwischen! Nimm dir einen Lappen. Ich gehe wieder an meine Arbeit.«

Ich war enttäuscht, dass er meine brillante Aktion gegen die Ameisen kaum gewürdigt hatte und wischte mit dem Lappen auf dem Boden herum. Aber als der vollgesogen war, wusste ich nicht, wie ich das Wasser aus dem Lappen auswringen sollte. Deshalb holte ich aus dem Wohnzimmer eine Decke, die dann auch viel saugfähiger war.

Ich war derartig in die Arbeit vertieft, dass ich nicht bemerkte, dass die Haustür geöffnet wurde. »Aber Nati? Was machst du denn da? Ist ein Rohr geplatzt? Wo ist denn dein Vater?«

»Mama!« Ich lief zu ihr, und sie umarmte mich. Sie sah erholt aus, nicht mehr so furchtbar gestresst wie vor ihrer Kur. Ich freute mich natürlich sehr, dass sie wieder bei uns war. Doch gleichzeitig wurde mir klar, dass ich jetzt nicht mehr mit Hans vom Kleiderschrank auf Omas alte Matratze springen konnte, und sie würde auch einige andere Dinge verbieten, die uns Spaß gemacht hatten.

Abendmahlzeit

»Und pass auf deine kleine Schwester auf«, hatte unsere Mutter Hans zugerufen, als wir in den Zug stiegen, der uns ins Ruhrgebiet bringen sollte.

1986 verbrachten unsere Eltern die Sommerferien auf Teneriffa, Hans war zu einem Zeltlager angemeldet, und ich sollte ein paar Tage bei Josepha und Wolfram bleiben.

Seitdem Josepha einen Pflegesohn adoptiert hatte, war sie sehr viel umgänglicher geworden. Unsere Tante erzählte uns, dass sie Georg adoptiert hatte, weil seine Mutter die Wäsche nicht mehr gewaschen und nicht mehr für ihn gekocht hatte. Entsetzt sahen Hans und ich uns an. Wir hatten anscheinend beide den gleichen Gedanken: Wenn Mama das nächste Mal länger in der Kur war, durften wir niemandem sagen, dass unser Vater nicht für uns kochte. Und Hans sollte dann besser darauf verzichten, Feuerwerkskörper in die Briefkästen der Nachbarn zu werfen.

Ich wollte nicht, dass Hans ins Zeltlager fuhr und mich dort zurückließ. In dem Zimmer auf dem Dachboden, in dem ich schlafen sollte, holte Hans ein Spiel aus dem Schrank und erklärte mir: »Das sind Plastik-Smarties, und du machst für jeden Smartie eine Kniebeuge. Und wenn du mit denen fertig bist, dann kommt der Goldgang und legt dir eine Goldmünze unters Bett.«

»Echt?«

»Wenn ich es dir doch sage! Aber du musst bei den Kniebeugen die Augen schließen und jedes Smartie zählen, sonst kommt er nicht. Er möchte nämlich nicht von den Menschen gesehen werden.«

Ich tat also, was er mir gesagt hatte, hörte auch noch das Rascheln einer Tüte, und dann knarrten die Stufen. Hans war verschwunden. Ich rief mehrfach seinen Namen, aber erhielt keine Antwort. Als ich hinunterging, hörte ich aus dem Wohnzimmer laute Schnarchgeräusche. Da lag Onkel Wolfram in seinem Ohrensessel, und ich fand weder Georg noch Tante Josepha. Also ging ich die Treppe hinauf, und in meinem Zimmer blickte ich unter mein Bett. Dort lag eine Goldmünze, und ich musste niesen wegen der Staubflocken. Aber dabei waren wohl Tröpfchen auf die Münze gekommen. Ich wollte sie wegreiben, doch das Gold löste sich von der Münze, und an meinen Fingern hatte ich nun goldene Streifen. Ich kroch unter dem Bett hervor und rannte die Treppe hinunter in die Küche. Dort traf ich Tante Josepha an, die inzwischen zurückgekommen war.

»Was ist denn los, Nati?«, fragte sie mich erstaunt.

»Wo warst du denn?«

»Ich habe deinen Bruder zum Bahnhof gebracht.«

»Hans hat eine Goldmünze unters Bett rollen lassen, und jetzt sind meine Finger vergoldet, aber die Münze nicht.«

»Das ist doch nur Wasserfarbe, wasch die einfach ab.«

Rückzug

Mein Vater versank nach dem Tod seiner geliebten Mutter in Trauer, und es schien so, als hätte sie auch sein Interesse an seiner Familie mit ins Grab genommen. Er zog sich immer mehr aus dem Familienleben zurück. Mit der Zeit hatte sich eine eigentümliche Kluft in unserer Familie aufgetan: Während meine Mutter Hans in so ziemlich allem Rückendeckung gab und sie gemeinsam an mir herumkritisierten, fühlte ich mich nur von meinem Vater richtig verstanden. Er war genauso sensibel wie ich und trat immer schnell den Rückzug an, wenn der Familiensegen drohte, in eine Schieflage zu rutschen.

Als wir am Nachmittag meines elften Geburtstags am Küchentisch saßen, um Kuchen zu essen, war mein Vater bereits längst wieder in seinem Arbeitszimmer. Etwas verstimmt stocherte ich in meinem Stück Schokokuchen herum. Es dauerte nicht lange, bis sich meine Mutter echauffierte: »Renate, nimm die Füße vom Tisch! Man muss sich ja für dich schämen.« Ich seufzte, und sie nahm einen Schluck Kaffee. »Aber das ist ja kein Wunder«, murmelte sie, »wenn du dir von deinem Vater die schlechten Manieren abguckst. Falls ich mal wieder länger nicht da wäre, würdet ihr verlottern, aber er würde es nicht einmal merken.«

Wenn sie so von unserem Vater sprach, bildete sich sofort ein Kloß in meinem Hals, und der Klumpen in meinem Magen wurde immer größer. Ihre abfälligen Kommentare über ihn hatten sich verschärft, und es fiel mir schwer, noch einen Bissen herunterzukriegen. Und dann brach es aus mir heraus: »Natürlich! Als wäre er ohne dich gar nicht lebensfähig. Aber das ist unfair! Es liegt doch nicht nur an ihm, dass bei uns alles so verlottert ist! Alles alter, verschlissener Krempel. Papa hat gemeint, wenn wir die alten Lumpen von außen ans Haus hängen, dann müssen wir keinen Einbruch befürchten. Das sei besser als jede Alarmanlage!«

Heute weiß ich, dass meine Mutter mit ihren Nerven am Ende war und sich von meinem Vater alleingelassen fühlte. Er hatte darauf bestanden, dass seine demenzkranke Mutter ihre letzten Lebensjahre bei uns verbringen sollte statt in einem Pflegeheim. Als Mama das ablehnte, weil sie mit uns und der vollen Stelle schon genug belastet sei, kam es zum Eklat. Meine Oma kam also doch in ein Pflegeheim und Vater unternahm jeden Sonntag mit ihr und uns Ausflüge, damit sie das Gehen nicht verlernte. Den Höhepunkt dieser für uns aufregenden Ausflüge bildete die Einkehr in eine Gaststätte. Da wir unsere Portionen nie aufbekamen, bestellte sich mein Vater nie etwas, sondern machte Resteessen. Nach Omas Tod wurden die Ausflüge weniger, dann ging mein Vater nur noch mit einem Familienmitglied essen, weil er es nicht ertrug, dass sich das Gesprächsthema bei mehreren Familienmitgliedern nicht mehr um ihn drehte.

Jetzt, hier am Esstisch, nahm meine Mutter meinen Ausbruch mit kühler Gelassenheit hin. »Weißt du, Renate, wenn ich dich anschaue, in dem löchrigen, vergammelten Pulli, dann ist mir klar, bei wem du dir das abgeguckt hast.«

Hans sah das offenbar genauso: »Du siehst aus wie eine Pennerin. Die würden dich sofort in ihre Gemeinschaft aufnehmen!«, pflichtete er der Mutter mit einem gehässigen Grinsen bei.

»Was ist denn mit dem schönen Kapuzenpulli, den ich dir zum Geburtstag geschenkt habe? Warum ziehst du den denn nicht an? Ich muss mich ja vor den Kollegen in der Schule und vor den Nachbarn schämen. Die denken ja, ich würde mich nicht um dich kümmern.«

»Lass sie doch, Mama! Die ist eben wie ihr Herr Vater.«

Die Mutter nickte eifrig. »Ja, und statt etwas zu ändern, zieht sie sich beleidigt zurück! Also wirklich, da komme ich erschöpft aus der Schule, und dann muss ich auch noch in solch ein mucksches Gesicht gucken. Dabei kriegt sie doch alles, was sie möchte.«

Wenn sie in meiner Anwesenheit über mich in der dritten Person sprach, platzte mir jedes Mal der Kragen. Wütend sprang ich auf.

»Ja, jetzt rennt sie wieder zu ihrem Vater«, hörte ich meinen Bruder übertrieben laut seufzen. Ich stürmte nach oben, aber nicht zu meinem Vater, sondern in mein Versteck auf dem Dachboden. Ich wollte nur noch meine Ruhe haben und meine Kassetten mit Geschichten von Astrid Lindgren anhören. Ich fühlte mich gekränkt. Solche Anfeindungen, auch von meinem Bruder, erlebte ich in der letzten Zeit häufig.

Als mein Vater aus seinem Arbeitszimmer kam, versteckte ich mich hinter einem Stapel Umzugskisten. Ich fand darin eine Bibel. Die Heiligenbilder waren so farbenfroh und wirkten so friedlich. Diese Menschen hatten sich wahrscheinlich besser verstanden, das war nicht so wie bei uns zu Hause. Dort sorgten Hans und meine Mutter immer öfter für eine unfriedliche Stimmung, weil sie an mir und meinem Vater dauernd etwas auszusetzen hatten. Aber vielleicht war ich ja wirklich so sonderbar, dass sie mit mir nichts anfangen konnten. Hans war dagegen ein echter Spaßmacher, mit seinen Wortspielen konnte ich nicht mithalten.

Latein

Wie zerrüttet die Ehe unserer Eltern war, zeigte sich, als Hans schon wieder drohte, in Latein durchzufallen. Vater konnte sich immer mächtig über die augenscheinliche Faulheit seines Sohnes aufregen, während Mutter ihn in Schutz nahm, indem sie ihrem Mann vorwarf, mich zu bevorzugen und die »Schlechte-Vater-Karte« ausspielte.

»Du hast Hans damals ja sogar einfach ausgesperrt, damit er dich nicht bei deiner Arbeit stört«, fauchte sie ihn an. »Er war damals erst drei Jahre alt! Er wollte doch nur, dass du dich auch mal mit ihm beschäftigst. Wahrscheinlich lutscht er deshalb immer noch am Daumen.«

Damit war die Diskussion für meinen Vater beendet, und wenn sich das Thema nicht wechseln ließ, floh er einfach in sein Zimmer.

Nach dem Streit, der an diesem Abend überraschenderweise mit der elterlichen Einstimmigkeit endete, Hans vom Gymnasium auf die Hauptschule zu schicken, wollte ich mich mit meinem Bruder solidarisch zeigen und sagte ihm, dass ich Latein auch doof finden würde, obwohl ich ja noch gar kein Latein im Unterricht hatte, weil ich erst acht war.

»Du weißt ja gar nicht, was das ist«, brummelte Hans. »Komm, wir spielen ›Sterne schießen‹ an meinen Computer, oder ›Giana Sisters‹ oder ›Poker‹ oder was auch immer.«

»Ist es das Spiel, in dem die Frau nackt ist, wenn man gewinnt?«

»Ja, genau!«

»Okay«, sagte ich, denn ich war froh, dass ich ihn auf andere Gedanken gebracht hatte.

Aber die Stimmung blieb trüb, und in den nächsten Wochen verbarrikadierte sich Hans immer länger in seinem Zimmer und machte sich irgendwann nicht einmal mehr die Mühe, die Rollläden hochzuziehen.

Als ich während dieser Zeit einmal mit meiner Freundin Anja zusammen buntes Konfetti aus meinem Zimmerfenster kippte, stürzte er plötzlich wütend hinein und schrie, dass wir gefälligst sofort mit dem Unsinn aufhören sollten. Er knallte die Tür hinter sich zu, und wir schauten uns verdutzt an.

Achselzuckend schütteten wir noch die restlichen zwei Tüten hinterher, aber dann stand Hans wieder in der Tür. Er brüllte und spritzte uns etwas ins Gesicht, das furchtbar brannte, und ich musste meine Augen vor Schmerzen schließen.

Als er gegangen war, fragte Anja: »Wie geht es dir?«

»Geht schon wieder«, murmelte ich, immer noch geschockt von Hans' Verhalten.

»Das war Tränengas. Du hast fast alles abbekommen. Mann, warum hast du dich nicht wie ich weggedreht? Du bist da wie verdattert stehengeblieben.«

Ich konnte mein Verhalten auch nicht erklären. Als ich mich bei meinem Vater über Hans beschwerte, ließ der meinen Bruder uns einen Kinoeintritt ausgeben. Ich konnte mich allerdings nicht richtig darüber freuen und verbrachte in den nächsten Tagen viel Zeit in meinem Bett. Dann bekam ich eine Grippe und ärgerte mich darüber, dass mir das ausgerechnet in den Herbstferien passieren musste. Mir war mit einem Mal schrecklich kalt.

Fast wie früher

Gerade weil Hans sich so stark verändert hatte, nutzte ich jede Gelegenheit, bei ihm zu sein, und versuchte, seine neuen Hobbies auszublenden, etwa die Pornos, Gewaltspiele und Horrorfilme auf seinem PC. Als unsere Eltern an diesem Abend ausgingen, hatten wir endlich einmal wieder einen schönen Tag miteinander verlebt. Es war heiß gewesen, und wir hatten uns mit kaltem Wasser abgespritzt. Um meinen Bruder zu beeindrucken, hatte ich mir insgesamt zehn Eimer übergekippt. Überhaupt war ich stolz darauf, dass er mich ›cool‹ fand, weil ich nicht so etepetete war, wie die anderen Mädchen in meinem Alter. Ich benahm mich mehr wie ein Junge, deshalb spielte er immer noch gerne mit mir.

Das Bett von Hans war viel größer als meines, das ein Geschenk von Oma gewesen war und auf dem man – mangels Sprungfedern – nicht gut herumhüpfen konnte und das außerdem viel zu klein war für eine Kissenschlacht. Daher war es keine Frage, dass ich bei ihm im Bett schlafen würde.

»Du, Nati«, sagte Hans, als wir das Licht ausgemacht hatten, um zu schlafen. »Kannst du mal probieren, einen Bleistift in deine Scheide zu stecken?«

Ich traute meinen Ohren nicht. »Was soll ich?«

»Die Schwester von Kevin hat das auch gemacht. Es gibt Frauen, die stecken sich sogar eine Gurke rein.«

Ich fand das eigenartig. Ich schämte mich, wusste aber gar nicht genau, warum. »Was soll das? Du bist irgendwie anders geworden. Du spielst gar nicht mehr mit mir wie früher.«

»Das ist bei uns Jungs eben so. Die Kinderspiele interessieren mich nicht mehr.«

»Aber ich mag das, was du dir in deinem Computer anguckst, auch nicht.«

»Also gut, wenn ich mir deine Scheide anschauen darf, dann spiele ich mit dir. Versprochen!«

Ich überlegte. »Hm, auch mit den Barbie-Puppen?«

»Ja, auch mit denen. Ich schenk dir sogar eine.«

Hans hatte mitbekommen, dass ich einerseits wie ein Junge sein wollte, aber andererseits darunter litt, dass ich mit der Brille und den kurzen Haaren nicht so hübsch war wie die anderen Mädchen. Deshalb mochte ich neuerdings Barbies, und ich freute mich immer sehr, wenn ich eine geschenkt bekam. Also zog ich meine Pyjamahose und den Slip aus. Hans knipste das Licht wieder an und gab mir einen Bleistift, und ich versuchte, den in meinen Unterleib einzuführen. Aber es war mir unangenehm, es tat mir weh, und dass Hans mir so fasziniert dabei zuschaute, war mir peinlich.

»Los, mach'«, forderte er mich auf, aber in seinen Augen war etwas, was mich erschreckte, und dass er mir solch einen Druck machte, gefiel mir nicht.

Ich versuchte es also weiter. Schließlich hatte ich den Bleistift bis zur Hälfte in meine Scheide gesteckt, und ich wunderte mich selbst, als ich sagte: »Der ist jetzt in der Emma.«

›Emma‹ – ich fand es merkwürdig, dass ich mein Geschlechtsteil so nannte. Ich hatte den Namen irgendwo mal gelesen. Als ich den Bleistift herauszog, war er feucht und glibberig.

»Wenn du jetzt meinen ›Willi‹ eincremst, dann kaufe ich dir morgen eine Barbie-Puppe«, versprach mir Hans, denn ich hatte ihn aufgrund seiner Aufforderung angeschaut, als könnte ich nicht glauben, was er von mir verlangte.

»Kevins Schwester macht das auch, also stell' dich doch nicht so an«, fügte er mit Nachdruck hinzu. Ich war heillos überfordert und fühlte mich unter Druck gesetzt. Andererseits wollte ich nicht, dass er mich als zickig ablehnte und dann womöglich gar nicht mehr mit mir spielen würde. Also cremte ich seinen ›Willi‹ ein. Er wurde immer fester und größer, und dann war er plötzlich ganz hart und steif, und es kam etwas Dickflüssiges heraus.

»Ich muss aufs Klo«, sagte ich und rannte los. Danach ging ich in mein Zimmer. Ich wollte nur noch alleine sein, und ohne dass Hans es von mir verlangt hatte, war mir klar, dass ich über das Geschehene mit niemandem sprechen durfte.

Am nächsten Tag ging Hans mit mir in einen Spielzeugladen und kaufte mir eine Skipper-Puppe. Ich musste ihn daran erinnern, dass er mir auch versprochen hatte, mit mir zu spielen. Er stieß einen tiefen Seufzer aus. »Aber nur kurz, ich bin mit Kevin verabredet.«

Obwohl wir auf seinen Baum kletterten, sah er alle paar Minuten auf seine Uhr. »Jetzt reicht's mir, ich muss los.« Ich nickte nur, und ich war fast erleichtert, als er nach unten kletterte. Dieses verkrampfte Getue ging mir auf die Nerven. Ich wusste in diesem Augenblick, dass es mit Hans niemals mehr so unbeschwert sein würde, wie es früher war, und das tat mir weh.

Beim Abendessen blickte ich Hans verstohlen von der Seite an. Er benahm sich wie immer, aber für mich hatte sich etwas Entscheidendes geändert: Unseren Gemeinschaftsgeist gab es nicht mehr. Mein Appetit war mir plötzlich vergangen.

Als ich am nächsten Abend in der Badewanne saß, kam Hans ins Badezimmer. »Darf ich mir deine ›Emma‹ angucken?«, fragte er ganz lieb, und ich traute mich nicht, ihm das zu verweigern. Ich schämte mich. Auf eine ganz eigenartige Weise fühlte ich mich schuldig, weil ich mich darauf eingelassen hatte.

Es passierte dann immer wieder, dass er mich bedrängte. Er forderte immer mehr und nutzte jede Gelegenheit, ohne dass unsere Eltern etwas bemerkten. Ich konnte mich niemandem anvertrauen, zog mich immer mehr zurück und nahm nur noch am Familienleben teil, wenn es sich nicht vermeiden ließ. Die Eltern meinten, ich wäre in einer Trotzphase, das gute Verhältnis mit meinem Vater war ebenfalls gestört. Ich vermied es, mit Hans alleine im

Haus zu sein und verkroch mich immer öfter auf den Dachboden in mein Versteck. Aber auch dort fand er mich, und auch dort forderte er mich zu sexuellen Handlungen auf. Ich fühlte mich einsam, ließ es geschehen – damit ich mich nicht ganz so alleine fühlte. In der Gegenwart der Eltern benahm sich Hans mir gegenüber gleichgültig – als hätte er nichts mit meiner Situation zu tun. Ich war total verunsichert und schloss mich abends in meinem Zimmer ein. Aber er klopfte nachts, wenn die Eltern schliefen, an meine Tür und schob kleine Zettel unten durch, auf denen solche Botschaften standen, wie »Ich will deine Fotze lecken!« Als er immer aufdringlicher wurde, öffnete ich die Tür, weil ich befürchtete, dass die Eltern bemerken würden, dass er nachts zu mir ins Zimmer wollte. Er behauptete: »Ich hab' dich so lieb, ich möchte meinen ›Willi‹ in deine ›Emma‹ stecken.« Ich schaffte es einfach nicht, ihn abzuweisen. Er versuchte es dann, aber ich war zu verkrampft, es tat mir weh. Danach öffnete ich die Tür nicht mehr und ging abends auch nicht auf die Toilette, sondern pinkelte in einen Topf.

Als ich eines Tages im Partyraum mit der elektrischen Eisenbahn spielte, kam Hans mit seinem Freund Kevin herein. Hans holte unter dem Sofa einige Zeitschriften hervor, und Kevin staunte, dass er so viele Pornohefte hatte.

»Meine Eltern würden mir das niemals erlauben«, sagte er mit belegter Stimme, und beide Jungs schauten sich die Abbildungen mit Bemerkungen wie »ist das geil!« und gierigen Blicken an.

»Nati, willst du auch mal gucken?«, fragte Hans ganz harmlos, aber ich wusste ja, dass er nicht lockerließ, wenn er bei mir etwas erreichen wollte. Also nahm ich ein Heft, und die sexuellen Darstellungen fand ich aufregend, aber auch ekelhaft, und die Gegenwart von Kevin war mir sehr unangenehm.

»Du hast mich doch auch lieb, oder?«, forderte Hans mich heraus. »Ich möchte gerne deine ›Emma‹ sehen.« Auch Kevin blickte mich auffordernd an, und ich zog meine Hose und den Schlüpfer aus, wie von einer fremden Kraft geführt.

»Darf ich auch mal?«, fragte Kevin und kam näher. In diesem Augenblick wehrte sich alles in mir dagegen, denn das war kein Bruder-Schwester-Spiel mehr. Ich sprang auf und rannte halbnackt die Treppe hoch zu meinem Vater. Hans kam hinter mir her, aber ich schaffte es gerade noch, ihm die Tür vor der Nase zuzuknallen.

»Hans und Kevin – die haben – die wollten mich da unten anfassen«, schluchzte ich.

Mein Vater sprang auf, wollte etwas sagen, aber dann lief er in den Keller. Ich hatte ihn nie zuvor so aufgebracht erlebt. Dann hörte ich Geschrei und schließlich das laute Aufheulen von Hans. Als unsere Mutter nach Hause kam, sprachen die Eltern sehr erregt miteinander. Beim Abendessen hatte ich keinen Appetit, aber Hans auch nicht. Er saß mit gesenktem Kopf am Tisch. Aber auch ich fühlte mich unbehaglich, denn insgeheim dachte ich, dass ich nicht ganz unschuldig an der prekären Situation war, denn ich hätte von vornherein nicht auf seine Sexspiele eingehen dürfen. Ich fühlte mich mies, weil ich plötzlich so ›empfindlich‹ reagiert hatte.

Später klopfte meine Mutter an meine verschlossene Zimmertür. »Hans wird dich niemals mehr anfassen«, sagte sie, und damit war es zu einem Tabu-Thema in meiner Familie geworden. Aber ich hatte meinen Bruder als Freund verloren – das wurde mir in diesem Moment klar, und darüber war ich sehr traurig.

Einfach nicht genug

Die Erlebnisse mit meinem Bruder hatten in mir etwas ausgelöst, das ich rückblickend als Flucht nach vorn bezeichnen würde: Ich sehnte mich nach Abenteuern und hatte ein enormes Geltungsbedürfnis entwickelt. Mit 13 Jahren wollte ich interessanter, waghalsiger und lustiger sein und mehr erleben als alle Siebzehnjährigen zusammen. Darum machte ich in meiner Jugend ziemlich verrückte Dinge.

Hans fing an, in einem Fastfood-Laden neben der amerikanischen Siedlung zu arbeiten und prahlte mit dem locker verdienten Geld. Wir hatten uns schon oft im *Käseburger's* durch das Angebot geschlemmt, obwohl ich damals eigentlich Vegetarierin war.

Um dort arbeiten zu können, fälschte ich das Alter auf meinem Schülerausweis von 13 auf 16 Jahre und fühlte mich sehr verwegen. Meinem Freundeskreis erzählte ich stolz von meiner Arbeit, aber ich spürte bald, dass die sonntägliche Acht-Stunden-Schicht an meinen Kräften zehrte und mein Elan beim Burger-Belegen deutlich nachgelassen hatte.

Nach einigen Wochen lud mich mein indischer Kollege Sanjay zum Kaffee ein. Er war 25 und sah sehr gut aus. Wir verständigten uns in einem Sprachmix aus Deutsch und Englisch miteinander. Ich fühlte mich geschmeichelt, dass sich solch ein gutaussehender Mann in mich verliebt hatte und projizierte in ihn die Rolle des großen Beschützers, der mir alle Unannehmlichkeiten aus dem Weg räumen würde. Doch meine gesunkene Motivation war meinem Chef aufgefallen, und eines Tages, nachdem meine Schicht beendet war, zahlte er mir meinen Lohn aus und setzte mich vor die Tür.

Meine Eltern waren sehr erleichtert, als ich ihnen von meiner Kündigung erzählte, und überboten sich darin, mir Jobs anzupreisen, von denen sie dachten, dass sie geeigneter für mich seien. Von Sanjay wussten sie nichts, dabei hatte ich ihn sogar schon einmal in seinem Apartment, das er sich mit mehreren Landsleuten teilte, besucht. Es war mir unangenehm gewesen, dass sie uns beim Knutschen zuguckten.

Als Alibi für meine Eltern musste meine beste Freundin Anja herhalten. So auch für jenen Sonntag, an dem Sanjay mich vom Bahnhof der Nachbarstadt abholen wollte, um mit mir einen englischsprachigen Film zu sehen. Als er mit seinen Freunden im Schlepptau erschien, war es mit meiner guten Laune vorbei. Etwas missmutig ließ ich mich von ihm an der Hand in einen Nebeneingang des Bahnhofgebäudes ziehen und erstarrte, als sich die pinke Neonreklame vor mir auftat. Sanjay machte tatsächlich Anstalten, am Eingang Karten für das Pornokino zu kaufen. Ich erwachte aus meiner Schockstarre und riss mich von ihm los. Auf dem Weg zur Bahn stolperte ich noch über einen Junkie, der sich gerade eine Spritze setzte.

Plötzlich war ich gar nicht mehr stolz darauf, einen 25-jährigen Freund zu haben, der mich für mindestens 16 gehalten hatte.

Ich war froh, wenigstens mit Anja über das Erlebte sprechen zu können. Sie lud mich ein, am darauffolgenden Wochenende mit ihr und ihren Eltern die Nachbarsstadt zu besichtigen. Ich fühlte mich endlich wieder wie ein 13-jähriges Mädchen, das keine 16-Jährige spielte.

Weln

Weln war Anjas Lieblingsstadt. Sie mochte das Flair und die dortige Popgruppe. Mir war die Popgruppe egal – ich war einfach nur froh, wieder ein Stück mehr von der Welt für mich zu entdecken. Allerdings wollte ich das nicht mit Anjas Eltern im Auto tun. Ich wollte die Räder des Zuges unter mir rollen hören, meine Nase aus dem Zugfenster stecken oder einfach nur meinen Gedanken nachhängen. Als Anja und ihre Familie schließlich an unserem verabredeten Treffpunkt ankamen, spürte ich, wie mich Anjas Eltern verständnislos musterten. Warum ich lieber alleine mit dem Zug vorausgefahren war, anstatt einfach mit ihnen ins Auto zu steigen, hätte ich ihnen allerdings auch nicht erklären können. Ohnehin hielten Anjas Eltern nicht viel von mir. Bereits in der Grundschulzeit hatten sie uns einmal den Kontakt miteinander verboten, und sie hofften inständig, dass sich Anja mit ›netteren Mädchen‹ anfreunden würde. Ich war ihnen zu wild und zu laut, denn ich machte oft Clownereien und meine Leistungen in der Schule waren eher mittelmäßig. Außer dem Schwimmverein hatte ich keine Hobbies und hielt mich meistens draußen auf – sehr zum Entsetzen vieler Mütter, die ihre Töchter zum Flötenunterricht, Ballett, Turnen und vielen anderen Veranstaltungen brachten. Das Entsetzen hatte sich mittlerweile, da die anderen Mädchen auch in die Pubertät kamen, gelegt. Nun waren auch sie mehr an Jungs, Popgruppen und Discos interessiert als an der Regelmäßigkeit von Vereinsbesuchen.

Ich spürte aber immer noch eine leichte Abwehrhaltung, wenn ich auf Anjas Mutter traf. Zu meiner Erleichterung durften Anja und ich uns die Stadt auch alleine ansehen, und so wurde es noch ein wunderschöner Tag. Ich fand es schade, als Anja gegen acht Uhr schon wieder zum Treffpunkt mit ihren Eltern zurück musste. Ein bisschen neidete ich ihr insgeheim auch den Familienzusammenhalt. Bei uns machte jeder das, was ihm gerade einfiel, und das zumeist ohne die anderen Familienmitglieder. In meinem Freiheitsdrang lief ich noch eine Weile allein durch die Stadt, bis mir die Füße wehtaten und ich zum Bahnhof zurücktrottete. In der dünnen, kurzen Radlerhose wurde es mir nun kühl, und so war ich froh, als mein Zug einfuhr und ich mir einen Platz im Abteil erkämpfte. Wie immer mied ich die Großraumwagen, weil ich mich da nicht geschützt genug fühlte.

In meinem Abteil saß ein junger Mann. Als ich den Schaffner in seinem Beisein fragte, wann der Zug in Bronzestadt ankommen würde, erwiderte der, dass dies kein durchgängiger Zug sei und ich in Schwalmstadt umsteigen müsste. Ich müsste dann den letzten D-Zug nach Bronzestadt nehmen, der mit einer Stunde Wartezeit erst um 0.59 Uhr führe.

Mich schauderte bei dieser langen Wartezeit, denn ich war müde und es würde kalt werden. Nachdem der Schaffner gegangen war, schaltete sich der junge Mann ein: »Du weißt schon, dass die Polizei in Schwalmstadt nach 23.00 Uhr alle Jugendlichen aus dem Bahnhof holt? Wie alt bist du überhaupt?« »13«, antwortete ich knapp. »Na siehst du, dann werden die dich mit auf die Polizeiwache nehmen und deine Eltern anrufen.«

Ich schwieg. Meine Eltern wussten, dass ich in Weln mit Anja war und dass ihre Eltern dabei waren. Sie würden sich keine Sorgen machen und annehmen, alles wäre in Ordnung. Das würde sich aber ändern, wenn spät abends ein Anruf der Polizei käme, denn meine Eltern legten auf ihre Schlafzeiten großen Wert und wollten nachts nicht gestört werden.

Als ich dann um Mitternacht am besagten Bahnhof ankam, bot der junge Mann an, mich an den nahegelegenen Fluss zu begleiten. Wir hatten uns auf eine Bank am Ufer gesetzt und nun versuchte er mir in den Schritt zu fassen. Ich sprang auf und rannte zurück Richtung Bahnhof. »Ich wollte doch nur ein bisschen Petting machen«, rief er mir hinterher, als ich über die Rückseite des Hauptbahnhofs durch die Unterführung rannte, denn dort befanden sich nach Angaben des Mannes keine Polizisten. Der junge Mann rannte mir nach. Schnell kletterte ich über die Absperrung eines Straßenbahnübergangs. Auf der Straße zum Hintereingang des Bahnhofs sah ich dann eine nackte Frau. Sie hatte nur Stöckelschuhe an und wurde von einem Mann blau angemalt. Er bemalte gerade ihre Brüste, und sie lachte laut auf. Ich rannte so schnell ich konnte zur Unterführung, die zu den Gleisen führte. In meiner Hast stolperte ich über einen Mann, der sich im Halbdunkel gerade eine Spritze setzte. Zum Glück war der 0.59-Uhr-Zug, den mir der Schaffner genannt hatte, bereits eingetroffen. Leider war er brechend voll, und ich sah einige betrunkene Männer. Ich rannte in den letzten Waggon. Auch er war überfüllt. Ich setzte mich neben ein paar Männer. Doch auch sie wollten ihre Hände nicht bei sich behalten und legten sie immer wieder auf meine Oberschenkel. Innerlich betete ich, dass ein Schaffner kommen würde. Vergebens. Als der Zug endlich an meiner Station hielt, rannte ich als erste hinaus und sprang in ein Taxi. Zu Hause war alles ruhig, als ich die Tür aufschloss. In meinem Bett hielt ich den Atem an, in der Angst, meine Eltern geweckt zu haben. Doch nichts regte sich. Ich war gleichzeitig erleichtert und enttäuscht, weil die Angst, die ich ausgestanden hatte, in mir noch weiternagte. Am nächsten Mittag wachte ich durch den Pfannkuchenduft auf, der auf wundersame Weise das Haus durchströmte. »Ich bin in Sicherheit – alles ist gutgegangen«, sagte ich leise zu mir und zog mich an, um mein Lieblingsgericht mit Kirschen zu verputzen. Dabei kam ich mir vor wie ein Tramp, der von seinen erfolgreich bestandenen Abenteuern zurückgekehrt war. Meine Freundin Anja sah das schon kritischer und warf mir vor, unnötig leichtsinnig gewesen zu sein. Ich wusste selbst nicht, warum ich immer die Gefahr anzog oder suchte, doch das hielt mich nicht davon ab, auch weiter Erkundungstouren im Alleingang zu machen. Denn während dieser Zeit fühlte ich mich so lebendig wie selten in meinem Alltag. Ich konnte mich auf einmal spüren und war mir im Angesicht der Gefahr plötzlich sicher, dass es gut war, dass es mich gab.

Ganzstadt

Am Ende der 7. Klasse freundete ich mich mit Charlotte – kurz Charly – an. Charly betrachtete sich als Punk, hatte deshalb die schönen dunkelblonden Locken an einer Kopfseite abrasiert und trug zudem ein stilisiertes umgekehrtes Kreuz um den Hals. Einmal fuhren wir zusammen mit dem Zug in die Stadt, doch bevor wir sie erkunden konnten, bekam Charly auf der B-Ebene bereits eine Visitenkarte in die Hand gedrückt. Erst als der junge, schwarz gekleidete Mann gegangen war, begriffen wir, dass es die Karte einer Satanistengruppe war. Ich war beeindruckt und neidisch, dass nicht ich so ein Souvenir bekommen hatte. Charly wollte das Geld für die Rückfahrkarte sparen, und so begannen wir, es zu schnorren. Während dieser Aktion drückte mir ein Mann in Anzug eine Visitenkarte in die Hand. Mir wurde mulmig, und ich war froh, als wir wieder – mit zwei gültigen Fahrkarten – im Zug nach Hause saßen.

Nachdem Charlys Eltern von unserem Ausflug erfahren hatten, verboten sie ihr jeglichen Umgang mit mir. Natürlich hielt uns das nicht davon ab, weiterhin gemeinsam andere Städte zu besuchen. Weil unser Geld nicht für zwei Fahrkarten reichte, wurden wir bei einem unserer nächsten Ausflüge nach nur wenigen Minuten Bahnfahrt vom Zugbegleiter aus der Bahntoilette herauskomplementiert. Zerknirscht zahlte ich von meinem Geld zwei Tickets. Das Geld reichte allerdings nur bis zur nächsten Stadt, die noch einige Stationen weit von unserem eigentlichen Ziel entfernt lag.

Als der Zug in den Bahnhof der kleinen Stadt einfuhr, sahen wir in einigen der Fenster der hässlichen mehrstöckigen Mietshäuser, die direkt an den Bahngleisen standen, mehr oder minder bekleidete Frauen, offensichtlich Prostituierte, denn an den Fenstern waren jeweils ihre Telefonnummern zu lesen, damit die Kunden sie schon vom Bahnhof aus kontaktieren konnten. Eine so freizügige Fleischbeschau hatte ich noch nie gesehen, und Charlotte konnte gar nicht glauben, dass es so etwas wirklich gab.

Nachdem wir den Zug und das Bahnhofsgebäude verlassen hatten, standen wir etwas unschlüssig auf dem Vorplatz mit Springbrunnen. Es gab dort biertrinkende Punker, deren schwarze Springerstiefel in der Sonne glänzten. Das waren jedoch die einzigen Glanzpunkte. Während ich in der Telefonzelle verschwand, um Anja anzurufen, wurden wir misstrauisch von den leicht bekleideten jungen Frauen beäugt. Ein Sportwagen kam draußen zum Stehen. Ich unterbrach das Gespräch, als ein Mann in einem feinen schwarzen Anzug daraus hervorstieg und sich zielstrebig Charly näherte. Es stellte sich heraus, dass der »feine Herr« ein Zuhälter war, und dass wir in das »Nutten-Revier« in Ganzstadt eingedrungen waren.

Mit ihrem abrasierten Haarschopf über den braunen Mandelaugen sah Charly wie eine Aussteigerin aus, und ich wirkte mit den wilden Locken und der lauten Stimme auch nicht wie ein braves Mädchen. Da ich nicht die Absicht hatte, auf dem Babystrich zu landen, bugsierte ich Charly schließlich zurück zum Bahnhof.

Kurz bevor die Türen sich schlossen, sprang Charly allerdings wieder aus dem Zug – sie hatte ein Plakat mit einem für heute angekündigten Auftritt ihrer Lieblingsband gesehen und wollte für das Konzert noch bleiben. Während ich sie verdattert durch die nun verschlossenen Türen ansah, winkte sie mir im Weggehen fröhlich zu.

Die Heimfahrt gestaltete sich nicht weniger turbulent, denn mangels Fahrschein wurde ich bereits an der nächsten Station wieder hinausgeworfen. Ein junger Mann, der hinter mir in der Schlange vom Schalter des Reisebüros wartete, bekam mit, dass ich nicht genug Geld für einen Rückfahrtschein hatte, und zahlte den fehlenden Betrag. Einfach so. Er bat mich lediglich darum, später mal ähnlich zu handeln, wenn ich jemanden in einer Notsituation sehen würde. Bis heute hatte ich noch keine Gelegenheit, etwas Vergleichbares zu tun.

Kaum hatte ich mich in einem leeren Abteil der zweiten Klasse niedergelassen, wurde ich von einem gut gekleideten, etwa 50-jährigen Geschäftsmann angesprochen, der mir anbot, mit ihm in der ersten Klasse zu fahren. Anstatt seine Motivation zu hinterfragen, freute ich mich über die einmalige Gelegenheit, in der Luxusklasse zu reisen.

Der Schaffner, bei dem der Mann nonchalant den Zuschlag für mich zahlte, taxierte mich mit besorgtem Blick und bewog mich schließlich dazu, das Abteil mit ihm zu verlassen und mich in den Großraumwagen zu setzen.

Ricky

Noch im selben Jahr nahm ich an einem Sprachurlaub in Frankreich teil, und obwohl ich die jüngste war, verursachte ich dem Betreuer am meisten Bauchschmerzen: Ich trieb mich nachts alleine draußen herum und machte spontane Ausflüge, ohne jemandem Bescheid zu sagen. Auch an der freizügigen Art, in der ich mich kleidete, hatte er etwas auszusetzen. Seine Versuche, an meine eigene Vorsicht zu appellieren, prallten an mir ab. Es kam mir sehr entgegen, dass ich an eine sehr liberale Gastfamilie geraten war, die insgesamt neun Sprachschüler aus ganz Europa aufgenommen hatte.

Ich verliebte mich in Ricky, der nur ein Jahr älter war als ich. Dass unsere Beziehung spätestens nach Beendigung des Sprachkurses zum Scheitern verurteilt sein würde, wollte ich nicht wahrhaben. Seine Mutter hatte einen Posten bei einer afrikanischen Botschaft inne, für den sie jetzt nach Nordamerika ziehen mussten. Der 16-jährigen Sunny, mit der ich mich angefreundet hatte, ging das alles zu schnell, und sie wollte mich bremsen. Auf ihre Frage, ob ich denn überhaupt schon sexuelle Erfahrungen gemacht hätte, druckste ich erst herum, dann sprach ich es aus: »Mein Bruder hat mich missbraucht, bis ich es meinen Eltern erzählt habe.«

Sie war sichtlich erschrocken und drängte mich, es Ricky zu erzählen. Als ich mich sträubte, tat sie es kurzerhand selbst. Zu meiner Überraschung war er sehr liebevoll und versprach mir, mich zu nichts drängen zu wollen. Und wirklich, die nächsten zwei Wochen schwebten wir auf Wolken.

Kurz nach dem Sprachurlaub trafen wir uns in der Stadt, in der er bis zu seinem Umzug nach Kanada noch mit seiner Mutter wohnte. Um ihn am Ausreisen zu hindern, animierte ich ihn, eine CD im Kaufhaus zu klauen. Irgendwie hatte ich gehofft, dass einem straffälligen Jugendlichen die Einreise nach Kanada verboten werden würde, aber wir bekamen lediglich ein Jahr Hausverbot. Als einige Tage nach diesem Vorfall unser Telefon klingelte, nahm Hans den Anruf entgegen. Es war das Jugendamt. »Renate hat was?«, hörte ich meinen Bruder ausrufen. Und schließlich beendete er das Gespräch mit den Worten: »Nein, sie braucht ganz sicher keine besondere Jugendfürsorge. Ich bin ihr Vater, Professor Weber. Auf Wiederhören!« Als Gegenleistung sollte ich ihm ein gefaxtes Referat in ein leserliches Format kopieren.

Anschließend führten Ricky und ich eine Art Fernbeziehung, während der ich meinen Eltern horrende Faxkosten verursachte. Doch noch vor den Osterferien, die er in Deutschland verbringen wollte, machte er schriftlich mit mir Schluss.

Mandalafrau

Nach einigen Jahren an der Universität hielt mein Vater dem Arbeitsstress nicht mehr stand. Oft verbrachte er mehrere Monate auf der spanischen Insel El Ferrol, um sich zu erholen. Während meines ersten Besuchs lernte ich am Meer einen Hippie kennen, der davon lebte, selbstgemachte Mandalas zu verkaufen. Ich war 15 und so beeindruckt von diesem freien Leben, dass ich, als ich wieder in Deutschland war, Mandalas nachbaute, um sie ebenfalls zu verkaufen.

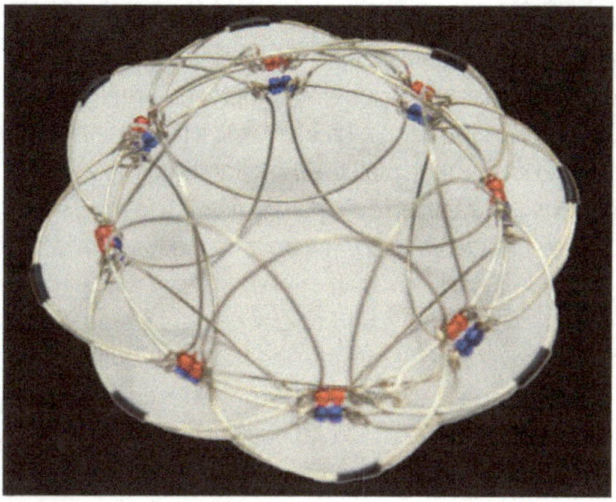

Silberdrahtmandala

In den Sommerferien meldete ich mich freiwillig als Helferin für ein Workcamp im französischen Zentralmassiv, wofür ich ein weiteres Mal mein Alter nach oben mogelte, denn eigentlich lag das Mindestalter bei 18 Jahren. Das dort stattfindende Festival schien mir der ideale Ort zu sein, meine Karriere als Mandala-Künstlerin zu starten. Aber das Camp war ein Desaster: Die Hippies hatten kein Geld und waren auch nicht an meiner Ware interessiert, nachts musste ich mich vor dem aufdringlichen Campleiter in Acht nehmen, und als wäre das nicht genug, fing ich mir auch noch einen furchtbaren Magen-Darm-Virus ein. Ein »normaler« Beruf erschien mir jetzt doch viel erstrebenswerter.

In den nächsten Jahren zog es mich immer wieder sowohl nach Frankreich als auch auf die spanische Insel, und immer wieder geriet ich in merkwürdige, grenzüberschreitende Situationen.

Mein Vater war inzwischen krankheitsbedingt frühpensioniert worden und lebte nun die meiste Zeit des Jahres in seinem selbst gewählten Exil auf El Ferrol. In dieser Zeit fühlte ich mich dem Zweibund, den meine Mutter und mein Bruder miteinander hatten, hoffnungslos ausgeliefert. Um dem zu entgehen, und auch, um meine Spanischkenntnisse für das bevorstehende Abitur voranzutreiben, entschloss ich mich, mein elftes Schuljahr bei ihm in einem Fischerdorf auf der Insel abzuschließen. Schwierig wurde es nur, weil mein Vater mich als Begleitperson angemeldet hatte, weshalb ich nicht täglich den Unterricht in der Hauptstadt besuchen musste, sondern lediglich die Prüfungen am Ende des Schuljahres zu bestehen hatte.

Ich begann, mich auf der Insel einzurichten. Doch als mein Vater eines Tages verkündete, dass er zurück nach Deutschland fliegen würde, um sich seinen obligatorischen medizinischen Untersuchungen zu unterziehen, wurde es mir mulmig. Die Insulaner sprachen ein anderes Spanisch, als ich es in der Schule gelernt hatte, und ich konnte mich nicht wirklich gut verständigen. Dass er mich alleine hier zurücklassen würde, gefiel mir gar nicht, aber nach Hause wollte ich jetzt mittendrin auch nicht wieder, und so zahlte er im Voraus für mich die Pension, gab mir genügend Peseten für meinen restlichen Aufenthalt und machte sich auf den Weg ans Festland. Aus Angst vor den Männern der Insel tat ich einfach so, als wäre mein Vater immer noch da, indem ich täglich den Sonnenschirm an seinem üblichen Liegeplatz in der Lavawüste am Meer aufspannte. Denjenigen, die sich nach ihm erkundigten, erzählte ich, dass mein Vater krank sei und sich im Bett ausruhen müsse.

Um meinen Lehrern in Deutschland zu zeigen, dass ich mit meinem Spanisch Fortschritte machte, hatte ich versprochen, regelmäßig Postkarten an die Schule zu schreiben. Meine erste Karte enthielt, neben unzähligen Fehlern, so ziemlich jedes Fischgericht, das sich auf der Speisekarte des kleinen Bistros befand, in dem ich meine vegetarischen Tortillas bestellte.

Nach einigen Wochen bekam ich schreckliches Heimweh. Beinahe zwei Wochen lang kümmerte ich mich um nichts, aß kaum und ging noch nicht einmal an mein geliebtes Meer. Glücklicherweise nahm sich eine deutschstämmige Heilpraktikerin, die mit einem der ansässigen Fischer verheiratet war, meiner an und half mir wieder auf die Beine. Endlich wurde ich auch mit einigen Einheimischen warm und bis heute zieht es mich immer wieder zurück auf die Insel, die mir in den verbleibenden Monaten noch sehr ans Herz wachsen sollte.

Fußstapfen

Mein Vorhaben, in die Fußstapfen meiner Mutter zu treten und die Fächerkombination Englisch, Geschichte und Spanisch auf Lehramt zu studieren, traf in meiner Familie auf Unverständnis. Nachdem ich ein Praktikum im örtlichen Finanzamt nach zwei Wochen vor Langeweile abgebrochen hatte, war mir aber klar, dass ich lieber etwas Spannenderes als Jura oder BWL studieren wollte.

Meine Eltern konnten einfach nicht verstehen, warum ausgerechnet ich mich dem staatlichen Schuldienst verpflichten wollte – wo ich doch selbst so oft unter schwierigen Lehrern gelitten hatte und das System häufig kritisierte. Ein bisschen konnte ich ihre Besorgnis nachvollziehen. Ich war in der Klasse nicht gerade sehr beliebt. Die Mädchen, mit denen ich gut befreundet gewesen war, hatten die Schule abgebrochen oder sich, wie Anja, in einen ungesunden Drogenkonsum hineingesteigert und sich dadurch sehr verändert. Ich gehörte nicht dazu, weil ich mich nicht für Mode, Partys und Jungs interessierte und ich mich manchmal, wenn mir alles zu viel wurde, auf der Toilette einschloss. Aber ich konnte gut erklären und meine Referate gefielen sogar den Zicken meiner Klasse. Inzwischen fiel es mir auch leichter, mit meinen Klassenkameraden umzugehen. Es fühlte sich für mich an, als hätte ich meinen Außenseiterstatus hinter mir gelassen.

Hans war inzwischen ausgezogen. Mit seinen ehemaligen Schulfreunden hatte er ein Computer-Dienstleistungsunternehmen gegründet und wohnte in seiner Firma. Ich vermisste Hans und besuchte ihn manchmal dort. Mama ging es zunehmend schlechter, sie litt unter Herzschmerzen und Schwindel. Als der Kardiologe nichts Anatomisches feststellen konnte, begann sie eine Psychotherapie. In dieser Zeit war ich ihre engste Vertraute, und sie erzählte mir ihre Geschichte, die ich viel später in der meinen reflektierte.

Ich begann mit dem Lehramtsstudium und zog in ein Studentenwohnheim. Meine Mutter besuchte ich an den Wochenenden und genoss die Ruhe, das warme Essen und die guten Gespräche. Auch unterstützte sie mich tatkräftig in meiner wissenschaftlichen Ausbildung, und der Küchentisch wurde der Ort für Debatten, Fragen und die Überarbeitung von Referaten.

Give me a break!

Das Studium hätte mir wesentlich mehr Spaß gemacht, wenn die Zulassungsvoraussetzung für das Fach Geschichte nicht das Große Latinum gewesen wäre. Ich verstand nicht, wieso ich so viel Zeit für eine Sprache opfern sollte, die ich nicht studierte und die ich erst recht nicht unterrichten wollte. Zur nicht bestandenen Lateinprüfung schenkte mir meine Mutter eine Clownspuppe mit riesiger Nase und einem Neon-Schildchen, auf dem *Give me a break!* stand. Kichernd schlug sie mir vor, dass ich die ja meiner Dozentin vor die Tür setzen könne. Offenbar hatte sie nicht damit gerechnet, dass ich ihre Schnapsidee auch umsetzen würde.

»Frau Weber, Sie verhalten sich wirklich nicht altersgerecht!«, kommentierte die Lateindozentin meine Aktion. Ich hatte die mit Sand gefüllte Puppe mit riesiger Nase und schmerzlich verzogenem Mund in der einen Hand und in der anderen die Cicero-Klausur, die ich vergeigt hatte, und stand in der Tür des Lehrstuhls für Alte Geschichte. Die zierliche Frau im dunklen Hosenanzug hatte ihre blauen Augen auf mich gerichtet und funkelte mich durch ihre Brillengläser hindurch verärgert an. »Sie wollen doch Gymnasiallehrerin werden und nicht Kindergärtnerin, oder?«

Mich ärgerte, dass sie im Grunde recht hatte. Ich benahm mich nicht altersgemäß. Auf meinem Diktiergerät konnte ich ja selbst hören, dass ich nicht nur beim Latein-Lernen meine Stimme kindlich klingen ließ – als würde ich mich innerlich gegen das Erwachsenwerden wehren. An manchen Stellen sprach ich die Texte ganz normal mit meiner mittlerweile gereiften Frauenstimme, aber dann, wenn es eine komplizierte Textstelle war, alberte ich herum wie ein Kind, das keine Verantwortung übernehmen wollte für das, was von ihm verlangt wurde.

Dass ich mich anders benahm als meine Altersgenossen, hatte ich schon in der Oberstufe gemerkt und durch eine stumme Ablehnung ihrerseits zu spüren bekommen. Warum man mich als so seltsam empfand, war mir allerdings schleierhaft. Schließlich hatte ich die Schmach nicht mehr ertragen, immer nur »dabeizustehen ohne dazuzugehören«. Schließlich hatte ich alle Annährungsversuche aufgegeben und mich resigniert in die Schultoilette eingeschlossen, damit niemand mitbekam, wie unglücklich ich mich fühlte. Und nun wurde ich schon wieder mit meiner Andersartigkeit konfrontiert.

Da ich mich als Betreuerin in einem amerikanischen Sommercamp der Heilsarmee in New York beworben hatte und die Prüfung deswegen vorziehen musste, hatte die Lateindozentin mir sogar Nachhilfestunden gegeben. Beim dritten Anlauf bestand ich die verhasste Prüfung, was auch meine Dozentin sichtlich freute.

Nach dem anstrengenden Sommercamp reiste ich noch einige Tage alleine durch New York und lernte die dunklen Seiten Amerikas kennen: Schießereien, Rassenkonflikte, die krasse Schere, die reiche und arme Menschen voneinander getrennt hielt. Diese Erfahrung nahm mir viel von der Leichtigkeit, die ich sonst beim Reisen immer verspürt hatte.

Als mein damaliger Freund Axel ein paar Tage später in New York eintraf, um mich zu besuchen, ärgerte ich mich bald über seine Unbekümmertheit. Wie meinem Vater fehlte auch ihm das Gespür für Gefahren. Blauäugig lief er mit seinem Stadtplan durch immer desolater werdende Stadtviertel und machte gelegentlich mit seinem alten Fotoapparat Aufnahmen von historischen Sehenswürdigkeiten. Ich erkannte, dass mich seine Naivität vor allem deshalb aufregte, weil sie meine eigene widerspiegelte. Denn auch ich zeigte immer noch wenig Feingefühl für Situationen, wenn sie nicht akut gefährlich waren. So fuhren Bekannte uns einmal in ein teures Viertel, und ich konnte gar nicht verstehen, warum mich unsere Begleiterin davon abhalten wollte, ins feine Hilton zu stürmen, um »die Schönen und Reichen« zu begaffen. Was andere Leute dachten, war mir immer noch herzlich egal, selbst wenn sich enge Freunde für mein Verhalten schämten.

Volle Kraft voraus

Schließlich widmete ich mich einer bisher geschmähten Herausforderung, vor deren tödlichem Ausgang und ihren Konsequenzen für die Umwelt mich mein Vater jahrelang gewarnt hatte: dem Führerschein. »Nimm dir doch lieber ein Taxi«, war seine Meinung dazu. Er selbst hatte den Führerschein zwar auf Anhieb bestanden, war dann aber nie gefahren, da er sich im Gespräch mit seinen Mitfahrern nur allzu leicht ablenken ließ. Allein deshalb war entweder meine Mutter Auto gefahren, oder mein Vater hatte sich Taxis genommen und auch uns Kinder reichlich mit Taxigeld ausgestattet. Meine eigene Angst, ein Auto zu fahren, war bereits durch seine apokalyptischen Prophezeiungen entstanden und von ihm immens verstärkt worden. Rückblickend ist es vielleicht nicht weiter verwunderlich, dass ich, insgeheim davon überzeugt, mit dem Einsteigen auf der Fahrerseite bereits mein Todesurteil unterschrieben zu haben, fünfmal die praktische Prüfung ablegen musste.

Bei meinem Bruder lag das Scheitern neben der Angst auch in seiner Weigerung, den Anweisungen der Verkehrsschilder Folge zu leisten. So war er der festen Auffassung, dass die Schilder sicher für alle anderen recht und nützlich waren, aber eben nicht für ihn galten.

Meine erste Fahrstunde hatte ich mit einem Fahrlehrer, der Mitte dreißig war und mir zeigte, wie man mit vorsichtigem Vollgas über die Kreuzung fuhr. Dabei erlebte ich das unbeschreiblich schöne Gefühl von Stärke und Freiheit.

Dies sollte jedoch nicht so bleiben: Als ich falsch herum in die Einbahnstraße fuhr, initiierte mein Fahrlehrer eine abrupte Vollbremsung. Ich war etwas ratlos und blickte ihn staunend an. Er wiederum starrte mich mit weit aufgerissenen blauen Froschaugen reichlich aufgebracht an. Außer seinem rot angelaufenen Gesicht, auf dem bei weiterer sofortiger Belastung sicher noch ein paar Äderchen geplatzt wären, konnte ich nichts Erschreckendes entdecken. Als ich wohl immer noch nicht die erwartete Reaktion zeigte, brüllte er mich an: »Du bist schon lange tot! Na, was ist denn das hier? Die Autos gucken dich doch alle an!«

So bekam ich immer mehr Angst vor den Fahrstunden, und meine Mitbewohner rieten mir, den virtuellen Tankstellen-Fahrlehrer Harald auszuprobieren. Die Figur Harald war in ein Computerspiel eingebaut, das Landstraßen, Autobahnen und Ampeln simulieren konnte. In dieser wesentlich entspannteren Fahr-Lern-Situation mit Harald sollte ich mir die Grundregeln einprägen, um mich dann später im dichten Großstadtverkehr besser zurechtzufinden und in den *Flow* zu kommen. Während ich mit Harald nie Frusterlebnisse hatte, wurde ich in den realen Fahrschulstunden von meinem Fahrlehrer jedes Mal aufs Neue unwiderruflich in die Schlaglöcher der Verzweiflung katapultiert.

Interessant ist, dass ich mich nicht mehr an den Namen meines ersten Fahrlehrers erinnern kann, mit dem ich so viele qualvolle gemeinsame Stunden durchlebte. Wohl aber kann ich mich an Harald, den virtuellen Fahrlehrer, erinnern. Vielleicht weil er eine Stärke besaß, mit der er seinen menschlichen Kollegen übertrumpfte: Geduld. Ich fühlte mich bei Harald sicher, nicht ausgeschimpft zu werden oder an den etwaigen Folgen des Autofahrversuchs zu sterben, er gab mir Kraft und Ruhe. Danke, Harald!

So vermisste ich Haralds Anwesenheit auch bei meinen Versuchen, auf vier Rädern sinnvoll, unbehindert durch die Nacht zu kommen. Die verpflichtende Nachtfahrt durfte ich zweimal absolvieren. Es war ein lauer Sommerabend und ich hatte zuvor in der kleinen Kapelle des katholischen Studentenwohnheims zu einem vernachlässigten Gott um geringe Nervosität und angemessene Aufmerksamkeit gebetet. Angemessene Aufmerksamkeit deswegen, weil ich – die ein Leben lang mit Bus und Bahn fuhr – den Autos, die Vorfahrt hatten, so lange nachblickte, bis neue kamen. Während wir nun nachts einen Berghang hinauffuhren, musste ich erneut beten. Ich betete, dass die motorisierten Zweiräder mit ihren schwarzen Engeln bitte woanders die Straßen hinunter heizen sollten als ausgerechnet hier. Mit den Füßen krampfhaft auf Kupplung und Bremse schleifend, fuhr ich also mit meinem Fahrlehrer in Angstschweiß gebadet durch die Nacht. Zu diesem Zeitpunkt hatte ich bereits das Gefühl, dass er – obwohl er Geld dafür bekam – mehr unter unserer Zwangsehe litt als ich. Das Schlimme daran war, dass ich ihn sogar verstehen konnte. Wer wollte schon von einer Person co-gefahren werden, die in einem Moment noch allen Regeln der Straßenverkehrsordnung folgend das Kraftfahrzeug beherrschte, um in einem nächsten Moment vor einer grünen Ampel zu halten und dann nach einem kleinen einseitigen Schwatz bei Rot loszufahren?

Ich war nach jeder Fahrstunde nassgeschwitzt. Als vier der praktischen Prüfungen jeweils entweder an Fehlern oder meiner Erstarrung beim Einparken gescheitert waren, befand ich mich nur noch eine Prüfung entfernt von dem Zwangsidiotentest, der nach der fünften vergeigten Prüfung fällig war. Verschämt meldete ich mich erneut an – diesmal zur fünften Führerscheinprüfung. Der Leiter der Fahrschule machte sich schon über meine vielen Versuche lustig. In meiner Wut blendete ich ihn aus und nahm alle Konzentration zusammen. So bestand ich ohne weitere Vorkommnisse die fünfte Prüfung und freute mich riesig darüber.

Stolz rannte ich die Wohnheimtreppe hoch und ging in die Küche. Als ich jedoch mit meinen beiden Mitbewohnerinnen den bestandenen Führerschein feiern wollte, war die Stimmung zwischen ihnen so angespannt, dass ich mich nicht mehr wohlfühlte. Ich war mit beiden befreundet und sie hatten mich gemeinsam nach allen gescheiterten Prüfungen wieder aufgebaut. Doch die beiden waren inzwischen so zerstritten, dass jede versuchte, mich auf die jeweils ›richtige‹ Seite zu ziehen. So ging meine Freude über die endlich bestandene Prüfung in dem Konkurrenzkampf der beiden unter. Meine Flasche Wein blieb ungeöffnet im Schrank. Ich wollte mich nicht zwischen den zwei zerstrittenen Frauen entscheiden. Wieso war es eigentlich so viel einfacher, im Misserfolg aufgefangen zu werden, als den langersehnten Erfolg mit anderen feiern zu können?

Nur Faxen

Es war ein Tag vor meinem zweiten Staatsexamen, und zusammen mit den anderen 29 Referendaren machte ich mich auf zum Studienseminar. Hier sollten wir die Gutachten einsehen, die unsere Pädagogikausbilder und Schulleiter über uns verfasst hatten. Es herrschte eine angespannte Atmosphäre. Im Seminar wurden immer zwei Referendare gleichzeitig aufgerufen. Sie gingen in einen Raum, um die Gutachten einzusehen, und mussten ihn dann nach fünf Minuten wieder verlassen, ohne das Gutachten mitnehmen zu dürfen.

Als ich an der Reihe war, las ich:

»Frau Weber ist seit zwei Jahren an unserer Oberstufenschule und der angeschlossenen integrierten Gesamtschule tätig. Bis heute hat sie kaum eigenständigen Unterricht gehalten und war zum Schutz der Schüler hauptsächlich in Doppelbesetzungen untergebracht. Im Umgang mit den Schülern zeigt sich die 26-Jährige oft noch sehr kindlich und nimmt die vorgegebene Rolle der Lehrerin noch nicht ein.

Frau Weber engagiert sich nicht für die Schule, ist kaum im Lehrerzimmer und kommuniziert nicht mit den Kollegen. Ausnahme: Betreuung der Fische im Aquarium. [...] Insgesamt ist Frau Weber jedoch sehr bemüht.«

Mir schlug das Herz bis zum Hals vor Aufregung über diese abstempelnde Darstellung. Vor meinem inneren Auge sah ich eine verhuschte, 26-jährige Möchtegernlehrerin. Wenn sie jemand ansah oder mit ihr reden wollte, senkte sie sofort den Blick und flüchtete sich vor das Aquarium. Dort versuchte sie nun jeden Tag verzweifelt, mit den schulinternen Fischen Kontakt aufzunehmen. Es mochte ja sein, dass ich an einigen Stellen im Umgang mit den Schülern etwas kindlich-verspielter gewesen war als meine Mitreferendare. Dennoch sah ich keinen Grund, mir deshalb fachliche und soziale Kompetenz komplett abzusprechen. Warum die Pädagogikausbilderin zusammen mit der Schulleiterin unbedingt verhindern wollte, dass ich Lehrerin wurde, konnte ich mir nicht erklären. Und ihre abweisenden Reaktionen, wenn Kollegen meine Arbeit mit den Schülern lobten, erinnerten mich an die Reaktionen von Gleichaltrigen zu meiner eigenen Schulzeit: Ich war einfach anders und schwer einzuschätzen. Während die Fachausbilder meine Kompetenzen lobten, bekam ich bei den beiden Frauen den Eindruck, dass sie mich einfach nur weghaben wollten und ihnen alles entgegen kam, mit dem sie mich als unfähig darstellen konnten. In meiner Verzweiflung darüber, dass die beiden Frauen kein gutes Haar an mir ließen, hatte ich mich bereits an die Schulpersonalrätin gewandt. Sie war gleichzeitig die Tutorin meines chaotischen 13er-Spanischkurses und als Schutz gegen die vernichtende Kritik von Schulleiterin und Pädagogikausbilderin hatte ich sie zum 7. Prüfungsmitglied bestimmt.

Ich blickte hoch. Der andere Referendar war noch in sein Gutachten vertieft. Meines war, wohl auch aufgrund des Fischengagements und der fehlenden Kommunikation, eher kurz ausgefallen. Nachdenklich blickte ich mich nun im Raum um: In der Ecke stand ein großes Faxgerät, das wohl auch als Drucker diente. Meine Zeit war fast abgelaufen, ich würde es nicht schaffen, dieses einseitige Gutachten abzuschreiben. Da kam mir eine Idee: Ich stand leise auf, ging zu dem Faxgerät und legte mein ›Fischgutachten‹ ein. Schnell wählte ich auf der Tastatur meine Faxnummer im Studentenwohnheim an. In diesem Moment ging die Tür zum Nachbarzimmer auf. Herein kam die Leiterin des Seminars. Sie blickte mich irritiert an, hörte dann die Wähltöne des Faxgerätes und begriff: »Was machen Sie denn da? Das ist doch verboten!«

Ihre Stimme überschlug sich vor Empörung, ihr Gesicht lief rötlich an und sie schrie: »Das ist gegen die Bestimmungen! An wen haben Sie das Fax geschickt?«

»Ich – es tut mir leid. Ich habe das Fax an mich selbst geschickt, weil ich keine Zeit mehr zum Abschreiben hatte.«

Die Leiterin rang nach Luft. »Oh je«, dachte ich, »in diesem Zustand kann sie mich morgen unmöglich prüfen. Das gibt noch nicht mal mehr eine 4-.« Selbst eine dem Fischgutachten ähnelnde wohlwollende 5+ konnte ich mir unter den neuesten Umständen nicht mehr vorstellen.

Ich sah den Lehrerberuf dahinschwinden. Hätte ich doch bloß nicht dieses verflixte Fax geschickt, dann hätte ich jetzt noch eine echte Chance, morgen zu bestehen. Mit drei Prüfern, die mich absägen wollten, gegenüber zwei Fachausbildern, die von mir überzeugt waren, war dies eine Pattsituation. Den Prüfungsvorsitzenden kannte ich nicht.. Mittlerweile hatte die Leiterin den Raum verlassen, um die nächsten Referendare hereinzuholen.

Jetzt hoffte ich, dass die Leiterin mir vergeben würde, wenn ich mich entschuldigte und mich ihr ein wenig anvertraute. Also wartete ich, bis der letzte Referendar gegangen war und klopfte an ihre Bürotür.

»Ich wollte mich bei Ihnen entschuldigen. Ich hatte nicht vor, gegen die Bestimmungen zu verstoßen. Ich fand das Gutachten nur so ungerecht, dass ich es an mich selbst gefaxt habe. Ich habe im Moment auch privat viel Stress: Meiner Mutter ist nach einer Operation eine Probe entnommen worden mit Verdacht auf Unterleibskrebs. Bisher haben wir noch keine Ergebnisse.« Das war eine kleine Notlüge, die Ergebnisse hatten bereits vor einem halben Jahr ergeben, dass meine Mutter nur ein Myom und keinen Unterleibskrebs hatte.

»Frau Weber, Ihre Pädagogikausbilderin ist eine unserer besten Ausbilderinnen! Oder meinen Sie, dass sie und die Schulleiterin etwas über die Referendare schreiben, das nicht stimmt?«

»Nein«, log ich erneut und verurteilte mich gleichzeitig dafür. »Ich verstehe nur nicht, wie die Fachausbilder in Englisch und Spanisch zu einem so gegensätzlichen Urteil kommen können. Ich fühle mich hin- und hergerissen.«

»Die Schulleiterin und die Pädagogikausbilderin sehen Sie jeden Tag und in Ihrer Entwicklung. Sie können sich ein viel genaueres Bild über jeden Referendar machen. Warum haben Sie denn nicht den Personalrat für Referendare beauftragt?«

Ich sah die beiden Personalrätinnen für Referendare vor meinen Augen, Referendare aus meinem Semester, die den Anfängern Brezeln zum Einstand brachten, aber auch gleich verstummten, wenn die Leiterin den Raum betrat. Mich schauderte es bei der Vorstellung, mich einer von ihnen anzuvertrauen. Unter den Referendaren herrschte insgeheim ein starker Konkurrenzkampf: Alle wollten nicht nur vor ihren Fachausbildern gute Lehrproben halten, sondern auch Bonuspunkte bei der Direktion und der Seminarleitung ergattern, die beide beim Endexamen mitprüften.

»Ja, das hat sich so ergeben, weil Frau Nieb, die Schulpersonalrätin, gleichzeitig Tutorin meiner Examensklasse ist.«

»Wissen Sie denn nicht, dass sie nur deshalb im Schulpersonalrat ist, weil sie als Ausbilderin nicht genommen wurde?«

Ich schwieg.

»Sie sind die bestbetreute Referendarin Ihres Jahrgangs. Und ich kann mir auch vorstellen, warum Sie so viele haben, die die Hand über Sie halten. Sie haben so eine hilfsbereite, unvoreingenommene Art und packen auch hier im Seminar oft mit an, ohne etwas dafür zu erwarten. Nichtsdestotrotz werden Sie dieses Gutachten vernichten, wenn Sie nach Hause kommen. Ich möchte nicht, dass Sie es an Frau Nieb weiterleiten, haben wir uns verstanden?«

»Ja.«

»Dann bis zu Ihrer Prüfung morgen, Frau Weber!«

Im Bus nach Hause weinte ich: Die ganze Anspannung fiel von mir ab, und ich fühlte mich nur noch hilflos und klein. Im Wohnheim angekommen, sah ich, dass Thomas, mein damaliger Freund, noch nicht da war. Er blieb jetzt oft bis 22.00 Uhr in der Uni, um seine Promotion in Wirtschaftsinformatik abzuschließen. In meinem Zimmer fand ich das berühmte Fax. Ich rief die Schulpersonalrätin an und erzählte ihr, was passiert war.

»Renate, ich will diesen Bericht sehen!«

»Ich darf ihn dir aber nicht schicken, sonst lassen sie mich morgen durchfallen.«

»Okay, pass auf. Dann lassen wir das, und ich schaue morgen ganz früh in deine Akte. Als Personalrätin habe ich das Recht auf Akteneinsicht. Und Renate –«

»Ja?«

»Wieso hassen dich die beiden Frauen eigentlich so? Was hast du getan?«

»Existenz!«

»Nein, wirklich, ich habe mir diese Frage schon lange gestellt. Meine Schüler lieben dich und deine Späße, du hast viele Kollegen, die dich unterstützen. Was also ist es?«

»Ich weiß es wirklich nicht. Ich habe nichts Schlimmes getan.«

»Ich meine, beobachtet zu haben, woran es auch liegen könnte: Du unterwirfst dich nicht!«

»Wie?«

»Du kommst gut mit Kollegen und auch Schulleitungsmitgliedern klar, die sich weder gegenüber Referendaren noch gegenüber Schülern autoritär verhalten. Diejenigen jedoch, denen diese Machtstrukturen wichtig sind, erwarten Unterwerfung und Bestätigung. Beides verweigerst du ihnen. Du bist zum Beispiel nicht zu dem Wochenendseminar für Frauen von der Pädagogikausbilderin gegangen.«

»Da hatte ich meine Führerscheinvorbereitung. Und außerdem fühle ich mich eingesperrt, wenn ich mit Konkurrenten zusammen über Tage hinweg an etwas Sinnlosem teilnehmen soll. Ich fühle mich dann immer so beobachtet und habe Angst, ein falsches Wort über dieses ganze aufgeblasene Konzept zu sagen. Du weißt ja, einige Referendare tragen sofort alles weiter, um Bonuspunkte bei den Ausbildern zu sammeln.«

»Renate, versprich mir, dass du heute nichts weiter unternimmst. Lass dich von deinem Freund und den Wohnheimleuten aufbauen, aber lerne nicht bis tief in die Nacht hinein. Bis morgen!«

»Bis morgen«, sagte ich leise und harrte angespannt und aufgeregt der Dinge, die da noch kommen sollten.

Dann klopfte es.

»Hallo, Renate. Was ist denn los? Du siehst ja aus, als hättest du einen Geist gesehen«, fragte meine Mitbewohnerin.

»Ach, nichts.«

»Na, da stimmt doch was nicht. Was hast du denn da?«

»Äh, nichts.«

»Lass mich mal sehen«, sagte sie dreist und riss mir das Fax aus der Hand. »Eine Frage: Hast du zu der Autorin dieses Gutachtens irgendwie mal so was gesagt wie: ›Sie können mich mal‹?«

»Nein, ich –«

»Ach stimmt ja, bei dir ist ja die Mimik so ausgeprägt. Eigentlich steht das immer zwischen deinen Stirnfalten, wenn du mit jemandem nicht einer Meinung bist.«

»Was ist los? Hey Renate, schau doch nicht so. Wird schon morgen«, sagte Thomas und gab mir einen Kuss auf die Wange. Er wusste, dass ich es hasste, vor anderen zungengeküsst zu werden. Ich fühlte mich dann immer so unter Druck gesetzt und konnte gar nicht entscheiden, ob ich das nun wirklich zulassen wollte oder eben nicht.

»Dann lies mal das hier!«, sagte Mia wütend.

Thomas las, runzelte die Stirn: »Und sie redete mit den Vögeln und Fischen«, zitierte Thomas aus der Bibel. Dann räusperte er sich und verdrehte seine braunen Augen, während er genervt fragte: »So, die Schrulle meint also, du kannst nur mit den Fischen sprechen?«

»Nein, Plural, die Schrullen. Und zwar die zwei Schrullen, die Renate morgen mit den anderen fünf Prüfern massakrieren werden«, erläuterte ihm Mia.

»Boah, ich kann das jetzt langsam nicht mehr hören. Also dein Spanischausbilder und der Englischausbilder sind ja ganz nett, und mit denen konnte ich mich nach dem Zwischengespräch auch normal unterhalten. Aber ich halte diese bizarren Anschuldigungen und diese ganze Schrullen-News echt nicht mehr aus. Deine Beurteilung könnte man nämlich auch ganz anders sehen«, sagte Thomas nachdenklich.

»Ich weiß genau, was du meinst«, rief Mia keck grinsend, schnappte sich einen Rotstift von meinem Schreibtisch und begann auf das Fax zu kritzeln. Jetzt stand dort unter dem mit Rot durchgestrichenen, gedruckten Text:

Frau Weber ist eine 26-jährige, engagierte Referendarin. Sie sucht stets das Gespräch mit Kollegen und Mitreferendaren, nur leider wollen die meisten nicht mit ihr sprechen. Frau Webers Fachausbilder haben die Entwicklung der jungen Referendarin begleitet und sehen sie befähigt, Schüler für altersgemäße Themen in Englisch und Spanisch zu begeistern und ihnen die Strukturen der Sprachen anschaulich darzustellen.

Mit freundlichen Grüßen
Mia, Very important Prüfungsmitglied

»Geh jetzt schlafen«, sagte Thomas und schob mich zu meinem Bett.

»Viel Glück, Renate!«, rief Mia noch, während Thomas das Licht löschte und sich zu mir in das enge, durchgelegene Wohnheimbett kuschelte.

»Mann, das ist wirklich Liebe!«, quengelte mein 1,80 m großer Freund. »Hey, nimm' mir nicht so viel Platz weg, lass' wenigstens deine Füße raushängen!«, beschwerte ich mich.

»Genau deshalb habe ich mein eigenes Bett ins Wohnheim gebracht. Aber keine Sorge, ich bleibe eh nur, bis du eingeschlafen bist.«

»Da kannst du aber lange warten«, murmelte ich. Nach einer Weile stellte ich mich schlafend, weil ich noch einmal nachgucken wollte, ob ich auch alle laminierten Folien und Kopien für den nächsten Tag eingepackt hatte. Lächelnd dachte ich noch einmal an die Gutachten-Aktion meiner beiden Freunde und schließlich fiel ich in einen unruhigen Schlummer.

»Der Opa hat es doch gesagt!«

»Ich weiß nicht, ob ich bestanden habe. Ihr habt eure Sache auf jeden Fall sehr gut gemacht. Ich bin stolz auf euch«, sagte ich lächelnd zu meinen Sechstklässlern. Wenn die Schüler und Mentoren nicht gewesen wären, hätte ich diese aufreibende Examenszeit wohl nicht überstanden.

»Doch, ich weiß aber, dass Sie bestanden haben«, rief jetzt Tobi über die anderen hinweg.

Wir starrten ihn alle ungläubig an. »Woher weißt du das, Tobi?«, fragte ich nun.

»Das hat doch der Opa gesagt!«, rief Tobi nun begeistert.

»Welcher Opa denn?«, fragte ich gedehnt, denn mein Englischausbilder befand sich noch im Raum.

»Na, der Opa, der auf dem zweiten Stuhl da gesessen hat!«, brüllte Tobi jetzt auch noch überdeutlich laut. Er meinte tatsächlich meinen Englischausbilder, der sich jetzt ein Grinsen nicht verkneifen konnte.

»Frau Weber, bleiben Sie dann weiter unsere Englischlehrerin?«

»Das weiß ich noch nicht«, sagte ich und war unendlich erleichtert, dass sich die aufreibende Ausbildungszeit und der Kampf um eine gerechte Beurteilung schließlich doch gelohnt hatten.

Weil ich jedoch an dieser Schule dank der beiden Schrullen nicht mehr glücklich geworden wäre, bewarb ich mich an einer Gesamtschule auf dem Land, an der ich die nächsten fünf Jahre arbeiten sollte.

Integrierte Gesamtschule am Acker

Als ich meine erste Stelle an der neuen Schule antrat, hatte ich noch die Illusion, nur den richtigen Zugang zu den Schülern finden zu müssen, um sie zum Arbeiten und damit zum erfolgreichen Englischlernen zu motivieren. In einem schien die Schulleiterin meiner Ausbildungsschule leider recht behalten zu haben: Es war tatsächlich ein steiniger Weg.

Meine erste Aufgabe war es, die Schüler des Informationszentrums zu betreuen. Dieses Informationszentrum, das von Schülern und Lehrern nur ›Info‹ genannt wurde, hatte eine besondere Funktion: Es sollte verhindern, dass sich die Eltern über häufigen Unterrichtsausfall beschweren konnten. Denn auch wenn selten einer der Lehrer an dieser Schule offen zugab, Disziplinprobleme zu haben, so signalisierten sowohl die stetig anwachsende Latte der krankgemeldeten Lehrer als auch das überfüllte Informationszentrum die unausgesprochenen Probleme an dieser Brennpunktschule. Die Schule lag zwar auf dem Land, zwei Drittel der Schüler kamen jedoch mit Bus und Bahn aus den Industriegebieten. Die Bahnhaltestelle, an der fast ein Drittel meiner Schüler ausstieg, lag direkt gegenüber einem Bordell, das sich mit seiner flackernden rosa Neonreklame auch tagsüber in Erinnerung rief. Immer wenn ich die Mädchen und Jungs der Anfängerklassen dort aussteigen sah, hoffte ich, dass sie nichts mehr von dem sahen, was sich hier nachts zugetragen hatte.

Im Info hatten die Schüler aus den verschiedenen Klassen keine Arbeitsaufträge. So begannen sie sich bald zu langweilen. In meiner ersten Woche war ich nur für Vertretungen und im Info eingesetzt. Das ging die ersten beiden Tage gut, bis ich am dritten Tag vor fast hundert Schülern aus zwei siebten und einer neunten Klasse stand. Die Disziplinlosigkeit der neunten Klasse reichte vom Sofa-Rücken bis zum Werfen mit Geodreiecken und Papier, das an dieser Schule selten für Hausaufgaben diente. Ich hatte anfangs noch den Ehrgeiz, diesen disziplinlosen, lauten Schülerauflauf durch Abschreibeaufträge zur Ruhe zu bringen. Als sich ein Stühle werfender Neuntklässler weigerte, bat ich einen Kollegen, Aufsicht zu führen, während ich den Jungen in eine fünfte Klasse und unter die Aufsicht der Klassenlehrerin setzte. Da der Schüler keine Bücher dabei hatte und bei allen Arbeitsblättern, die ich ihm reichte, vorgab, sie nicht zu verstehen, gab ich ihm das Grundgesetz zum Abschreiben.

Bei meinen Vertretungen in den unteren Klassen führte oft bereits das Betreten der Räume zu Rangeleien und Verletzungen. Deshalb ließ ich die Schüler nie früher gehen, damit sie nicht in meiner Aufsichtszeit einen Unfall bauten. So weit, so gut. Da die anderen Kollegen die Schüler im Info immer damit köderten, bei ordentlichem Aufräumen früher gehen zu dürfen, war mein Vorhaben, sie bis ein Uhr ausharren zu lassen, ein Kamikaze-Unternehmen: Die gesammelten Schüler drückten so lange gegen mich und die Tür, bis ich direkt an die Tür gepresst wurde. Ich hielt immer noch die Klinke hoch. Allerdings nur so lange, bis ein Neuntklässler dagegen trat und sie dann mit einem weiteren Tritt aus ihren Angeln gehoben wurde. Die Tür war daraufhin kaputt, doch die pädagogische Leitern blieb ruhig: »Das stellen wir dem Schüler in Rechnung. Ich habe dir die Bilder rausgelegt, es kann nur einer aus Frau Meiers Klasse gewesen sein. Morgen werden wir auch die Klasse und die Siebtklässler befragen. Wir stellen dem Schüler dann die Tür in Rechnung, das wird ihm am meisten wehtun«, sagte sie unbekümmert.

Am nächsten Tag sah ich einen riesigen Schülerauflauf vor der aus den Angeln gehobenen Tür. Und auch in der großen Pause wurde sie wie ein Museumsstück und voller Ehrfurcht besichtigt.

Ich tröstete mich mit dem Gedanken, dass ich ja in der kommenden Woche immer mehr feste Kurse unterrichten durfte und es dadurch, dass ich die Schüler ja dann kannte, einfacher werden würde. Leider erwies sich das als Trugschluss: Mein erster Eindruck von dem Sechser-Englisch-C-Kurs war Tim, ein Junge, der sich bereits bei meinem Reinkommen umgedreht hingesetzt hatte und sich unter seiner Baseballkappe versteckte. Als er sich umdrehte, hatte man das Gefühl, der Grinsekatze aus Alice im Wunderland gegenüberzustehen, die zwar grinste, aber doch nichts von sich preisgab.

Einmal schrieb Tim ein Gedicht auf Englisch, das ich zu Hause an meinem Computer abtippte und in der Stunde mit seiner Einwilligung verteilen wollte. Mein Ziel war, ihm positive Aufmerksamkeit durch mich und die Klassenkameraden zu geben, in der Hoffnung, dass er dann seltener stören würde. Aber auch dieser Versuch schlug fehl, weil Tim in letzter Minute entschied, dass das Gedicht nicht verteilt werden sollte. Er schämte sich. In der folgenden Stunde versuchte ich ihm zu vermitteln, dass er später einen besseren Job bekommen würde, wenn er Englisch könnte. »Wieso?«, fragte mich Tim. »Mein Vater kann auch Englisch und ist arbeitslos!« So sang Tim mit Gökhan zusammen »Eins-Zwei-Hartz Vier ...«, und beide rieben während des Refrains ihre Hintern aneinander. Im C-Kurs machte das eigentliche Unterrichten vielleicht zehn Prozent der Schulstunden aus. In der restlichen Zeit wurde abgelenkt, beleidigt, gestritten, oder jemand bekam einen Ausraster. Im Kopierraum traf ich häufig Lehrer, die heimlich Material aus der Grundschule für den Unterricht in der fünften und sechsten Klasse kopierten.

Wenige Wochen später rief plötzlich Tim unter seinem Tisch hervor: »Frau Weber, wir haben uns über Sie beschwert und wollen eine Demo gegen Sie machen.«

»Dann würde ich vorschlagen, wir malen jetzt schon einmal die Plakate!«, rief ich tatkräftig. Ein Teil der Klasse fing an zu lachen, Tim und Gökhan riefen jedoch verzweifelt: »Aber Frau Weber, die Demo ist doch gegen Sie!«

Absetzung in Pumps

Eines Morgens betrat ich das Lehrerzimmer und wunderte mich über das aufgeregte Getuschel meiner Kollegen. Mit einem Schlag verstummten alle und eine etwa 50-jährige Frau mit dunkelbraunen Haaren stand in der Eingangstür. Sie trug ein rosa Kostüm und Pumps von der gleichen Farbe. Während die meisten von uns Lehrern in abgewetzten Jeans, Wollpullis oder Blusen mit Pullundern in der Schule aufschlugen, hob sich die Erscheinung der Frau deutlich vom Rest des Lehrerkollegiums ab. »Guten Morgen, ich bin Frau Müller vom Schulamt. Ihr Schulleiter ist abgesetzt. Er wird das Büro räumen und mir den Schlüssel abgeben.«

Dann drehte sich die elegant gekleidete Frau auf dem Absatz um und warf sich den Schal über die Schulter: »Ach, bevor ich es vergesse, es wird eine kommissarische Schulleitung geben. Wir haben den Schulleiter der Nachbarschule gebeten, diese Schule zu leiten. Guten Tag!«

Durch das Kollegium ging ein Raunen. Während einige Kollegen sichtlich aufatmeten, rief eine Kollegin empört: »Das ist unwürdig! So kann man doch nicht mit Menschen umgehen!«

»Wieso denn?«, ereiferte sich eine zweite. »Wir könnten ihm eine Karte schreiben«, schlug die erste Kollegin vor. »Und was soll da draufstehen? Sollen wir ihm alle kondolieren?«, entgegnete die zweite Lehrerin. Ich blickte hinüber zur pädagogischen Leiterin und sah kurz ein Lächeln über ihre Lippen huschen. Es war kein gutes Lächeln.

Am nächsten Tag stand die Tür des Schulleiterbüros offen. Doch anstatt meines alten Schulleiters sah ich nun einen ungefähr 60-jährigen Mann mit schwarzen Locken und einem Schnurrbart in dem völlig leeren Raum stehen.

Und ich sah noch jemanden, den ich hier nicht erwartet hatte: Die Unterstufenleiterin meiner Ausbildungsschule. Sie hatte sich kurz nach meiner Referendariatszeit erst an die Schule des nun kommissarischen Schulleiters und dann an meine jetzige Gesamtschule versetzen lassen. Wahrscheinlich, so vermuteten wir Kollegen, weil sie wohl die Chance witterte, anstatt der pädagogischen Leiterin hier Schulleiterin zu werden, denn momentan hatte sie immer noch die gleiche Funktionsstelle der Unterstufenleiterin, die sie bereits an meiner Ausbildungsschule inne gehabt hatte. Der Interimsschulleiter selbst kannte die Unterstufenleiterin aus seiner Zeit in der kollektiven Schulleitung der Gesamtschule. An der Art, wie sie ihm vertraulich die Hand auf den Arm legte und wie er ihr zuhörte, merkte ich, dass sie in seiner Gunst stand.

Sie bekam dann den Siebener-A-Kurs und beschwerte sich regelmäßig über die Lautstärke in meinem angrenzenden Siebener-C-Kurs, den ich »offensichtlich nicht im Griff hatte«, wie sie mir deutlich vor den Schülern zu verstehen gab. Deshalb fühlte ich nicht wenig Schadenfreude, als sie mich einmal bei einer Klausuraufsicht im Siebener-C-Kurs vertrat. Dass sie in diesem Kurs scheinbar auch wenig inhaltlich arbeiten konnte, zeigte sich, als ich meine

›gefallenen Engel‹ Gökhan und Tim bereits zwanzig Minuten vor Unterrichtsschluss im Gang das Wort »Hure« brüllen hörte, das mir leider allzu vertraut war.

Insgesamt hatte ich jedoch, seitdem der alte Schulleiter abgesetzt worden war, nicht mehr viel zu lachen. Die Schüler, die er noch gemaßregelt hatte, wurden noch renitenter. So rief auch Tim: »Ja, jetzt können Sie nichts mehr gegen mich machen, wo der alte Sack weg ist! Ich hasse Sie, Frau Weber!«

Auch bei der neuen Schulleitung schien ich keinen positiven Ruf zu genießen. Würde ich dort um Unterstützung bitten, würde dies sogleich als Inkompetenz ausgelegt werden. Als ich mich unter den drückenden Problemen an dieser Brennpunktschule hilfesuchend an meine ehemalige Mentorin wandte, sagte sie mir: »Deine Pädagogikausbilderin hat dich nicht nur an der Oberstufenschule, sondern auch bei der Schulleitung der Ausbildungsgesamtschule schlecht gemacht, und dieses Hintergrundwissen hat die Unterstufenleiterin jetzt, wenn sie dir begegnet. Ich kenne auch deinen kommissarischen Schulleiter. Er ist ein Opportunist und hat bereits vor zwanzig Jahren gemeinsam mit der Unterstufenleiterin in der kollegialen Schulleitung eng zusammengearbeitet. Er wird ihr mehr glauben als dir, deswegen und weil er bei den Eltern oft eingeknickt ist, wenn es um Noten und Disziplinierung geht, wird er dir nicht helfen. Ich hatte an meiner ersten Schule auch einen mir nicht sehr gewogenen Schulleiter. Ich habe meine Verbeamtung noch abgewartet und dann war ich weg. Und das würde ich dir auch raten: Geh von dieser Schule weg!« Ich begriff, dass sich das System an dieser und wahrscheinlich auch an vielen anderen Brennpunktgesamtschulen nicht ändern würde: Die Lehrer verwalteten lediglich einen Mangel, denn sie standen viel zu großen Lerngruppen von schwierigen und zum Teil verhaltensauffälligen Schülern gegenüber. Der Mangel bestand auch darin, dass zu wenig Sozialpädagogen eingestellt wurden. Sie hätten mit den schwächeren und auch mit den verhaltensauffälligen Schülern individuell arbeiten können, was insgesamt ein ruhigeres und intensiveres Arbeiten für alle Schüler bedeutet hätte. An meiner Gesamtschule am Acker gab es gerade mal eine Sozialpädagogin, die immerhin mit den Schülern Einzelgespräche führte, aber ständig überlastet war. Im Kollegium wurde nicht offen über die Störungen im Unterricht gesprochen, weil das häufig als »mangelndes Durchsetzungsvermögen« ausgelegt wurde, obwohl alle insgeheim die gleichen Probleme hatten, wie bei einer freiwilligen Supervisionsrunde herauskam. Ich hörte oft von einigen Kollegen: »Also bei mir macht der Schüler das aber nicht. Vielleicht solltest du mal dein Unterrichtskonzept umstellen.«

Viele Kollegen ließen sich daher an andere Schulen versetzen, wo sie sich ein besseres Betreuungskonzept erhofften. Diejenigen, die blieben, versuchten, die wenigen Leitungspositionen zu bekommen, um weniger Schülerkontakt zu haben. Selten kam es vor, dass die Stufenleiter oder gar die Direktion den Kollegen in disziplinarischen Auseinandersetzungen mit Schülern den Rücken stärkten. Oft knickten sie bei den dann folgenden Elterngesprächen ein oder zogen sich mit einem Seitenhieb auf den Unterricht des Kollegen aus der Affäre. Ich selbst hatte immer mehr Mühe, mich durch mein fast tägliches »Frustabschwimmen« soweit wieder abzulenken, dass ich nach Schulschluss abschalten und entspannen und all die Beleidigungen und Kränkungen vergessen konnte. Oft war ich so kaputt, dass mir die Energie fehlte, um überhaupt zu schwimmen. Doch dafür fand ich bald eine Lösung: Im Nachbarort gab es ein Schwimmbad, das einen Wasserstrahler hatte. Ich lechzte nach jeder Minute, die das Wasser über meinen Kopf flutete. Der Wasserdruck reinigte mich buchstäblich von den ganzen Ärgernissen des Vormittags, sodass ich bald nur noch eine dumpfe Müdigkeit spürte. Doch der Bademeister machte mir einen Strich durch die Rechnung, weil er die Düse abstellte. Bis ich zu ihm hinging und ihn bat, den Strahler wieder anzustellen. »Das ist aber nicht gut für die Haut, wenn Sie da stundenlang drunterstehen!«

»Das ist egal. Ich arbeite an der Hauptschule, ich brauche das«, verkürzte ich meine Erklärung. Der Bademeister brummelte etwas und wenig später sprudelte wieder das Wasser aus dem Strahler. Nach einiger Zeit waren der Bademeister und ich so gut aufeinander eingespielt, dass er den Strahler bereits anstellte, sobald er mich auftauchen sah. Bis zu dem Wochenende, an dem ich mich von Thomas trennte. Seine Besuche waren in den zwei Jahren, die ich nun schon auf dem Land wohnte, immer seltener geworden. Wenn er dann doch total verschwitzt mit seinem Rad bei mir ankam, so war es für mich, als ob ich nur die »Anregung« für eine sportliche Rennetappe gewesen war. Ich zog mich immer häufiger in einen Mittagsschlaf zurück, weil ich am Samstag immer noch von den Reibereien in der Schule erschöpft war. Vielleicht spürte ich auch, dass sich meine Beziehung zu Thomas nach der anfänglichen Verliebtheit verändert hatte: Ich stand an zweiter Stelle, viel wichtiger war Thomas die Anerkennung seines Doktorvaters. Das ging so weit, dass er auf meine Frage, ob er bei einer Schulversetzung mit mir zusammenziehen würde, sagte, dass das nicht ginge, da er lieber in der Nähe seines Doktorvaters wohnen bleiben wollte. Auch während des gemeinsamen einwöchigen Urlaubs auf den Kanaren, den ich ihm abgerungen hatte, lief Tag und Nacht der Laptop, an dem er an seiner Doktorarbeit arbeitete. Schließlich gestand ich mir schmerzlich ein, dass ein Freund, der nie anrief und nur alle fünf Wochen zu Besuch kam, ebenso gut war wie kein Freund. Und so machte ich Schluss und weinte beim Abschied meines verwirrten nun Exfreundes am Bahngleis. Am nächsten Tag wachte ich auf und sah, dass mein ganzer Körper mit roten Neurodermitispusteln bedeckt war. Mein Hausarzt gab mir eine Kortisonspritze und schrieb mich kopfschüttelnd krank. Mir wurde jedoch immer deutlicher, dass nun wirklich niemand mehr kommen würde, um mich zu besuchen. Meinen damaligen Freundinnen war mein Dorf zu weit und zu abgelegen, sodass ich mit ihnen nur noch ab und an telefonierte. Und auch wenn Thomas nicht oft und immer nur eine Nacht zu Besuch gekommen war, so hatte er mir doch Halt gegeben. Jetzt reagierte mein Körper, was schon seit 2 Jahren in meiner Psyche tobte: dass mich nichts in diesem Hamsterrad von Überlastung, Kränkungen durch einzelne Kollegen und Schulleitungsmitglieder sowie Beleidigungen und Aggressionen von Schülern mehr hielt.

Nachhall

Doch selbst einige Jahre später hing mir meine Zeit an der Gesamtschule noch nach. Ich sollte sehen, was aus einem der damaligen chaotischen Schüler geworden war. Dazu brauchte es (mal wieder) ein Zusammentreffen von Absurditäten:

Ich weiß auch nicht, warum ich auch noch die Hände hob, als ich durch den Metalldetektor hetzte. Möglicherweise erinnerte er mich an den Ganzkörperscanner von der Einreise in die USA. Völlig verschwitzt und außer Atem war ich mit meinen zwei kleinen Koffern hier in der Sicherheitskontrolle angelangt: Erst am Check-in hatte ich gemerkt, dass ich gestern Nacht nicht nur meinen Führerschein rausgelegt hatte, sondern damit gleichzeitig auch den Pass. Der Shuttletaxifahrer holte mich wieder von Terminal 2 ab und fuhr so schnell es die

Blitzer erlaubten. In der Stadt angekommen, reihte sich wie durch Fügung eine Oma in einem klitzekleinen grünen Volvo vor uns ein. Sie stieß mit ihrem grauen Lockenkopf gegen die trabbiartige Wand ihres Gefährts und fuhr lausige 20 km/h. Es war 13.05 Uhr. Ich schickte Stoßgebete zum Himmel, rannte, endlich angekommen, in meine Wohnung, holte das kleine Stück Plastik aus der Schublade und sprang zurück ins Taxi. Mein Flug war um 14.05 Uhr mit der TUIfly von Gate E 21. Die Angestellten des Sicherheitschecks sahen mich zunächst belustigt an, als ich nun – immer noch mit erhobenen Händen – von einer Angestellten abgetastet wurde. »Ich hatte meinen Pass vergessen und bin deshalb so spät. In meinen Koffern ist Sonnencreme.«

»Ja, Babysonnencreme«, sagte die andere Angestellte, machte eine bedauernde Geste und beförderte die drei Flaschen in den Papierkorb. Mittlerweile hatten die Sicherheitsleute das Band gesperrt und starrten gebannt auf den Bildschirm. »Wir haben Ihre übrigen Sachen auf das andere Band umgeleitet. Haben Sie Ihre Koffer alleine gepackt?«

»Ja.«

»Was ist denn da drin?«

»Laptopkabel und ein Malkasten.«

»Wir müssen Sie auf Sprengstoff untersuchen. Setzen Sie sich!«, ordnete ein Polizist an, der wie aus dem Nichts mit einem Kollegen aufgetaucht war. Mit Sicherheitsstäbchen tastete der Polizist meine Hände und Schuhsolen ab. Es war mittlerweile 13.50 Uhr und ich brach in Tränen aus. »Können Sie nicht wenigstens zum Gate gehen und TUIfly sagen, dass sie warten soll, wegen ... dem hier?«, fragte ich und deutete auf das Chaos aus Sicherheitspersonal und verstreuten Kisten. Der ältere Polizist fasste sich ein Herz und verschwand in Richtung E 21. Mittlerweile waren in schwarz gekleidete Aufsichtsbeamte erschienen und starrten gebannt mit dem Flughafenpersonal auf den Bildschirm. Ich verstand nicht, warum sie meinen Rucksack nicht einfach öffneten.

Wieder wurde ich gefragt, ob ich den Rucksack und die zwei Koffer selbst gepackt hätte. Als ich zu dem zweiten Band gehen wollte, um mein Handy aus einer Kiste zu holen, wurde ich gestoppt. »Sie bleiben hier stehen!«

»Ich muss aber meinen Taxifahrer anrufen, dass er wegfahren kann, er darf nur zehn Minuten vor dem Flughafen warten, ohne zu zahlen ...«

Unter den Augen des Sicherheitspersonals nahm ich mir das Handy, wählte und rief: »Sie können jetzt wegfahren. Ich bin fast am Terminal.«

Die Blicke, die mich nun trafen, waren nicht mehr belustigt, sondern höchst alarmiert. Offensichtlich hielten mich die Sicherheitsleute für eine Terroristin. Der ältere Polizist kam zurück: »TUIfly hat gesagt, dass Sie nicht auf der Liste stehen. Das Gate ist geschlossen. Kann ich nochmal Ihr Ticket sehen?«

»Wenn Sie es aus der richtigen Kiste herausfischen können?«, sagte ich verzweifelt und deutete auf die vielen Bundeswehrkisten, die über zwei Bänder verstreut zirkulierten.

Schließlich blickten die schwarzgekleideten Aufseher in den Rucksack und hielten einen Beutel mit meinen CD-Player-Batterien hoch. Erst jetzt wurde mir klar, dass sie die vielen Batterien für Sprengstoff gehalten hatten.

Die kleine Gesellschaft löste sich auf. Nur ein Angestellter, ein Sikh, sagte väterlich: »Jetzt können Sie zu Gate E 21.«

»Ja, nur haben die das Gate schon geschlossen«, sagte ich und rannte endlich los. Zwei Minuten später stand ich vor einem leeren Gate und einer gleichgültigen Purserin: »Jede Minute Warten kostet Geld. Deshalb warten wir nicht mehr. Wir haben auch eine andere Familie weggeschickt.«

Ich setzte mich auf einen der schwarzen Plastikstühle und begann zu heulen. Der ganze Stress der Reisevorbereitung und das Sicherheitsdebakel brachen sich Bahn.

»Weinen bringt nichts. Sie müssen umbuchen!«

Ich wollte ihr schon erwidern, dass Weinen sehr wohl wichtig für die Seele war, doch ich hatte keine Kraft mehr dazu. Nach einigen Minuten hatte ich mich wieder so weit beruhigt, dass ich die Purserin nach dem Schalter fragen konnte, an dem die Umbuchungen vorgenommen wurden. Es schien mir ein endloser Weg durch die langen Gänge des Flughafens. Am Sicherheitscheck wollte man mich nicht wieder rauslassen. Ich musste durch die Kofferausgabe und dort durch den Ausgang. Mein zerrupftes Gepäck – jetzt auch zahnpasta-, shampoo- und sonnencremefrei – zog ich hinter mir her. Am liebsten hätte ich jetzt eines dieser Wägelchen gerufen, die Leute mit Behinderungen transportierten. Ich fühlte mich innerlich zerschlagen, denn ich wusste, dass am ersten Ferientag kein anderer Flug nach Teneriffa Süd so leicht noch freie Plätze haben würde. Dabei hatte ich mein Apartment in Teneriffa schon bezahlt. Mir wurde schwindelig. Ich versuchte mich zusammenzureißen, indem ich das Flughafenpersonal nach dem Weg fragte. Als ich in Halle D ankam, war ich fast erleichtert, dass der Kampf, noch rechtzeitig zum Gate zu kommen, endlich vorbei war. »Frau Weber? Sie sind doch meine alte Englischlehrerin von der Gesamtschule, Sie sehen noch aus wie damals!«, rief mir der junge Mann am Schalter freudig zu.

»Momo?«, rief ich erfreut zurück. Momo war bei mir in der sechsten Klasse gewesen und damals war ich schier verzweifelt, weil er sich nur kurz konzentrieren konnte und dann die Klasse mit Spaziergängen und Wutanfällen unsicher machte. Ich wusste, dass seine Verwandten über Nacht mit seinem – damals dreijährigen – Lieblingsneffen verschwunden waren. Damals machte ich mir Sorgen, was aus dem Wildfang werden sollte. Als ich nun den gepflegten jungen Mann sah, der offensichtlich an seinem Beruf Freude hatte, ging mir das Herz auf vor Dankbarkeit. Es war wie eine rückwirkende Sinnstiftung für meine Arbeit und die Arbeit all jener, die sich mit schwierigen, verhaltensauffälligen Jugendlichen befassten. »Frau Weber, das ist nicht schlimm, dass Sie den Flug verpasst haben. Ich mache Ihnen einen guten Preis. Als ich damals bei Ihnen nachgeschrieben habe, habe ich auch eine Zwei bekommen!«

Momo suchte mir einen Flug über Brüssel, von wo ich nach zwölf Stunden Aufenthalt endlich nach Teneriffa abfliegen könnte. Das mit dem niedrigen Preis klappte jedoch leider nicht: Schlappe 460 Euro musste ich berappen (so viel wie das gesamte Ticket in der Nebenreisezeit), um mein Malheur wieder auszugleichen. In den nächsten drei Tagen waren sonst keine freien Plätze nach Teneriffa zu ergattern. »Wir können Sie natürlich auch von einem anderen Flughafen abfliegen lassen ...«

»Nein, danke, ich bin heute schon dreimal mit dem Taxi zu diesem Flughafen gefahren«, sagte ich gedehnt und erinnerte mich schmerzhaft an den »Spezialtarif« von 110 Euro. Nun wollte ich wollte bei all dem Verlust wenigstens das Gefühl haben, vom Fleck zu kommen.

»Okay, you take the stairs up, move to the left and take the train to terminal 1«, erklärte mir mein ehemaliger Schüler in flüssigem Englisch.

Ich grinste stolz. »Ach, und Frau Weber – jetzt nicht falsch verstehen, aber hier am Flughafen lerne ich viel mehr Englisch. Da sagen die Leute ›cheers‹, wenn sie sich bedanken, und all das kriege ich so im Gespräch mit, weil wir fast nur Englisch reden.«

»Mach's gut, Momo, und bleib so wie du bist«, sagte ich gerührt. Ich fühlte mich so, als ob ich etwas zurückbekommen hätte für meine Geduld damals. Und so als ob diesmal Momo mich »aufgebaut« hätte und nicht umgekehrt. Wie falsch ich doch damals mit meiner Einschätzung gelegen hatte, sinnierte ich und freute mich über diese unerwartete Begegnung.

Dann saß ich am Abfluggate und wartete auf meinen Lufthansa-Flug. Ich blickte versonnen aus dem Fenster und fragte mich, warum ich zum wiederholten Mal einen Flug verpasst hatte. Fakt war, dass ich in den letzten Tagen vor dem Abflug all das abgearbeitet hatte, was sonst liegengeblieben war. Fakt war auch, dass ich häufig durch Reizüberflutung, niedrigen Blutdruck und Rückzug all diese Dinge liegen ließ, was mich verstimmte. Scheinbar wurde durch den Zeitdruck die Lethargie aufgehoben, sodass die Dinge nur so flutschten, wenn ich sie bearbeitete. Wieso mussten diese Katastrophen dann immer mir passieren? Merkwürdig ist, dass bei diesen Desastern dann immer in Windeseile Helfer auftauchen. So fühle ich mich – nachdem der erste Schrecken ausgestanden ist – seltsam lebendig. Ganz so, als könnte sich im Chaos alles so ändern, wie ich es mir wünschte. Plötzlich scheint alles möglich, obschon vorher noch Reizüberflutung und enge überlastende Routine oder vielmehr Einsamkeitsgedanken geherrscht hatten. Es kommt mir so vor, als ob ich in der Notsituation intuitiv die richtigen Entscheidungen treffe (ich habe den Pauschaltaxifahrer zurückgerufen, denn ich selbst hätte bestimmt einen Unfall gebaut vor Nervosität). Es erscheint mir dann so, als ob nicht mein Leben »zu Hause« meine Bühne wäre, sondern ich erst mit diesen Sondersituationen beginnen würde zu leben.

Eine Versetzung und ein neues Leben

Viele meiner Bemühungen, mich von der Gesamtschule wegzubewerben, wurden von der Tatsache vereitelt, dass ich noch nicht verbeamtet war. Es gab jedoch auch Schulleiter, die nach dem Bewerbungsgespräch in meiner ehemaligen Arbeitsstelle anriefen. Ich wollte mir gar nicht ausmalen, was diese dann von meinem vorherigen Chef zu hören kriegten. Durch einen Glücksfall landete ich schließlich an einem Gymnasium im Süden Deutschlands, wo ich nach den Sommerferien meine drei Fächer unterrichtete und Klassenlehrerin einer achten Klasse wurde.

Zunächst schwebte ich vor Glück auf Wolken: Hier hallten in den Pausen keine Beschimpfungen über den Schulhof, die Schüler waren freundlich und wissbegierig und die Kollegen aufgeschlossen und hilfsbereit.

Nach einigen Wochen gab es jedoch die ersten Probleme mit vier Jungs aus meiner Klasse. Ich beherzigte den Rat der Mittelstufenleiterin meiner ehemaligen Schule, die mir gesagt hatte: »Wenn du an eine neue Schule kommst, dann beschwere dich zuerst über das Verhalten der Kinder. Hier hast du damit zu lange gewartet, und die Eltern haben dich wegen deiner strengen Zensuren schlechtgemacht und ihre Kinder gegen dich aufgehetzt.«

Heute würde ich aus schmerzhafter Erfahrung keine Instanz mehr überspringen und erst mit dem Schüler reden, weil dadurch häufig die eigentliche Ursache des Problems klar wird und ich nicht irgendwo herumstochere, ohne zu wissen, was ich auslöse. Nachdem einer der vier Störenfriede sein Englischheft mit dem Satz »Frau Weber = Hure« bekritzelt hatte, rief ich bei ihm zu Hause an und telefonierte erst mit ihm, dann mit seinem Vater. Es folgte ein Gespräch mit allen vier Jungs samt Eltern, der Schulleiterin und mir, welches damit endete, dass einer der Väter mit seinem Anwalt drohte und meine Kompetenz als Lehrerin anzweifelte. Die Schulleiterin stand hinter mir, aber das änderte nichts an der Tatsache, dass mein anfänglich guter Draht zu dieser Klasse und dem dazugehörigen Elternbeirat damit gekappt war. Meine Verbeamtung auf Lebenszeit hing an einem seidenen Faden.

Fortan bestanden sowohl Schüler als auch Eltern meiner Klasse nach jedem Test auf eine ausführliche Erläuterung meiner Bewertungsmaßstäbe, was mich in meiner Rolle als Autoritätsperson ziemlich schlecht dastehen ließ und mir außerdem ziemlich auf die Nerven ging. Aber die Eltern waren bereits so weit gegangen, sich beim Schulamt über mich als unfaire Klassenlehrerin mit viel zu strenger Notengebung zu beschweren.

Und dann traf ich meinen späteren Freund Felix. Eigentlich hatte ich im Nebenraum nur kurz einen Termin bei einem ansässigen Frauenarzt ausmachen wollen. Hier saß ein neuer Kollege. Er stellte sich mir als Felix vor und erklärte mir mit einem spitzbübischen Lächeln, dass er als Vertretungslehrer die Kinder in Ethik unterrichten würde. Da Felix nicht auf Lehramt studiert hatte, hoffte er nun auf einen Quereinstieg – eine Art Referendariat, das neben der aktuellen Unterrichtstätigkeit lief und zur Verbeamtung führte. »Der gefällt mir«, dachte ich, während wir uns noch weiter unterhielten. »Na ja, er hat bestimmt auch schon eine Partnerin«, dachte ich dann jedoch gleich wieder und schalt mich für diesen Gedanken mitten in der Berufsprärie. Welch harter Konkurrenzkampf hier hinter den freundlichen Gesichtern insgeheim ausgetragen wurde, konnte ich damals kaum erahnen. Tatsächlich versank ich zunächst in der Arbeit, den Konferenzen und Elternabenden und war immer froh, wenn ich es wieder mal bis zum Wochenende geschafft hatte. Unter meiner dumpfen Müdigkeit fühlte ich mich dann oft einsam und konnte es kaum ertragen, die knutschenden Paare im Schwimmbad zu sehen, denn hierhin zog ich mich zum Frustabschwimmen und Entspannen zurück.

Auf der Weihnachtsfeier stieß ich wieder auf Felix, und nach und nach leerte sich das Lehrerzimmer, während wir immer noch an einem Tisch saßen und lachten und quatschten. Am Ende gab mir Felix seine Karte und ich wusste nicht recht, wie ich nun reagieren sollte. Ich beschloss, erstmal in die Ferien zu fahren – wie immer auf die Kanaren.

Gleich nach meiner Rückkehr sollte mein zweiter Verbeamtungsunterrichtsbesuch stattfinden. Die Direktorin hatte die Verbeamtung im letzten Jahr aufgrund der Elternbeschwerden in meiner Klasse verschoben. Mittlerweile hatte man mich aus der Klasse herausgenommen. Der Unterrichtsbesuch sollte in einer zwölften Klasse stattfinden. Während der Gesamtkonferenz schob ich Felix meinen Unterrichtsentwurf zu, den er sofort mit vielen Anmerkungen versah. Was ich aber eigentlich wissen wollte, war, ob er schon eine Partnerin hatte.

»Ruf ihn doch einfach an!«, riet mir eine Freundin, als ich mich an meinem Geburtstag darüber beschwerte, alleine in der Wohnung zu sein.

»Übrigens, ich habe heute auch Geburtstag«, sprach ich also auf Felix' Anrufbeantworter. Als ich vom Schwimmen wiederkam, leuchtete mein Anrufbeantworter. Ich rief zurück: »Also, ich kann dich heute Abend gerne mit in meine Freimaurer-Loge nehmen, wenn du magst ...«

Ich mochte. Und an diesem Abend setzte ich mich endlich neben ihn auf das Sofa.

Seine Logenbrüder und die »Schwestern« lächelten uns zu. Frauen waren hier nur zu den allgemeinen Feiern und Diskussionen über vielfältige naturwissenschaftliche, religiöse und weltpolitische Themen zugelassen. Die Atmosphäre war sehr offen und herzlich und ich fühlte mich so wohl wie schon seit langem nicht mehr. Am nächsten Tag in der Schule saß Felix plötzlich an »meinem« Lehrertisch. In den kommenden Tagen wurden wir ein Paar. Wie schon früher in meinem Leben war auch dieser Partner plötzlich einfach da.

Ich war stolz, dass Felix sich so offen zu mir bekannte. Wir gingen gemeinsam Schwimmen, Essen, und er stellte mir seine Mutter und seine Schwestern vor. Sein Vater war gestorben, als Felix 15 Jahre alt war. Felix bekam mit, dass ich bei den Schülern aus der Mittelstufe keinen guten Ruf hatte. Er selbst war so populär, dass sogar bei den Pausenaufsichten immer wieder Schüler auf ihn zukamen. Es kam der Tag meines Unterrichtsbesuches. Er lief gut, und die Rektorin stellte mir in Aussicht, dass er mit einer 3 benotet werden würde. Das alles bereitete mich nicht darauf vor, was noch kommen sollte: Eine Woche später drückte mir die gleiche Rektorin ein Gutachten in die Hand, das mir jegliche Fähigkeiten pädagogischer und fachlicher Art absprach. Es war eine glatte 6. Ich war so wütend und sprachlos über dieses Schlechtachten, dass ich am liebsten vor Wut gegen einen Baum gefahren wäre. Und dann wurde ich krank. Mein neuer Hausarzt verschrieb mir keine Medikamente und sagte nur, ich solle ins Krankenhaus gehen, wenn die Infektion schlimmer würde. Es war Felix, der auf meine Bitte hin mit meinem Vater telefonierte. Schließlich bekam ich über den Hausarzt meiner Eltern ein Rezept über ein Antibiotikum, und das Fieber ließ wieder nach. Es war schwer für mich, wieder zurück an die Schule zu gehen, wo ich mich verraten fühlte. Gespräche mit der Schulleitung führte ich nur noch im Beisein des Personalrates. Felix unterstützte mich, und ich fühlte mich dadurch nicht mehr ganz so ohnmächtig allem ausgeliefert.

Aufgrund des miserablen Gutachtens holte ich mir Hilfe von einem Juristen. Er kam zu dem Schluss, dass ich beim Schulamt auf einer sogenannten schwarzen Liste stehen müsse, da mir zugesagte Stellenangebote wie Probetage so oft wieder abgesagt wurden – auch wenn dazwischen nur ein Wochenende oder Feiertage lagen. Es tröstete mich ein wenig, zu erfahren, dass sich auch andere Lehramtskandidaten schon über dieses Schulamt beschwert hatten. Letztendlich riet mir der Anwalt dazu, mit einer Schwangerschaft Zeit zu schinden und zu hoffen, dass der Zweitgutachter nach diesem Zeitraum besser auf mich zu sprechen wäre.

Obwohl ich erst seit etwa einem halben Jahr mit Felix zusammen war, schien mir der Vorschlag des Juristen plausibel. Ich war wild entschlossen, alles zu tun, um meine Verbeamtung auf Lebenszeit zu retten. Beim Mittagessen fragte ich ihn geradeheraus, ob er mit mir ein Kind haben wolle. Einige Sekunden später saß ich allein am Tisch und zuckte beim Geräusch der knallenden Tür zusammen.

Von da an beriet ich jeden einzelnen Schritt mit meinem Anwalt, und nach acht Monaten sowie unendlich nervenaufreibenden und komplizierten Schachzügen hatte ich endlich eine neue Stelle an einer Berufsschule in einem anderen Schulamtsbezirk in der Nähe von Rheinstadt.

Zwar waren die Schüler der neuen Schule auch keine Engelchen, aber ich hatte endlich einen Schulleiter, dem ich vertrauen konnte. Trotzdem kostete mich der Unterricht extrem viel Kraft, zumal ich mich wegen der verlängerten Probezeit nicht traute, Probleme mit meinen Klassen im Kollegium anzusprechen. Als ich ein Jahr später erfuhr, dass ich nach den

Ferien Klassenlehrerin von 25 auffälligen Schülern werden sollte, die ich lediglich zweimal die Woche für eine Doppelstunde Englisch sehen würde, sträubten sich mir die Haare.

Wie die Faust aufs Auge

Am Abend meines ersten Unterrichttags als Klassenlehrerin stellte sich heraus, dass meine Übelkeit nicht nur dem Umstand geschuldet war, dass die Sommerferien vorbei waren. Ich war schwanger.

Ich hatte nicht erwartet, dass mein Vater mir wütend unterstellen würde, dass ich mit einer Schwangerschaft dem beruflichen Druck ausweichen wollte. Auch Felix konnte sich nicht freuen. Der Gedanke, Vater zu werden, schien ihn derart zu überfordern, dass er meine Verkündung schlicht ignorierte und mit leuchtenden Augen von seiner neuen Stelle an der benachbarten Gesamtschule berichtete. Da ich nicht mit ihm streiten wollte, sprach ich das Thema auch erstmal nicht mehr an, und unser Beziehungsleben normalisierte sich wieder.

Getrübt wurde unsere vordergründige Harmonie allerdings von einem blauen Fleck auf meiner Brust. Er hatte sich gebildet, nachdem mich Felix spaßeshalber in die Luft wirbelte und ich versehentlich mit meiner Brust auf seinem muskulösen Oberarm geprallt war. Als sich in den kommenden Tagen seltsame rote Hügel auf dem Fleck bildeten, suchte ich einen Arzt auf, der mir Medikamente verschrieb, die nicht halfen.

Mein Vater hatte sich mittlerweile wieder eingekriegt, meine Mutter freute sich riesig über den Familienzuwachs. Da die vielen Medikamente nicht griffen, konsultierte mein Vater die ambulante Tropenmedizin der Uniklinik. Es wurde immer deutlicher, dass in meiner Brust Bakterien waren, die zum Teil nicht mehr auf die üblichen Medikamente reagierten.

Eine Mammografie kam wegen meiner Schwangerschaft nicht in Frage, und so rätselten die Ärzte auch weiterhin, was die Ursache für meine Krankheit sein könnte. Ich vermisste Felix, der sich aus all dem raushielt. Stattdessen wurde ich intensiv von meinen Eltern umsorgt.

Als ich eines Tages Schmierblutungen bekam, überredete mich meine Mutter zu einem Termin in der Geburtsklinik. Der Fötus war nicht gewachsen, und die Ärzte bestanden darauf, mich krankzuschreiben. Ich sollte viel liegen und mich schonen, um einer möglichen Fehlgeburt entgegenzuwirken.

Ich war froh, dass ich meine Eltern nach Hause begleitet hatte, da Felix auch an diesem Tag durch Abwesenheit glänzte. Durch meine Benommenheit hindurch hörte ich sie beratschlagen. Irgendwann kam die Sprache auf meinen Bruder und dessen Frau, deren Schwangerschaft mit meinem Neffen Christoph auch nicht ohne Komplikationen verlaufen war. Unvermittelt platzte es aus meiner Mutter heraus: »Ich weiß gar nicht, warum du und dein Bruder euch so schlecht versteht.«

Ich traute meinen Ohren nicht. Mein Herz raste und ich schrie: »Und was ist mit dem Missbrauch?«

Mein Vater stellte sich auf meine Seite und warf meiner Mutter vor, Hans bevorzugt zu haben, und auf einmal hatte ich das Gefühl, Mittelpunkt eines Streits zu sein, in dem es gar nicht mehr um mich ging.

Enttäuscht und müde ging ich in mein altes Kinderzimmer und legte mich ins Bett.

Am nächsten Tag flog meine Mutter in den Urlaub nach Teneriffa.

Felix und ich besichtigten viele Wohnungen, bis wir uns schließlich für eine recht teure Maisonette-Wohnung entschieden, die zufälligerweise in genau der Familiensiedlung lag, in der auch mein Bruder mit seiner Familie wohnte. Mein Vater zeigte sich großzügig und bot Felix an, ihm auch seinen Umzug zu finanzieren. Als mein Freund endlich einwilligte, lehnte ich mich aufatmend in den Sessel zurück – und stutzte. Ich blutete. Wenige Minuten später plumpste etwas in die Toilette.

Felix hielt mich fest, während ich sein T-Shirt vollheulte und mein Vater den Fötus evakuierte.

Zigarrenkiste

»Bobo«, wie ich den Fötus schon vor Wochen heimlich getauft hatte, fand seine letzte Ruhestätte in einer Zigarrenkiste im elterlichen Garten, neben den Meerschweinchengräbern.

Es wurde klar, dass ich nach den Herbstferien wieder in den Schulbetrieb einsteigen würde. Ich teilte es der Schule mit, und neben einem einfühlsamen Aufnehmen der traurigen Nachricht erinnerte mich mein Schulleiter an die noch ausstehenden Unterrichtsbesuche. Ich rief den Juristen von der Gewerkschaftsrechtsstelle an: »Frau Weber, nach so einem Schicksalsschlag ist es ungünstig, sich wieder in eine Prüfungssituation zu begeben. Nach den Ferien sind es noch drei Wochen, bis ihr Chef das Gutachten fertigstellen muss. Entweder Sie reden noch einmal offen mit ihm darüber, oder Sie lassen sich drei Wochen länger krankschreiben. Juristisch können Sie während einer Schwangerschaft nicht wegen Fehlzeiten für dienstunfähig erklärt werden. Aber besprechen Sie das auch noch einmal mit Ihrem Gynäkologen!«, riet er mir.

Ich hoffte, möglichst schnell mit Felix die neue Wohnung zu beziehen, und war entsetzt, als sich seine angeblich »umzugsbereiten Kisten« im Haus seiner Mutter als nicht vorhanden herausstellten. Überhaupt traf mich der Schlag, als ich nun zum ersten Mal sein Elternhaus betrat, das er mit seinen 38 Jahren immer noch gemeinsam mit seiner Mutter bewohnte. Das alte Haus war kurz vor dem Zerfall und innen türmte sich allerlei Krempel, sodass man meinen konnte, hier lebe eine ganze Messie-Sippe.

Nachdem ich ihn wutschnaubend darauf aufmerksam gemacht hatte, dass die Fahrer des gemieteten Umzugswagens bereits am nächsten Morgen klingeln würden, machte er sich seufzend an die Arbeit.

Ich nahm mir vor, mich mit meinem Bruder zu versöhnen, und lud ihn und seine Familie ein, uns in der neuen Wohnung zu besuchen. Nach meiner Fehlgeburt wollte ich unbedingt Anteil an dem Leben meines kleinen Neffen haben. Mein Bruder tröstete mich wegen der Fehlgeburt.

»Warum bekommt ihr nicht einfach ein neues Baby?«, fragte er mich.

»Weil Felix es nicht will«, antworte ich düster.

»Zumindest jetzt nicht«, verteidigte sich Felix. »Lass mich erstmal meinen Quereinstieg fertigmachen.«

»Aber so ein Kind stört doch nicht«, warf mein Bruder ein.

Felix runzelte die Stirn, sagte aber nichts. Er mied offene Auseinandersetzungen.

Zerbrochen

Der Schulleiter meiner neuen Schule hatte mich schließlich nach anfänglichen Argwohn und mehreren Unterrichtsbesuchen in Englisch und Geschichte (Spanisch wurde an dieser Schule nicht angeboten) mit der Note zwei verbeamtet. Ich wäre vor Freude beinahe die Treppe heruntergestolpert, als er mich zu sich rief und mir die Verbeamtungsurkunde überreichte und Einsicht in meine Beurteilung gewährte. Die Feier zu meiner Verbeamtung auf Lebenszeit wurde mir jedoch von der Frau des Stundenplaners vermiest, die mich tatsächlich fragte, ob die Fehlgeburt von mir gewollt gewesen war. Von ganz weit weg drangen die freudigen Glückwünsche meiner Kollegen an mein Ohr. Ich hatte das Gefühl, in einem dichten Nebel zu stehen, und wünschte mir Felix herbei. Der hatte anstatt der versprochenen festen Stelle an der Gesamtschule nur einen Vertretungsvertrag bekommen. Heute war das vielversprechende Gespräch mit der Schulleiterin über seinen Quereinstieg im zweiten Halbjahr.

Da ich heute wieder bis zur achten Stunde Unterricht hatte, würde er bestimmt wieder unzufrieden alleine in der Wohnung sitzen. Sein allabendlicher Weinkonsum beunruhigte mich. Er trank, um einschlafen zu können. Auch mein Schlaf ließ lange auf sich warten, da sein nächtliches Schluchzen bis ins Schlafzimmer drang und mich ratlos machte. Vom Besuch bei einem Therapeuten wollte er nichts wissen.

Als ich an diesem Abend die Tür aufschloss, kam er mir im Treppenhaus entgegen. Missmutig begleitete er mich zurück in die Wohnung. Das Gespräch war nicht gut gelaufen und er wollte die Nacht bei seiner Mutter verbringen. Da reichte es mir. »Willst du mit einer Frau zusammenleben, oder willst du zu deiner Mutter zurückziehen? Beides geht nicht, und ich halte es nicht länger aus«, schrie ich. Zwar lebten wir noch nicht lange zusammen, doch hatte er mindestens genauso häufig im Haus seiner Mutter übernachtet wie in unserer gemeinsamen Wohnung.

Noch in der gleichen Nacht schickte er mir von seiner Mutter aus ein Fax. Es war vorbei.

Mein Bruder half mir, Felix' Ikea-Möbel bei Ebay loszuwerden. Als er dazu in meine Wohnung kam und mich sah, meinte er nur: »Oh Gott, der Felix hat dich zerstört« und machte sich dann ans Ausmessen. Die jetzige Wohnung war bereits gekündigt, und eine Woche später stand der Umzugswagen vor der Tür.

Das Tabu

»Renate, heute ist erster Advent. Komm doch zu uns, dein Bruder kommt auch später.«

Ich saß bei meinen Eltern am Tisch, und plötzlich konnte ich es nicht mehr ertragen, hier auf meinen Bruder zu warten. Er hatte alles das, was ich verloren hatte: Eine liebende Frau, ein kleines Kind, und er sparte für ein eigenes Haus.

Abrupt stand ich auf: »Ich fahre jetzt nach Hause. Ich will lieber allein sein. Ich bin so traurig.«

Am nächsten Tag stand meine Schwägerin vor der Tür.

»Willst du mit mir und deinem Neffen zum Spielplatz mitkommen?«

Als erstes schoss mir durch den Kopf, dass meine Schwägerin doch merken musste, dass ich meinem Bruder auswich. Denn mein Verhalten gestern war keine Ausnahme: Seit ich während meines Studiums eine erste Therapie begonnen hatte, in der auch der Missbrauch aufgearbeitet werden sollte, wechselten meine Gefühle gegenüber meinem Bruder von Wut über Trauer zu Versöhnungswillen bis hin zu Neid und erneutem Rückzug. Und in diesem Moment, als meine Schwägerin so vor mir stand, hielt ich das ganze »Versteckspiel« um den Grund, warum ich meinen Bruder oft mied, nicht mehr aus. Und ich sehnte mich nach einer Freundschaft mit meiner Schwägerin und einer emotionalen Beziehung zu meinem Bruder – obwohl das, was folgte, mit Abstand gesehen wohl das Gegenteil bewirkt hat.

»Ja, gerne. Du, ich wollte dir was sagen. Es ist nicht wegen dir, dass ich gestern gefahren bin und meinen Bruder auf Familienfesten meide. Wir verstehen uns nicht besonders. Als ich ein kleines Mädchen war, hat er mich missbraucht.« Ich war damals davon überzeugt, dass das Aussprechen der Wahrheit dazu führen würde, dass es in der Familie unverkrampfter und offener zugehen würde.

Abends klingelte das Telefon. Es war meine Mutter:

»Renate, wie konntest du deiner Schwägerin das sagen? Und ohne die Vorkommnisse bagatellisieren zu wollen, so schlimm war es ja gar nicht. Ich habe viel Schlimmeres erlebt. Deine Schwägerin hat vorhin völlig aufgelöst hier angerufen, wollte wissen, ob dein Bruder dich wirklich missbraucht hätte. Ich habe ihr gesagt, dass das stimme, aber ja schon so lange her sei. Dein Bruder war damals ja erst dreizehn. Er wollte halt wissen, wie das geht mit den Mädchen. Er hat dann auch angerufen, weil er sich nicht mehr erinnern kann. Du weißt doch, dass er als Jugendlicher exzessiv alles durcheinandergetrunken hat. Deshalb mussten wir ihn ja Neujahr mal aus dem Krankenhaus holen, weil er vor die Straßenbahnschienen gerollt war.«

Ich saß erstarrt am anderen Ende der Leitung und fühlte nichts mehr. Mir war einfach alles gleichgültig.

Operationen

Das Verhältnis zu meiner Schwägerin hatte sich verändert. Nach meinem Empfinden schwankte es »auf der anderen Seite«, nämlich bei ihr und meinem Bruder, genauso zwischen den verschiedenen Gefühlspolen wie bei mir. Von meiner Mutter wusste ich, dass mein Bruder den Missbrauch und mein Empfinden dazu »ganz anders sah« und sich auch »nicht mehr erinnern« konnte. So war meine Schwägerin manchmal besonders vorsichtig und offen mir gegenüber, wenn wir uns bei meinen Eltern sahen. Hier erzählte sie mir auch einmal, dass ihr der dreimonatige Klinikaufenthalt in der Psychosomatik sehr geholfen hätte. Sie habe schon früh unter Depressionen gelitten und ihre Eltern seien früh an Krebs gestorben, sodass ihr einziger Vertrauter ihr Bruder gewesen war. Mich schauderte bei dem Gedanken an einen solchen Klinikaufenthalt. Für mich war er der Inbegriff von Kontrollverlust und der Willkür fremder Menschen über meine Psyche.

Mein Gesundheitszustand verschlechterte sich und bald riet mir mein Gynäkologe, mir im Krankenhaus Antibiotika infundieren zu lassen und alle Wundhöhlen »ausräumen«, also operieren, zu lassen. Doch auch danach tauchten immer wieder gerötete Abzessstellen auf. Als ich dem Frauenarzt gegenüber schließlich in einem Nebensatz erwähnte, dass mein Exfreund Felix mich aus Freude hochgeworfen hatte und ich mit der Brust auf seinen Arm geknallt war, blitzten seine Augen ärgerlich auf: »Das ist es, in dem eingeschlossenen Blut des Hämatoms haben sich teilresistente Staphylokokken eingenistet. Die Brust besteht aber hauptsächlich aus Fett und ist schlecht durchblutet, daher konnten die vielen verschiedenen Antibiotika sie auch nicht wirkungsvoll bekämpfen. Es tut mir leid. Wir müssen noch einmal operieren.«

Als ich meine Schwägerin anrief und fragte, ob sie mich im Krankenhaus besuchen käme, kam sie meiner Bitte nach. Nicht so mein Bruder. Er rief weder an noch besuchte er mich.

Nach meiner zweiten Brustoperation wollte ich unbedingt dabei sein, als meine Mutter die neu errichtete Terrasse einweihte. Während ich mit meinem Neffen auf dem Boden saß, brach ich in Tränen aus. »Da siehst du mal, wie schlecht es der Renate geht!«, sagte meine Mutter zu meinem Bruder. Ganz so, als ob das irgendetwas nützen würde. Zurück im Krankenhaus hörte ich nicht auf zu weinen. Da beugte sich eine der Nonnen über mich und fragte mich, was los sei. Ich erzählte ihr von der Geschichte zwischen mir und meinem Bruder, der Offenbarung gegenüber meiner Schwägerin. Sie strich mir über die Stirn und sagte: »Du musst deinem Bruder vergeben. Erst dann kann sich deine Seele wieder erholen.«

Ich dachte über ihre Worte nach und beschloss, es zu versuchen.

Und so stand ich bald meinem Bruder gegenüber. Mit Tränen in den Augen sagte ich ihm: »Ich wollte deine Ehe nicht zerstören, als ich es deiner Frau gesagt habe. Ich habe zehn Jahre gebraucht, um dir verzeihen zu können. Kannst auch du mir verzeihen?«

»Ja.«

Wir umarmten uns, und ich dachte, nun würde endlich alles gut. Doch in mir regte sich dann ein Teil, der Teil, der wohl auf eine Entschuldigung oder Anteilnahme gehofft hatte, und so verhallte dieses Gespräch ganz so, als hätte es nie stattgefunden.

Die Macht der Hausschuhe!

Das Telefon klingelte und ich nahm ab. Ich erwarte, dass es Tom war. Tom und ich waren nun seit einem halben Jahr zusammen und hatten uns über ein Datingportal kennengelernt. Doch an der Nummer sah ich, dass es nicht mein Freund war, der anrief.

»Renate? Hier ist Tina.«

Mit Tina hatte ich mich angefreundet, seitdem ich in die Nähe meiner Schule gezogen war. So verbrachte ich nicht mehr täglich zwei Stunden auf der Autobahn, sondern konnte mit dem Fahrrad am Fluss entlang zur Schule fahren. Wir hatten uns beim Ruderverein kennengelernt, dem ich neben Taekwondo und Tai-Chi beigetreten war, um nicht mehr so isoliert zu sein. Tina und ich unternahmen regelmäßig etwas miteinander, wobei Tina die treibende Kraft war, weil mir häufig nach einer Schulwoche alles zu viel war.

»Hi, wie geht's?«

»Äh, gut, du, ich muss dir etwas sagen.«

»Was denn?«

»Wie du ja weißt, bin ich ja seit einiger Zeit auch datingmäßig unterwegs.«

»Und?«

»Also, ich habe mir gestern Abend mit einem jungen Mann geschrieben. Er arbeitet in der IT-Branche und war mir auf Anhieb sehr sympathisch. Wir haben uns für nächsten Montag verabredet.«

»Das ist doch toll! Ich freue mich für dich. Du klingst allerdings nicht begeistert.«

»Ja, leider kam mir der junge Mann erstaunlich bekannt vor. Kannst du mal die Chiffre von deinem Freund Tom nachgucken?«

Mir stockte plötzlich der Atem. Tina musste sich irren. Noch gestern hatte ich mit Tom unseren gemeinsamen Rügenurlaub gebucht.

»CF 37991 E.«

»Es tut mir leid, Renate, aber er ist es. Ich weiß, er war der Mann deiner Träume und du wolltest eine Familie mit ihm gründen. Ich habe allerdings einen Plan, wie wir ihm einen Denkzettel verpassen können, den er nie vergessen wird ...«

Dann ging alles ganz schnell. Tina wollte sich mit Tom im Nachrichtencafé treffen. Ich überredete sie, schon jetzt dorthin zu gehen, da ich die Anspannung nicht mehr aushielt und Tom meistens fünfzehn Minuten früher zu Treffen kam. Ich wusste, dass er in einem billigen Parkhaus am Stadtrand parken würde, um dann mit dem Bus zu Tinas Lieblingscafé zu fahren. Ich hatte mir entgegen meines ursprünglichen Vorhabens kein Kleid, sondern meine Wohlfühlklamotten, bestehend aus Jeans und schwarzem Ringel-Shirt mit der Aufschrift »I am beautiful«, angezogen.

Ich setzte mich in ein Café, das gegenüber dem Treffpunkt lag, bestellte mir einen Espresso und ging noch einmal meine Acht-Punkte-Liste durch. Toms Hausschuhe hatte ich in einer durchsichtigen Plastiktüte in meinem Rucksack. Als Tina mir die vereinbarte SMS schickte, setzte ich mich in Bewegung. Bis zu dieser Minute hatte ich gehofft, dass Tom einen Zwillingsbruder hatte und es nicht wahr wäre, dass er sich hinter meinem Rücken mit anderen Frauen traf, um sonntags wieder vor meiner Tür zu stehen und mit mir zu schlafen.

Aber ich sah ihn gleich, denn er blickte aus dem Fenster. Im ersten Augenblick erschrak ich und dachte, er hätte mich erkannt. Tina schien sich angeregt mit ihm zu unterhalten.

Ich kam herein, ging auf ihn zu und überwand mich, ihm einen Kuss auf die Wange zu geben. Er zog wie angeekelt die Wange weg und ich sagte laut: »Hallo, Schatz. Schön, dass wir uns hier treffen, da es ja gestern nicht geklappt hat. Was machst du hier?«

Er schüttelte sich irritiert und blickte mich nervös an. »Was machst du hier?«

»Wer ist denn die Frau?«, fragte ich unschuldig.

»Du hast eine Freundin?«, schaltete sich Tina ein.

»Nein, nicht richtig.«

»Nicht richtig?«, fragte ich erstaunt.

»Ja, wir sind in Trennung. Du bist immer so müde und wir unternehmen nicht viel zusammen«, sagte Tom nun zu mir gewandt.

»Ach, haben wir deshalb zwei Urlaube zusammen gebucht, einen für Juli und einen für Oktober?«

In diesem Moment wurde ich richtig wütend. Ich hätte von Tom nicht gedacht, dass er mich auch noch verleugnen würde. Hätte Tina mich nicht informiert, wäre er am Sonntag wieder zu mir in die Wohnung gekommen, um mit mir zu schlafen und eine Fahrradtour zu machen. Und jetzt wollte er mich auf einmal nicht kennen? Na warte! Empört wurde ich nun so laut, dass sich die Gäste am Nachbartisch erstaunt zu uns umdrehten.

»Dann nimm dir doch das nächste Mal für die Zeit zwischen zwei Freundinnen einen Escort-Service für sexuelle Dienstleistungen!«, brüllte ich außer mir.

Tom sackte auf seinem Stuhl sichtlich zusammen und hatte wohl keine Lust mehr auf seinen Orangensaft mit Fruchtfleisch.

»Ach, und übrigens, die hier kannst du auch wiederhaben!«

Gut zwanzig Augenpaare richteten sich nun auf ein Paar ausgetretene Jesuslatschen, die sich – genau wie ihr Besitzer – jenseits von Gut und Böse befanden.

»Wieso hast du meine Hausschuhe dabei?«

Beim Hinausgehen spürte ich die Augen der Gäste im Rücken und hörte Tina sagen: »Sorry, das ist mir ein bisschen zu krass. Du verstehst, wenn ich jetzt gehe?«

Es wird wohl ein lebenslanges Rätsel für Toms logischen Informatikerverstand bleiben, warum ich an diesem Abend seine Hausschuhe in einem durchsichtigen Ja-Müllbeutel mit mir führte. Naja, manche tragen Fotos von ihren Geliebten bei sich und andere eben seine ausgetretenen Jesuslatschen ...

Am folgenden Tag schickte Tom eine kommentarlose, vom Datingservice bereits vorgefertigte Antwort an Tina: »Mach's gut, aber ich glaube nicht, dass wir zusammenpassen.« Damit wollte er wohl vor sich selbst beweisen, dass er die Beziehung zu Tina selbst beendet hatte und sie nicht vor seinen Betrügereien geflüchtet war. Was für ein Arschloch! Auch Tina war entsetzt, dass er versuchte, in der Öffentlichkeit sein Gesicht zu wahren, ohne auf mich Rücksicht zu nehmen. »Tom ist ja emotional dumm«, stellte sie überrascht fest.

Advocatus diaboli

Wenige Wochen nach dem »Hausschuh-Debakel« mit Tom fragte mich die Oberstufenleiterin, Frau Schmitz: »Renate, kann ich dich kurz mal sprechen?«

Kopfschüttelnd blickte ich nun auf die Tür zum Lehrerzimmer, das ich eigentlich hatte gerade betreten wollen. Doch nun kam dieses Gespräch mit der Oberstufenleiterin dazwischen. »Auch das noch«, dachte ich mürrisch. »Das bedeutet nichts Gutes.« Ohne meine Antwort abzuwarten, lief die Oberstufenleiterin vor mir her in ihr Büro. Dort schloss sie energisch die Tür und tadelte: »Renate, du gibst einfach zu gute Noten im Vergleich zu den anderen Lehrern. Ich möchte, dass das aufhört. Haben wir uns verstanden?«

»Ja«, sagte ich und erinnerte mich in diesem Augenblick daran, dass sie sich als Vorsitzende für Jans Geschichtsprüfung am nächsten Tag eingetragen hatte.

»Na, dann bis morgen in der mündlichen Prüfung!«

»Bis morgen«, sagte ich mühsam beherrscht.

Ich schluckte. Ich war nun schon seit vier Jahren an der gleichen Schule, was für meine Verhältnisse ein Rekord war. Ich fühlte mich an dieser Schule zum ersten Mal mit den Schülern und den Kollegen wohl, und es gab auch keine Probleme mit der Schulleitung.

Nun, da ich nicht mehr von dem Gutdünken aller Kollegen und Abteilungsleiter abhängig war, wollte ich mich endlich nicht mehr gängeln lassen. Ich war jetzt fast zehn Jahre lang immer wieder wie ein versehentlich geparkter Zauberlehrling behandelt worden. Da ich es nie richtig zu machen schien, wollte ich es nun auf meine Weise tun. Zu Hause kramte ich in meinen Ordnern nach dem Fischgutachten und dem Nicht-Verbeamtungsgutachten. Ich strich mir die wichtigsten vernichtenden Passagen an und durchforstete dann meine Geschichts-CDs nach Randgeschehnissen der Weimarer Republik, die der Prüfling, mein Schüler Jan, nicht unbedingt wissen musste, und entwickelte auf der anderen Seite Fragen, von denen ich wusste, dass er sie beantworten konnte.

Der Tag begann mit einer mittelmäßigen Prüfung. Besser wäre eine richtig grottenschlechte Prüfung gewesen, gegen die mein Prüfling so richtig positiv hervorstechen würde, weswegen meine Kritikpunkte, die ich geplant hatte, einzubringen, den anderen noch absurder erscheinen müssten. Um kurz nach 11.00 Uhr informierte mich mein Kollege Müller jedoch darüber, dass Jan nicht da sei. Ich rief den Chaoten sofort auf seinem Handy an. Er hatte mich vor einigen Tagen angesimst, um anzufragen, wann er denn wieder in die Schule zu seiner Präsentationsprüfung müsse. Ich kannte seine notorische Unpünktlichkeit und seine Vorliebe dafür, Referate bis zum letzten Moment unzureichend vorbereitet zu lassen. In der 12 kam er drei Monate gar nicht in den Geschichtsunterricht, weil der freitags in den ersten zwei Stunden lag. Ich gab ihm aber dennoch das Objekt seiner Begierde, den einen Punkt, den er zur Abiturzulassung noch brauchte. Ich tat es auch, weil Jan schon einmal die Elf wegen seiner Fehlzeiten wiederholt hatte. Dafür war er über vier Jahre lang ein guter Schulsprecher, der in der Gesamtkonferenz, wenn es ihm zu langweilig wurde, aufstand und sagte: »So, ab jetzt ist dann ja wohl alles geheim. Ich geh dann mal. Tschüss.«

Als ich Jan auf dem Handy anrief und schimpfte: »Jan, du hast jetzt Abi!« war ich begeistert und erleichtert, als ich ein »Frau Weber, ich bin doch hier in C301, nur Sie sind nicht da!« hörte.

Jans Prüfung verlief für seine Verhältnisse ganz gut: Er erzählte über die von Stresemanns Familie betriebene Kneipe in Berlin und dessen Erfindung des Bierflaschenzuges, was ihn persönlich wohl am meisten fasziniert hatte. Gott sei Dank fand er dann noch zu seinem eigentlichen Thema – der Hyperinflation und dem Ruhrkampf – zurück.

Bei den Nachfragen passierte dann die erste Panne: Jan warf die konstitutionelle Monarchie mit der parlamentarischen durcheinander, glaubte, dass Karl Liebknecht nicht erschossen, sondern erster Reichskanzler war und war der festen Auffassung, dass die Weimarer Republik als mächtigstes Regierungsmitglied noch einen Kaiser gehabt hatte. Aber, und da bin ich mir ganz sicher, es hätte in seinem Fall noch schlimmer kommen können. Denn wenn er auch selten meinen Unterricht frequentiert hatte und meistens mit allen redete, nur nicht mit mir, so waren doch verzweifelte Versuche der Wissensvermittlung an ihm hängen geblieben. In denen kramte er jetzt so angestrengt, dass sogar Herr Müller sagte: »Also, ich bin überrascht, welch einen Überblick er doch über die Weimarer Republik hat!«

Leider fing er dann auch damit an, Mängel aus seinem Protokoll vorzulesen. »Mist, das war doch mein Part«, dachte ich. »Der macht mir ja meine ganze Advocatus-Diaboli-Rolle kaputt, für die ich mich vorbereitet habe.«

Wenn ich jetzt nicht eingriff, würde er mit Frau Schmitz, der Oberstufenleiterin, ein Kritikerduo bilden und ich könnte meine 0-Punkte-Strategie in den Wind schreiben. Ich beschloss, ihn unhöflich zu unterbrechen und erstmal laut zu bekunden, dass mir an der Präsentation insbesondere Oswald Spenglers »Untergang des Abendlandes« und Ernst Jüngers »Konservative Revolution« gefehlt hatten.

Leider merkten meine Mitprüfer dadurch noch nicht, wie sehr ich darauf fixiert war, die Prüfung mit null Punkten zu bewerten.

Also versuchte ich, jeden ihrer Kritikpunkte noch durch wütende Anmerkungen wie »Jan ist sehr bemüht, aber er schafft es leider nicht, die deskriptive Ebene zu verlassen!« zu verstärken.

Hierauf antwortete mir Herr Müller empört: »Jan ist nicht nur ›sehr bemüht‹, die Präsentation war okay, er hat das Wichtigste gebracht. Einiges war falsch, aber der rote Faden war da.«

»Ja, aber er hat ja noch nicht mal die Flaggenfrage von 1926 gebracht!«

In den nächsten fünfzehn Minuten schimpfte ich dann noch über weitere unwichtige Aspekte, die der Schüler versäumt hatte, zu benennen.

Herr Müller sagte dazu: »Renate, du bist ziemlich wütend und da kann man auch mal ungerecht werden. Ich verstehe dich als Historiker, aber so schlecht war die Präsentation nicht.«

Frau Schmitz: »Welchen Notenvorschlag machst du?«

Nun folgte der schlimmste und gleichzeitig spannendste Teil der Veranstaltung.

»Null Punkte«

»Wie bitte?!«

Ohne viel Zögern wiederholte ich: »Null Punkte.«

Es war der Prüfungsvorsitzenden anzusehen, dass sie in diesem Moment am liebsten den »Reset-Knopf« gedrückt hätte, um ihre gewohnte, kritische Rolle einnehmen zu können. Leider ging dies jetzt nicht mehr, dachte ich grimmig.

Ihre sichtliche Nervosität ließ mich erleichtert aufatmen, denn nun wusste ich, dass Jan auf jeden Fall bestehen würde.

Es war von Anfang an klar gewesen, dass sich Frau Schmitz in alle meine Geschichtsprüfungen gesetzt hatte, um den Ausschlag bei meiner und vielleicht auch bei Müllers Notengebung zu geben.

Herr Müller hatte sich jedoch schneller gefangen und zählte alle Positiva der Präsentation auf. Jetzt war eine gute Gelegenheit, die wirklichen Schwächen des Schülers anzusprechen, da sie nun niemand mehr hören wollte. Es war deutlich, dass Frau Schmitz nun von ihrer ursprünglichen Position des Mäkelns weg musste.

Hier ließ ich noch ein paar weitere Beschwerden über »das Niveau« und die »Zumutung« fallen und beklagte, dass Jan doch »so viel Zeit und Quellenliteratur« gehabt hätte.

Frau Schmitz, die mittlerweile wieder etwas mehr Farbe im Gesicht hatte, fing an, das Protokoll durchzugehen, um zu prüfen, wie viel falsche und richtige Anteile die Schüleraussagen gehabt hatten.

Herr Müller musste kurz einem nachfolgenden Schüler aufschließen, und so schwiegen Schmitz und ich uns an. Als Herr Müller wieder hereinkam, nahm er das Wort an sich und warf sich für den Schüler in die Brust: »Jans Präsentation hatte einen roten Faden, okay, er hat ein paar Dinge durcheinander gebracht. Trotzdem ist ein gutes Grundwissen deutlich geworden.«

Ich schwieg.

Frau Schmitz: »Wenn wir keine gemeinsame Lösung finden, dann muss ein Prüfungsausschuss tagen.«

»Bloß das nicht«, dachte ich, wollte aber nicht klein beigeben, da dieses Verhalten nicht mit meinem tiefen Entsetzen über das Niveau einhergegangen wäre. Überhaupt hatte ich Frau Schmitz selten angeguckt und mich nicht neben sie gesetzt, um nicht durch Lachen oder Einlenken aus der Rolle zu fallen.

Wir diskutierten noch ein wenig und schließlich fragte ich Frau Schmitz, was sie denn für einen Notenvorschlag hätte. Als sie sagte: »Fünf Punkte insgesamt« war ich so erleichtert, dass ich kurz sprachlos war. Die anderen deuteten meine Sprachlosigkeit wohl als »Nein« und so sagte ich leise: »Aber nur mit Bauschmerzen!«

Als Jan hereinkam, sagte ich ihm: »Jan, du hast gerade noch fünf Punkte. Wie konntest du aber auch so viele wichtige Punkte weglassen. Also ...«

Hier fiel die Tür hinter Frau Schmitz und Herrn Müller ins Schloss.

»Also, das hast du wirklich gut gemacht, Jan, ich bin stolz auf dich!«

»Frau Weber, Sie haben mir aber auch viel beigebracht«, sagte er lieb und blickte mich mit seinen braunen Kulleraugen an. Ich freute mich darüber, dass Jan eine so gute Note bekommen hatte. Wahrscheinlich, so mutmaßte ich, hätte er bei einer Verteidigungshaltung meinerseits eine weitaus schlechtere Note bekommen.

Am nächsten Tag grüßten mich viele Kollegen überfreundlich oder zwinkerten mir zu. Meine »Null-Punkte-Aktion« hatte sich wohl bereits rumgesprochen, denn strengere Kollegen warfen mir ungläubige Blicke zu, so als könnten sie nicht glauben, dass es mich tatsächlich gab. Ich fühlte mich wie von einer zentnergroßen Last befreit. Nach Jahren der Vorwürfe und der Gängelung hatte ich mich positiv durchsetzen können, ohne meine Stimme zu erheben oder mich gar zu rechtfertigen. Doch wie sich zeigen sollte, hatte diese Aktion noch ein Nachspiel.

Erster Klinikaufenthalt

Ein Jahr später unterrichtete ich 220 Schüler in elf Klassen, litt unter ständig neuen Infektionen, da kein Antibiotikum wirkte, und wegen meiner vielen Fehlzeiten hatte ich keine Ahnung, wie ich die Schüler bewerten sollte. Ich hatte meine Leistungsgrenze erreicht.

Nach 12-jähriger Tätigkeit als Lehrerin schien es, als fehle mir mit jedem Tag mehr die Kraft, alltägliche Dinge zu bewältigen. Für den Wohnungsputz brauchte ich statt einer Stunde plötzlich drei. Danach war ich vollkommen nass geschwitzt. Auch zum Schwimmen, das mir jahrelang beim Frust- und Spannungsabbau geholfen hatte, ging ich nicht mehr. Beinahe alle zwei Wochen bekam ich nun eine Infektion, die mich in der Schule mit meinem Stoff zurückwarf und es mir auch nicht mehr ermöglichte, die Schüler über einen längeren Leistungszeitraum bewerten zu können. Als ich mit dem Stundenplaner darüber sprechen wollte, kam es zu einem Eklat. Er war genervt, warf mir vor, vorwurfsvoll zu sein und nicht mit ihm zu kommunizieren. Und was ich überhaupt wolle, immerhin hätte ich ja einen ganzen Tag unter der Woche frei, was nicht üblich wäre. Zudem war er immer noch sauer, weil ich die Verschlimmerung meiner Brustinfektion auch in Zusammenhang mit seinen »Sparmaßnahmen« gebracht hatte. Diese hatten für mich bedeutet, vierzig Schüler aus zwei Geschichtskursen gleichzeitig zu unterrichten und auch an Tagen, an denen ich nicht acht Stunden hatte, die letzten beiden Stunden noch Vertretungsunterricht zu leisten. Ich war nicht die einzige, die von diesen »Umverteilungsmaßnahmen« betroffen war. Vor meiner Verbeamtung hatte ich mich jedoch nicht getraut zu sagen, dass mir all diese Überstunden zu viel waren, aus Angst, dass ich wieder nicht verbeamtet werden würde.

Eine Freundin überredete mich, zum Psychiater zu gehen. Der diagnostizierte wiederkehrende depressive Episoden und das Burn-out-Syndrom. Der Psychiater riet mir zu einem

Klinikaufenthalt, da er es für wenig erfolgversprechend hielt, wenn ich weiter krankgeschrieben die Tage in meiner Wohnung verbringen würde. Mich schauderte es: Ein Aufenthalt in einer psychosomatischen Klinik bedeutete für mich, die immer alles selbst entscheiden und tun wollte, einen hohen Kontrollverlust. Ich las mir die Patientenkritiken einiger psychosomatischer Kliniken durch. Sie wiesen alle dasselbe Phänomen auf: Entweder waren die ehemaligen Patienten total begeistert und lobten die Klinik in den höchsten Tönen, oder sie verdammten alles, was die Klinik anbot. Es schien niemanden zu geben, der eine gemäßigte Sicht der Dinge hatte. Ich hatte natürlich Angst, dass genau das eintreten würde, was die unzufriedenen Patienten in zahllosen Beiträgen aufgezählt hatten: Eine Verschlechterung des psychischen und körperlichen Zustandes einhergehend mit einem Vertrauensverlust in Kliniktherapeuten allgemein.

Als ich meinem Psychiater von meinen Bedenken berichtete, zog er die Augenbrauen hoch und sagte dann bedächtig: »Frau Weber, was Sie bei den Klinikkritiken erlebt haben, können Sie bei allen Arten von Bewertungen finden. Daran können Sie nicht festmachen, ob eine Klinik, ein Hotel oder eine Reise wirklich ›gut‹ ist. Es sind nämlich meistens die besonders zufriedenen oder die total empörten Kunden, die an solchen Bewertungen teilnehmen. Diejenigen, die mit einigem zufrieden und mit einigem unzufrieden waren, beteiligen sich kaum an solchen Umfragen.«

»Und wovon hängt der Erfolg eines Klinikaufenthaltes dann ab?«

»Von den Therapeuten, auf die Sie dort treffen. Der Therapieerfolg steht und fällt mit der Bindung, die Sie an den Therapeuten haben. Sie müssen Glück haben, um wieder gesund zu werden.«

»Kann ich Sie anrufen, wenn es in der Klinik schwierig wird?«, fragte ich beklommen.

»Das könnten Sie tun. Ich rate Ihnen aber davon ab. Wenn ich mich einmische, nehme ich den Therapeuten vor Ort die Kraft.«

Obwohl meine Angst vor einem Klinikaufenthalt sehr stark war, sah auch ich keinen anderen Ausweg mehr, als mich einweisen zu lassen. Und als ich zusah, wie er den roten Überweisungsträger ausdruckte, beschlich mich noch eine andere Sorge. Es war in den letzten Jahren fast kein Tag vergangen, an dem ich nicht an meiner Autobiografie geschrieben hatte. Selbst in diesen für mich schwierigen Zeiten hatte ich immer meinen Laptop im Rucksack. Ich schrieb in der Bahn, im Bus, an der Haltestelle, in den Freistunden und Schulpausen. Ich schrieb und schrieb und schrieb. Mein Laptop war dabei zu einer Art Roboterfreund geworden, der alles unvoreingenommen abspeicherte, was ich mitteilen wollte. Und zwar unabhängig davon, ob es sich um unterhaltsame, traurige oder mit Schuld- und Schamgefühlen belastete Episoden handelte. Immer dann, wenn ich wieder »einen Batzen Vergangenheit« an die Oberfläche befördert, also eingetippt hatte, fühlte ich mich, als hätte ich mich von einer zentnerschweren Last befreit. Doch diese »Befreiungsaktionen« hatten auch eine andere Seite: Sie beeinflussten meine Träume. Es war keineswegs so, dass ich die traurigen Episoden meinem Freund, dem Laptop, übergeben konnte und dann wirklich zu einer inneren Ruhe fand. Wie in einem Kampf mit unsichtbaren Mächten quollen die traumatischen Erfahrungen nämlich nachts aus der Computerdatei hervor und bedrohten mich in meinen Träumen. Ich wachte dann schweißgebadet auf. In den Träumen kam häufig eine Figur vor, die ich Hunnenkönig nannte. Dieser König sah mich fies an und zischte: »Du hast kein Recht, das alles zu erzählen.« Und dann verfolgte er mich mit seiner Sense und diesem grässlichen

Lachen. Dies hielt mich jedoch nicht davon ab, weiterzuschreiben, um endlich einmal mit all dem Unausgesprochenen »fertig zu werden« und ein freieres Leben beginnen zu können.

Als mein Psychiater mir nun den Überweisungsschein für die Klinik reichte, fragte ich: »Was, wenn mir die Therapeuten in der Klinik meinen Laptop mit der Autobiografie wegnehmen?«

Der Psychiater dachte einen Augenblick nach. Er wusste von meinen Albträumen, und er sah auch die Gefahr, dass mich diese Albträume auch irgendwann einmal tagsüber in einen Erstarrungszustand versetzen könnten, wenn ich unbetreut weiter meine Vergangenheit aufschrieb.

»Schreiben kann heilsam sein. Sie dürfen jedoch Ihr Schreiben nicht vor Ihren Therapeuten verheimlichen. Am besten, Sie geben Ihren Therapeuten ein paar Seiten über Ihre Vergangenheit. Ziehen Sie sie ins Vertrauen! Schreiben ist die intensivste Auseinandersetzung mit sich selbst, da es keine Kritiker gibt. Es führt aber auch zu unschönen Einsichten und muss in Ihrem Fall betreut werden. Deshalb ist es gut, dass Sie aus der Einsamkeit Ihrer Wohnung herauskommen und in der Klinik rund um die Uhr Unterstützung bekommen.«

Heute weiß ich, dass die Ursache für mein Burn-out damals nicht nur die Überbelastung in der Schule war. Es waren die Kämpfe, die in meiner Psyche tobten und die mich nachts nicht mehr ruhig schlafen ließen.

Ankunft in der Klinik

Mir gefiel das Haus. Zu Hilltals besten Zeiten war es wohl ein Kurhotel gewesen. Ich hatte ein schönes Zimmer mit einen kleinen Holzbalkon, der genug Platz bot, um das Gemüse für meine beiden Meerschweinchen zu lagern. Hier würde ich die nächsten Monate gut aushalten können.

Noch während ich ihren Käfig aufbaute, klopfte es an meine Zimmertür. Entgegen meiner Erwartungen trug die dunkelhaarige Frau, die sich als meine Bezugstherapeutin Frau Aster vorstellte, keinen weißen Kittel.

Misstrauisch beäugte sie den Nachttisch, auf dem sich Dosen und Schachteln mit Vitaminen und Nahrungsergänzungsmitteln türmten. Mein Vater hatte darauf bestanden, weil er hoffte, dass mich ihre Einnahme vor weiteren Infektionskrankheiten schützen würde.

Ihre Frage danach, wie viele es denn genau seien, konnte ich nicht beantworten. »Viele«, murmelte ich verlegen und betrachtete nun auch das Chaos aus Tabletten, Meerschweinchenzubehör, Cremes und Büchern. Ohne Auto hätte ich das alles nicht so leicht transportieren können. Ich versprach, ihr eine Liste der Medikamente und Vitalstoffe anzufertigen.

Als wir dann endlich in ihrem Büro saßen und sie mich fragte, was mich hierhergebracht hätte, konnte ich mit dem Reden gar nicht mehr aufhören. Plötzlich brach alles aus mir heraus, was ich stets vor Kollegen verheimlicht und im Zusammenhang mit meiner Familie unterdrückt hatte: Nämlich, dass ich an diesem Mammutwerk von Buch schrieb, um mein Leben wieder verstehen und ruhiger leben zu können. Doch dass ich mich mit jedem neuen Kapitel mehr von meiner Familie entfernte. Ich erlebte Albträume und sagte meiner Familie Dinge im Traum, die ich mich in der Wirklichkeit nie zu sagen getraut hatte. Da gab es Hass, Wut, Neid, Verletzung und sogar Tod. Auch schien es nicht allein die Arbeitsüberlastung gewesen zu sein, die mich mit der Diagnose Burn-out in diese Klinik gebracht hatten. Es war dieses

Buch gewesen, mit dem ich oft wortgenau die Dialoge zwischen mir und meiner Familie nachzeichnete. Um zu verstehen. Doch wie mir bald klar wurde, war das Verstehen nur ein kleiner Teil in dem Prozess, inneren Frieden zu finden. Den größten Anteil machten hierbei die Gefühle: Sie brachen nun über mich herein, als ob es kein Morgen mehr geben würde.

Nach etwa einer Stunde unterbrach Frau Aster meinen Redeschwall und sagte: »Da wäre ich auch zusammengebrochen. Dann verlangt Ihr Stundenplaner noch zu viel von Ihnen und jedes Mal, wenn Sie Ihre Familie besuchen, werden Sie an dem Trauma aufgerieben, dessen Schwere Ihre Mutter immer noch leugnet. Allerdings verstehe ich immer noch nicht, warum Sie so viele Vitalstoffe zu sich nehmen.«

»Der Arzt hat mir Beriglobin-Spritzen gegeben, um mein Immunsystem zu stärken. Es war aber nicht ausreichend, um diese ständigen Infektionen loszuwerden. Deshalb habe ich alle Nahrungsergänzungsmittel genommen, die mein Vater mir während der Brustinfektion gegeben hat.«

»Ich habe mindestens vierzig verschiedene Vitalstoffe in Ihrem Zimmer gesehen. Wissen Sie eigentlich, was mit den ganzen Vitaminen und Kräutern passiert, die Sie täglich futtern? Sie spülen sie ins Klo. Außerdem werden Sie Magenprobleme bekommen, wenn Sie weiterhin eine so große Anzahl an Tabletten nehmen. Ich möchte, dass Sie zur Ernährungsberatung gehen. Setzen Sie alles ab, und lassen Sie Ihren Körper die Stoffe selbst herstellen. Der stellt nämlich die Produktion ein, wenn Sie ihn mit Vitalstoffen überschwemmen. In Ihrer Akte habe ich gelesen, dass Sie als Kind Magersucht hatten. Wann war das?«

Ich erzählte ihr, dass ich mit zwölf Jahren magersüchtig gewesen war. Mir war damals nur bewusst, dass ich eine Jugendzeitschrift gelesen hatte, in der Tipps zum Abnehmen standen. Ich orientierte mich stark an den Fotomodellen der Jugendzeitschrift und stellte fest, dass ich mit meinem etwas breiteren Körperbau nicht so aussah. Also fing ich an, immer weniger zu essen und schließlich zu hungern. Meine Eltern, Lehrer und Ärzte nahmen die Magersucht wahr, und so wurde ich zu unserer Hausärztin geschickt, die mich jede Woche wog.

Es wurde ein Verdacht auf Magersucht attestiert. Und weder meine Eltern noch meine Hausärztin zogen in Erwägung, einen Therapeuten zurate zu ziehen. Meine Eltern hielten nichts von Therapeuten und warnten uns Kinder davor, dass diese die Psyche »verderben« konnten, da man sich ja in einem labilen Zustand in ihre Obhut begäbe und sich deshalb nicht »wehren« könne.

Ich verlor weiter an Gewicht und meine Mutter drohte mir, mich an den Tropf hängen zu lassen. Frau Aster unterbrach meine Erklärungen und fragte, wie ich der Magersucht entkommen war. Ich erzählte ihr, dass mich zu Weihnachten eine Freundin besucht hatte, mit der ich gemeinsam eine Kinderkur verbracht hatte. »Sie hatte mich lange nicht gesehen und sagte mir bei der Abfahrt: ›Du bist aber hässlich, so dünn!‹ Danach habe ich jeden Tag fünf Tafeln Schokolade gegessen und sah zu Beginn der Osterferien wieder so aus, wie in der Zeit vor meiner halbjährigen Hungerperiode.«

»Sehen Sie zu, dass Sie diese Unmenge an Vitamintabletten absetzen. Ich nehme sie Ihnen nicht weg. Sie sollen selbst zu der Einsicht gelangen, was gut für Sie ist«, sagte Frau Aster.

»Sie fahren aber jetzt nicht gleich in den Urlaub, oder?«, fragte ich im Gehen.

»Nein. Warum?«

»Diese Vitamine haben mir irgendwie das Gefühl gegeben, die Situation zu kontrollieren und mich gegen Krankheiten schützen zu können. Und wenn das jetzt alles wegfällt, bräuchte ich jemanden, der mir beim Nicht-Einnehmen das Gefühl von Sicherheit gibt.«

»Ich fahre demnächst nicht weg und wenn, dann kündige ich es vorher in der Kerngruppe an«, beendete Frau Aster nun das Gespräch.

Ich hatte ein Gefühl, das mir neu war: Nähe und Verbundenheit. Die Bezugstherapeutin und Herr Pfeifer, der Kunsttherapeut, schienen sich tatsächlich dafür zu interessieren, wie es mir gefühlsmäßig ging. Es war ungewohnt, dass hier in der Klinik nicht mehr so sehr die äußerlichen Befindlichkeiten (Mahlzeiten, Berufsfelder, Auto, Familienstand) abgefragt wurden, sondern die sich stetig ändernden Gefühle. Letztere waren – sofern sie nicht positiv waren – in meiner Familie als unzuverlässig und damit »nicht aussagekräftig« kategorisiert worden. Lediglich rationale Überlegungen wurden als Begründung für Entscheidungen akzeptiert. Ich fasste schnell Vertrauen zu meinen beiden Therapeuten. Doch es zeigte sich, dass es hier unterschiedliche therapeutische Auffassungen gab: Während der Kunsttherapeut mein »Buchprojekt« unterstützte, zu dem jetzt auch noch Bilder hinzukamen, die ich in der Klinik malte, stellte die Autobiografie für meine Bezugstherapeutin die »Büchse der Pandora« dar. Sie war fest davon überzeugt, dass die geregelten Arbeitszeiten in der Schule und der mittlerweile positive Kontakt mit den Schülern mich jahrelang stabilisiert hatten. Sie sah zwar, dass ich in den Jahren vor meiner Verbeamtung mit Schülerzahlen, Korrekturen und Vertretungsstunden immer mehr überfordert worden war, doch letztlich hatte ich mich ihrer Meinung nach selbst »in die Klinik geschrieben«. Ich sollte mich auf das »Jetzt« konzentrieren, d.h. auf all die »schönen und korrigierenden Erfahrungen«, die ich mit ihrer Hilfe in der Klinik machte. Erfahrungen von Verbundenheit und emotionaler Nähe sowie dem Aufgenommen-Sein in eine tragende Gemeinschaft von »Suchenden«, also Menschen, die sich »auf den Weg gemacht hatten«, um aus ungünstigen Beziehungsmustern und chronifizierten Arbeitsbeziehungen auszusteigen.

Leider, so war meine Erfahrung, reichte dieser »emotionale Baustein« nicht aus, um meine depressiven Phasen zu minimieren. Ich bekam also »Medis«, wie es in der Patientensprache hieß: Einen Serotonin-Wiederaufnahmehemmer, der meine Stimmungen nivellieren sollte, und es auch tat.

Grenzenlos?

Es war ein Abend, der eigentlich wie jeder andere begonnen hatte, seitdem ich mich in der psychosomatischen Klinik befand: Es gab wieder ein Tofu-Essen, und ich saß mit den restlichen neun Kerngruppenmitglieder am Tisch mit der Nummer 10. Mir gegenüber hatte Nadja Platz genommen, die erst am vorherigen Tag in die Klinik gekommen war. Die asketisch wirkende schlanke Frau war vor fünf Jahren schon mal in dieser Klinik gewesen, aber unsere Nachfragen ernteten nur einen verschlossenen Gesichtsausdruck. Auf einmal tat sich etwas in mir. Immer dann, wenn Nadjas Blick an mir hängenblieb, fühlte ich mich, als würde mich ein Speer durchbohren. Ein für mich unerklärliches Unbehagen machte sich in meinem Magen bemerkbar. Ich bemühte mich, Nadjas Blick auszuweichen, aber da sie mir direkt gegenübersaß, war das nicht so einfach. Also versuchte ich, immer dann, wenn sich unsere Blicke trafen, den Glasige-Augen-Modus einzuschalten. Das ist eine Art Tunnelblick, den ich von manchen Lehrern kannte, wenn sie von einem Klassenzimmer ins nächste eilten und mit ihrem Gesichtsausdruck und ihrer Körpersprache ausdrücken wollten: »Ich möchte jetzt bitte nicht angesprochen werden.«

Diese Art des Augenkontakt-Vermeidens half mir aber nur vorübergehend – so lange, bis ich aufstand, um für mich und meine neugewonnene Freundin Kira etwas Obstkompott zu holen. Als ich mir ein Schälchen nehmen wollte, rempelte mich Nadja an und fragte: »Wo sind denn die Löffel?«

Ich war im ersten Moment erschrocken und antwortete ihr nicht. Dann stellte ich mich vor ihr an der Essensausgabe an, aber auch dort fühlte ich mich von ihr bedrängt, da sie mir zu dicht auf die Pelle rückte. Ich wollte etwas sagen, wusste aber nicht, was ich ihr vermitteln sollte, denn es war ja nichts passiert, was nach außen hin sichtbar gewesen wäre. Ich traute mich einfach nicht, es anzusprechen, weil ich nicht erklären konnte, warum mir ihre Gegenwart so unangenehm war. Also beschloss ich, nichts zu sagen, und füllte mit zusammengebissenen Zähnen das Obstkompott in mein Schälchen. Doch ich fühlte mich auch dabei von Nadja behindert, denn sie nahm sich zwei Löffel, und dabei berührten sich unsere Arme. Das geschah sicherlich unbeabsichtigt, aber ich zuckte innerlich zusammen. Als ich das zweite Schälchen füllte, ging von Nadja eine solch starke Bedrängung aus, dass ich mich beeilte, um ihrem Dunstkreis zu entkommen. Ich hatte das Gefühl, dass Nadja mich am liebsten zur Seite geschubst hätte, um schneller mit ihren beiden Löffeln an das Obstkompott heranzukommen.

Mich belastete es sehr, dass ich mich nicht getraut hatte, ihr etwas zu sagen. Ich war innerlich wie gelähmt, als ich langsam zu unserem Tisch zurückging. Mechanisch, ohne den Geschmack wahrzunehmen, löffelte ich die Süßspeise in mich hinein. Ich war total verkrampft und versuchte jedes Mal wegzuschauen, wenn ich spürte, dass Nadjas Blick auf mich gerichtet war. Ich wollte nur noch in mein Zimmer, es war wie ein innerer Zwang. Meinen Herzschlag fühlte ich pochend in meiner Brust. Im Grunde ärgerte ich mich über mich selbst. Denn Nadja war doch eigentlich nur eine unbeholfene Frau, die sich in der Klinik noch nicht auskannte und über die ich so gut wie nichts wusste. Ich fragte mich, warum ich mich über ihre Art, mit mir in Kontakt zu treten, so aufregte. Aber meine körperliche Abwehrhaltung war stärker als mein Verstand. Es war so, als ob sich mir eine unsichtbare Schlinge um den Hals gelegt hätte. Jemand – oder etwas – zog diese unerbittlich immer weiter zu. Der Kloß in meinem Hals schwoll so sehr an, dass ich meinte, keine Luft mehr zu bekommen. Trotz meiner inneren Unruhe fühlte ich mich der Situation ohnmächtig ausgeliefert. Ich wollte nur noch so schnell wie möglich aus dem Saal stürzen. Mir war schmerzhaft bewusst geworden, dass ich mal wieder keine Worte gefunden hatte, um die Grenze meiner Schutzhülle zu verteidigen. Ich war auf einmal so wütend auf mich selbst, dass ich am liebsten etwas zerschlagen hätte. Wo kam bloß diese aufgestaute Wut her?

Als ich mir nach dem Abendessen von Kira und Sarah, einem anderen Kerngruppenmitglied, den Kunstraum zeigen ließ, liefen beide so schnell vor mir her durch den engen Gang, dass ich ihnen kaum folgen konnte. Ich fühlte mich zurückgesetzt, beschleunigte meine Schritte und drängte mich in ihre Mitte.

»Könnt ihr mal Platz machen?«, fragte ich in einem eher flehenden Tonfall.

»Was willst du?«, herrschte Sarah mich an.

Der Gang war so eng, dass das Gehen zu dritt nebeneinander kaum möglich war. Außerdem beschlich mich das Gefühl, dass mein Bedürfnis nach Akzeptanz und ›Gleichschritt‹ in diesem Augenblick auch deshalb so stark war, weil ich bei Nadja versagt hatte. Von ihr hatte ich mich abgrenzen wollen. Es war eigentlich die richtige Reaktion, aber zum falschen Zeitpunkt und an die falschen Personen adressiert. Denn die eigentliche »Bedrängungssituation« hatte ich ja unkommentiert erduldet. Und war es wirklich so wichtig, dass ich nun mit Sarah und Kira nebeneinander durch den engen Klinikgang schritt? Es war mir so, als ob ich dadurch, dass ich mich gegenüber Nadja nicht gewehrt hatte, nun erst recht eine Zugehörigkeit zu Sarah und Kira spüren wollte. Doch die wussten ja nichts von dem, was seit Nadjas Ankunft in mir vorging. So war es wohl auch nicht verwunderlich, dass beide nun irritiert reagierten. Und wie sollte ich den beiden Frauen mein plötzliches Bedürfnis nach Zugehörigkeit erklären? Am besten gar nicht, beschloss ich. Doch da wusste ich noch nichts über meine verschiedenen inneren Anteile, die immer heftiger auf eine Verständigung mit mir drängten. Ich hatte noch keine Ahnung von dem Kraken.

In der Nacht

In dieser Nacht verfolgte mich ein neunarmiger Oktopus. Das Tier wollte mich erwürgen. Ich kämpfte in dem furchterregenden Traum mit aller Kraft gegen das Ungeheuer an, doch immer dann, wenn ich einen seiner neun Tentakel abgewehrt hatte, wedelte es angriffsbereit mit den anderen acht. Dabei lachte der Krake höhnisch und rief: »Ich kriege dich! Du kannst es gar nicht verhindern, denn du bist wehrlos und schwach.« Ich hatte sein hämisches Gelächter noch im Ohr, als ich morgens früher als sonst aufstand und – getrieben von Hilflosigkeit und Wut – in den Kunstraum ging. »Ja, du hast gewonnen«, erwiderte ich im Geiste dem Kraken trotzig. »Ich kann es ja doch nicht verhindern, dass du mich immer wieder kriegst. Aber ich kann dich auf Papier bannen, und dann zeige ich allen, wie du aussiehst. Ein Bild sagt eben mehr als noch so viele Worte. Das gilt auch für dich, du heimtückisches, unsichtbares Monster!«

Während des Malens fiel mir jedoch ein, dass ich meine beiden Therapeuten unbedingt darauf vorbereiten sollte, dass ich mein Schreckensbild in die Kerngruppe einbringen und zum Thema machen wollte. Schließlich hatte mich die Klinikleitung bewusst in eine Gruppe eingeteilt, in der es nicht darum ging, vergangenheitsaufdeckend zu arbeiten. Ziel war hier, retraumatisierte Patienten wie mich wieder durch Rituale und schonende Formulierungen zu stabilisieren. Mit meinem Buchprojekt und dem kontinuierlichen Weiterschreiben daran unterwanderte ich die angedachten Beruhigungsstrukturen bereits – und nun eben auch mit diesem Krakenalbtraumbild, schoss es mir siedendheiß durch den Kopf. Deshalb ließ ich den Pinsel fallen, lief zum Computerraum und tippte das, was mich in meinem Traum beschäftigt hatte und was ich in meinem Bild darstellen wollte, in den Computer ein. So erfuhren Frau Aster und Herr Pfeifer auch nebenbei, dass ich, anstatt die Pflichtveranstaltung »Beziehung und Kommunikation« zu besuchen, dieses Bild gemalt und dabei mit meinen eigenen inneren Anteilen kommuniziert hatte. Nachdem ich die Seite ausgedruckt und in die Briefkästen der Therapeuten geworfen hatte, ging ich wieder in den Kunstraum zurück, um dort meinen persönlichen Albtraum mit dem Pinsel zu erlegen.

Ich befürchtete jedoch, dass diese Bilddarstellung in der anschließend stattfindenden Gruppentherapie nicht erwünscht sein würde. Dieser Gedanke nagte an mir während des Malens, insbesondere deshalb, weil Herr Pfeifer, unser Kunsttherapeut, mich immer wieder in den Sitzungen zurückgepfiffen hatte, wenn ich in die Geschehnisse meiner Vergangenheit einsteigen wollte. Ich hoffte inständig, dass wenigstens einer der beiden Therapeuten vor der heutigen Sitzung in den Briefkasten schauen würde.

Unter diesem Druck malte ich den Polypen mit neun Armen. Mit acht hielt er die hilflose Renate fest, und mit dem neunten Arm berührte er sie im Schambereich.

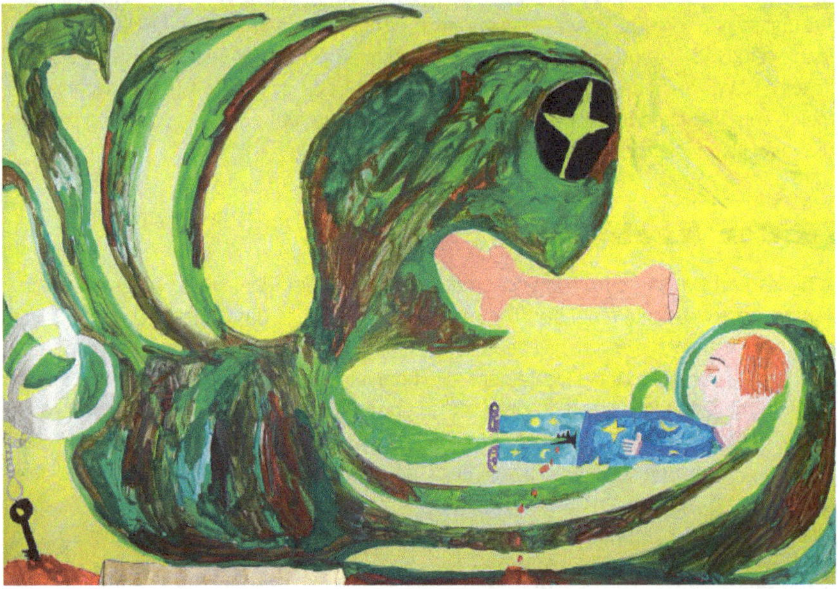

Krakenalbtraumbild: Der Missbrauch

In sein höhnisch lachendendes, weit aufgerissenes Maul malte ich keine Zunge, sondern ein männliches Glied. In mein figürlich stilisiertes Selbstbild fügte ich ein etwa schwertlanges Schlüsselloch ein, von der Brust bis zur Vagina. Das Tier hielt die Schlüssel in einem seiner Noppenarme, in einem anderen hielt er Handschellen, mit denen er mich immer dann in eine Art Lähmungszustand versetzte, wenn jemand meine Grenzen überschreiten wollte. An dem Schlüssel klebte Blut.

Es war gleichzeitig der Schlüssel zu der autobiografischen Aufbereitung, in die ich alles hineinschrieb, was ich dachte und fühlte, wie ich handelte und wie das von den Menschen in meiner Umgebung wahrgenommen wurde. Ich verstand mehr und mehr, dass ich mich zwar insgeheim nach Annahme und Trost von anderen Menschen sehnte, jedoch nach außen hin oft die aufgedrehte, freche junge Frau gab, die ich selten zu 100 Prozent war. Ich konnte mich aber durch teilweise auch grenzüberschreitendes Kaspern in eine aufgekratzte Laune »hochstimulieren«. So kam es oft dazu, dass Menschen dachten, ein weiterer kritischer Kommentar würde mich »endlich zur Ernsthaftigkeit« aufrütteln, wenngleich ich in Wirklichkeit an vielen Stellen bereits innerlich gelähmt war. Leider hatten sich in meinen autobiografischen Aufzeichnungen, die teils tragische, teils traurige Geschichten enthielten, mehr und mehr die inhaltlichen Bezugspunkte verselbstständigt. Ich konnte sie nicht mehr zurückdrängen – sie hatten die Führung übernommen, ohne dass ich mich dagegen wehren konnte. Ich meinte, die Kontrolle über meine eigene Lebensgeschichte verloren zu haben. Und wer den Schlüssel dazu hatte, das wusste ich ja jetzt endlich. Aber wer war dieser Krake eigentlich, und was wollte er mir vermitteln?

Während ich das Tier malte, tat sich auf einmal etwas. Ich sah, dass das Blut, das sich von dem Schlüssel löste, auch aus meinen Wunden tropfte und sich auf dem Boden sammelte. Es bildeten sich zwei Pfützen, und diese waren durch ein Rohr miteinander verbunden. Dieses Rohr sollte, so interpretierte ich das, wohl die Therapie darstellen.

Während ich die unheimlichen Schatten meiner Seele in das Bildnis bannte, hoffte ich insgeheim, dass einer der beiden Therapeuten in den Kunstraum kommen und mich am Weitermalen hindern würde. Mir war nämlich klar geworden, dass ich mit diesem Bild das mühsam konstruierte Regelkonstrukt der Gruppentherapie ins Wanken bringen würde. Es war ein aufdeckendes Bild, es benötigte kaum eine Erklärung. Und als ich schließlich mit dem auf dem feuchten Plakat versinnbildlichten Polypen durch die Flure der Klinik rannte, kam es mir so vor, als würde ich um mein Leben rennen. Es gab ja nur noch die Flucht nach vorn – in die Kerngruppe. Denn wohin sollte ich jetzt noch fliehen, nachdem ich bereits von der Schule und meinem einstigen Zuhause geflohen war? Schließlich bog ich mit dem Bild um die Ecke, und dort begegnete ich Herrn Pfeifer. Ich blickte direkt in sein angespannt wirkendes Gesicht. An den steilen Falten auf seiner Stirn erkannte ich, dass er meinen Brief gelesen hatte, aber offensichtlich nicht mit mir über den Inhalt sprechen wollte. Denn ich hielt ihm die Tür auf, doch er schüttelte den Kopf und sagte: »Nein, ich warte noch auf Frau Aster!«

Also eilte ich in den Therapieraum und hängte das Bild an die Pinnwand. Interessiert schauten die Anwesenden aus der Kerngruppe meinem Treiben zu. »Das ist mein Albtraum«, erklärte ich ihnen, und aufgrund dieser Ankündigung blickte ich in mehr oder minder verstört wirkende Gesichter.

Nachdem Herr Pfeifer gemeinsam mit Frau Aster den Raum betreten hatte, kündigte er an:

»Wir werden heute eine Gruppenarbeit machen und nur Mitteilungen entgegennehmen. Wir beginnen mit der Frage, wie sich jeder fühlt.«

»Frau Weber? Wie fühlen Sie sich in diesem Moment?«

»Ich fühle mich so, als ob ich vor etwas weglaufen will.«

»Das habe ich befürchtet«, kommentierte Frau Aster spontan, und damit verstieß sie eigentlich gegen alle Regeln der Gesprächstherapie.

»Ich konnte mich gestern nicht gegen eine Mitpatientin abgrenzen, deshalb hatte ich heute Nacht diesen Albtraum, den ich auf dem Bild dargestellt habe. Wir müssen darüber aber nicht heute sprechen – ich habe das Bild nur schon mal aufgehängt.«

»Frau Weber, können Sie das Bild bitte abhängen!«, forderte Herr Pfeifer mich auf. Er schien sich nur mühsam beherrschen zu können.

»Ähm ... ja, wenn Sie meinen ... Die Farbe ist aber noch feucht –«

»Das dürfte ja wohl kein Problem sein – und wenn ich Ihnen eigenhändig eine Plastiktüte hole!«, sagte er in einem außergewöhnlich energischen Tonfall. »Das Bild hat eine negative Energie – es macht etwas mit uns«, erklärte er dann sachlich, aber keinen Widerspruch duldend.

»Aber dann habe ich ein anderes Problem: Ich traue mich nach dem Abhängen wahrscheinlich nicht, es noch einmal an die Pinnwand zu hängen.«

»Sie können mich nachts um drei Uhr wecken. Mein erster Gedanke wird sein, dass ich das Bild von Frau Weber noch besprechen muss. Versprochen! Brauchen Sie Hilfe, um es abzuhängen?«

»Ja!«, gab ich ihm zu verstehen, und dann bat ich eine Mitpatientin, mir zu helfen.

»Oh, die Farbe ist ja noch feucht – wann hast du es denn gemalt?«

Herr Pfeifer und Frau Aster schauten sich vielsagend an, sagten aber nichts.

Die Dyade

»Wir wollen uns mit einer Gruppenarbeit beschäftigen. In der Gruppe ist eine Dissoziation spürbar geworden, dabei geht es um das Thema ›Abgespaltene Anteile und Abgrenzung‹. Bei der Dyadenarbeit möchte ich, dass sich alle genau an die Strukturen halten«, sagte Herr Pfeifer, und dabei sah er mich besonders eindringlich an – aber möglicherweise bildete ich mir das auch nur ein.

»In der Partnerarbeit erfolgt die Bildung einer Dyade mit drei Fragen, die beantwortet werden sollen: *Erstens*: Wann und wo war es wichtig, meine Gefühle nicht zu spüren? *Zweitens*: Wo ist meine Seele jetzt? *Drittens*: Was unterstützt mich dabei, in Kontakt mit mir selbst zu kommen?« Herr Pfeifer schaute reihum, ob die Fragestellungen von allen Beteiligten aufgenommen und verstanden worden waren. Dann erklärte er die Vorgehensweise: »Wenn Ihr Partner bzw. Ihre Partnerin nicht antwortet, stellen Sie die Frage immer wieder. Falls Sie nicht mit einem gegengeschlechtlichen Partner bzw. einer gegengeschlechtlichen Partnerin arbeiten möchten, dann sagen Sie das jetzt.«

Bei der ersten Frage spürte ich in meinem Magen eine Verkrampfung. Ich hatte das Gefühl, in eine Schockstarre zu fallen, folglich schwieg ich. Augenblicklich wurde mir jedoch klar, warum ich ein ›mucksches‹ Gesicht aufgesetzt hatte: Ich fühlte mich verletzt und konnte meinen Zustand einfach nicht in Worte fassen. Stattdessen nahm ich eine abwehrende Haltung ein, die ich durch meine Mimik und Gestik zum Ausdruck brachte. So war es in meiner Kindheit gewesen, was meine Mutter mir immer verübelt hatte, und so hatte ich mich auch Nadja gegenüber verhalten.

Die beiden Therapeuten bemerkten meine Erstarrung. Ich wäre am liebsten im Erdboden versunken, weil ich vor Scham und Unbehagen nicht wusste, wie ich mich der Situation entziehen konnte. Aber dann kam Frau Aster zu mir. »Soll ich Ihnen die Hand halten? Oder soll ich Sie an den Schultern stützen?«

Ich konnte nur nicken, und es war mir peinlich, dass ich mit 34 Jahren nicht in der Lage war, ihr in angemessener Form zu antworten oder so locker damit umzugehen, wie die anderen Gruppenteilnehmer. Auf einmal sah ich, dass meine 52-jährige Tischnachbarin Patricia weinte, und ich bekam mit, dass sie zu ihrem Partner sagte: »Ich bin als Kleinkind von meiner Mutter nicht richtig angenommen worden.«

Anscheinend war es also okay, bei der Dyade-Therapieform in die Rolle eines Kleinkindes zu schlüpfen. Ich genoss die Berührung von Frau Aster und fühlte mich nicht mehr ganz so furchtbar den Fragen ausgeliefert. Allerdings konnte ich immer noch nichts sagen.

»Sagen Sie einfach ›In der Kindheit‹«, half mir Frau Aster. »›In der Kindheit‹ oder ›zu Hause‹. Wo ist deine Seele jetzt?«

Plötzlich öffnete sich in mir ein Ventil, ich hörte mich sagen: »In der Vergangenheit, in meinen Füßen, Haaren, in meinen Meerschweinchen, im Wasser ...«, und ich nannte noch einige Körperteile, damit ich mir in den fünf Minuten nicht noch andere Antworten einfallen lassen musste.

»Was unterstützt dich, bei dir zu sein?«

»Enten füttern – vor allem die Albino-Enten –, Fahrradfahren, in der Natur den Vögeln beim Zwitschern lauschen – und dann noch schwimmen, surfen, tauchen, auch das Rudern, Taekwondo, meine Freundinnen treffen ...« Die Worte lösten sich plötzlich von meinen Lippen, als hätte mir jemand in meinem Innern einen Stups gegeben.

»Frau Weber, Sie haben viele Ressourcen, zum Beispiel das Entenfüttern. Nutzen Sie sie, wenn es Ihnen mal nicht gut geht. Gehen Sie zu den Enten und spüren Sie Ihre Naturverbundenheit. Darf ich Sie jetzt loslassen?«

»Ja.«

Frau Aster ging dann zu anderen Gruppenmitgliedern, um ihnen zu helfen, auch zu Patricia, bevor sie sich wieder in die Kreismitte setzte und zu allen sagte: »Für das Wochenende übergebe ich Ihnen allen die Verantwortung dafür, in die ›Pflege‹ zu gehen, wenn Sie das Gefühl haben, es zu brauchen. Wie haben Sie sich bei der Dyade-Sitzung gefühlt?«

Ich fühlte mich von ihr angesprochen: »Sie waren wie die Löwin in meinem Inneren-Ort-Bild.«

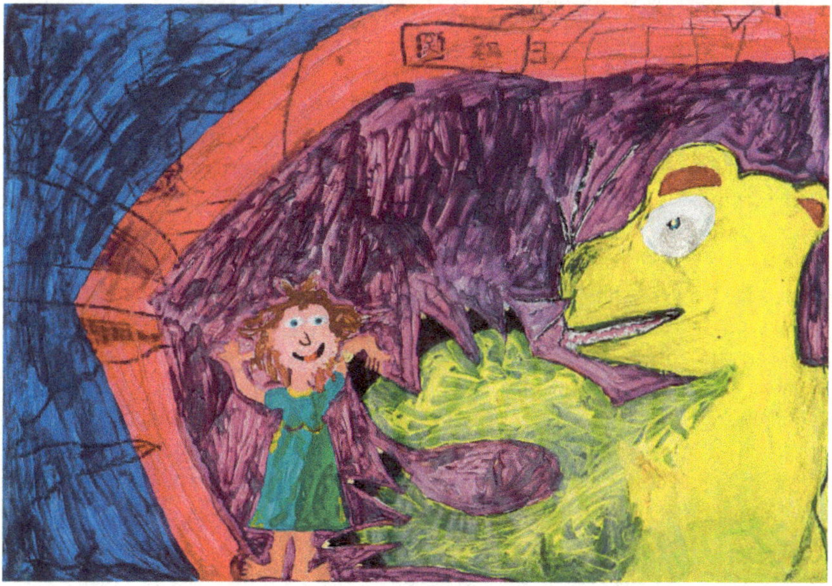

Sicherer Ort mit Schutzlöwin

»Ich habe mich geborgen gefühlt. Das war ein ganz neues Gefühl für mich.«

»Und sicher auch?«, hakte Frau Aster nach.

»Ein ganz kleines bisschen«, erwiderte ich spielerisch, und mit meinen Fingern zeigte ich ihr eine Größe von etwa einem Zentimeter an.

»Sie haben sich also nicht alleine gefühlt. Wenn Sie eine Löwin brauchen, dann fragen Sie sie.«

»Es fällt mir aber schwer.«

»Mehr als ablehnen kann die Löwin nicht.«

Jetzt schaltete sich Herr Pfeifer ein: »Sie haben etwas ganz Wichtiges erlebt, Frau Weber: Sicherheit und Schutz. Und Sie alle haben in der Dyaden-Form Verbundenheit erlebt. Sie sind also nicht alleine mit Ihren Problemen.«

Frau Aster fügte dann noch hinzu: »Und wenn Sie in eine Konfliktsituation geraten, dann sagen Sie einfach zu demjenigen, von dem Sie sich bedrängt fühlen und von dem Sie sich abgrenzen möchten: ›Das fühlt sich nicht gut für mich an. Halte bitte etwas Abstand!‹«

Beim Mittagessen war Patricia auffallend schweigsam, bis sie uns mit Tränen in den Augen fragte: »Kann ich Frau Aster heute Abend zum Lagerfeuer mitnehmen? Ich bin nämlich noch nie so lieb von einer Frau gehalten worden. Meine Mutter war –«

Sarah ging zu ihr, streichelte ihr über den Rücken und sagte: »Na klar kannst du sie mitnehmen. Überall dahin, wo du sie brauchst. Das hat sie doch gesagt.«

In diesem Moment begriff ich, dass alle Menschen, unabhängig von ihrem Alter und anderen Befindlichkeiten, das tiefe Bedürfnis haben, angenommen zu werden. Für diejenigen, die das in ihrer Kindheit nicht erleben konnten, ist es jedoch meist schwer, sich zu diesem Bedürfnis in späteren Jahren zu bekennen. Denn es ist ja so, dass wir uns dann in unsere Kindheit zurückversetzt fühlen, in ein Lebensalter, in dem wir die emotionale Unterstützung dringend gebraucht hätten, aber vergeblich darauf warten mussten.

Weit, weit weg …

Beim Abendessen fiel mir eine Horde fremder Menschen mittleren Alters auf, die in seltsamen Kostümen und mit Namensschildern den Speisesaal in Beschlag nahmen. »Das sind doch nicht alles Therapeuten«, dachte ich und blickte irritiert auf die Leute, die sichtlich vergnügt waren.

»Das sind die Seminarteilnehmer der Wochenendkurse«, raunte mir Kira zu, die mein Stirnrunzeln bemerkt hatte. Als Erstes hatte ich in der Klinik gelernt, dass die allseits beliebten Speisen spätestens eine halbe Stunde nach dem Beginn der Essenszeit ausgegeben waren. Dies schoss mir durch den Kopf, als sich die Eindringlinge auf meine geliebten Tofutaler stürzten.

Mir blieb also nichts anderes übrig, als schnell zu handeln, und so näherte ich mich unaufhaltsamen Schrittes dem Tresen. Ich beschleunigte die Gehbewegung, indem ich mit den Armen kreisende Bewegungen vollführte, wie beim Brustschwimmen, und steuerte direkt den Tofustand an. Eine der Therapeutinnen sah mich erschrocken an und wich von dem Buffet zurück. Auch die Horde der Tofustern-Rivalinnen hatte Abstand genommen. Manche beobachteten mit entgeisterten Blicken, wie ich meine sternförmigen Schätzchen auf einen Teller häufte. Mit unübersehbar stolzer Miene ging ich zu unserem Tisch zurück

»Oha, was hast du denn da?«, fragte mich Nadja, als ich an ihr vorbeiging, doch da war es schon zu spät. Sie griff mit ihren Händen in meine nassen Locken. »Wieso sind denn deine Haare so nass? Warst du etwa schwimmen?«

Ich hielt mit beiden Händen die Sterntaler auf meinem Teller fest. »Ja! Nimmst du bitte deine Hände aus meinen Haaren?«

Sie tat es eher unbeeindruckt, denn nun schaute sie mir auf den Busen. »Was hast du denn da auf deinem T-Shirt? Ist das eine Eidechse?« Dabei platzierte sie ihre Hände auf meiner Brust.

»Nein, das ist ein Gekko! Nadja, nimm bitte deine Hände von mir weg!«

Kira war aufgesprungen, stellte sich neben mich auf die Zehenspitzen und raunte mir ins Ohr: »Das fühlt sich nicht gut für mich an!«

»Nadja, lass das! Das fühlt sich nicht gut für mich an!«, sagte ich, aber eigentlich sprach ich eher mechanisch das nach, was Kira mir übermittelt hatte.

Nadja reagierte tatsächlich, aber mit einem verunsicherten: »Warum denn?« Sie nahm ihre Finger von mir, doch ich fühlte mich immer noch von ihr bedrängt. Ich konnte in dem Augenblick nicht sagen, was mich trieb. Ich stellte den Teller an meinem Platz ab und lief erneut zum Buffet – aber nicht, um mir noch mehr Sterntaler zu holen, sondern um mich von Nadjas aufdringlicher Art zu distanzieren. Ich drehte mich um, schüttelte den Kopf, als hätte ich selbst nicht verstanden, was ich tat. Aber schließlich wurde mir klar, dass die Abgrenzungsaktion, die Frau Aster mir als Anleitung gegeben hatte, für mich immerhin ein partieller Erfolg gewesen war.

Ganz anders erging es dem armen Henning. Er saß zusammengekauert in seiner Ecke und fuchtelte mit den Armen vor Nadja herum, die vor ihm stand und ihre Handflächen auf seinen abrasierten Schädel gelegt hatte. Von meiner Warte aus schien sie in ihrer Pose versteinert. Ich atmete tief durch. Gedankenverloren schaufelte ich mir von dem Salat auf meinen Teller – so viel, dass mich ein Patient auf die Blätter aufmerksam machte, die vom Rand auf den Boden fielen. Erschrocken legte ich das Besteck zurück. Meine beiden Meerschweinchen würden sich später sicher über die Extraportion Grünzeug freuen.

Obwohl ich meinen persönlichen Abgrenzungserfolg errungen hatte, schlich ich etwas bedrückt zu unserem Tisch zurück. Nadja hatte sich inzwischen neben Patricia gesetzt. Ich hörte, wie sie die Tischnachbarin fragte: »Möchtest du noch ein Stück Butter?« Nadja war mittlerweile die dritte Woche bei uns in der Kerngruppe. Ich sah auf die Uhr. Es war 18.45 Uhr. Wie machte sie das bloß? Eigentlich brauchte ich gar keine Uhr mehr, denn je nachdem, was Nadja tat, konnte ich das einer bestimmten Uhrzeit zuordnen.

»Das hast du mich gestern auch schon gefragt. Nein danke!«, erwiderte Patricia gereizt. Offensichtlich hatte sich an unserem Tisch nichts verändert, denn Nadja wandte sich nun wieder mir zu: »Ist das Salat? Isst du den etwa alleine?«

»Nein, der ist für meine beiden Meerschweinchen.«

»Echt? Du hast Meerschweinchen? Hier?«

»Ja«, gab ich ihr wortkarg zu verstehen. Nach diesen anstrengenden Therapiewochen hatte mir eine solche Co-Patientin gerade noch gefehlt. Zusätzlich zehrte der unbesprochene Krakenalbtraum weiterhin an meinen Nerven. Da half nur eins: Ich musste an diesem Wochenende abtauchen, sonst würde ich es in dieser Einrichtung nicht mehr lange aushalten. Diese enorme Dosis menschlicher Macken war für mich unerträglich. Bei Nadja schien der Fragenregen nie ein Ende zu nehmen, und eine knappe Antwort führte bei ihr keinesfalls zur Befriedigung ihrer Neugierde, sondern erbrach sich meist in einen Schwall weiterer hochgewürgter Fragezeichen. Das Schlimmste war jedoch für mich ihr Bedürfnis nach Körperkontakt und dieser penetrante Blick auf meinen Busen oder auf andere markante Körperstellen, wie auf Hennings kahlrasierten Schädel oder meinen nassen Lockenschopf.

Fast genauso anstrengend wie Nadja fand ich den Gruppenzwang zu gemeinsamen Aktivitäten jenseits der obligatorischen Therapiestunden. So gefiel sich etwa Patricia in der Rolle der Organisatorin von Bastelaktionen zu Abschieden oder Geburtstagen. Da ein Gruppenmitglied nach der Intensivwoche Montag abreisen würde, hatte sie jetzt schon unsere Kerngruppe dazu aufgerufen, ihr ein Abschiedsgeschenk zu basteln. Innerlich verabschiedete ich mich von der Aussicht, das Wochenende frei von Mitpatienten gestalten zu können, und versuchte, meine Enttäuschung darüber zu verbergen.

Genauso wie die Begrüßungen der Neuankömmlinge gehörten auch die Abschiedsrituale für alle Mitglieder der jeweiligen Kerngruppe zum Pflichtprogramm. Im Plenum hatte die Oberärztin erklärt, dass uns diese Rituale dabei helfen sollten, Abschiedssituationen besser zu verkraften, und in diesem Kontext erfolgte die Beschenkung der Abreisenden an jedem Mittwoch. Für mein Empfinden hatten diese Rituale etwas von einem Dauerauftrag oder einer Arbeitsbeschaffungsmaßnahme. Allerdings hatte ich den Eindruck, dass Patricia sich dabei in ihrer Rolle als (selbsternannte) Leiterin einer Art Selbsthilfegruppe wie zu Hause fühlte. Mein Problem bestand darin, dass meine Beteiligung an dieser ›Wir-machen-alles-zusammen-Selbsthilfegruppe‹ scheinbar von den anderen erwartet wurde. Was ihnen offenbar Spaß machte, setzte mich enorm unter Druck. Ich ärgerte mich, dass ich wegen Patricia auf meine ersehnte Rückzugszeit aus dem geballten Zusammensein mit den übrigen Patienten verzichten musste.

Drei Wochen später hielt ich es nicht mehr aus und sprach Patricia darauf an: »Ich möchte bei den Verabschiedungen künftig nicht mehr mitmachen. Ich beteilige mich gerne, wenn jemand Geburtstag hat, aber dieses ständige Abschiednehmen mit Geschenken – das ist mir einfach zu viel.«

Patricia schien verblüfft. »Aber Renate, das dauert doch nicht lange.«

»ICH WILL NICHT BASTELN!«, brüllte ich laut. Die Gespräche an den Tischen verstummten, von überall trafen mich vorwurfsvolle Blicke. Offensichtlich war es in dieser hochgradig sensibilisierten Umgebung nicht üblich, dass jemand seine Stimme erhob, um gegen das gruppeninterne Bastelprogramm zu protestieren.

»Psst, nicht so laut!«, parierte Patricia sofort und blickte sich erschrocken um, bevor sie sich setzte und mir ihre Missachtung mit Blicken und durch aggressiv-geschäftiges Herumzerren an ihrer Serviette zu verstehen gab.

»Aha, auf Lautstärke reagiert sie also«, dachte ich und bemühte mich, nicht offen zu Grinsen. Im Gegensatz zum Rest der Belegschaft fühlte ich mich durch meine lautstarke Verweigerung erleichtert. Bisher war es mir nämlich schwergefallen, direkt »Nein« zu sagen, wenn jemand etwas von mir wollte. Was mir in anderen Zusammenhängen leichtfiel, nämlich mich non-konformistisch zu verhalten, das schaltete ich völlig aus, wenn mir jemand persönlich gegenüberstand. Es war, als wäre ich in diesen Augenblicken wieder das kleine Mädchen, das Dinge tut, um weiterhin Zuwendung und (scheinbare) Harmonie zu erhalten.

Am nächsten Morgen schmierte ich für meinen Wochenendausflug zehn Brötchen und nahm mir in großer Menge von dem Obst. Eine Mitarbeiterin des Küchenteams wollte mich daran hindern: »Sie sollen doch nicht so viel Essen mit aufs Zimmer nehmen. Das ist eine Anweisung von oben, weil wir hier viele Patienten mit Essstörungen haben.«

»Ich mache aber einen Ausflug«, erwiderte ich.

»Alleine?«, wollte die Frau wissen.

»Nein, mit meiner Familie«, log ich notgedrungen.

»Ach so«, sagte sie daraufhin nur, und damit war die Angelegenheit für sie erledigt. Erleichtert griff ich meine Wanderstöcke, schnürte meine Stiefel und verließ mit meinem Rucksack die Klinik. Ich hatte mich auf die sieben Hügel eingestellt, die Hilltal wie einen Schutzwall umgeben, da der Ort sich im Tal befindet. Ich kam aber nur bis zum ersten Hügel, denn dort legte ich mich auf eine Obstwiese und schlief ein. Eine Frauenstimme weckte mich schließlich: »Ich komme einfach nicht weiter mit meinem inneren Prozess!«, beschwerte sie sich. »Hast du es schon mit dem holotropen Atmen versucht, oder mit dem Sensorium?«, hörte ich eine zweite Frauenstimme. Schlaftrunken hob ich den Kopf und sah die beiden Frauen, die an der Kapelle aus dem Wald kamen. Ich stöhnte innerlich auf: »Kann ich mich denn auch hier nicht dem Therapeuten-Gesülze entziehen? Ich will doch einfach mal am Wochenende nichts davon hören und sehen!«

Aber ich wollte ja sowieso weiter, und da ich die sieben Hügel heute nicht mehr schaffen würde, stand ich auf, stapfte in den Ort, und dort war die Therme mein nächstes Ziel. Ich zog meine Badesachen an, die ich immer bei mir hatte, und stellte mich unter eine Wasserdüse. Dort beobachtete ich durch die Strahlen hindurch Familien und Senioren, die gemütlich an mir vorbeischlenderten, und erst jetzt spürte ich in mir ein Glücksgefühl: Endlich mal Menschen, die nicht nur über ihre innere Befindlichkeit redeten.

Nach der viel zu langen Düsenmassage konnte ich meinen Hals nicht mehr nach links und rechts drehen, aber mein Kopf war einigermaßen frei von all den nervigen Erinnerungen. Ich spürte erneut eine dumpfe Müdigkeit und beschloss, in die Klinik zurückzugehen. Ich machte einen großen Bogen um den Speisesaal und huschte schnell an der Austrageliste, in die sich alle Patienten bis zum nächsten Morgen eingetragen haben mussten, vorbei. Ich wollte mich gerade unbemerkt in mein Zimmer verdrücken, als ich plötzlich Kiras Stimme hinter mir hörte:

»Renate, guckst du mit uns einen Film im großen Saal?« Als sie mein wenig begeistertes Gesicht sah, legte sie nach: »Ach komm' schon. Sie legen die Matratzen aus, und wir können es uns richtig gemütlich machen!«

»Na gut«, brummelte ich und trottete hinter Kira her. Es wurde tatsächlich sehr gemütlich und erinnerte mich irgendwie an ein Open-Air-Kino: Überall saßen oder lagen Patienten auf fleischfarbenen Matratzen herum, viele waren in braune Klinikdecken eingemummelt und tranken stilles Wasser aus den bläulichen Klinikflaschen. Wir sahen einen Zeichentrickfilm, in dem ein junger Königspinguin Surfer werden wollte und dabei Unterstützung von einem Braunbären erfährt.

»Der Bär hat Burn-out!«, rief ein Mitpatient erregt durch den Saal.

Ich wollte gerade argumentieren, dass Bären in den seltensten Fällen unter Burn-out litten, aber der Patient war nicht mehr zu stoppen: »Doch, er weist all die typischen Verhaltensweisen auf: Kein geregelter Tagesablauf, Morgentief, Antriebslosigkeit, Kontaktvermeidung –«

Ich war entnervt. Noch nicht mal einen Disneyfilm konnte man mit diesen Leuten in Ruhe gucken. Kira bemerkte meinen Blick und beugte sich zu mir: »Beruhige dich, Renate. Das ist hier normal. Denk mal, sie suchen noch Teilnehmer für das therapeutische Bügeln am Wochenende.«

»Wie bitte?«

»Ja, es hängt am schwarzen Brett aus. Wenn du magst, kannst du dich noch in die Liste eintragen.« An Kiras hämischem Grinsen konnte ich ablesen, dass sie es sichtlich genoss, mich mit den abstrusen Ticks der Klinikbewohner vertraut zu machen. »Oh Gott, das halte ich hier bestimmt nicht lange aus«, murmelte ich und starrte verdrossen auf den Burn-out-Bären, der jetzt dabei war, dem Pinguin das Surfboardschnitzen beizubringen.

Das große »Ja«

Nach diesem Wochenende war als Programmpunkt ein Selbststeuerungsseminar geplant. Die Kerngruppenmitglieder trafen sich im großen Saal. Meine Laune war immer noch im Keller und die Aussicht auf das Seminar ließ sie nur noch weiter sinken. Die Tür wurde von einer kleinen Frau geöffnet, die den Raum mit energischen Schritten betrat und sich in die Mitte des oval gestalteten Saales stellte. Ihr bebrillter Blick hatte etwas Eulenhaftes und die aufgestellten kurzen Haare unterstrichen ihr selbstbewusstes Auftreten »Ich bin Schwester Mut. Ich bin zu Ihnen gekommen, um Ihnen zu helfen, Ihre Probleme besser in den Griff zu kriegen: durch Selbststeuerung«, begann sie ihre Einführung mit klarer, lauter Stimme. »Die meisten von Ihnen sind hier, weil sie sich in ihrer häuslichen Umgebung nicht genügend Raum nehmen können. Ich habe früher auch immer gedacht, der Kuchen ist für die anderen da, und für mich bleiben nur die Krümel übrig. Inzwischen weiß ich, dass ich nicht immer für andere zur Verfügung stehen muss und dass ich mir meinen Raum nehmen darf.« Mit den Worten: »Ich mache Ihnen das jetzt einfach mal vor ...«, ging sie zu einem Stuhl, setzte sich nur halb auf die Sitzfläche und erklärte: »Wenn Sie sich so auf Ihren Lebensstuhl setzen, dann kann man sie leicht umwerfen. Und seien Sie gewiss, dass dann ein anderer den Platz, den Sie unfreiwillig verlassen haben, einnehmen wird. Wenn es beispielsweise dann darum geht, dass Sie ein Lob für die von Ihnen geleistete Arbeit erhalten möchten, dann wird die andere Person auf Ihrem Platz ganz selbstverständlich aufstehen und es entgegennehmen, und nicht Sie. Aber wir können lernen, dass das nicht so sein muss. Und deshalb machen wir jetzt die sogenannte Ja-Übung. Sie haben nur dieses eine Wort, ›Ja‹, und mit dem versuchen Sie jetzt, Ihren Partner davon zu überzeugen, dass Sie zum Beispiel in den Urlaub ans Meer fahren wollen anstatt in die Berge. Also los!«

Ich war etwas verblüfft über den forschen Auftritt der kleinen Frau und auch über ihr seltsames Beispiel mit dem Stuhl. Aber ich ging auf einen sympathisch wirkenden Mann zu, den ich nur vom Sehen kannte, stellte mich vor ihn hin und brüllte ihm mein »Ja!« in sein erstauntes Gesicht.

Frau Mut beobachtete die Bemühungen der einzelnen Gruppenmitglieder eine Weile, bevor sie die Übung unterbrach. »Das ist ja schon mal ganz nett. Aber so richtig überzeugend den Platz einnehmen und verteidigen, das gelingt den wenigsten von Ihnen. Dafür bräuchten Sie nämlich kein kleines, sondern ein großes ›Ja‹. Ich zeige Ihnen das mal an einem Beispiel: Ich habe zu Hause einen Lieblingssessel. Mein Mann weiß ganz genau, dass das mein Bereich ist. Und wenn ich nach Hause komme, dann merke ich zwar, dass er auf meinem Sessel gesessen hat, weil er noch angewärmt ist, aber mein Mann sitzt dann woanders.«

»Das kann ich mir bei der gut vorstellen«, murmelte mein Nachbar halb amüsiert, halb eingeschüchtert.

»Ich auch. Das dürfte einer Mutprobe gleichen, sich mit der um etwas zu streiten«, stimmte ich ihm zu.

In diesem Moment sprang Frau Mut auf die erste Stufe der Tribüne und brüllte einen Patienten, der dort eher zufällig stand, ihr »Jaaahaaa« ins Gesicht. Es durchbrach wie ein Kampfschrei das Stimmengewirr im Saal. Der junge Mann neben mir sah mich fragend an, doch da war ich nicht mehr zu halten. Ich sprang auf die Tribüne und brüllte ihn mit einem »Jaahaa« an. Das war ihm offenbar doch zu unangenehm, denn er entfernte sich von der Plattform. Doch ich hüpfte hinunter und verfolgte ihn, wie beim Taekwondo, durch den ganzen Saal. Ich attackierte ihn natürlich nicht mit Tritten, aber mit meinen lauten, aggressiven Jaahaa-Schreien. Dann brach es förmlich aus ihm heraus, und nun bekam ich einen Teil der Aggressionen, die ich ihm an den Kopf geworfen hatte, wieder zurück. Wir nutzten also beide die Gelegenheit, unseren Aggressionsstau zu entladen.

Was die anderen Gruppenmitglieder in dieser angespannten Situation taten, bekam ich zwar nicht mit, aber ich spürte genau, dass die Stimmung aufgewühlt war, und nicht mehr so schläfrig-träge, wie noch vor wenigen Minuten. Um zu vermeiden, dass die hervorquellenden Aggressionen beim Schreien eskalierten, beendete Schwester Mut die »Ja-Übung« und forderte uns zu einer Imaginationsübung auf. Wir sollten uns mit einer Decke auf den Boden legen und die Augen schließen.

»Stellen Sie sich jetzt einen großen Tresor vor, in den Sie alles das, was Sie belastet, hineinstecken. Am besten sichern Sie den Tresor mit einem Kennwort und außerdem mit Ihren Krafttieren.«

Es war angenehm, auf dem Boden zu liegen und das beruhigende grüne Notausgang-Schild zu betrachten. Dann stellte ich mir einen etwa menschengroßen Tresor vor. In ihn legte ich meine autobiografischen Aufzeichnungen, schloss die Panzertür und vergrub den Tresor unter den alten Kastanien im Garten meiner Eltern.

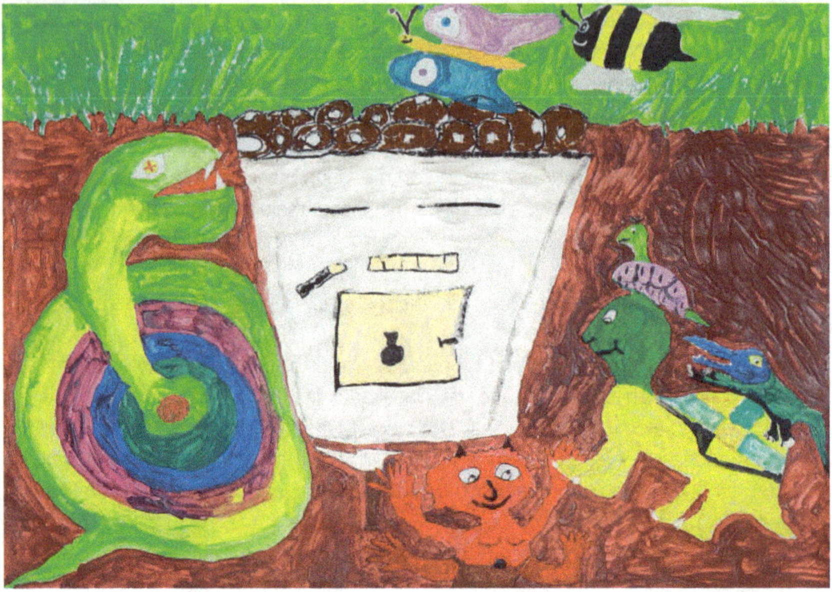

Tresor mit Traumamaterial, bewacht von Fellfrau Sam und Reptilien-Schutzwächtern

Anschließend ließ ich den Tresor von einer Regenbogenschlange und einer Schildkröte mit einem Krokodil auf ihrem Panzer bewachen, auch eine rote ›Fellfrau‹ stellte ich dazu – quasi als menschliche Personifizierung meines Vertrauens. Diese Schutzpatrone sollten dafür sorgen, dass ich nicht erneut von den Echos der Vergangenheit eingeholt wurde. Denn es waren eben diese Inhalte, über die ich die Kontrolle verloren hatte und die letztendlich dazu führten, dass ich mich in die Klinik und in die Therapie begeben musste.

Plötzlich meinte ich, einen grün-braunen Noppenarm zu spüren, der sich um meine Schultern legte, als würde auch er mich beschützen wollen. Aber ebenso plötzlich ließ der Polyp mich los, entfernte sich von mir und winkte mir mit einem seiner neun Tentakeln zu. Ohne in der Klinikwirklichkeit meine Lippen zu bewegen (wir lagen ja dort auf dem Boden des Saals und ich befand mich in meiner Fantasiewelt), herrschte ich ihn an: »Was machst du hier? Du gehörst nicht hierher!« Es entwickelte sich sogar ein Dialog: »Aber ich will doch dabei sein!«

»Ich will aber meine Autobiografie wegschließen, um sie zu sichern, und ich vertraue dir nicht als Schatzwächter!«

Der Polyp guckte mich traurig an, und nun tat er mir leid. Dennoch versuchte ich, mir meinen sicheren inneren Ort zu vergegenwärtigen, und so stellte ich mir vor, dass ich mich in meiner Oase in Spanien befand, zwischen den Pranken meiner Kraftlöwin. Da legte sich mir erneut von hinten ein Tentakel auf die Schulter. »Oh nein, das ist mein innerer Ort, mein Schutzraum.«

»Ich will doch nur, dass mich auch jemand liebhat.«

»Aber du bist so – du siehst so furchterregend aus mit deinen neun Fangarmen. Na gut!« Ich suchte nach einer Lösung des Problems. Ich stellte mir dann die Kläranlage in dem

Fischerdorf in Spanien vor, diese pumpte ich in meiner Fantasiewelt kurzerhand leer und füllte sie anschließend mit Meerwasser. »So, jetzt hast du ein Becken mit frischem Wasser«, erklärte ich dem Kraken, und der schien damit einverstanden zu sein, denn er sprang fröhlich quietschend in das kühle Nass. »Nun haben wir ja beide jeweils unseren Platz gefunden«, atmete ich erleichtert auf, entfernte mich aus der Fantasiewelt und konzentrierte mich wieder auf die Gegenwart und das Selbststeuerungsseminar.

Auf Socken

Nach der Übung hatte ich das Bedürfnis, etwas »Normales« zu tun, und so wandte ich mich an den jungen Mann, den ich mit meiner Jaahaa-Schreiattacke in die Flucht gejagt hatte, und fragte ihn, ob er Lust hätte, sich mit mir auf einen Kaffee zu treffen. Er hatte.

In diesem Moment ging der Kunsttherapeut, Herr Pfeifer, an uns vorbei und beäugte uns misstrauisch.

Ich entschied, nicht darüber nachzudenken, denn möglicherweise bildete ich mir das ja nur ein. Die Uhrzeit für unser Date kritzelte ich mir auf den Handrücken, dann eilte ich zur Chefarztvisite. Die anderen zehn Teilnehmer hatten bereits alle ihren Platz im Stuhlkreis eingenommen. Man hätte ihn für einen Patienten halten können: Herein trat ein etwa 60-jähriger Mann, groß, mit langen, grauweißen Haaren, die er zu einem Pferdeschwanz zusammengebunden hatte. Ich war etwas irritiert, denn auch er trug keine Schuhe, sondern dunkelbraune Socken. So hatte ich mir einen Chefarzt jedenfalls nicht vorgestellt. Dass er mit einer Cordhose und einem legeren Wollpulli recht unkonventionell gekleidet war, fand ich auch außergewöhnlich. Dabei wirkte er so souverän und beherrscht, dass ich mir schnell sicher war, dem Chefarzt der Klinik gegenüberzusitzen. Langsam ging er zu einem Stuhl, setzte sich, und dabei wirkte er ganz ruhig. Er sagte gar nichts. Offensichtlich hatte er keine Probleme mit dem *Horror Vacui*, den langen Gesprächspausen, die ich, als Lehrerin, häufig überplapperte, weil ich solche Situationen schlecht aushalten konnte. Der ›Meister auf Socken‹ schien sich jedoch ganz wohl in dieser abwartend-erwartungsvollen Stille zu fühlen – ganz so, als würde er darin wohnen.

Endlich erhob er sich, ging langsam in die Mitte des Kreises und sagte: »Sehen Sie, ich nehme mir jetzt Raum. Sie alle sind, unabhängig davon, mit welchen Diagnosen Sie in die Klinik gekommen sind, für Ihren eigenen Prozess verantwortlich. Wir können Ihnen die Unterstützung zur Verfügung stellen, aber den Raum, den kann Ihnen niemand zuteilen, den müssen Sie sich nehmen, für sich selbst. Die Diagnosen, mit denen Sie hier angekommen sind, gelten gewissermaßen als Ihre Eintrittskarten. Sie werden hier geschützt vor chronifizierten Arbeitsbeziehungen. Sie befinden sich somit in einem geschützten Raum, in dem Sie korrigierende Erfahrungen machen können. Dabei werden Sie lernen, dass Abgrenzung nichts mit Ablehnung zu tun hat. Und jetzt möchte ich Ihnen etwas mitgeben, das wichtiger ist als alles, was ich bisher gesagt habe, nämlich: Das Gute überwiegt deutlich, das Schlechte ist nur besser organisiert. Vergessen Sie das niemals!«

Voll schizzo ...

Nach dem Vortrag des Chefarztes fühlte ich mich beruhigt, wie immer, wenn ich kognitive Strukturen verarbeiten konnte. Die bereiteten mir keine Probleme, im Gegensatz zu vielen menschlichen Beziehungen und zu meinem inneren Chaos. Mit diesen strukturierten Leitlinien hatte ich alles im Griff – so erschien es mir zumindest. Das änderte sich jedoch, als ich in der Kerngruppensitzung mein Bild mit dem dargestellten Polypen als Arbeitswunsch einbringen wollte. Herr Pfeifer und Frau Aster leiteten die Sitzung.

»Ich habe Ihr Bild ja schon kurz gesehen. Deshalb halte ich es für das Beste, dass Sie es nur beschreiben, ohne dass Sie die Gruppe damit konfrontieren. Das käme wahrscheinlich einer Überforderung gleich«, erklärte Herr Pfeifer und ging gleich zum nächsten Thema über, sodass ich keine Gelegenheit hatte, dagegen etwas einzuwenden: »Vorher möchten wir noch allgemein etwas sagen«, brachte er ein und räusperte sich, bevor er zum Kern kam: »Und zwar möchten wir es erfahren, falls Sie während Ihres Klinikaufenthalts engere Beziehungen eingehen. Natürlich nicht, weil wir etwa neugierig wären, sondern, weil Sie sich während der Therapie in einem Ausnahmezustand befinden. Es gibt durchaus Patienten, die nach einem gemeinsamen Klinikaufenthalt geheiratet haben und danach für immer bzw. viele Jahre zusammengeblieben sind.« Herr Pfeifer schaute zu Frau Aster, damit sie den roten Faden aufnahm: »Viele gehen jedoch dieselben ungesunden Beziehungsmuster ein, die sie von ihrer Kindheit her kennen. Deshalb möchten wir Ihnen von Beziehungen während der Therapie abraten«, beendete sie das Thema, und dabei sah sie mich durchdringend an.

»Und jetzt kommen wir zu Ihrem Arbeitswunsch, Frau Weber. Können Sie uns das Bild kurz beschreiben, ohne dass Sie darin zu lange hängenbleiben?«, wandte sich Herr Pfeifer nun ausdrücklich an mich.

»Ja, das kann ich. Also: Ich habe einen Kraken gemalt, der mich mit seinen neun Armen fest im Griff hat, und dabei lacht er höhnisch. Als ich heute Morgen im Selbststeuerungs-Seminar die Tresor-Übung machte, drängelte sich der Krake neben meine Schutztiere vor den Tresor.«

»Und was haben Sie dabei gefühlt?«

»Ich war irritiert – mehr noch: wütend.«

»Warum?«

»Weil der Krake sich mir aufgedrängt hat.«

»Und warum war er da?«

»Er sagte mir, dass er auch jemanden haben möchte, der ihn liebhat. Aber ich bin doch nicht schizophren –«

»Frau Weber, ich benutze bei meiner psychotherapeutischen Arbeit häufig Anteile, die dann Ihre Botschaft übermitteln. Diese Anteile sind oft wichtige Indikatoren dafür, welche Ihrer vielen Persönlichkeitsanteile besondere Aufmerksamkeit benötigen. Dabei können diese Anteile auch in der Form eines Kissens, eines Stuhls erkennbar gemacht werden, oder eben in einem fiktiven Kraken, der nur in Ihrer Fantasie existiert. Wichtig ist dabei allerdings, dass Sie die Gegenstände nach der therapeutischen Arbeit wieder in den normalen Zustand entlassen. Sie müssen dem Kraken einen Platz zuweisen, von dem aus er nicht dauernd mit Ihnen interagiert. Haben Sie denn jetzt noch Kontakt mit dem Kraken?«

»Ja, er winkt mir gerade mit den neun Armen zu und lacht spöttisch. Aber so, wie Sie mich fragen, klingt das eher nach einer spiritistischen Sitzung als nach einer Gruppentherapie.«

»Es ist eine psychotherapeutische Arbeit, die wir hier leisten. Was würden Sie denn in diesem Moment zu dem Kraken sagen?«

»Ich habe keine Lust darauf, dass du dauernd in mir, also in meiner Fantasie, auftauchst. Ich fühle mich dadurch gestört. Geh in die Kläranlage, die ich dir als Platz zugewiesen habe, oder dorthin, wo du hergekommen bist!«

»Aha! Der Krake soll also zurückgehen – dahin, wo er hergekommen ist. Und wenn er jetzt mit Ihnen hier im Raum ist, wohin würden Sie ihn denn schicken?«

»Dort in die Ecke, wo das Bild gelegen hat, als ich es abhängen sollte. Aber der Polyp ist schlau. Er wird immer eine Möglichkeit finden, um wiederzukommen. Kraken können auch Marmeladengläser aufmachen, sie können sogar rechnen –«

»Wirklich?«, fragte Nadja erstaunt.

»Ja, ein Krake in Brighton hatte ein Marmeladenglas und einen Rechenwürfel.«

Der Kunsttherapeut unterbrach uns. »Das ist jetzt eine kognitive Verständnisfrage, die Sie gestellt haben. Wir versuchen hier, mit den Gefühlen der Patienten zu arbeiten. Wenn Sie emotionale Unterstützung benötigen, dann wenden Sie sich an Frau Aster oder an mich.«

»Ja«, bekräftigte Frau Aster, »das hier ist ein geschützter Raum, und wenn wir ihn öffnen, darf niemand sich einfach einmischen, auch nicht mit einer simplen Frage. Sie bekommen aber danach Gelegenheit für eine Rückmeldung an Frau Weber.«

»Frau Weber, wo ist Ihr Krake jetzt?«

»Weg.«

»Das habe ich mir gedacht. Er ist ein sehr schnelles und sehr empfindsames Tier. Wissen Sie, wenn mein zehnjähriger Sohn mich immer wieder fragt, ob ich Zeit für ihn habe, und ich ihn immer wieder vertröste, dann kommt er auch immer wieder zu mir. Er will mir eben etwas mitteilen. Und er ist nicht damit einverstanden, mir das nach meiner anstrengenden Arbeit in der Klinik zu erzählen – wenn ich erschöpft nach Hause komme und ihm nur mit halbem Ohr zuhöre. Das merkt er nämlich. Also schenke ich ihm, bevor ich morgens zur Arbeit gehe, einen kurzen Augenblick meine volle Aufmerksamkeit. Und dann wird er ruhiger. Was könnten Sie denn zu Ihrem Kraken sagen, der ja auch nur jemanden haben möchte, der ihn liebhat?«

»Ich könnte ihm über den glibberigen Kopf streichen. Aber eigentlich ist mir das schon zu viel, denn der Krake ist ja nicht gerade ein schönes Geschöpf.«

Ich erschrak, als ich Herrn Pfeifer in diesem Moment anschaute. Denn er hatte die weiße Hose an, die er wie eine Therapeuten-Uniform trug, und auch die seltsamen Ringelsocken an den Füßen. Der schlanke Oberkörper und die Arme mit den feingliedrigen Händen waren auch unverändert. Aber auf seinem Hals – oder das, was davon zu sehen war – sah ich nun einen glibberigen, grünen Kopf, etwa so groß wie ein Wasserball, und mit einem unendlich wirkenden großen Maul. Lediglich die anteilnehmenden braunen Augen des Therapeuten waren noch zu erkennen. Diese Augen blickten mich aus dem Glibberkopf an, als ob nichts geschehen wäre. Entsetzt wich ich vor diesem Anblick zurück. Äußerlich versuchte ich, meine Fassung nicht zu verlieren. Jetzt öffnete der Krakenkopf sein Maul und sagte mit der Stimme von Herrn Pfeifer: »Ja, das ist auch zu viel!«

In diesem Augenblick erschien es mir so, als ob Herr Pfeifer der Krake wäre, und dass er über meine Erfahrungen mit Männern und meine sexuellen Beziehungen sprechen würde.

»Wie können Sie denn dem Kraken erklären, dass Sie ihn zwar wahrnehmen, aber nicht bereit sind, mehr Empfindungen für ihn aufzubringen?«

Ich musste mich fast gewaltsam zusammenreißen, um mein Entsetzen verbergen zu können, und herrschte den eigentlichen Kraken – also denjenigen, der sich anscheinend dauerhaft in meiner Fantasiewelt eingenistet hatte und der ja ebenfalls im Raum war – lautlos an: »Hör zu, ich möchte, dass du dort in der Ecke bleibst. Ich sehe dich, aber ich kann dir nicht mehr geben. Ich dachte, wenn ich dir über den Kopf streiche, dann kommst du nicht wieder. Aber ich weiß jetzt, dass ich es nur mit Überwindung tun würde und mich danach unangenehm berührt fühlen würde. Du kannst froh sein, dass ich dich heute überhaupt in diese Sitzung mitgenommen habe.«

»Was macht der Krake jetzt?«

»Er hört zu. Jetzt lacht er wieder höhnisch.«

»Wieso lacht er?«

»Weil er sich nicht zeigen darf. Der Krake freut sich doch über alles, was ich nicht schaffe. Falls ich auf einer Bananenschale ausrutschen würde, wäre die Reaktion mit Sicherheit Häme und Schadenfreude.«

»Das glaube ich nicht. Der Krake würde das machen, was Sie ihm sagen, um Ihnen zu gefallen. Er ist ja auch in die Ecke gegangen. Er weiß ja jetzt, dass Sie ihn sehen. Wie fühlen Sie sich denn nun, mit dem Kraken in der Ecke?«

»Ich bekomme wieder besser Luft, kann durchatmen. Das Herzklopfen ist weg.«

Schließlich ließ Herr Pfeifer mich wissen: »Ihr Krake ist hier willkommen, auch mit seinen schwierigen und unschönen Anteilen.«

»Hast du das gehört?«, rief ich dem Kraken in der Ecke laut zu, und meine Therapeuten lachten.

Die anderen Kerngruppenmitglieder lachten nicht. Sie waren offenbar mit ihren eigenen Gedanken und Gefühlen beschäftigt. Sarah hing halb schlafend in ihrem Stuhl, Nadja schien die Beleuchtungskörper an der Decke zu zählen, Henning rieb sich nachdenklich das Kinn, Patricia hatte Tränen in den Augen.

»So, das war wie eine gesteuerte Dissoziation. Wir haben uns von den anderen Gruppenmitgliedern isoliert. Deshalb ist es nun wieder an der Zeit, Verbindung mit der Gruppe aufzunehmen. Jetzt können Rückmeldungen an Frau Weber erfolgen.«

Die Rückmeldungen beruhigten mich, denn offenbar war ich mit meinen Fantasiewesen nicht alleine. »Ich musste weinen, weil ich heute Nacht auch solch einem Monster begegnet bin, also in meinem Traum natürlich«, gestand Patricia. Auch Kira zeigte Verständnis: »Ich kann dich gut verstehen, Renate! Ich habe auch Schattenanteile, die ich ablehne und nicht mag.« Sarah sagte: »Ich habe mir vorgestellt, wie der Krake da in der Ecke sitzt, und ich habe gedacht: Ich möchte nicht so ein glibberiges Ding im Bauch haben. Du tust mir leid, weil du dich gegen den Kraken und gegen unsere Geschichten nicht richtig abgrenzen kannst. Deswegen schläfst du auch so viel, weil dir der Selbstschutz fehlt. Du bist total von deiner Außen- und Innenwelt abhängig.« Ich erschrak etwas über Sarahs Fremddiagnose. Nicht weil ich mich ärgerte, sondern weil sie genau das traf, was ich immer gefühlt hatte: Nämlich, dass ich mich oft vor Menschen und ihren Aussprüchen zurückzog, weil ich mich buchstäblich nicht anders von ihnen und ihrem verletzenden Verhalten distanzieren konnte. Es war als wäre ich im Kontakt mit ihnen nur Spiegel und Tonband, was wiederum mein gutes »Tonbandgedächtnis« erklärte.

Henning meinte: »Ich habe auch so einen Kraken in mir. Er gibt mir das Gefühl von Erniedrigung, besonders dann, wenn er so höhnisch lacht. Ich wünschte, ich könnte meine Gefühle so klar ausdrücken wie du, und dass ich auch so eindeutige Bilder hätte, wie du sie von dem Kraken hast.«

Am Ende dieser Kerngruppenstunde sagte Herr Pfeifer zu mir: »Bringen Sie das Bild gleich mit zum Einzelgespräch.«

»Oje«, stöhnte ich innerlich entsetzt auf. Ich war froh, dass ich erstmal Mittagspause hatte.

»Sag mal, wieso hat Frau Aster dich denn bei dem Gespräch über Beziehungen in der Klinik so mahnend angeguckt?«, fragte Kira.

»Ach, du kennst sie doch. Sie guckt immer so streng«, sagte ich beschwichtigend. Ich wusste selbst nicht, warum ich Kira nichts von dem Date erzählen wollte. Vielleicht wollte ich mir dadurch eine Niederlage ersparen, falls es gar kein Date werden würde.

»Aber warum denn diese allgemeine Moralpredigt?«

»Ach, das müssen die wohl immer mal sagen, um sich abzusichern. Das gehört wohl zur Klinikordnung.«

»Na ja, vielleicht. Aber etwas sonderbar fand ich es schon.«

»Magst du auch noch etwas von dem Dessert?«

»Ja, klar.«

»Dann bring' ich dir auch eine Portion mit«, lenkte ich vom Thema ab und ging zum Tresen.

Nach dem Essen ging ich zu meinem Date, wie wir es verabredet hatten. Er war etwa zehn Jahre älter als ich, und er erzählte mir, dass er genug davon hatte, als Sonderschullehrer an so viele Schulen abgeordert zu werden, weil dieser Umstand ihn daran hinderte, ein Vertrauensverhältnis zu seinen Schülern aufzubauen. Fragend blickte er mich in den Gesprächspausen an. Und obwohl wir anschließend viel miteinander lachten und scherzten, spürte ich, dass etwas Ungeklärtes in der Luft lag, an dem wir beide nicht rütteln wollten.

Auf dem Weg zum Einzelgespräch mit dem Kunsttherapeuten war ich dann doch etwas nervös.

»Wie können wir nun Ihr Bild besprechen, ohne dass es für Sie zu einer Überforderung wird?«, fragte er mich.

»Wir knicken es, und dann bearbeiten wir nur den Teil, auf dem die Nati zu sehen ist«, sagte ich. Da ich ja nun bereits einige Übung darin besaß, zu meinen inneren Anteilen – sprich der Krake – zu sprechen, wollte ich es nun gleichermaßen mit Nati versuchen.

»Wie alt fühlen Sie sich jetzt?«

»Mitte dreißig.«

»Und wie alt ist die Nati auf dem Bild?«

»Zehn Jahre.«

»Ich weiß noch nicht genau, was der Krake darstellt.«

»Ich möchte Ihnen sagen, dass Sie während der Kerngruppensitzung kurzzeitig der Krake waren.«

»Ja, das habe ich gespürt«, sagte er, und es schien mir so, als wäre er davon unangenehm berührt. »Vielleicht braucht der Krake ja ein Bild, in dem er so sein kann, wie er ist. Sie haben ihn in Tarnfarben gemalt, er soll also eigentlich nicht gesehen werden. Aber er hat Ihnen eine wichtige Botschaft mitzuteilen. Vielleicht können Sie ihn ja in eine Umgebung setzen, in der er nicht hinter einem Gitter oder in einer imaginären Kläranlage sein muss. Wie fühlt sich das für Sie an?«

»Anstrengend! In meinem Kopf wird mir signalisiert, dass es richtig sein muss. Ich schaue mir gerade die kleine Nati an, sie hat die Augen geschlossen. Sie tut so, als ob der Krake nicht über ihre Körpergrenzen geht, damit sie nichts machen muss. Dabei ist sie nur körperlich anwesend, weil sie seelisch nicht in dieser schlimmen Situation sein will.«

»Ja, das war damals Ihr Schutzmechanismus, denn die Grenzen ansprechen, das kam damals für Sie nicht in Frage. Dieser Mechanismus hat Sie während des sexuellen Missbrauchs geschützt und Sie überleben lassen. Wir Menschen sind nämlich nicht dumm, wir denken auch nicht nur einspurig. Wenn unsere Grenzen verletzt werden, suchen wir uns Stabilisierungsmechanismen – wie das Jonglieren. Viele Menschen, die in der Fußgängerzone jonglieren, haben ein schlimmes Schicksal. Das Jonglieren hilft ihnen, sich auf das Hier und Jetzt zu konzentrieren. Täten sie das nicht, würden ihnen alle Bälle herunterfallen. Wenn ich auf Ihr Bild gucke, dann weiß ich nicht, was ich machen soll«, sagte der Kunsttherapeut und zuckte mit der Schulter.

»Muss man denn überhaupt etwas machen?«, fragte ich. »Da gibt es doch dieses Sprichwort von der Zeit und den Wunden ... Dann wäre doch auch das Trauma irgendwann abgeheilt, und es gäbe den Kraken nicht mehr.«

»Nein, bei solch einem Trauma heilt die Zeit eben nicht alle Wunden. Sie liegen in gewisser Weise außerhalb der normalen Lebenszeit. Durch ähnliche Geräusche, Gerüche und Gegenstände werden die Traumata immer wieder angestoßen. Sie verschaffen sich auch nach Jahrzehnten noch Zugang zur Alltagswelt. Ein unbehandeltes Trauma überdauert alle Zeiten und schränkt die Menschen durch ihr Vermeidungsverhalten in ihrem Alltag ein, ohne dass ihnen dies bewusst ist. Es muss daher immer wieder durch ein dosiertes Hinschauen therapiert werden. Sie können es nicht ausradieren. Es gehört zu Ihrer Vita dazu und wird immer da sein. Vielleicht hat es nach der Therapie nicht mehr diese große Bedeutung für Sie, die es jetzt noch hat. Sie werden dann von dem Trauma nicht mehr derartig in einen Sog gezogen, der Sie in die Depression treibt. Ich kann Ihnen jedoch im Moment nicht helfen, weil ich nicht weiß, wo ich bei Ihrem Kraken-Albtraum ansetzen soll.«

»Ich habe Angst, dass meine Periode wieder einfach aussetzen könnte und ich mich damit selbst wieder auf ein Kind reduziere. Das ist ein allzu bekanntes Muster, aber ich mag es nicht, ich will nicht so weiterleben. Mir kommt es so vor, als hätte der Krake die Periode einfach mitgenommen, seitdem ich hier bin.«

»Ein Thema wäre zum Beispiel eine neue Art des Umgangs mit Ihrer Weiblichkeit. Ich hab' da gerade einen Impuls – wie wäre es, wenn Sie erstmal der kleinen Nati eine schöne Umgebung schaffen würden, wo sie sich sicher fühlen kann vor den Krakenarmen.«

»Ja, ich hätte es gerne, dass die Krakenarme sich von meinem Hals entfernen. Und wenn schon der Krake nicht ganz verschwinden kann, weil er ein Teil von mir ist, dann würde ich doch wenigstens diesen Teil besser steuern können, damit ich nicht dauernd diesen Kloß im Hals spüre und diese Ohnmachtsgefühle, besonders bei Grenzüberschreitungen.«

»Und wie fühlen Sie sich mit diesem neuen Arbeitsschritt?«

»Ich fühle mich in diesem Augenblick erleichtert. Können Sie das Bild bitte in Ihrem Giftschrank wegschließen? Ich möchte es nicht mehr in der Kerngruppe besprechen. Und eigentlich – Sie sind ein Mann ...«, ich zögerte, war etwas verwirrt, » ... aber ich habe Ihnen das trotzdem erzählt. Eigentlich habe ich gedacht, dass ich nur mit einer Frau darüber sprechen kann. Aber ich vertraue Ihnen«, fügte ich hinzu, dem ungläubigen Blick des Therapeuten wich ich allerdings aus, denn das Gespräch war ja nun abgeschlossen. Und wie so oft machte ich mich auf in den Malraum, um herauszufinden, ob es tatsächlich etwas in mir verändern würde, wenn ich das Nati-Unterwasserbild malte. Als ich schließlich das Bild fertig gemalt hatte, fühlte ich neben der Erschöpfung die Zufriedenheit, dass nun unabänderlich »etwas Positives« neben dem Krakenalbtraumbild stand.

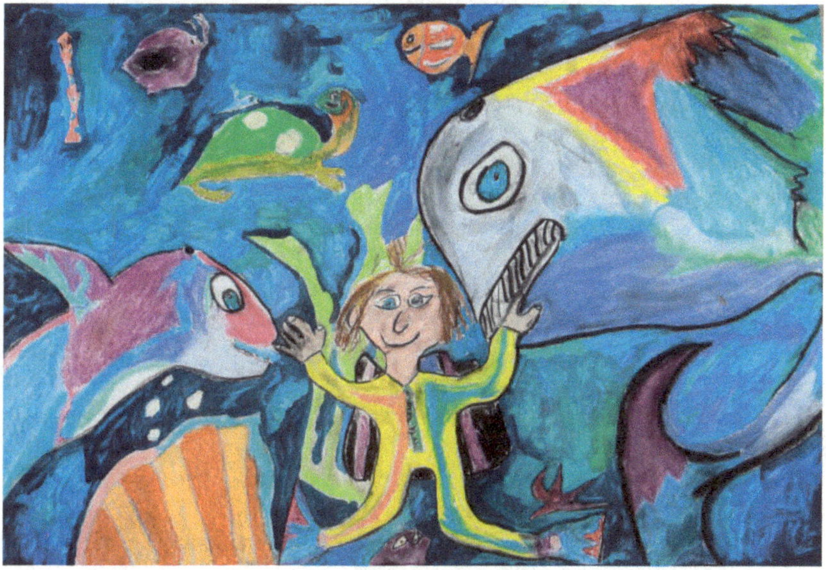

Unterwasserwelt für Nati

Abends konnte ich nicht einschlafen. Es war fast Mitternacht, als ich beschloss, in die Wäschekammer zu gehen und eine Maschine anzuwerfen. Ich wollte gerade in den dunklen Raum abbiegen, als mir zwei Gestalten entgegenkamen. Sie waren in schwarze Kutten gekleidet und wirkten wie Darsteller aus einem Gruselfilm. Vor Schreck stieß ich einen spitzen Schrei aus, der sie zusammenzucken ließ. Und dann erkannte ich sie. Es waren Henning und der Mann, mit dem ich mich nach dem Mittagessen verabredet hatte. Mit klopfenden Herzen sauste ich die Treppe zu meinem Zimmer hoch, schloss die Tür hinter mir ab und warf mich aufs Bett. Waren beide in einer Art Geheimbund? Satanisten waren sie wohl nicht, dann hätten sie ja umgedrehte Kreuze um den Hals getragen. Sie hatten braune Taschen dabei. Ich meinte, Papier und ein rotes Buch darin gesehen zu haben, obwohl die Begegnung nur ein paar Sekunden gedauert hatte. Ich versuchte mich zu beruhigen, indem ich in meiner Fantasie Kraken über Seemuscheln springen ließ, und bei dem hundertsten Kraken döste ich langsam ein.

Noch ein Stück Butter?

Am Frühstückstisch war ich nicht sehr gesprächig, aber aufgrund des nächtlichen Geschehens blickte ich Henning fragend an.

»Ja, sorry, dass wir dich gestern so erschreckt haben. Aber wir haben beide die Prüfung zum Zen-Mönch abgelegt und eine Abschiedszeremonie gefeiert.« Ich sah im Geiste einen Tempel in der Umgebung einer friedvollen Landschaft. Und in mir begann der Wunsch zu reifen, auch in so einer friedlichen Atmosphäre einfach nur »sein« zu dürfen. Unauffällig schaute ich zu dem Tisch, an dem der andere Kuttenträger saß. Unsere Blicke trafen sich kurz, dann schaute er weg. Aus den Augenwinkeln sah ich noch, wie er sich den Rucksack aufsetzte und Henning noch einmal zunickte. Dann verschwand er.

»Renate, willst du noch ein Stück Butter?« Ich sah auf die Uhr, es war 6.45 Uhr. Ich hatte demzufolge herausgefunden, dass ich, wenn ich eine halbe Stunde später zum Frühstück kam, Nadjas penetranten Fragen ausweichen konnte. Kam sie mir vom Frühstückstisch entgegen, wusste ich, dass es genau acht Uhr war, keine Sekunde später.

»Patricia, möchtest du vielleicht noch ein Stück Butter?«, fragte Nadja.

Inzwischen hatten wir bereits sieben Wochen miteinander in der Klinik verbracht. Obwohl Nadja erst später in die Gruppe gekommen war, schienen bei einigen von uns die Nerven mittlerweile blank zu liegen. Patricia schüttelte nur noch resigniert den Kopf, wenn Nadja ihr Tag für Tag Butter anbot.

»Wirklich nicht?«, insistierte Nadja, bei der offenbar tatsächlich nicht viel abgespeichert wurde.

Patricias Mundwinkel verkrampften sich. Ich bewunderte sie insgeheim, weil sie es schaffte, bei jeder Mahlzeit neben Nadja so ruhig zu bleiben.

»Das ist aber eine schöne Kerze. Gehört die dir?«, fragte Nadja arglos und nahm die gelbe, mit Wachsblumen verzierte Kerze in die Hand.

»Das ist meine Kerze. Nur ich darf sie morgens anzünden. Das ist mein In-den-Tag-komm-Ritual. Stell' sie sofort wieder hin!«, gab Patricia ihr Bescheid.

Nadja tat es – mit gleichgültiger Miene. Sie hatte anscheinend immer noch nicht begriffen, dass sie mit ihrer übergriffigen Art, sich in die Gemeinschaft einzubringen, bei uns nicht ankam, und ich atmete erleichtert auf. Auch uns war es nämlich strikt verboten, Patricias Heiligtum anzufassen – oder gar anzuzünden.

Meine Vermeidungsstrategie, einfach später zum Essen zu kommen. eignete sich jedoch leider nicht für das Abendessen. Wurden Brötchen, Quark, Marmelade und die leckere Tofupaste während des Frühstücks immer nachgeliefert, räumte das Küchenpersonal abends nach genau dreißig Minuten alles ab. Auch heute aß ich mein Abendessen auf und verhielt mich still. Für eine sinnlose Auseinandersetzung mit Nadja hatte ich keine Kraft, und ich wollte auch keine Energie in etwas investieren, was ohnehin unergiebig war.

Pünktlich um 19.00 Uhr stand Nadja auf, doch statt ihren Teller wegzubringen, ging sie um den Tisch herum zu Henning. Der war gerade in ein Gespräch mit Patricia vertieft, sodass er sie nicht gleich bemerkte.

»Nein!«, schrie er aber dann auf, »ich mag das nicht, wenn du meinen Kopf begrapschst! Ich bin jetzt wirklich sauer – das habe ich dir doch schon so oft gesagt.«

»Darf ich das wirklich nicht?«, fragte Nadja erstaunt.

»Nein! Ich halte das nicht mehr aus!«, rief Henning aus, schleuderte die Serviette auf den Teller und lief davon.

»Er hat nicht mal seinen Teller weggeräumt«, sagte Nadja. Sie schien nun doch etwas verstört zu sein. Ich konnte Henning gut verstehen. Es war einfach nervig, immer wieder von Nadja bedrängt zu werden.

»Denkt ihr, was ich denke?«, fragte ich die anderen Kerngruppenmitglieder am Tisch, und dabei sah ich Patricia durchdringend an.

»Was denkst du denn?«, fragte Patricia.

»Na, ist doch klar. Nadja ist eine Undercoveragentin, die ist von der Krankenkasse eingeschleust worden –«

»Warum sollte die Krankenkasse denn hier jemanden einschleusen?«

»Um zu prüfen, ob die Therapie Erfolg hat.«

»Wieso das?«

»Damit man die Dauer aufgrund von Insiderstudien eventuell kürzen kann. Seht es doch mal so: Nadja ist die perfekte Abgrenzungstesterin. Wer sich gegen sie abgrenzen kann, der hat alle Therapieinhalte umgesetzt.«

»Das macht Sinn«, gab Patricia zu.

Und zum ersten Mal während unseres gemeinsamen Aufenthalts in der Klinik waren wir uns einig.

Anschließend wollte ich die Anspannung, die am Tisch unsere Gemüter beschäftigt hatte, mit ein paar Schwimmrunden kompensieren. Ich ging also in den ersten Stock, um mich in dem kleinen Schwimmbecken zu entspannen. Meine Schwimmsachen hatte ich, wie immer vorbereitet für seelische Notfälle, bei mir.

Erleichtert stellte ich fest, dass ich im Damenumkleidebereich alleine war. Doch das stimmte nicht ganz. Denn plötzlich sah ich den grünbraunen Kraken vor mir. Wie in einer ›spiritistischen‹ Kerngruppenstunde saß er in einer Ecke und blickte mich vorwurfsvoll an.

»Was machst du hier? Raus mit dir!«, herrschte meine innere Stimme das unsichtbare Tier an.

»Du kümmerst dich ja sonst nicht um mich! Ich möchte nicht in dieser stinkigen Kläranlage sein. Ich will mit dir schwimmen.«

»Okay, ich denke, du bist männlichen Geschlechts. Also verschwinde jetzt sofort aus der Damenumkleide.«

»Woher willst du das denn wissen?«, fragte der Krake hinterhältig grinsend.

»Weil ich es spüre. Ich habe auch einen Namen für dich, damit du dich nicht mehr so großmachen kannst.«

»Und wie heiße ich?«

»Du heißt Kai! Und jetzt raus hier!«

Beleidigt glitt der Krake davon.

Ich zog meine Badesachen an und sprang in das kleine Warmwasserbecken. Der Ärger über den aufreibenden Tag veranlasste mich dazu, mehrmals ins Wasser zu schlagen. Und unter Wasser schrie ich mir meine Wut aus dem Leib. Es war jedoch anstrengend, und so legte ich eine Verschnaufpause am Beckenrand ein. Da sah ich, wie ein braungrüner Noppenarm sich auf dem Überlaufgitter räkelte.

»Ist ja gut, ich hab's ja verstanden, du willst auch ins Becken. Bleib' aber auf einer Seite, damit wir beim Schwimmen nicht zusammenstoßen.«

»Claro que sí«, antwortete mir der Polyp auf Spanisch. Ich fand das merkwürdig, hakte aber nicht nach, denn ich wollte ja noch einige Runden schwimmen. Beim Anziehen fiel mir wieder ein, dass der Kraken tatsächlich Ruhe gegeben hatte, als ich ihn im Schwimmbad mitschwimmen ließ. Er tat mir nun fast ein wenig leid und so lief ich in den Malraum, um ihn zusammen mit Nati spielen zu lassen. Dazu malte ich beide im Meer, vergaß aber nicht, den Sog des Traumastrudels zu malen, gegen den sich der überdimensional große Krake prima halten konnte. Er hatte nun eine fröhliche Nati, die auf seiner Schulter saß und eine traurige Nati, die in einer anderen Ecke weinte, als Spielgefährtinnen. In den Kraken hatte ich auch andere Anteile gemalt: Mein oft verknotetes Herz, den inneren Antreiber mit Peitsche, den Hunnenkönig, der mich umbringen wollte, und Freddy, den Clown.

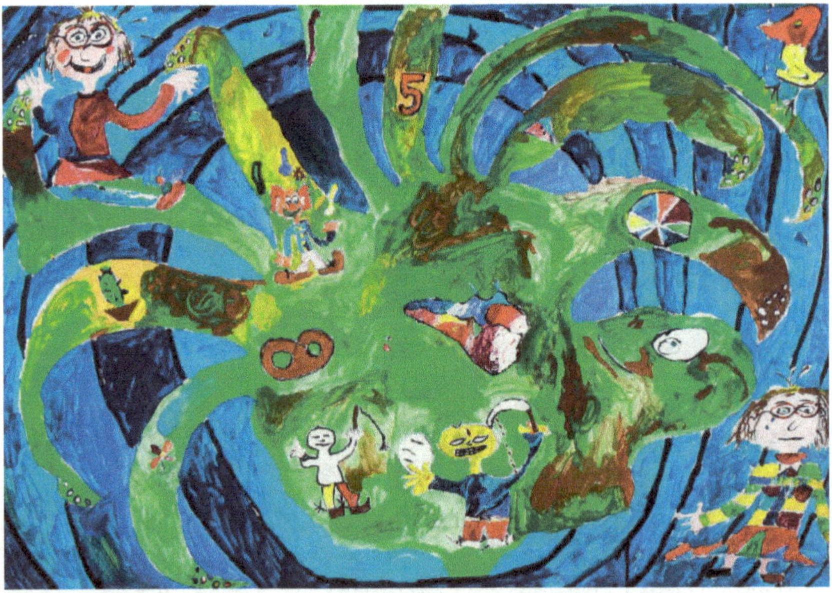

Natis spielen mit dem Kraken vor dem Traumastrudel

Am nächsten Morgen hatte ich keine Möglichkeit, Nadja am Frühstücksbuffet zu entkommen, denn ich musste rechtzeitig zur Krankengymnastik.

»Möchtest du noch etwas Butter, Patricia? Ich hab' noch eine halbe übrig«, fragte Nadja. Es war also 7.25 Uhr.

Ich hatte die Faxen satt! »Patricia, ich habe auch noch etwas Butter. Möchtest du die vielleicht haben?«

»Re-na-te! Du hast doch keine Butter«, wies Patricia mich zurecht.

»Ich hätte aber gerne«, erwiderte ich mit diabolischem Blick.

»Dann kannst du ja meine haben!«, rief Nadja, offensichtlich erfreut darüber, dass sie endlich ihr Reststück Butter loswerden konnte.

»Aber das war doch nur Spaß, Nadja«, versuchte Patricia ihr zu verdeutlichen.

»Spaß, warum? Patricia, warum war das ein Spaß?«

Ich bemerkte, dass bei Patricia die Schnappatmung einsetzte. Aber was sollte ich tun? Um nicht völlig durchzudrehen, leistete ich mir eben auch genau diesen »Klops«. Dann spürte ich bei all diesen anderen Einflüssen wenigstens noch, dass ich noch ich war. »Ich muss jetzt zur Krankengymnastik! Schönen Tag noch«, rief ich grinsend und verließ die Tischrunde.

Diesem Konzept folgend fragte ich Kira auf dem Weg zur orthopädischen Klinik auch gleich, ob sie für die Therapiesitzung ihren dicken Rautenpulli anziehen würde.

Da wir bereits stattliche 20 Grad hatten, war Kira von dem Vorschlag wenig begeistert. Doch als ich ihr in Aussicht stellte, dass Nadja aufgrund ihres Zahlenticks die Rauten auf ihrem Pulli zählen würde und somit beschäftigt wäre, gab Kira grinsend nach.

Als ich nach der Gymnastik in unseren Kerngruppenraum zurückkehrte, sah ich, wie Patricia ihre Mitte zurechtrückte: Auf einem schwarzen Tuch hatte sie Fotos von ihrer Familie sowie ihren Krafttieren ausgelegt und einige Teelichter dazugestellt. Sie wollte gerade nach dem Feuerzeug greifen, als Nadja nach einem Foto griff, auf dem die Familie von Patricia abgebildet war. »Leg' es bitte wieder hin, Nadja!«, sagte Patricia. Es war ihr anzumerken, dass sie sich nur mühsam beherrschen konnte. Nadja legte das Foto hin, griff aber nach einem anderen Bild. Patricia war nun außer sich vor Wut. Sie griff nach der Spielzeugbataka und schlug damit auf Nadja ein. In diesem Moment betraten Herr Pfeifer und Frau Aster den Raum und waren entsetzt. »Das gibt eine rote Karte«, fuhr Frau Aster Patricia an. »Gewalt ist in der Klinik nicht erlaubt – unter keinen Umständen. Sollten Sie noch einmal gegen diese Regel verstoßen, werde ich Sie nicht mehr behandeln.« Nach der Ursache des Wutausbruchs fragte sie nicht.

Ich sah Patricia nachdenklich an, denn ich hätte gerne gewusst, ob sie sich nun etwas freier fühlte. Im Gegensatz zu Patricia konnte ich, nachdem ich mir mit dem erfundenen Stück Butter und dem Rautenpullitrick ein wenig Luft gemacht hatte, meine Aversion noch kontrollieren. Und eigentlich, so fand ich, hätte Nadja auch eine rote Karte dafür bekommen sollen, dass sie hartnäckig und ständig unsere Grenzen missachtete. Aber die Therapeuten hatten ja nur Patricias Reaktion mitbekommen.

Während Frau Aster Patricia mit ihrer Standpauke zu gewaltfreier Kommunikation und gewaltlosen Umgangsformen traktierte, rechnete ich aus, wie viele Stückchen Butter Nadja uns in den Wochen, die sie mittlerweile an unserem Tisch saß, angeboten hatte. Als mir die Situationskomik meines Rechnens während der Therapiezeit bewusst wurde, konnte ich mein Lachen nicht länger unterdrücken.

»Frau Weber, warum lachen Sie denn so? Das ist doch nicht komisch!«, sprach Frau Aster mich an.

»Ich weiß! Ich möchte nur gerne wissen, wie Patricia sich nach dem Schlag gefühlt hat.« Denn das war doch die Kernfrage, damit füllten die Therapeuten ja Tag für Tag ihre Therapiesitzungen aus. Die Therapeutin warf der Gescholtenen einen strengen Blick zu. »Wütend, und ich hatte gleich danach Schuldgefühle«, murmelte diese schließlich.

»Schade«, dachte ich, aber ich hatte Verständnis dafür, dass Patricias zerknirschte »Einsicht« ja irgendwie durch Frau Aster erzwungen worden war. Und gleichzeitig konnte ich nachvollziehen, dass, nachdem die Wut auf Nadja verraucht war, die Schuldgefühle einsetzten.

Nadja schien von alldem gänzlich unberührt. Auf die Frage des Therapeuten, wie sie sich denn jetzt fühle, reagierte sie mit einem Schulterzucken. »Weiß nicht.«

Neben mir schwitzte Kira in ihrem dicken Wollpullover mit dem Rautenmuster, der an diesem ungewöhnlich heißen Apriltag einfach zu warm war. Enttäuscht nahmen wir zur Kenntnis, dass Nadja ihm nicht die geringste Beachtung schenkte.

»Auf einer Skala von eins bis zehn, wo würden Sie sich gefühlsmäßig einordnen, wenn zehn die beste Benotung darstellt«, schob Herr Pfeifer hinterher.

»Fünf«, antwortete Nadja, als hätte sie mit alledem nichts zu tun.

»Und warum?«

»Weiß ich nicht«, wiederholte Nadja, als wäre ihr die Frage lästig. Scheinbar gelangweilt kaute sie auf ihrem Kaugummi herum.

Das schien auch Herrn Pfeifer aufzuregen. »Ich habe Ihnen schon mehrmals gesagt, dass das Kaugummikauen in einer Kerngruppensitzung nicht erlaubt ist. Sie sollen hier über Ihre inneren Spannungen sprechen und sich nicht auf das Kaugummikauen konzentrieren!«

Als auch das keine sichtbare Reaktion hervorrief, wandte er sich an seine Kollegin: »Wir haben also keinen Auftrag von der Patientin.« Nadja, die Gemeinte, schenkte seinen Worten keine Beachtung, dafür starrte sie jetzt fasziniert auf seinen Pullover, der die Abbildung eines Testbildes zeigte. Anscheinend zählte sie die bunten Quadrate. Herr Pfeifer bekam nicht mit, dass Nadja ihren Hals vergeblich reckte, um zu sehen, wie das Muster von seinem Pulli seitwärts und auf dem Rücken weiterging. Kira und ich bogen uns innerlich vor Lachen. Nach der halben Stunde Mittagessen in Stille, in der wir immer noch leise in uns hineinkicherten, machte Kira plötzlich ein ernstes Gesicht. »Du musst bestimmt noch einige Wochen in der Klinik bleiben. Ich kann dir nur raten, den Vertrag zu unterschreiben, damit du noch einen externen Therapeuten bekommst.«

Ich verstand nicht.

»In der Gruppentherapie gehen die eigenen Belange oft unter«, erklärte sie. »Außerdem ist es besser, wenn auch jemand von außen auf deine Probleme schaut. Besonders, wenn es innerhalb der Kerngruppe schwierig wird.«

»Ich dachte, dafür haben wir unsere beiden Bezugstherapeuten.«

»Mit denen kann es ja auch mal Knatsch geben. Bei mir war das so, als ich nicht mit Sarah an einem Tisch sitzen wollte.«

Ich erinnerte mich an die für Kira unangenehme Situation: Sarah litt unter einer Essstörung. Sie musste bei manchen Mahlzeiten am Ess-Strukturtisch sitzen, der extra für diese Patienten eingerichtet war. Sie kam aber gerne an unseren Tisch, und Kira hatte Angst davor, da sie dadurch an ihre eigene einstige Essstörung und an den Tod ihrer magersüchtigen

Freundin erinnert wurde. Als sie das damals zum Thema in der Kerngruppe machte, missbilligten beide Therapeuten Kiras Reaktion. Von da an fühlte sie sich nicht mehr genug von ihnen wertgeschätzt. Sie war deshalb froh, dass man ihr genehmigt hatte, einen zusätzlichen externen Therapeuten hinzuzuziehen.

Externe Feentherapie

Kiras Ratschlag hatte mich dazu gebracht, den Zusatzvertrag der Klinik zu unterschreiben und damit eine externe Therapeutin zugewiesen zu bekommen. Die externen Therapeuten hatten oft früher selbst in der Klinik Kerngruppen geleitet und sich dann selbstständig gemacht. Sie kamen nun für einzelne Tage in die Klink, um die Patienten mit Zusatzvertrag zu betreuen. Meine externe Therapeutin war eine zierliche Frau, die mich nun aus großen, blauen Augen durchdringend, aber freundlich ansah. Frau Schmidt hatte schulterlange, dunkelblonde Haare, und ihre Augenbrauen waren bei allem, was sie sagte, in Bewegung. Als erstes fragte ich sie nach der Therapieform, nach der sie mich behandeln würde. Ihre Antwort war ausführlich:

»Bei der Therapieform, die ich betreibe, greife ich stärker ein, wenn ich es für sinnvoll halte. Die Therapeuten in der Klinik verhalten sich, was das betrifft, eher abwartend. Das heißt, sie geben keine direkten Ratschläge und nehmen nur die Impulse auf, die von den Patienten selbst kommen. Bei der integrativen Therapie, die ich anbiete, bringe ich mich richtungsweisender und aktiver ein. In beiden Therapieausrichtungen soll jedoch der Patientenwiderstand nicht gebrochen werden, da der als Schutzmechanismus angesehen wird, der ja einmal durchaus seinen Sinn hatte. Die integrative Therapie ist nach der Ferenczi-Methode entwickelt worden. Ferenczi war ein Psychotherapeut, der bei seiner Arbeit die Gedanken französischer Philosophen einbezogen hat, zum Beispiel die von Merleau-Ponty. Bei dieser Methode der Psychotherapie soll herausgefunden werden, welche Strukturen den Symptomen des Patienten zugrunde liegen. Diese sollen dann zu besseren Strukturen modifiziert werden. Dabei spielt die Resonanz eine große Rolle. Wenn ich Sie frage, ob Sie ein Thema stark berührt oder triggert, dann bin ich auf Ihre Antwort angewiesen, weil ich ja nicht in Sie hineingucken kann. Aber nun zu Ihnen: Was wünschen Sie sich von mir als Therapeutin?«

»Ich möchte gerne mit Ihnen an meiner Autobiografie arbeiten. Einige Ansätze darin haben mich, nachdem ich sie geschrieben habe, aus der Bahn geworfen. Ich würde sie gerne gemeinsam mit Ihnen durchgehen.«

»In Ordnung! Vorausgesetzt, Sie bleiben dabei stabil. Sie können mir aus Ihrer Autobiografie vorlesen, aber nur einige Minuten. Dann werden wir gemeinsam Selbststeuerungstechniken üben, damit Sie nicht wieder in einen Traumastrudel geraten. Sobald ich merke, dass Sie beim Vorlesen an Stabilität verlieren, werde ich Sie unterbrechen.«

Ich war euphorisch, denn ich hatte noch Frau Asters enttäuschende Einschätzung im Ohr: »Frau Weber, es hat einfach nicht geklappt, Sie konnten sich durch das Aufschreiben Ihrer Lebensgeschichte nicht von den belastenden Erinnerungen befreien. Im Gegenteil, Sie haben alle psychischen Päckchen alleine aufgemacht und sich damit retraumatisiert.«

»Und wie geht es Ihnen hier insgesamt in der Klinik?«

Ich berichtete der Therapeutin von meinem Kraken-Albtraum, den Nadja in mir ausgelöst hatte.

»... Und zuletzt habe ich Kai, also den Kraken, in meiner Fantasie in der Damenumkleide und dann im Überlaufgitter des Schwimmbades gesehen.«

Es entstand eine bedeutungsschwere Gesprächspause, bei der ich mich unbehaglich fühlte. Ich blickte immer wieder zur Tür. Im Geiste sah ich nämlich zwei Rettungssanitäter in Polizeibegleitung, die mich in eine Zwangsjacke stecken wollten. Denn es gab solche Vorfälle ja tatsächlich. Es war einmal vorgekommen, dass die Sanitäter gemeinsam mit Polizisten in den Speisesaal gestürmt waren, einen Patienten in die Zwangsjacke steckten und ihn in die psychiatrische Klinik abtransportiert hatten. »Leider können wir hier nicht alle Patienten heilen«, war die lakonische Erklärung der Ärzte gewesen.

Hatte mich Frau Schmidt etwa nun auch der Kategorie ›untherapierbar‹ zugeordnet? Endlich unterbrach sie meine peinigenden Gedanken: »Wenn Sie einem Psychiater von Ihrem Kraken erzählen würden, dann würde der Ihnen höchstwahrscheinlich einen Fragebogen geben, um herauszufinden, ob Sie unter einer Psychose leiden. Da ich aber Ihre Akte gelesen habe, glaube ich das nicht. Hier stellt sich nämlich die Frage, welcher innere Anteil von Ihnen dieses Fantasiewesen sieht.«

»Wie meinen Sie das?«

»Ich denke, dass Sie in Ihrer Kindheit so sehr unter dem sexuellen Missbrauch und der fehlenden emotionalen Unterstützung leiden mussten, dass Sie sich eine Parallelwelt geschaffen haben. Kinder können so etwas, sie tun es täglich beim Spielen. Bei Ihnen hat sich aber diese Gabe, die aus der Not entstanden ist, erhalten. Als Erwachsene sehen Sie den Kraken, aber nur mit Ihren inneren kindlichen Anteilen.«

»Und warum tue ich das?«

»Diese Phänomene sind eine Ressource. Die Wesen, die Sie sehen, sind möglicherweise von Ihnen abgespaltene Gefühle und Persönlichkeitsanteile – die sogenannten Schattenanteile.«

»Das haben die Bezugstherapeuten mir auch gesagt.«

»Na dann!«, lächelte Frau Schmidt, und dabei zog sie mitfühlend die Augenbrauen hoch.

»Ich habe nur Angst, dass diese Figuren immer mehr werden. Dann komme ich am Ende aus der Klinik raus, habe aber mehr Monster als je zuvor.«

»Ja, das wollte ich Ihnen noch ans Herz legen, bevor Sie gehen: Sowohl beim Schreiben Ihres Buches als auch im Kontakt mit Ihren inneren Anteilen sollten Sie immer die Kontrolle über Ihre Schöpfungen behalten. Sie entscheiden, wo es langgeht, insbesondere bei dem Kraken, aber auch bei anderen möglichen ›Monstern‹. Dann können Sie diese Ressourcen der Fantasie und des Schreibens nutzen und letztendlich Heilung durch sie erfahren.«

Eine magische Welt

Aufgeregt stand ich vor der Tür des Chefarztbüros. Mit beiden Händen fest umklammert hielt ich meine Autobiografie, an der ich noch bis vor wenigen Minuten geschrieben hatte. So war auch dieser Klinikaufenthalt Teil meiner Lebensgeschichte, die ich unermüdlich auf Papier bannte. Doch dieses Buch, das ich meine Autobiografie nannte, schien mein Leben gleichermaßen aus den Fugen gebracht zu haben wie es mir auch einen Halt in dem Labyrinth von schmerzlichen Erinnerungen, Begegnungen und Gefühlen gab. Ich spürte immer mehr, dass die Vergangenheit wieder zur Gegenwart wurde, wenn ich über sie schrieb. Und damit konnte die tatsächliche Gegenwart von mir oft nicht mehr wahrgenommen werden. Ich sah auf und blickte fragend in das Gesicht von Herrn Leben, dem Klinikdirektor, der mir bedeutete, mich in sein Büro zu setzen.

»Wollen Sie mein Buch lesen?«, fragte ich den Klinikdirektor nun.

»Nein. Dazu habe ich leider keine Zeit «, antwortete er ehrlich.

»Es will aber wahrscheinlich auch niemand lesen. Denn es ist Teil dieser traurigen Geschichten, die Ihnen die Patienten im Forum erzählen, nicht wahr?« Obwohl ich selbst das Forum Woche für Woche mied, sah ich oft an den weinenden Patienten, die aus dem Raum geflüchtet waren, dass wieder einmal ein Patient sich getraut hatte, sein trauriges Schicksal zu offenbaren. Und von vielen meiner Mitpatienten wusste ich, dass sie sich zwar nicht trauten, dem Forum fernzubleiben, innerlich aber unter der erdrückenden Stimmung aus Trauer, Verzweiflung und Wut litten. Und wieso sollte es mit meiner Autobiografie anders sein als mit den Geschichten der Mutigen, die vor 120 Mitpatienten buchstäblich »auspackten«, was sie hierhergebracht hatte?

Herr Leben nickte bedächtig und sagte vorsichtig: »Die Menschen wollen nicht noch eine weitere traurige Geschichte lesen. Sie wollen selbst heilen und Hoffnung finden. Was möchten Sie sonst noch von mir wissen?«

Ich schluckte. Ich wusste, dass das Gespräch beendet wäre, wenn ich jetzt nicht gleich das ansprach, was mich am meisten beunruhigte: »Warum sehe ich den Kraken im Schwimmbad?«

»Es ist eine ungewöhnliche Ressource. Gefährlich wird es nur, wenn Sie die Ebenen vermischen. Da gibt es die Ebene der Erwachsenen, die als Lehrerin arbeitet. Aber es gibt auch den kindlichen Anteil mit der Fantasiebegabung. Diese zwei Ebenen zu vermischen, würde Ihr ganzes Leben durcheinanderbringen.«

»Schon passiert!«, bemerkte ich lakonisch. »Das Schreiben hat mich letztlich wohl auch in die Klinik gebracht«, setzte ich hinzu. Ich hatte mit Unbehagen bemerkt, dass sich nicht nur Vergangenheit und Gegenwart in meiner Wahrnehmung überlagerten, sondern auch die sogenannten inneren Anteile nun als farbenfrohe Figuren durch mein Leben sprangen. Trotz all dieser innerlichen Gefahren wollte ich weniger denn je von meinem Buchprojekt ablassen. Und so sagte ich mit fester Stimme: »Aber ich habe das Gefühl, dass dieses Buch sehr wichtig ist und dass es meiner Vergangenheit noch einen höheren Sinn geben könnte.«

Herr Leben schwieg lange. Dann sagte er: »Um wieder völlig gesund zu werden, bräuchten Sie eine Heilungsgeschichte. Schreiben kann sehr heilsam sein, aber in Ihrem Fall muss es betreut werden.«

»Damit ich nicht alle Traumata und Verletzungen ausgrabe und sie mich mit sich ziehen?«

»Genau. Und auch die Menschen wollen nicht so traurige Details lesen. Sie wollen ein Happy End. Das ist der Stoff, aus dem Märchen gemacht sind. Märchen sind im Grunde genommen nichts anderes, als die positive Verarbeitung eines Traumas.«

»Aber wie soll ich das Märchen denn schaffen?«

»Indem Sie eine magische Welt erfinden. Nur so eine hält der Wirklichkeit und den Bedrohungen, die Sie in ihrem Leben erfahren haben, stand. Ich selbst trage so eine magische Welt in mir. Es ist mein Glaube. Und die Liebe, die ich aus diesem Glauben ziehe, ist im Forum spürbar. Und gewissermaßen beinhalten die meisten Religionen solche magischen Welten.

Denken Sie nur an die Auferstehung Jesu. Oder an die vielen Drachen, die in Asien an den Tempeln zu finden sind. Wichtig ist, dass Sie in ihrem Märchen auch böse Drachen erschaffen. Sie stehen für die Widrigkeiten im realen Leben, die es gilt, in Schach zu halten.«

»Aber die bösen Drachen können mir ja dann meine ganze magische Welt zunichtemachen.«

»Nicht, wenn sie von Ihren inneren Helfern in Schach gehalten werden. Die bösen Drachen sind auch an den Tempeln angebracht, aber sie sind nicht so gefährlich, als dass sie nicht von den anderen Geistern beeinflusst werden können.«

»In der Intensivwoche ist mir bei der Imaginationsreise eine Drachin begegnet. Ich habe sie aus Ton geformt und ihr den Namen Fulna gegeben. Soll ich Fulna in unangenehme Schulsituationen holen?«

»Nein. Die erwachsene Frau Weber kann für sich selbst sorgen. Es ist das Kind in Ihnen, das zu seiner Zeit hätte gerettet werden müssen. Schicken Sie den Drachen zurück in ihre Vergangenheit.«

Fragend sah ich den Klinikdirektor an.

»Und ich verneige mich vor dem missbrauchten Mädchen in Ihnen.«

Bei diesen Worten hätte ich fast geweint, ohne genau zu wissen, was der Klinikdirektor da gerade in mir so berührt hatte. Und so war ich erleichtert, als er sagte: »Aber Sie müssen jetzt zu Frau Aster in die Kerngruppe. Das hier gebe ich Ihnen noch mit«, sagte er und holte das Buch *Mio, mein Mio* aus dem Regal.

Ich versenkte das Buch in meiner blauen Kliniktasche und stürmte die Treppe hoch. Außer Atem ließ ich mich auf meinen Stuhl im Kerngruppenraum fallen.

»So, ich hätte jetzt gerne, dass jedes Mitglied von seiner Intensivwoche berichtet«, forderte uns Frau Aster nach dem Resonanzkreis auf.

Die anderen fingen aufgeregt an, ihre schönsten Erlebnisse zu erzählen.

»Es ist wichtig, dass Sie jetzt alle in dieser Euphorie keine Kaufverträge abschließen oder im Lotto mitmachen. Warten Sie damit bis nächste Woche, wenn sich Ihr Adrenalin-Spiegel wieder normalisiert hat. Und Frau Weber, ich hätte gerne, dass Sie auch etwas über die Intensivwoche sagen.«

»Hm, ja, also ich wollte euch mein Krafttier vorstellen. Das ist Fulna, meine Drachin.«

Die anderen schauten anerkennend auf die rotbraune Drachin, die ihre gezackte Zunge herausstreckte.

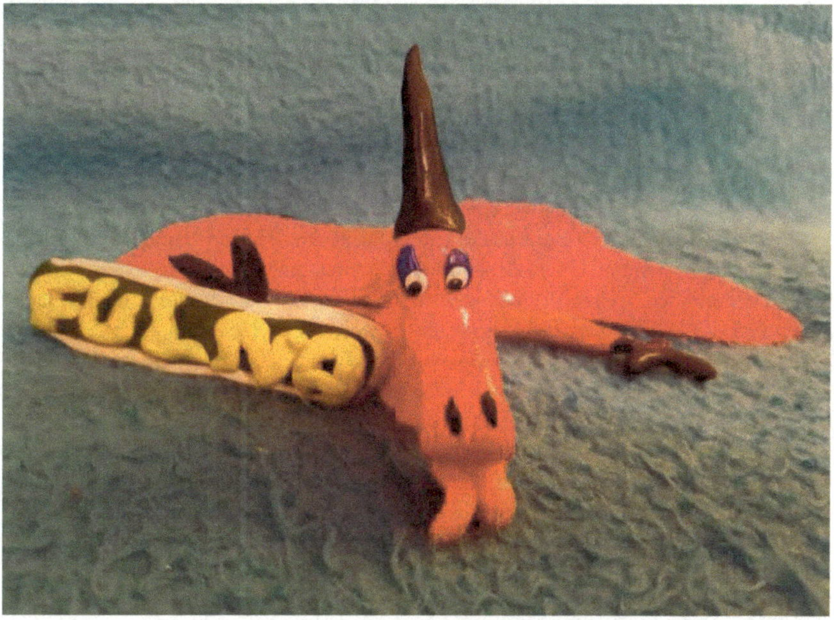

Tonfulna

»Wollen Sie den anderen vielleicht noch was über die Intensivwoche erzählen?«

In diesem Moment sah ich überall nur kleine tanzende rote Fulna-Drachen durch den Raum schwirren.

Ich schwieg, dann setzte ich mehrmals an: »Äh – nee, doch nicht. Tut mir leid, ich bin gerade ein bisschen durcheinander«, sagte ich irritiert. Vergeblich versuchte ich, die kleinen, tanzenden Drachen wegzudenken. Meine Gedanken arbeiteten schon mit der nächsten Frage: Wie sollten diese Wesen in meine Vergangenheit gelangen?

Enttäuscht sah mich Frau Aster an. Ich fand es auch ein wenig schade, dass ich mich nicht auf den Augenblick bzw. die Intensivwoche konzentrieren konnte, sondern bereits auf das nächste Projekt aufgesprungen war. Ein Projekt, von dem ich wusste, dass es Frau Aster genauso missfallen würde wie mein ursprüngliches Buch. Also schwieg ich über das, was gerade in mir tobte. Fragend sah ich nun meine Tondrachin an. »Wo sollte das nur noch hinführen?«, dachte ich ein wenig besorgt. Doch ich hatte mich bereits für diesen Weg in die Fantasiewelt entschieden. Und ich begann zu schreiben.

Heilungsmärchen: Der letzte Tanz oder wie alles begann

Es war ein wohlig warmer Tag im Frühsommer. Die Äste der jungen Birken streckten sich neugierig nach oben, sodass sie den Pinseln eines Malers glichen, denen das Wasser gleichzeitig Verhärtung nimmt und Entfaltung bringt. Unten, zwischen den lauschigen Bäumen, gab es eine Äsung, die viele Rehe der Umgebung immer wieder nutzten, um im Schutze der Dämmerung zu grasen. Mit ihren schlanken Fesseln trabten sie geschickt zwischen den Steinen und umgefallenen Baumstämmen umher. Die jüngeren unter ihnen suhlten sich auf dem weichen Boden, der zum größten Teil mit Moos und einigen nahrhaften Gräsern bedeckt war. Dabei stupsten sie sich übermütig mit ihren kleinen, glänzenden, schwarzen Schnauzen in die Seiten, sodass es manche von ihnen kitzelte. Dann lachte die Jungschar laut auf und einige traten vor Freude mit ihren kurzen Beinen in die Luft. Bis auf Anuschka, dem jüngsten Rehkitz, waren alle jungen Rehe aus demselben Verband. Wenn man jedoch genauer hinsah, dann erkannte man, dass da zwischen den jungen Rehen ein Bock heranwuchs. Sein Name war Ambiguton. Ambiguton war so sehr in die Herde seiner Schwestern integriert, dass man ihn unter den vielen Ricken nicht vermutet hätte. Auch äußerlich unterschied er sich kaum von ihnen. Denn im Gegensatz zu seinem Vater, dem Dreizehnender, hatte Ambiguton noch kein Geweih. Lediglich zwei kleine, noch mit weißem Flaum verzierte Hörnchen über seinen Ohren erinnerten daran, dass aus ihm einmal ein Alphamännchen werden würde, das seinen eigenen Sprung anführen und ihn gegen Rivalen bis aufs Blut verteidigen würde.

Seinen Vater hatte Ambiguton nie aus der Nähe gesehen. Er nahm ihn nur wie einen Schatten wahr, der zwischen den Bäumen umherstreifte. Einen Schatten, der sie zwar alle schützte, der jedoch von ihm, Ambiguton, keinerlei Notiz nahm. Zunächst dachte er, dass sein Vater so sehr mit der Erforschung neuer Gräsersorten beschäftigt war, dass er eben keine Zeit für ihn und seine Schwestern hatte. Doch je älter Ambiguton wurde, desto mehr spürte er, dass sein Vater sich bei seinen Stippvisiten lediglich um seine jüngste Tochter kümmerte. Ambiguton meinte sogar, Ablehnung und Hass aus dem dunklen Blick seines Vaters herauszulesen.

Seine Schwestern liebte der junge Bock, obwohl er sie als Jungtier lediglich mit Worten verteidigen konnte. Doch das genügte den Schwestern, denn sie waren verzaubert von Ambigutons Ideenreichtum, von seiner Schlagfertigkeit und seinen Witzen. Immer, wenn eine von ihnen hinfiel oder sich verletzte, kam der junge Bock und erzählte einen von seinen Menschenwitzen. Er tat das so lange, bis die Schwester schließlich nicht mehr vor Schmerz, sondern vor Lachen weinte. Deshalb liebten und verehrten ihn seine Schwestern. Er war ihr Idol, das sich auch traute, der Leitricke Paroli zu bieten oder sie mit seinen Streichen abzulenken, wenn die Bande den umliegenden Wald ohne ihre Aufsicht erkunden wollte.

Jeden Abend, wenn die Nacht mit ihrer erquickenden Kühle und ihrer schützenden Dunkelheit über den Wald hereinbrach, konnte die Herde immer lauter werdenden Klängen lauschen. Es waren die Klänge eines Kammes, den Schleiereule Ofelia unermüdlich blies. Mithilfe von Baltasar, dem geschwätzigen Biber, hatte sie den Kamm auf einem Skateboard festgesteckt, das irgendein Menschenkind im Wald vergessen hatte. Fridolin, der griesgrämige Feldhamster, schob das Gefährt samt seinem Euleninsassen abends durch den Wald und stöhnte dabei immer wieder laut auf. »Ist es noch weit?«, nervte er Ofelia unablässig. Fridolin und Ofelia hatten eine Vereinbarung: Da Fridolins unterirdische Gänge sonst vor Vorräten übergequollen wären, versteckte Ofelia einen Großteil der Vorräte in ihrer geräumigen Baumhöhle. Dafür musste der griesgrämige Nager abends das Musikskateboard ausfahren.

Wann immer die Rehe die ersten Klänge von dem Wunder-Skateboard hörten, sprangen sie auf, um vergnügt und wild durcheinander zu tanzen. So geschah es auch an diesem idyllischen Frühsommerabend. Ambiguton sprang lebensfroh in die Mitte der Äsung und warf den Kopf in den Nacken, um laut seine Führung anzumelden. Seine Mutter nahm davon keinerlei Notiz. Sie wandte sich von der Jungschar ab, um den Dreizehnender zu suchen, der an diesem Abend entgegen seiner Gewohnheit noch nicht aufgetaucht war. Die Jungtiere vermissten sie zunächst nicht, denn so konnten sie länger tanzen und mussten nicht so leise und vorsichtig sein. Denn es war unter den Geschwistern bekannt, dass es besser war, nicht einen der gefürchteten Wutausbrüche der Leitkuh auszulösen. Die Leitkuh war leicht aus der Ruhe zu bringen: Mal störte sie sich an einer Beschädigung des Walles um die Schlafstelle, mal reichte aber auch schon ein morscher Ast, den eines der Kitze an die Schlafstelle schleppte. Ihre Abwesenheit war also für alle zunächst eine Erleichterung. Stolz führte Ambiguton seine Schwestern zu einer Polonaise durch die Wiese an. Dicht hinter ihm reihte sich Anuschka ein. Sie war froh, so dicht hinter ihrem lustigen Bruder laufen zu können. Die anderen Schwestern hatten nichts dagegen einzuwenden, und so behielt Anuschka diesen Platz auch, als sich die Tanzformation änderte. Alle tanzten wild durcheinander und Anuschka schmiegte sich an das weiche, dunkelbraune Fell ihres Bruders. Dort fühlte sie sich sicher und geborgen.

Der Ring

Gerade als sie ihren Bruder etwas fragen wollte, drehte dieser sich zu ihr um. Auch in der Dunkelheit konnte Anuschka sehen, dass ihr Bruder sie merkwürdig anstarrte. Sein Blick war seltsam und angespannt. Wieso durchbohrte sein Blick ihren Körper? Sein Gesicht war zu einer Fratze verzerrt, die zwischendurch jedoch immer wieder zu dem lieben Rehkopf wurde, den sie schon seit ihrer Geburt kannte und dem sie so vertraute. Anuschka wurde es angst und bange. »Das kann nicht sein, das ist doch mein lieber Bruder. Ich muss mich täuschen. Vielleicht bin ich übermüdet und sehe Dinge, die nicht da sind.« Plötzlich verwandelte sich der vertraute Bruder in eine unförmige, dunkle Gestalt. Die Gestalt war unter einer schwarzen Kutte verborgen. Sie hatte ein Zepter in der einen und ein Schwert in der anderen Hand. Blitzschnell legte die Gestalt das Zepter auf Anuschkas braunen Haarschopf und murmelte leise: »Du sollst nie wieder Vertrauen empfinden, denn du bist eine eklige Zumutung! Das ist die Rache dafür, dass Papa dich so gerne mag und mich nicht.« Und während sie diesen letzten Satz zischend aussprach, ritzte die Gestalt Anuschkas Unterleib mehrmals mit ihrem Schwert und verletzte sie dabei an den noch kindlichen Brustwarzen. Dann verwandelte sich die Gestalt wieder in Anuschkas Bruder. »Und nun gib mir endlich den Ring«, forderte er barsch. »Welchen Ring denn, Ambiguton?«, fragte Anuschka, die noch immer nicht glauben konnte, was gerade passiert war. Sie fühlte keinen Schmerz, nur eine plötzliche Leere und innere Kälte. »Den Ring, den alle kleinen Schwestern ihren großen Brüdern überreichen müssen!« »Ich habe keinen

Ring«, presste Anuschka hervor, obwohl sie fühlte, dass sie diesen Ring wohl doch besaß und dass er sehr wertvoll war. Sie wusste nur nicht genau, woraus er eigentlich gemacht war. Er leuchtete unterhalb ihres Bauchnabels auf und sie schaffte es gerade noch, einen schützenden Huf davor zu halten, um den Schein ihres inneren Schatzes zu verdecken. Das kostete sie so viel Kraft, dass sie vor ihrem Bruder auf den Erdboden fiel. Und während die anderen Rehe unbekümmert weitertanzten, begriff Anuschka instinktiv, dass mit den Geschehnissen dieses Abends ihr letzter unbeschwerter Tanz zu Ende gegangen war.

Sie spürte noch, wie ihr Bruder ihr seine Hufe in den Rücken drückte und hämisch rief: »Du wirst dich ein Leben lang schlecht fühlen, denn du bist eigenartig! Und ich werde diesen Ring kriegen, denn dann weißt du, wie es ist, sich vollkommen wertlos zu fühlen.« In diesem Moment fühlte sie, wie etwas in ihr zerbrach. Sie bemerkte, wie sich eine Schwere um ihren Brustkorb legte, die sie bis dahin nicht gekannt hatte. Und dann kam es ihr so vor, als ob ihr Unterleib vor Kälte erstarrte. Das Leuchten des verborgenen Ringes wurde schwächer und Anuschka nahm wahr, wie sich eine Schicht aus Zement um diesen Schatz legte.

Sie hörte das Geräusch von Ambigutons Hufen im Geäst, denn sie kannte seinen einzigartigen Tritt. Dann hörte sie lange nichts mehr. Da ihre Mutter noch nicht zurück war, war niemandem aufgefallen, dass sie nicht rechtzeitig zur Schlafstelle gekommen war. Einige Rehkitze schliefen zwar dort, die meisten hatten sich jedoch nach stundenlangem ausgelassenem Tanz dort niedergelegt, wo sie aufgehört hatten.

Seit diesem Geschehen hielt sich Anuschka immer ein Stückchen abseits der anderen auf. Wenn ihre Mutter Ambiguton lobte und sie für ihren Rückzug tadelte, spürte Anuschka immer einen Stich im Herzen. Sie fühlte sich verraten und weinte im Verborgenen. Spielte sie mit den anderen Schwestern, gab sie vor, der fröhliche Clown zu sein, der sie immer gewesen war. Aber diese Fröhlichkeit war nicht immer echt, und so weinte Anuschka oft im Inneren, während sie die anderen Rehe unterhielt. So merkte niemand, wie aus dem lebenslustigen jungen Rehkitz ein verunsichertes Tier geworden war, das stets auf der Hut vor ihrem Bruder und ihrer Mutter war. Anuschka machte auch bei den abendlichen Kitzelrunden nicht mehr mit und fühlte Scham, wenn die anderen Rehe sie berührten.

Eines Nachmittags besuchte ein fremder junger Bock Ambiguton. Er fand ihn an seinem Lieblingsbaum. Es war eine Hemlocktanne, an dessen junger Rinde Ambiguton genussvoll knabberte. Beide luden nun Anuschka ein, mit ihnen zu spielen. Anuschka merkte erfreut auf, es war ungewöhnlich, dass ihr Bruder sie dabeihaben wollte, wenn er mit seinen Freunden spielte. Schon oft hatte er sich bei der Leitricke darüber beschwert, dass er immer auf Anuschka aufpassen musste und sie ihn bei seinen Freunden blamierte, weil sie noch so klein war und viele erwachsene Spiele noch nicht so gut mitspielen konnte. Deshalb trabte Anuschka auch gleich zu den beiden männlichen Jungtieren. Sie kletterten zunächst alle drei auf Ambigutons Lieblingsbaum. Anuschka war stolz, bei den »Großen« dabeisein zu dürfen. Sie genoss die Aussicht über den sich schier endlos erstreckenden Wald. Am liebsten wäre es ihr gewesen, wenn die ganze Tierwelt sie so gesehen hätte: Sie hatte ihre Beine lässig über die dickeren Äste des Baumes geschwungen, und sie gab sich alle Mühe, ihre Angst nicht zu zeigen, denn sie befand sich in der Baumspitze des höchsten Baumes der Lichtung.

So war sie auch ein bisschen erleichtert, als die beiden jungen Rehböcke mit ihr zusammen den Abstieg begannen. Dieser Abstieg fiel ihr schwerer als der Aufstieg, da ihr bewusst wurde, wie weit oben sie doch noch war und wie dünn die Äste waren, die sich in Reichweite befanden. Ihrem Bruder wollte sie nichts sagen, aus Angst, er würde sie dann nicht mehr mitspielen lassen, wenn sie alleine nicht hinunterkäme. So schluckte sie ihre Angst so gut es eben ging hinunter und versuchte, nicht so oft nach unten zu schauen. Sie seufzte erleichtert, als sie den sicheren Boden erreichte, aber da waren die beiden Jungen auch schon außer Sichtweite. Sie rannte ihnen hinterher, so schnell sie ihre noch recht kurzen Beine trugen, und traf die beiden am Eingang einer Felshöhle wieder. Zwischen ihnen türmte sich ein kleiner Haufen mit flachen Tonscherben, die mit verschiedenen Ricken bemalt waren, und aus jeder leuchtete hell und deutlich erkennbar deren verborgener Ring. Als sie Anuschka bemerkten, nickten sie ihr vertraulich zu. »Komm her«, rief Ambiguton, »wir wollen dir etwas zeigen.« Vorsichtig näherte sie sich den beiden. Ohne ein weiteres Wort schob Ambiguton ein paar der bemalten Scherben zu ihr hinüber. Der Anblick der verbotenen Malereien löste ein seltsames Kribbeln in ihr aus. Sie war fasziniert und gleichzeitig unangenehm berührt, denn sie spürte, dass diese Art der Darstellung nicht für Rehkitzmädchen gedacht war. Sie hatte das beunruhigende Gefühl, sich schuldig zu machen, wenn sie die Bilder betrachtete und so tat, als sei das in Ordnung. Da bat sie ihr Bruder in seiner vertraulichsten Stimme: »Bitte, Anuschka, zeig uns deinen Ring.«

Sie tat es – sie wusste auch nicht genau, warum. Als jedoch der fremde Bock die Stelle, unter der ihr verborgener Ring zart leuchtete, mit Blicken durchbohrte, da sprang sie auf und stieß einen hohen, lauten Schrei aus. Der Schrei war so laut, dass er durch das Echo in den umliegenden Tälern zur Lichtung zurückgeworfen wurde. Anuschka rannte und rannte. Sie hörte noch die verzweifelte Stimme ihres Bruders hinter sich: »Bitte, gehe nicht, Anni! Bleib hier! Wir machen auch nichts mehr. Bitte!«

Doch Anuschka wollte nichts mehr hören. Sie rannte über die Lichtung und in den dunklen Wald hinein. Es war ihr egal, ob ihre Beine mit Brennnesseln oder Dornen in Kontakt kamen. Sie wollte nur eines: Weg von hier!

Ein immer stärker werdendes Seitenstechen zwang sie jedoch dazu, langsamer zu gehen, bis sie schließlich ganz still stand und sich gegen den Stamm einer Kiefer lehnte. In der Ferne hörte sie das Echo der Stimme ihres Vaters. Sie schrie. Dann, zwischen ihren spitzen Schreien, hörte sie das laute Heulen ihres Bruders. Sie fühlte sich schuldig und war traurig. Zurück wollte sie nicht mehr. Es war ihr unvorstellbar, noch gemeinsam mit ihrem Bruder und ihrer Mutter auf der vertrauten Lichtung zu grasen.

In diesem Moment verdunkelte sich der Himmel. Sie spürte einen starken Luftzug, dann wie sich zwei tennisschlägergroße Krallen um ihre Schultern schlossen. Sie sah erschreckt nach oben, konnte jedoch in der Dämmerung nur einen roten schuppigen Bauch und einen ebenso roten Schwanz mit schwarzen Stacheln erkennen. Sie schrie entsetzt auf und strampelte mit den vier Hufen. Doch je mehr sie sich wehrte, desto stärker wurde der Krallengriff an ihren Schultern. Sie warf einen Blick nach unten und erkannte, dass die Lichtung, auf der sie gelebt hatte, immer kleiner wurde, bis sie schließlich ganz in der Ferne verschwand. Der helle Schein des Mondes beleuchtete das Wesen, welches sie durch die Luft trug. In ihrer seltsamen Starre blickte Anuschka in den aufgehenden Sternenhimmel. Sie sah den Orion, und das Sternbild schien ihr zuzuflüstern, dass sie keine

Angst zu haben brauchte. Nachdem sie von dem großen Wesen lange durch die Nacht getragen worden war, bemerkte sie, dass das Schuppenwesen zur Landung ansetzte.

Als das Wesen sie unsanft ein Stück über dem Erdboden fallenließ, fühlte sie plötzlich Sand an ihrem Bauchfell: Sie war in eine Düne gefallen! »Aua«, murmelte sie, während sie ihr Mäulchen von Sandkörnern befreite.

Quo vadis?

Mit einigen Fragezeichen mehr stand ich am Montag erneut vor dem Sprechzimmer des Direktors.

»Aber nur fünf Minuten«, sagte er gehetzt, als er mich vor seiner Tür erblickte.

»Was sind Ihre Fragen?«

»In dem Buch, das Sie mir gegeben haben, bleibt der Protagonist in seiner magischen Welt. Er kehrt nicht in die Realität zurück. Sollte er nicht in seine Welt zurückkehren, um sie ein wenig erträglicher zu machen?«

Traurig sah mich Herr Leben nun an. »Der kleine Junge aus der Geschichte Astrid Lindgrens bleibt in der Welt, in die er gerettet wurde. Er muss nicht zurückkehren, um beide Welten wieder gesund zu machen. Das hier ist nicht *Die unendliche Geschichte*. Es geht um etwas ganz anderes. Und das hat viel mit dem sicheren inneren Ort zu tun. Oder denken Sie an Pippi Langstrumpf: Ein Mädchen, das so stark ist, dass kein Mann sie besiegen kann. Diese Bilder oder kraftvollen Figuren entsprangen einst der Fantasie Lindgrens. So populär geworden sind sie nicht, weil sie in unsere Realität zurückgehen oder dort Unfug anstellen. Sie sind so berühmt geworden, weil sie den perfekten Schutz bieten und Sicherheit geben, obwohl es in der Realität nicht immer sicher ist.«

»Aber das hieße ja, dass es mehr Sinn macht, in dieser sicheren Fantasiewelt zu bleiben.«

»Und das ist auch gleichzeitig die größte Gefahr. Wenn Sie eine magische Welt erschaffen, so wird die Kluft zwischen ihr und der Realität immer größer. Sie könnten den Bezug zur Wirklichkeit verlieren und sich nach einiger Zeit auch nicht mehr dahin zurückwünschen. Denn die Wirklichkeit mit ihren Enttäuschungen und Verletzungen hält dieser Idealwelt nicht stand. In der magischen Welt haben Sie die absolute Kontrolle, weil Sie sie ja mit ihren Bewohnern erschaffen haben. Sie entscheiden, ob es in Ihrer Welt den Tod gibt, oder ob die betroffenen bösen Drachen eben nur für eine halbe Ewigkeit in Steine verwandelt werden.«

Ich sah ihn fragend an: »Aber warum lässt Astrid Lindgren dann alle Romane in dieser Idealwelt enden?«

»Wir müssen uns Astrid Lindgren nicht als glückliche Frau vorstellen. Wir haben Hinweise, dass sie als Kind von ihrem Nachbarn missbraucht worden ist. Sie selbst hat nie darüber gesprochen. Wahrscheinlich war sie nur glücklich, während sie schrieb und sich dabei in ihren magischen Welten bewegte.«

Ich schwieg betroffen, dann nickte ich dem Klinikdirektor noch einmal zu und lief nachdenklich zurück auf mein Zimmer. Dort schrieb ich weiter.

»Was bist du?«, rief Anuschka in die Dunkelheit hinein.

»Augenblick, ich mache Licht!«, antwortete ihr unbekümmert eine fröhliche Stimme. Erst hörte das Rehkitz, wie das Wesen sich ein Stück von der Düne entfernte, dann ein Klappern, dann ein Zischen. Und plötzlich loderte ein kräftiges Feuer vor ihren Augen. Sie sah auf und blickte in zwei teichgroße, saphirblaue Augen, die sie neugierig, fast amüsiert musterten. Als das Schuppenwesen nun lachte, wurden zwei Reihen kleiner, scharfer Zähne sichtbar. Eine sandige Rauchwolke entströmte den schwarzen Nüstern: »Verzeih, ich habe wohl noch etwas Sand in den Atemwegen!«

»Bist du ein Dinosaurier?«

»Aber nein, neugieriges Rehkitz, ich bin eine Drachin und heiße Fulna.«

»Ich heiße Anuschka.«

»Das weiß ich doch, kleines Kitzlein«, lachte die Drachin.

»Ich bin kein kleines Kitzlein!«, antwortete Anuschka trotzig. »Wieso weißt du, wie ich heiße, und wieso hast du mich hierhergebracht?«

»Ich bin dein Schutzdrache und habe dich vor einer großen Gefahr gerettet.«

Anuschka wurde rot und senkte den Blick. Dann flüsterte sie leiste: »Ich verstehe nicht, warum mein Bruder nicht mehr so lieb zu mir ist, wie zu der Zeit, als wir kleiner waren. Was ist das eigentlich für ein Ring, den er haben wollte?«

»Es ist dein innerstes, tiefstes Geheimnis, das du noch nicht kennst.«

»Und wie finde ich es heraus?«

Die Drachin schwieg.

»Dann sag mir bitte wenigstens, wo du mich hingebracht hast«, forderte Anuschka sie auf.

»Du bist in der Wüste des Schmerzes der verlorenen Seelen.«

»Oh, das klingt aber nicht sehr heimelig ... Gibt es hier wilde Tiere?«, fragte Anuschka ängstlich und schmiegte sich unauffällig an den schuppigen Drachenleib.

»Nur eins ...«, hustete Fulna trocken und versprühte dabei eine weitere Sandfontäne.

»Wieso ist es so still, Fulna?«

»Weil hier der Schmerz der verlorenen Seelen ruht.«

»Warum ruht er hier und nicht bei den Seelen?«

»Weil die Seelen sonst alle ihre Ringe verloren hätten, wenn sie diesen ganzen Schmerz auf einmal bei sich hätten.«

»Was sind das für Seelen?«

»Es sind Seelen wie deine eigene, kleine Rehkitzdame! Spüre mal in dein Verletztes, deinen Unterleib hinein!«

»Warum?«

»Tu es einfach! Was spürst du?«

»Etwas, das sich anfühlt wie ein Felsblock. Ich kann nicht tief durchatmen. Dahinter ist Leere und Taubheit.«

»Das ist leider der Preis, den alle verlorenen Seelen bezahlen, um ihre innere Ehre, den Kraftring, zu behalten. Dieser Ring ermöglicht es ihnen, trotz aller Einschränkungen und Taubheit einen Sinn im Leben zu sehen. Ohne diesen Sinn gehen die verlorenen Seelen zugrunde.«

»Ist mein Schmerz dann auch hier in der Wüste?«, fragte Anuschka ungläubig.

»Ja, denn er bleibt nur scheinbar in dem Wesen, zu dem er gehört. Die Gefühle und all das, was dieses Wesen ausmacht, wurden abgespalten. Das ist notwendig, damit die Seele nicht unter der ganzen Last begraben wird und daran erstickt. Aber jetzt ist es wirklich Zeit, dass wir uns schlafen legen. Morgen wird bestimmt ein anstrengender Tag!«

»Was machen wir morgen?«, fragte Anuschka gespannt. Sie hatte nur wenig von den Erklärungen der Drachin verstanden. Obwohl sie Fulna noch nicht lange kannte, fühlte sie sich seltsamerweise beschützt und geborgen bei ihr.

»Wir fliegen ins Änderland.«

»Was ist denn das Änderland?«

»Es ist ein Ort, der all diejenigen verändert, die ihren Weg hindurch finden.«

»Ist das denn schwer?«

»Oh ja, es bedarf äußerster Vorsicht und absoluter Wahrhaftigkeit. So, genug der Vorrede! Gute Nacht, Anuschka! Ach, und noch etwas: Könntest du etwas von meiner Flanke weggehen? Da kitzelt mich dein Fell und davon muss ich immer niesen. Das willst du nicht erleben! Meine Niesanfälle kann man nämlich meilenweit hören. Das würde die verlorenen Seelen doch sehr stressen. Magst du stattdessen an meinen Bauch kommen? Da ist es schön warm.«

»Äh, ja«, flüsterte Anuschka leise. Es war ihr ein wenig peinlich, dass sie die Nähe der Drachin suchte. Was war nur mit ihr los? Auf der Lichtung hatte sie sich nach ihrem letzten Tanz von allen ferngehalten, und jetzt das? Sie verstand es nicht, war aber zu müde, um weiter darüber nachzudenken. Und so kuschelte sie sich in die Kuhle, die die Drachin unter ihrem Bauchnabel hatte, und schlief, dicht an die warme Drachenhaut gepresst, erschöpft ein. Die Drachin ließ zum Schutz ihres Protegés jedoch ein Auge offen. Sie konnte schlafen, während ein Teil von ihr weiterhin Wache hielt.

»Und, wie findest du sie?«, fragte eine Stimme keck in ihr rechtes Ohr.

»Oh, Kai, musst du mich denn so erschrecken? Sei doch leise! Ich bin froh, dass sie jetzt endlich schläft. Hat mir Löcher in den Bauch gefragt.«

In diesem Moment hangelte sich ein braungrüner Kraken mit seinen neun Armen von dem Drachenkopf hinunter auf den Sandboden. Neugierig schaute er zu dem Rehkitz, das da sanft atmend an Fulnas Unterbauch lag: »Oh, ist die süß! Darf ich sie mal streicheln?«

»Kai, was wenn sie davon aufwacht? Sie hat genug durchgemacht, da muss du sie nicht auch noch mit deiner bizarren Gestalt erschrecken!«

»Findest du mich etwa hässlich?«, fragte der Polyp gekränkt und stemmte sich dabei vier seiner Noppenarme in die Seite.

»Nein! Du bist ein liebenswürdiger Kraken und so glitschig und armeefarben wie eine echte Krake zu sein hat.«

»Danke, ick fühl mir jeschmeichelt!«, berlinerte der Krake schon wieder aufgeweckt.

»Aber manchmal bist du wirklich ein wenig zu aufdringlich! Nein, nicht!«

Zu spät, der Krake hatte mit einem seiner Noppententakel vorsichtig über das Haupthaar in Anuschkas Gesicht gestrichen und dabei sanft das weiche Fell ihrer großen Ohren berührt.

»Hey, die hat ja zwei Haarfarben, gelb und braun!«

»Kai, du hast drei Farben! Und jetzt lass sie bitte in Ruhe! Wir hatten doch vereinbart, dass du an der Pforte zum Änderland wartest.«

»Wollte ich nicht mehr. War so langweilig. Und die doofen Wärter haben mich immer angeguckt wie einen zu klein geratenen Lindwurm. Upsi, äh, 'tschuldigung!«

»Vorsicht! Dass du mir nicht meine Ahnen beleidigst!«

»Kommt nie wieder vor.«

»Das will ich auch hoffen!«, fauchte die Drachin. »Und jetzt: Gute Nacht!«, brummte sie dann etwas versöhnlicher.

»Darf ich auf deinem Kopf schlafen?«

»Muss das sein?«

»Ja, neben deinem Horn kann ich prima einschlafen. Bis ich die ganzen Schuppen dort gezählt habe ...«

»Kai! Ich bin eine Drachin und kein Kuscheldino!«

»Das wollte ich damit auch nicht sagen. Also, kann ich jetzt da oben schlafen?«

»Von mir aus, damit du endlich Ruhe gibst, du kleiner Quälgeist!«

»Danke vielmals«, sang Kai mehr laut als schön, während er sich mit mehreren Sätzen an der Drachin hochzog, einige seiner Tentakel um ihr Horn wickelte und sich dann lässig nach hinten lehnte.

»Au! Nimm deine Tentakel von meinen Augen! Wie soll ich denn da Wache halten, häh?!«

»Ich dachte, du hältst nur mit einem Auge Wache.«

»Kai! Tentakel weg oder ich spucke Feuer!«

»Das würdest du niemals tun! Schon alleine, um die Kleine nicht zu wecken. Aber bitte ...«

»Das wird eine lange Nacht!«, seufzte Fulna resigniert.

Doch anscheinend war auch der quirlige Kraken von seiner Reise erschöpft. Es dauerte nicht lange, da hörte man ein lautes Schnarchen, das immer wieder durch ein ungehobeltes Rülpsen unterbrochen wurde.

»Wer weiß, was der wieder Ekliges gegessen hat. Stinkt auf jeden Fall nach Fisch«, stieß die Drachin zwischen ihren spitzen Zähnen ärgerlich hervor. Doch nach wenigen tiefen Atemzügen war ein Teil von ihr tief eingeschlafen.

Kai

Am nächsten Morgen wurde Anuschka durch das Krächzen einiger Krähen wach, die über ihr kreisten. Dann hörte sie eine laut schimpfende Stimme: »Siehst du, jetzt lockst du mit deinem hochgewürgten Fischmüll auch noch die Tiere an! Bin ich froh, dass die Aasgeier noch nicht da sind! Abgesehen davon, dass es bestialisch stinkt und ich die ganze Nacht deinen fauligen Atem über mir ertragen musste. Nur wegen der Kleinen habe ich nichts gesagt, sonst hätte ich dich auf die Erde befördert, mein Lieber!«

»Ach, Fulna, du hast nur noch nicht gefrühstückt. Iss ein paar gute Löwenzahnblätter und dann ist gut!«

»Löwenzahn, dass ich nicht lache! Dafür, dass du mich schon so lange kennst und nervst, hast du einfach keine Ahnung von Drachen.«

Anuschka sprang auf ihre Hufe und schaute sich um. Wo war sie? Ach ja, die Drachin hatte sie ja gerettet und hierhergebracht! Aber wer war noch hier? Neugierig blickte sie an den Flanken ihrer Beschützerin vorbei. Und dann sah sie es: Ein grünbraunes, glibberiges Etwas mit einem großen, blumenkohlartigen Kopf sprach zu Fulna. Und es hatte neun Tentakel. Trotz seiner neun Arme schien das Wesen zur Familie der Kraken zu gehören, zumindest sein Äußeres erschien Anuschka wie das einer Krake. Sie wunderte sich sehr, denn sie hätte nie eine so freche und gleichzeitig unbeschwert krächzende Stimme bei einem solchen Weichtier vermutet.

»Na, toll, jetzt hast du mit deinem Geschrei auch noch die Kleine geweckt«, rief das Wesen jetzt vorwurfsvoll und blickte Anuschka dabei freundlich an.

»Wie heißt du überhaupt, Kleine?«, fragte der Kraken neugierig.

»Anuschka«, sagte Anuschka erstaunt.

»Bin Kai, der Kraken, hast bestimmt eine anstrengende Reise hierher gehabt, oder nicht?«

»Ja, ich ...«, setzte Anuschka an.

»Kai!«

»Ist ja schon gut! Ich geh mal für kleine Oktupusse, hier scheine ich es Madame von und zur Drachenschuppe ja eh nie recht machen zu können.«

Zum Änderland

»Guten Morgen, Anuschka«, erklang nun die silbrige Drachenstimme, während Fulna sich langsam zu Anuschka umdrehte. »Wir müssen jetzt dringend weiterfliegen, sonst schaffen wir es nicht, vor Einbruch der Dunkelheit im Änderland anzukommen.«

»Aber ich habe Hunger. Gibt es denn hier keine Baumrinde?«, fragte das Rehkitz kläglich.

»Wir besorgen dir auf der Reise etwas«, beruhigte sie Fulna: »Versuch mal, ob du alleine von meinen Hinterläufen auf meinen Rücken krabbeln kannst! Aber sei vorsichtig und halte dich dabei an meinen Stacheln fest!«

Anuschka versuchte es, rutschte aber immer wieder nach unten. Sie war müde und fühlte sich wie zerschlagen. Fulna sah das und rollte ihren schweren Drachenleib auf die Seite. Anuschka konnte sich nun mit ihren Hufen gegen die Stacheln stemmen und daran Halt suchen, als sich die Drachin wieder in ihre Ausgangsposition zurückrollte.

Dann spürte Fulna, wie sich blitzschnell etwas Nasses, Glitschiges an ihr hochschwang. Im nächsten Moment hatte der Krake zwei seiner Tentakel um das Rehkitz geschlungen und rief fröhlich: »So, jetzt kann es losgehen.«

»Na, wenigstens sitzt du jetzt weiter hinten, sodass ich deinen Atem nicht so mitbekomme«, brummte die Drachin entnervt und breitete die Flügel aus. Und dann flogen sie durch die Lüfte, höher und immer höher, bis von der Wüste unter ihnen nur noch ein verschwommener, gelbbrauner Fleck übrig war. Anuschka hatte sich während des Aufstiegs ängstlich an Fulnas Stacheln geklammert und sich dabei eng an den schuppigen Drachenleib gepresst. Um sie herum lagen einige von Kais Tentakeln und wackelten verdächtig. Der Krake schien auch Angst zu haben. Sie hörte ihn mit hoher Stimme Witze erzählen, deren Inhalt der Wind jedoch verschluckte. Als sie ihre Reiseflughöhe erreicht hatten, wurde Anuschka ruhiger. Gestern war sie zu benommen und erstarrt gewesen, um ihre Umwelt überhaupt richtig wahrzunehmen. Nun aber überkam sie ein Gefühl von unendlicher Leichtigkeit, das sie bis dahin nicht gekannt hatte. Sie sah sich um und fuhr mit ihren Hufen durch die Wolken, die über ihnen schwebten. Dann lachte sie vor Freude laut auf und rief: »Hhmm, die schmecken ja nach Wassereis!«

»Lass mich auch mal probieren«, trompetete Kai in ihr rechtes Ohr und hinterließ dabei eine glitschige Spur an ihrem Hinterkopf. Seine Stimme klang noch immer etwas zittrig, aber er schien sich schon wieder gefangen zu haben.

»Das fehlt mir noch!«, stöhnte Fulna entsetzt auf. »Könnt ihr nicht einfach ruhig sitzen bleiben, ohne gleich wieder einen Unfall zu produzieren?«

Klinikkiosk

Ich stand vor den Schaufenstern des Klinikkiosks und betrachtete staunend die Vielfalt an Sorgenfressern, die es hier zu kaufen gab. Da gab es kleine rosa Monster mit gekrümmten Hörnern, blaue langgestreckte Fresser mit riesigen Narben auf der Stirn und wiederum ganz kleine gelbe Sorgenfresserchen mit Bärenohren für den Schlüsselbund.

»Frau Weber, kann ich Sie mal kurz sprechen?«, fragte Frau Aster. »Ihr Chef hat hier in der Klinik angerufen.«

»Oh, ich habe das Telefon gar nicht gehört«, murmelte ich erstaunt.

»Nein, das hier ist auch ein Haus, das seine Patienten schützt. Wir geben keine Durchwahlnummern von Patienten raus. Ihr Chef hat in der Verwaltung angerufen und gefragt, wann Sie wieder zurückkommen. Frau Weber, haben Sie Ihren Chef nicht darüber informiert, dass der durchschnittliche Aufenthalt in der Psychosomatik bis zu zwölf Wochen dauern kann?«

»Doch, ich habe ihm sogar die Information der Klinik darüber zugeschickt.«

»Dann hat der planerische Anteil Ihres Chefs hier angerufen.«

»Was?«

»Sie haben erzählt, dass Sie offen mit Ihrem Chef über Ihre Überlastung sprechen konnten und er Ihnen sogar einen Therapeuten genannt hat. Das ist der fürsorgliche Anteil Ihres Chefs gewesen. Hier angerufen hat aber nicht dieser Anteil in ihm, sondern sein planerischer Anteil als Schulleiter.«

»Und was soll ich jetzt machen?«

»Nichts! Sie haben Ihre Schuldigkeit getan. Und wenn Ihr Chef noch einmal anruft, dann ruf ich ihn aber zurück!«, drohte Frau Aster.

»Nur das nicht«, dachte ich entsetzt. Ich konnte mir bildlich vorstellen, wie Frau Aster als Verteidigungslöwin Blitze durch die Leitung schickte, die dann klirrend vor den verdutzten Augen meines Chefs auf dem Schreibtisch landeten. Und wie immer, wenn Außenstehende eingriffen, würden dann die Wellen der Empörung auf der anderen Seite hochschlagen. »Und dabei kann mein Chef noch froh sein, dass er nicht Kerngruppenmitglied ist und aus diesem Grund nur die Kurzversion über Pausen und Heilungsprozesse verklickert bekommt«, dachte ich schmunzelnd.

»Frau Weber, warum grinsen Sie denn so?«

»Frau Aster, meinen Sie nicht, dass der Verkauf von blauen Chef-Fresserchen hier am Klinikkiosk durchaus eine Marktlücke schließen würde, bei all den Burn-out-Patienten?«

»Frau Weber!«

»Nein wirklich, das würde auch die Sorgenfresser entlasten. Dieses Thema hatten wir ja bereits angerissen –«

»Spricht da wieder der Clown-Anteil aus Ihnen?«, stichelte Frau Aster.

Wieso musste diese Frau immer das letzte Wort haben?

Zu spät

»Ja, ich bin bei meiner Oma großgeworden. Ich glaube ich war fünf, da hat mich mein Vater missbraucht«, sagte Henning und sah uns dabei nicht an. Als ich das letzte Wort hörte, wollten meine Beine den Standort wechseln. Ich sprang auf, lief auf Socken aus dem Gruppentherapieraum, hastete die Treppe hinunter und kam erst wieder vor dem Eingang zur Pflege zum Stehen. »Vor deiner Vergangenheit kannst du nicht weglaufen«, sagte mir mein innerer Zensor. Ich erinnerte mich an den Brief, in dem ich Frau Aster geschrieben hatte, bei einem weiteren Nicht-Aushalten-Können in die Pflege zu gehen. So stand ich also vor der Tür der Pflege, traute mich aber nicht, hineinzugehen. Mein Herz hämmerte gegen meine Brust, ich schwitzte und hatte Angst. Ich stellte mir meine zwei Krafttiere vor, damit sie mich beruhigten. Doch der Krake und die Drachin konnten mir nicht helfen. Sie hatten im Änderland ganz andere Probleme.

Der Gestagata

»Ist ja schon gut, Frau Pilotin! Bist du jetzt eigentlich Pilotin und Stewardess in einer Person? Wir sind schließlich keine Babykrabben mehr, wir ...«

Doch weiter kam er nicht. Etwas Großes, Schwarzes stürzte auf sie herab, und dann hörten sie Fulnas Gebrüll. Sie spie Feuer und traf das seltsame Flugwesen an seinem linken Flügel. Es sah aus, wie man sich einen Flugsaurier vorzustellen hatte! Und doch hatte es etwas von einem Krokodil, das sich versehentlich in die Lüfte verirrt hatte. Der lauernde Blick aus den trübgelben Augen verriet unendlichen Hass und Mordlust. Das Wesen hatte einen grün-weißen Schnabel, mit dem es immer wieder in Fulnas Seite stieß, wobei Drachenblut austrat. Fulna brüllte, spie Feuer, doch dann hörte sie auf, sich zu wehren, und verlor an Höhe. Sie schien jegliche Kraft verloren zu haben und sank tiefer und tiefer wie ein angeschossener Vogel.

»Fulna, was ist los mit dir? Was war das für eine Bestie?«, riefen Kai und Anuschka gleichzeitig.

»Wir müssen notlanden und uns ein schützendes Versteck suchen, sonst wird keiner von uns je das Änderland lebendig erreichen«, sagte Fulna mit schwacher Stimme. Sie schien zu wissen, mit wem sie es da zu tun gehabt hatten, denn in ihren saphirblauen Augen spiegelten sich Entsetzen und schier unaussprechliche Furcht.

Während die Erde oder, besser gesagt, die Steppe Drachen und Drachenreitern nun in rasender Geschwindigkeit entgegenflog, sah Anuschka nach oben. Und hier geschah etwas Merkwürdiges: All die rosa, weißen und dunklen Wolken ballten sich nun zu einem einzigen, unförmigen Körper mit einem riesigen Wasserkopf zusammen. Seine hämisch verzogene Clownsfratze verzog sich zu einem höhnischen Lachen und es schien sie zu verfolgen. Sein gehässiges Lachen klang Anuschka noch lange in den Ohren. Unsanft und mit leichten Blessuren fand sie sich mit Kai in einem Dornbusch wieder.

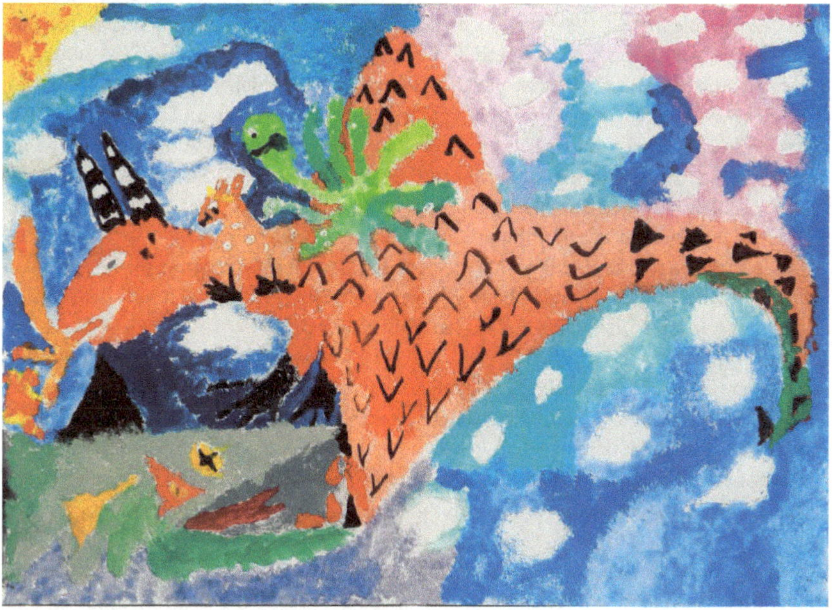

Der Gestagata greift Fulna an

»Fulna, was war das für ein Monster, das sich da aus den Wolken geformt hat?«

»Du musst jetzt sehr tapfer sein und mir vertrauen, dass ich das Richtige entscheide! Es wird eine Zeit kommen, da werde ich dir alles erklären. Aber jetzt muss ich mich ausruhen, ich fühle mich so leer«, stöhnte die Drachin und legte dabei den Kopf auf den Sand. Kai war alarmiert, denn dies tat Fulna sonst nie. Normalerweise hielt sie mit aufrechtem Körper und einem geöffneten Auge Wache.

»Ihre Flanken bluten stark!«, rief Kai, der nun entgegen seiner Gewohnheit sehr ernst geworden war.

»Komm, Anusch, wir müssen sie schnell verbinden, sonst verliert sie noch mehr Drachenblut! Und das hier ...«, sagte Kai und wies auf die dürren Büsche um sie herum, »... sieht mir nicht gerade nach einem Blutspenderparadies für verletzte Drachinnen aus.«

»Wollen wir ihr nicht erst die Dornen aus den Schuppen ziehen?«, fragte Anuschka nachdenklich.

»Das ist jetzt nicht so wichtig, Anuschka!«

»Aber wie sollen wir ihr denn helfen?«, fragte das Rehkitz verunsichert.

»Wir suchen etwas zum Verbinden. Na, mach schon!«, versuchte Kai das Rehkind zuversichtlich zu stimmen. Doch Anuschka bemerkte die vielen Schweißperlen auf seiner Knubbelstirn. Empört rief sie aus: »Du hast gut reden, du bist nicht von oben bis unten mit Dornen übersät!«

»Spar dir deine Spucke, Anuschka! Ohne Fulna werden wir es kaum schaffen, alleine durch das Änderland zu kommen. Also komm jetzt!«

Sie irrten und irrten durch die Nacht. Um sie herum schützte sie zwar die Dunkelheit vor ihren Verfolgern aus der Luft, doch sie raubte ihnen gleichzeitig auch die Orientierung. Dichte Nebelschwaden zogen über die steppenhafte Landschaft, sodass die beiden Suchenden oft nur noch die erschreckend lebendig winkenden Arme der Dornbüsche erkannten, die sich in dem immer stärker werdenden Wind hin und her wiegten und ihnen jeweils eine entgegengesetzte Richtung zu weisen schienen. Anuschkas Fortkommen war mehr durch Stolpern und Fehltritte geprägt und sie wollte sich gerade bei dem Kraken darüber beschweren, als ihre Füße gegen etwas Weiches, Nasses stießen.

»Ieeeh, Kai, was ist das?«, entfuhr es ihr unerwartet laut.

»Sag mal, braucht ihr beide Kontaktlinsen? Ich bin ein Pilz! Seht ihr meine Lamellen nicht? Ich habe sie doch gestern beim Morgenstretching wieder schön von den Fliegen und anderen Insekten freigelüftet. Salia hat mir dabei geholfen.«

»Wer ist denn Salia?«

»Gegenfrage, ihr Eindringlinge: Wer seid ihr überhaupt?«

»Ich heiße Kai und bin ein neunarmiger Kraken auf der Durchreise! Und das hier ist Anuschka, unser Rehkitz.«

»Na, ihr seid ja ein komisches Duo. Was treibt euch denn in diese karge Landschaft? Ist nicht unbedingt der beste Weidegrund für freies Wild und schon gar nicht für falsche Kraken.«

»Was soll das heißen, falsche Kraken? Kannst du mir das mal verraten, du widerlicher kleiner Schimmelpilz?«

»Na, du hast doch neun Arme, Krake, und das ist schließlich nicht normal! Außerdem bin ich kein Schimmelpilz, sondern ein Bofist. Obwohl ich Schimmelpilze wegen ihrer Durchsetzungsfähigkeit bewundere, so bin ich doch auch stolz auf eine tadellose Ahnenreihe.«

»Ts, ts, ... Ahnenreihe«, machte der Krake. »Zu Hilfe, ein eingebildeter adliger Pilz! Und was, bitte schön, Herr Bofist, ist denn schon normal?«

»Señor Bofist, bitte. Und werd' bloß nicht frech, sonst lass ich die Sporen sprießen, dass euch Hören und Sehen vergehen!«

»Wir sehen sowieso nichts mehr«, seufzte Kai nun traurig. Seine gewitzte Frechheit war plötzlich wie weggeblasen.

Das wiederum ließ den eitlen Señor Bofist aufhorchen. »Jetzt aber raus mit der Sprache! Was sucht ihr hier? Dein kleines Rehkitz schläft ja gleich im Stehen ein. Und wieso hat sie so viele Dornenranken in ihrem Fell? »

»Weil wir notlanden mussten.«

»Ihr könnte auch noch fliegen? Das nenne ich mal extravaganten Besuch. Wieso hattet ihr denn eine Bruchlandung, wenn ich fragen darf?«

»Wir nicht, aber Fulna.«

»Und wer ist Fulna?«

»Fulna ist unsere Drachin.«

»Eine Drachin habt ihr auch noch dabei. Äh, würde die mir was tun?«, fragte der Sporenträger nun etwas kleinlaut. Er wollte zwar stets ein mutiger Pilz sein, wie schon sein Großvater, aber das hier war nun wirklich zu viel für einen Bofist mit mittelgroßen Lamellen.

»Nee, keine Angst, Fulna würde dir nie was tun! Wenn, dann nimmt sie es nur mit ebenbürtigen Angreifern auf und nicht mit größenwahnsinnigen Pilzen wie dir!«

»Gott sei Dank«, seufzte der Bofist. »Aber das mit dem größenwahnsinnig nimmst du zurück!«

»Schon gut, wenn dir das so wichtig ist«, fuhr Kai in gönnerhaftem Ton fort.

»Also, jetzt habe ich aber langsam die Nase voll von euch! Fulna liegt dahinten und verblutet, und ihr kümmert euch nur darum, wer denn von euch die größere Klappe hat!«

Betroffen guckten nun sowohl Kai als auch Señor Bofist zu Boden. Nach einer unangenehmen Pause fragte Kai vorsichtig: »Und was schlägst du vor, Anuschka Rehkitz?«

»Wir brauchen Verbandszeug und vor allem Hilfe!«

Immer noch stand ich wie angewurzelt vor dem Schwesternzimmer, als ich plötzlich das Telefon klingeln hörte.

»Ja, wir suchen sie sofort«, hörte ich die Stimme einer Schwester sagen. Wie elektrisiert wich ich von der Tür zurück und lief in den Innenhof der Klinik. Hier wurden Fahrräder für den Verleih repariert. Ein älterer Mann mit Stoppelbart trug gerade ein besonders lädiertes Modell ins Freie, während ihm ein junger Mann einen blauen Werkzeugkasten brachte. Dieser Anblick löste eine Erinnerung in mir aus. Wie gebannt starrte ich auf das, was sich vor meinem inneren Auge abspielte.

Flashback: Südengland

Nachdem ich begeistert mehrere Sprachreisen nach England und Frankreich unternommen hatte, schlug mir meine Mutter vor, doch ein Schulhalbjahr in England zu verbringen. Dabei dachten sie und mein Vater an die Unterbringung in einer englischen Gastfamilie. Ich hingegen hatte durch die Lektüre von Hanni und Nanni eine romantisch-verklärte Sicht auf das Internatsleben. Hier wollte ich – ebenso wie die fiktiven Zwillinge – Streiche aushecken und zu einer Bande von Gleichaltrigen »dazugehören«. Diese Vorstellung löste sich relativ schnell in Wohlgefallen auf, als ich auf die Realität in dem Internat traf, auf das mich meine Eltern auf meinen Wunsch schickten: Es war ein staatliches Internat für Mädchen. Durch meine Spracheiseerfahrungen ermutigt unterhielt ich mich mit meinen neuen Klassenkameradinnen und erfuhr, dass die meisten ihre Eltern nur dreimal im Jahr sahen. Die meisten der Väter waren Soldaten und hatten wieder neu geheiratet. Ein Mädchen war mit 13 von ihrer Großmutter in das Internat gebracht und danach nie wieder abgeholt worden. Sie war mittlerweile 18 Jahre alt und bereitete sich mit Unterstützung der Erzieherinnen auf das Abitur an der ausgelagerten staatlichen Schule im Dorf vor. In dem engen Regelsystem des Internats gab es jedoch keinen Spielraum – weder für Streiche noch für Individualität. Ich war es nicht gewohnt, dass andere über mich bestimmten und Gleichaltrige meine Regelübertretungen den Erziehern meldeten. Zu diesen Regelübertretungen gehörte, dass ich in der Schule mein Hemd nicht in der Schuluniform getragen hatte, auf dem Heimweg nicht direkt ins Internat gekommen und am Wochenende spazieren gegangen war, ohne mich vorher in einer Liste auszutragen. Doch auch als ich mich schließlich nach Gesprächen mit den Erziehern an diese

Regeln hielt, schienen mich die gleichaltrigen Internatsschülerinnen zu bekämpfen. Sie spuckten nachts auf mein Bett, beschimpften mich als Nazi und gaben mir insgesamt das Gefühl, als ungebetener Besucher nur geduldet zu sein. In der Schule verlief es trotz des anstrengend langen Schultags erfreulicher: Ich hatte eine Freundin in der Parallelklasse gefunden, die sich am Wochenende mit mir treffen wollte. Ich informierte die Erzieher und trug mich auch aus der Internatsliste aus. Doch meine neue Freundin erschien nicht. Nachdem ich vergeblich gewartet hatte, wollte ich plötzlich nicht mehr zurück in das Internat. Ich hatte es satt, von meinen ebenfalls 14-jährigen Zimmergenossinnen ständig angegiftet zu werden. Meinem Wunsch nach einem anderen Zimmer war nicht entsprochen worden, sodass ich einmal aus Verzweiflung im Keller geschlafen hatte – um damit nur noch mehr Unmut auf mich zu ziehen. Aus heutiger Sicht verstehe ich, dass ich damals mit meinen oft auch unbewussten Regelübertretungen den Neid meiner Zimmergenossinnen auf mich zog. Da sie kein wirklich stützendes Elternhaus hatten und viele im Internat von ihren Eltern einfach nur »abgestellt« worden waren, war ihre logische Reaktion, mich dafür zu hassen, dass ich die gesamte Aufmerksamkeit der Erzieher auf mich zog. Es war diese Aufmerksamkeit, nach der sie sich eigentlich sehnten und die sie durch Regelerfüllung zu bekommen suchten, während ich sie durch »Rebellentum« gratis bekam.

Als ich nun vor mir den Mann an einem der Klinikfahrräder herumschrauben sah, schien mich die Erinnerung an den vorzeitig abgebrochenen Internatsaufenthalt zu überfluten.

Ich war wieder vierzehn Jahre alt und ging verzweifelt entschlossen die viel befahrene Landstraße entlang. Plötzlich hielt neben mir ein schneckengelber Volvo Kombi. Ein älteres Ehepaar saß darin und fragte mich: »Do you want a lift?« Nach einigem Zögern stieg ich ein, und wenige Minuten später kam die alte Zugstation in Sunvillage in Sicht. Dankend stieg ich aus und rannte zum Eingang des Bahnhofs. Die Tür wurde jedoch von zwei Männern versperrt. Der ältere von beiden hatte einen Stoppelbart und nahm gerade einen Schraubenzieher entgegen, den ihm der junge Mann aus einem blauen Werkzeugkasten reichte. »Excuse me!«, sagte ich und deutete auf das Bahnhofsinnere. Grummelnd unterbrach der alte Mann seine Arbeit und hielt die Tür einen Spalt auf. Ich schlüpfte hindurch und sah mit Entsetzen die lange Warteschlange. Mein Herz klopfte laut: Wie sollte ich denn hier möglichst schnell mein Ticket nach London bekommen, bevor sie mich fanden?

Da öffnete sich die Bahnhofstür erneut und meine Internatsbetreuerin lief mit rötlich angelaufenem Gesicht auf mich zu. »Into the car, now!«, brüllte sie und zerrte mich an meiner viel zu großen Jeansjacke aus der Bahnhofshalle hinaus zum Parkplatz. Als ich im Auto saß, setzte die Betreuerin es abrupt in Gang und schnitt zornig alle Kurven, bis wir wieder vor dem Mädcheninternat angekommen waren. Dann zog sie die Handbremse, sah mich zornig an und fragte: »Did we treat you so badly that you had to run away like that? We will talk about this later! Into the office, now!«

Auf dem Weg zum Büro hörte ich, wie eine Zimmergenossin empört schrie: »Why didn't you even hit her?« Ich zuckte zusammen, sah dann aber in das ehrfurchtsvolle Gesicht meiner elfjährigen Freundin: »You ran away to Sunvillage? I never got so far because they always caught me beforehand.« Eine zweite Betreuerin trat hinzu, schob mich ins Büro und sagte: »Renate, you really, really must trust us. You are only fourteen and can't decide for yourself.«

»Yes, I can work!«, rief ich so laut, dass es auch meine Freundin draußen vor der Bürotür hören konnte.

»No, you can't! You are only fourteen and you have to go to school. We were worried you would have been kidnapped. We have to send you home to Germany. We can't take the responsibility for you any longer!«

Eine Schwester kam auf mich zu. »Da sind Sie ja, Frau Weber. Ich bringe Sie jetzt zurück in Ihre Gruppe.«

»Nein, ich möchte nicht zurück! Ich möchte hier bleiben.«

»Gut, dann setzen wir uns ins Büro.«

Ich setzte mich auf den blauen Stuhl neben dem Schreibtisch der Schwester und schwieg.

»Wie alt sind Sie?«

»34.«

»Ich bin auch 34«, lachte die Schwester freundlich. »Wollen Sie vielleicht meine Hand halten?«

»Ähm, ja«, sagte ich leise, denn es war mir peinlich und es war ungewohnt.

»An Ihrer Reaktion sehe ich, dass das neu für Sie ist. Was war denn los?«

»Ich bin aus der Gruppe gelaufen, weil ich nicht hören wollte, wie ein Mitpatient über seinen Missbrauch berichtete. Ich bin selbst missbraucht worden und will das nicht immer wieder hören.«

»Ja, da waren die Traumawellen zu stark. Manchmal hilft es, wenn Sie sich mit dem Stuhl etwas weiter zurücksetzen und nicht mehr in dem Kreis sind, in dem die Person erzählt. Sie haben Probleme, sich abzugrenzen?«

»Ja. Aber wieso laufe ich immer weg wie eine Fünfjährige? Warum bin ich nicht mehr 34? Sie laufen doch auch nicht durchs Haus wie ein Kleinkind.«

»Es gibt Situationen, da würde ich genauso weglaufen wie Sie. Trotzdem müssen wir jetzt wieder nach oben.«

»Da geh ich nicht mehr rein! Das ist mir zu peinlich!«

»Sie melden sich dort zurück, und ich verspreche Ihnen, dass Sie auf Ihr Zimmer gehen dürfen.«

»Okay«, willigte ich ein.

Wir gingen die Treppe hoch. Vor der Tür zum Gruppenraum zögerte ich.

»Es wird nur noch schlimmer, wenn Sie warten.«

Ich klopfte. »Äh, ja, ich bin zurück und wollte mich abmelden.«

»Frau Weber, ich hätte gerne, dass Sie sich anhören, was die einzelnen Gruppenmitglieder denken.«

»Ich will aber nicht hier sein«, sagte ich und warf der Krankenschwester einen verschwörerischen Blick zu.

»Nur fünf Minuten«, beschwor mich die Therapeutin.

»Also gut.«

»Ich habe mich verunsichert gefühlt, weil du weggelaufen bist und ich wohl der Auslöser war«, sagte Henning.

»Ich habe mich gefragt, wo du jetzt hinläufst«, sagte Patricia.

»Und ich wäre am liebsten mitgekommen«, sagte Sarah. »Ich sitze hier vor Frau Asters Beinen, weil meine rechte Seite taub geworden ist, wie immer, wenn jemand von sexuellem Missbrauch erzählt.«

»Sie sollen nicht einfach rauslaufen. Wie Sie merken, führt das auch zu Unsicherheit in der Gruppe. Sie können sich wie Sarah Unterstützung von mir holen«, sagte Frau Aster und drückte Sarahs Schultern fest, damit diese nicht wieder dissoziierte.

»Ich geh dann jetzt.«

»Ja, obwohl ich es gerne anders hätte.«

»Tschüss.«

»Und vergessen Sie den Termin für unser Einzelgespräch um 14.00 Uhr nicht!«, rief Frau Aster mir hinterher.

Draußen sah ich die Schwester dankbar an. »Sorry, hat ein bisschen länger gedauert!« Sie grinste verschwörerisch zurück und ich verzog mich ins Schwimmbad.

Hechelnd, weil ich alle fünf Treppen in Sturmgeschwindigkeit genommen hatte, kam ich in Frau Asters Büro zum Stehen.

»Sie sind zu spät. Haben Sie Angst vor Fahrstühlen?«

»Nein«, keuchte ich, »das – ist – nur – so gesund – und ich – werd' ja auch – stärker.«

Als ich etwas ruhiger wurde und mir mit dem Schwimmbadhandtuch den Schweiß von der Stirn gewischt hatte, meinte Frau Aster spitz: »Na, klappt wohl nicht mehr mit dem Dissoziieren in der Kerngruppe. Jetzt müssen Sie sich durch Weglaufen entziehen, weil Sie sich noch nicht abgrenzen können. Ich habe hier etwas für Sie.«

Vor mir auf dem Tisch neben der Schale mit den Kastanien saß ein Babystofftiger.

»Und weil der noch so klein ist, müssen Sie ihm beibringen, wie er sich abgrenzen kann.«

»Ich habe doch schon genug Stofftiere«, sagte ich widerwillig.

Schweigen.

Schließlich nahm ich den Tiger an mich.

»Und ich möchte nicht mehr, dass Sie aus der Kerngruppe laufen. Ist das angekommen?«

»Nein!«, rief ich stur. Es fiel mir schwer, in der Kerngruppe all die traurigen Geschichten und das depressive Schweigen danach auszuhalten. Und so konnte ich auch nicht versprechen, nie wieder die Flucht zu ergreifen.

»Ich möchte mit Ihnen jetzt eine Abgrenzungsübung machen. Ich möchte mit Ihnen ins Schwimmbad gehen«, sagte Frau Aster und betrachtete meine nassen Haare. »Darf ich mitkommen?«, fragte sie lieb.

Überrascht sah ich sie an. »Äh, ja klar!«

Da war ich genau in die Falle getappt.

»Frau Weber! Sie müssen Nein sagen!«

Sie stand auf und kam auf mich zu. »Wir üben das jetzt. Sehen Sie mir bei Ihrer Antwort in die Augen und schlagen Sie meinen aufgestellten Arm weg.«

Das war wirklich schwierig, da ich Frau Aster sehr gerne mochte und sie deshalb auch zum Schwimmen mitgenommen hätte.

Ich versuchte noch einmal, überzeugend »Nein« zu sagen, doch es gelang mir nicht. Ich kam mir lächerlich vor und merkte, wie auch meine Stimme immer unsicherer klang. »Frau Aster, es klappt nicht. Ich mag nicht mehr.«

»Nur noch einmal.«

»Nein«, rief ich und betrachtete genervt den Lampenschirm. Frau Aster gab mir zum Abschied die Hand. Dann riss sie abrupt die Tür auf.

»Und wenn Sie nicht wollen, dass ich Ihnen den Arm ausreiße und jetzt endlich gehen wollen, dann sagen Sie: ›Frau Aster, ich fühle mich beengt. Ich möchte jetzt gehen!‹ Das ist Abgrenzung, Frau Weber.«

Am Kaffeeautomaten angekommen, sah ich einen ca. 50-jährigen Mann vor mir, der einen Teddy in seiner Jackentasche sitzen hatte. Verrückte Welt, in der Erwachsene wieder mit Kuscheltieren in Ausschnitten und Jackentaschen herumliefen. In meinem Zimmer setzte ich den Abgrenzungstiger aufs Bett und sah ihn nachdenklich an: »Was soll ich bloß mit dir machen?«

Da kam mir eine Idee. Warum sollte ich nicht einfach anstatt des Stofftigers eines meiner Meerschweinchen heimlich in die Gruppentherapie schmuggeln? Als ich Kira davon erzählte, war sie nicht gerade begeistert. »Das ist eine ziemlich verrückte Idee, aber wenn es dir hilft, die Gruppentherapie auszuhalten, dann mach es«, riet mir Kira. »Wie weit bist du denn mit deinem Märchen?«

»Ich habe noch nicht weitergeschrieben, es ist so anstrengend.«

»Ich glaube, es ist sehr wichtig, dass du weiterschreibst, vielleicht erlangst du dadurch ja Heilung.«

Frau Aster schien das allerdings anders zu sehen. Und aus heutiger Sicht kann ich sagen, dass es neben den Vorteilen, nämlich der aufrichtigen Auseinandersetzung mit der Vergangenheit und dem heilsamen »von der Seele schreiben«, auch »Nebenwirkungen« gab. Ebenso wie bei mir der Handwerker einen Flashback über meine Internatszeit in England ausgelöst hatte, triggerte das Aufschreiben der Vergangenheit weitere Erinnerungen. Sie alle torpedierten mich zurück in die Zeit, an die sie erinnerten. So erlebte ich alles erneut – jedoch wie zum ersten Mal. Damit wurde die Gegenwart zu einem schmalen Korridor, den ich in meiner Wahrnehmung nur noch selten besuchen konnte. Ich hatte buchstäblich etwas »losgetreten«, was ich jetzt nicht mehr aufhalten konnte. Und etwas in mir wollte es auch nicht mehr aufhalten. Dabei lag die Gratwanderung von Überlebenswillen und Projektbewältigung dicht neben Kontrollverlust und Selbstzerstörung. Doch war mein Wille stärker als meine Angst, und so fuhr ich schließlich den Laptop hoch und begann zu schreiben.

El Sabio

»Tja, ich kann euch leider auch nicht weiterhelfen«, murmelte Señor Bofist und kräuselte dabei nachdenklich seine Pilzhaube.

Plötzlich jedoch leuchtete eine Stelle an seinem braun-grauen Haupt hellgrün auf.

»Es sei denn ... es sei denn, er ist wieder zurückgekehrt.«

»Zurückgekehrt? Wer?«

»El Sabio.«

»El Sabio?«

»Ganz genau der! El Sabio ist ein Eigenbrötler, der sich weder binden noch halten lässt. Und doch ist er meist nicht weit entfernt, wenn etwas Wunderliches passiert.«

»Und wie wollen wir ihn rufen?«

»Er lässt sich nicht rufen. Das ist es ja, was die Sache so schwierig macht. Er folgt nur seinem eigenen Willen, und der ist oft unergründlich. Wenn ihr nach ihm sucht, so werdet ihr ihn nicht finden. Wenn ihr ihn finden solltet, so ist es nur, weil er selbst dies zugelassen hat.«

»Und was sollen wir jetzt tun?«, fragte Anuschka verzweifelt.

»Ihr könnt hier auf ihn warten.«

»Aber Fulna ...«

»In dieser Nacht und bei diesem Nebel werdet ihr euren Drachen schwerlich wiederfinden. Ihr könnt ihr jetzt nicht helfen.«

Anuschka begann leise zu weinen. Ihre Schultern und ihr Rücken bebten und sie blickte beschämt zu Boden. Sie hatte immer stark sein müssen und kannte es nicht, vor anderen ihren Kummer zuzulassen. Doch in ihrer Angst um die rote Drachin übermannte sie ein Gefühl von tiefer Traurigkeit. Ohne, dass sie sich dessen bewusst gewesen war, hatte ihr Herz die mütterliche Fulna liebgewonnen. Und nun sollte sie sie einfach ihrem Schicksal überlassen. Dabei sollte sie doch wieder an Stärke gewinnen, damit Anuschka und der manchmal etwas schwer auszuhaltende Krake bei ihr Schutz suchen konnten.

Kai schienen ähnliche Gedanken durch den Kopf zu gehen. Zumindest guckte er bedröppelt vor sich hin und ließ dabei ratlos seine neun Tentakel über den Boden schleifen, bis sie voller Dreck und Kieselsteine waren. Der Krake bemerkte es nicht einmal.

»Hey, ihr zwei seht auch selbst aus, als wärt ihr schwer mitgenommen! Was genau ist denn eurem Drachen geschehen?«

»Sie ist am Himmel von etwas Dunklem angefallen worden.«

An dieser Stelle schien Señor Bofist aufzuhorchen.

»Wie sah dieses Etwas denn genau aus?«, fragte er angespannt.

»Es hatte drei Augen und glich einem großen Krokodil mit Flügeln. Mit seinem spitzen Schnabel hat es Fulna tief in die Flanken gestochen«, beschrieb Anuschka das Entsetzliche. Kai zuckte allein schon bei dem Gedanken an diesen Angriff zusammen. Er hatte sich bei ihrem Zusammenstoß mit dem Untier die Augen mit jeweils zwei Tentakeln zugehalten, um nicht mitansehen zu müssen, was sie da Schreckliches bedrohte.

Señor Bofist schwieg. Nach einer Weile, einer sehr langen Weile des Schweigens, sagte er: »Das ist schlimmer, als ich dachte. Wir müssen sofort etwas unternehmen. Es kann sein, dass es schon jetzt um jede Minute geht.«

»Und was ist mit Fulna?«, fragte Anuschka unbeirrt.

»Euer Drache ist vergiftet worden.«

»Gibt es ein Gegengift?«, fragte Kai alarmiert.

»Das kann ich euch leider auch nicht sagen«, erwiderte der Pilz kläglich. Man sah ihm an, dass er bei der Beschreibung des Untiers große Angst bekommen hatte. Er schien erstarrt und auch nicht mehr so prahlerisch wie zu Anfang ihrer Begegnung.

Auf der Suche

»Vielleicht weiß es El Sabio, denn er wird im Volksmund nicht umsonst der wandernde Weise genannt. Ich muss unbedingt Salia rufen, damit sie den anderen sagt, dass der Gestagata die Nebel des Schweigens durchbrechen konnte.« Just in diesem Moment zog der Pilz ruckartig seine Lamellen zusammen und ließ damit in kurzen Abständen immer wieder dichte, gelbe Sporenwolken in den vernebelten Nachthimmel aufsteigen. »Dreimal kurz, dreimal lang, dreimal kurz«, murmelte er dabei konzentriert.

»Puah«, husteten Kai und Anuschka gleichzeitig. »Wer soll denn das jetzt noch sehen?«

»Keine Sorge«, schmunzelte der Pilz. »Diese Botschaft verstehen schon die Richtigen.«

Und richtig: In diesem Moment schwirrte etwas über ihre Köpfe.

Als das seltsame Wesen landete, sahen Anuschka und Kai, dass es sich um eine Art Papageienvogel handelte. Anstelle des gewöhnlichen Papagaienkopfes hatte der Vogel jedoch das Gesicht eines Berggorillas, in dessen Mitte ein riesiger, orangener Schnabel hervorstach. Die Stirn in tiefe Falten gelegt sagte es mit tiefer Stimme: »Was ist denn los, Bofisti?«

»Also bitte Salia, nicht vor dem Besuch!«

»Oh, wen hast du dir denn da unter deine Pilzhaube geholt?«, fragte die Papageienlady neugierig.

»Salia, ich glaube wir haben jetzt wenig Zeit für Höflichkeiten. Das sind Kai und Anuschka, sie sind zusammen mit ihrem Drachen dem Gestagata begegnet. Er hat den Drachen angegriffen. Es wird nicht mehr lange dauern, da wird er die vollkommene Macht an sich gerissen haben, in dem er den freien Willen jedes Änderländers für immer gebrochen hat.«

Bei dieser Nachricht rang der Vogel mit dem Affengesicht nach Luft. Seine Gesichtszüge verzerrten sich und er begann von einem Bein nervös auf das andere zu hopsen. Und jetzt erst bemerkte Anuschka, dass das Tier keine gewöhnlichen Vogelfüße besaß, sondern Flossen, die vorne zu drei spitzen Stacheln zusammenliefen. Fasziniert blickte Anuschka den Vogel von oben bis unten an. »Der hat ja beinahe so Krallen wie Fulna«, dachte sie erstaunt. »Ach, Fulna, ob sie wohl noch lebt?« Anuschka konnte nicht sagen, wie viel Zeit denn nun eigentlich seit ihrem Absturz vergangen war. Es waren nicht nur die Dunkelheit, der Nebel und die Bofistensporen, die ihr die Orientierung erschwerten. Sie hatte das Gefühl, dass der Tag, an dem die Drachin sie aus ihrer unwürdigen Lage befreit hatte, lange Zeit zurücklag. So, dass sie sich kaum noch erinnern konnte, wovor sie eigentlich weggelaufen war. Sie wusste nur noch, dass es etwas Schreckliches war und dass sie das Vertrauen in die Wesen, von denen sie angenommen hatte, dass sie sie liebten, für immer verloren hatte.

Auch wollte sie nicht wieder zurück zu diesem schmerzhaften Gefühl. Sie wollte bei Fulna und Kai bleiben, was auch immer für Wesen am Himmel ihr Unwesen treiben mochten. Ihre trüben Gedanken wurden durch Salias Aufschrei unterbrochen: »Da ist etwas im Nebel!«

»Ruhig jetzt«, mahnte Señor Bofist. »Wir verhalten uns ganz ruhig. Wer oder was auch immer es ist, es darf uns nicht bemerken. Das ist unsere einzige Chance!«

Die drei Tiere und der Pilz fielen in eine Art Erstarrungszustand. Nur noch der rasselnde Atem der Krake war überdeutlich laut zu hören. Zunächst passierte gar nichts. Dann hörten sie ein asthmatisches Röcheln, das schließlich zu einem lauten Husten wurde. Schließlich spuckte jemand geräuschvoll aus.

»Ieeh, das ist ja widerlich«, ekelte sich Anuschka. Kai stupste sie nur warnend an. »Wenn die Kleine uns jetzt verrät, ist alles aus«, dachte er. Plötzlich sah er etwas Spitzes aus dem Nebel auftauchen. Das Spitze entpuppte sich als alter, speckiger Hut, an dem eine Pfauenfeder befestigt worden war. Unter dem Hut verbarg sich ein wirrer, grauweißer Haarschopf und darunter ein bis auf Nase und Augen zugewachsenes Gesicht. Durch blitzende, blaulila Augen sah der Mann sie an. »Sucht ihr etwa mich?«, fragte er mit leiser, aber sehr klarer Stimme.

»El Sabio«, riefen Salia und Señor Bofist nun gleichzeitig aus.

»Ich dachte, dich kann man nicht suchen!«

»Das stimmt«, sagte der Alte stolz, »aber«, und hier sprach er noch etwas leiser, »man kann sich mich wünschen. Die wenigsten wissen um die machtvolle Energie, die Wünsche besitzen.«

»Kannst du dann Fulna retten?«, fragte Anuschka hoffnungsvoll.

»Nicht so schnell«, erwiderte El Sabio sichtbar genervt und zündete sich erst einmal seine lange Pfeife an.

Anuschka und Kai fingen an zu husten und auch Salia und Señor Bofist rümpften die Nase beziehungsweise die Lamellen.

»Erst müsst ihr hier unterschreiben, dass ihr meinen Bedingungen zustimmt«, fuhr der Alte fort und hielt den verdutzten Reisenden einen Vertrag vor die Nasen.

»Und die wären?«, fragte Kai erstaunt.

»Erstens: Ihr dürft meine Entscheidungen nie in Frage stellen, gleichgültig wie wenig ihr sie auch in dem jeweiligen Moment begreifen möget.«

»Und zweitens?«, fragte Kai erneut.

»Zweitens dürft ihr nicht von mir erwarten, dass ich euch bei eurer Reise – denn es ist offensichtlich, dass ihr euch auf der Suche befindet – immer begleiten werde. Ich komme und gehe, so wie ich es will. Das heißt aber nicht, dass ich euch nicht immer wieder suchen werde. Denn wir sind nun alle auf der Suche.«

»Ich kann aber nicht schreiben«, rief Kai irritiert und warf wütend vier seiner Krakenarme in die Luft, sodass sie mit einem lauten »Patsch« wieder auf dem Boden aufkamen.

»Ja, bist du denn verrückt, du lockst ihn noch an!«, japste nun Salia außer Fassung.

»Er ist nicht hier«, beruhigte der Weise sie. »Ich spüre keine weitere Präsenz.«

»Ich kann aber schreiben«, verkündete Anuschka vergnügt.

»Dann lies und unterschreibe erst, wenn du alles gut verstanden hast«, wies El Sabio das Rehkitz an. »Dein Freund kann ja mit einem Abdruck seiner Tentakel gegenzeichnen.«

Kai, der, was seine Tentakel anging, auch ein wenig eitel war, sah sich jeden nun genau an, um zu bestimmen, welche seiner neun Extremitäten die schönste Punktformation auf dem Pergament hinterlassen würde.

»Ich habe alles gelesen und auch verstanden«, rief Anuschka nun erfreut aus.

»Und, bist du einverstanden, kleines Reh?«

»Ja, das bin ich.«

»Dann unterzeichne«, sagte der Alte würdevoll.

Geschickt nahm Anuschka die schöne Pfauenfeder zwischen ihren Huf und schrieb in ordentlicher Schreibschrift ihren Namen. Doch gerade als sie schwungvoll den letzten Buchstaben zu Papier brachte, holte der Krake aus und patsche mit seinem neunten Tentakel und einem Gemisch aus Dreck und Kieseln auf das Schriftstück.

»Kai, menno, ich habe mir so viel Mühe gegeben!«

»Anuschka, wir müssen uns jetzt beeilen und haben eh keine Zeit für diesen Formalien-Heini. Wer weiß, vielleicht kann er uns gar nicht helfen. Guck mal, wie der sich absichert! Bestimmt ist er einfach nur ein Scharlatan.«

Der Weise fixierte den Kraken auf diese Bemerkung hin eindringlich mit seinen stechenden Augen und sagte drohend: »Viele Optionen habt ihr nicht. Und die Zeit läuft euch tatsächlich davon. Eure Drachin ringt nämlich gerade um ihr Leben. Das Gift wird bald seine Wirkung tun.«

»Dann tu doch endlich was!«, schrie Anuschka aufgebracht.

»Ja, es wird Zeit. Folgt mir!«

»Jetzt? Hier? In dieser Dunkelheit und bei diesem Nebel?«, ereiferte sich Kai trotzig.

»Wollt ihr nun eurer Freundin helfen oder nicht? Denkt an unseren Vertrag!«

»Also gut«, murmelte Kai, während er sich hinter Anuschka von dem Pilzdach auf den Boden fallen ließ. Liebevoll stupste er sie an, und für einen kurzen Moment fühlte sie mit ihrem Huf nach seinem Tentakel. Wenigstens ihn hatte sie noch nicht verloren! Der Weg war beschwerlich. Beschwerlich insbesondere für Anuschka. Immer wieder fiel sie über Wurzeln oder Steine und landete dann auf Kais Krakenkopf. Diesmal alberte der Kraken nicht, sondern versuchte das Rehkitz zu stützen. Mit seinen neun Armen konnte der Krake das Terrain besser und schneller abtasten und so der orientierungslos stolpernden Anuschka bei jedem ihrer Fehltritte ein weiches Kissen sein.

»Ich muss Fulna retten«, sagte das Rehmädchen zu sich selbst, und mit der Stärke dieses Gedankens trug sie sich selbst durch die Nacht. Es kam ihr so vor als ob der Gedanke sie mit starken Armen umfasste und sie über alle Unwägbarkeiten hinwegtrug. An dieses Bild klammerte sich Anuschka wie eine Ertrinkende. Und dann bemerkte sie noch etwas: Der wunderliche Affenvogel war nicht auf dem Pilz sitzengeblieben, wie sie es zunächst vermutet hatte. Nein, er tauchte plötzlich in der Dunkelheit vor ihr auf und setzte sich dann wie selbstverständlich auf die Schulter des Weisen. Dieser ließ es ungerührt geschehen, so, als ob er den Anflug des Vogels bereits geahnt hätte. Anuschka erschauerte. Dieser Weise mit seinem zugewachsenen Gesicht und seinen wachen Augen war ihr irgendwie unheimlich. Auf seiner Schulter saß der eigenartige Vogel mit dem Affengesicht. »Die beiden sind ein seltsames Paar«, dachte Anuschka.

Da drehte sich der Zauberer plötzlich zu Anuschka um und fragte: »Ist sie das?«

Anuschka musste ihre Augen schon sehr anstrengen, um in der Dunkelheit und in dem Nebel überhaupt weiter als vor ihre Füße blicken zu können. Doch als sie genauer hinsah, sah sie die Umrisse eines Berges vor sich auftauchen. Impulsiv rannte Anuschka darauf zu.

»Fulna!«, rief sie laut auf und betastete den schuppigen Drachenleib. Doch das Tier rührte sich nicht. Nun war auch der Alte hinzugekommen. Konzentriert betrachtete er die Drachin und schien Kontakt mit ihr aufnehmen zu wollen.

»Sie ist nicht mehr in ihrem Körper«, sagte er nach einer Weile seufzend. »Das Gift hat schon zu lange gewirkt.«

»Jetzt reicht es mir aber«, rief Kai energisch aus. Schnell glitt er zu Fulna hin und legte ihr seine Tentakel an den Hals: »Sie hat noch einen Puls!« Und dann schnupperte er über sich in die Luft: »Atmen tut sie auch noch! Ich rieche es an diesem Drachenfutteratem.«

»Ich meine auch nicht, dass sie nicht mehr lebt, sondern dass sie aus ihrem Körper gegangen ist.«

»Wie das?«

»Das Gift muss höllische Schmerzen verursacht haben, und Fulna hatte nur noch die Möglichkeit, ihre Seele aus diesem schmerzenden Körper zu befreien.«

»Können wir sie denn nicht wieder zurückholen?«, fragte Anuschka zaghaft.

»Das tun wir jetzt«, beruhigte der Weise sie. Blitzschnell zog er eine Flasche aus seinem alten, löchrigen Mantel. Dann hangelte er sich den Drachenkörper entlang, bis er Fulnas großes Maul erreichte. Sie hatte die Zähne vor Schmerzen fest aufeinandergebissen, aber schließlich fand er ein etwa daumengroßes Loch neben einem Eckzahn. Mit einem Plopp entkorkte er das Fläschchen. Nachdem er den Inhalt behutsam darin versenkt hatte, nickte er zufrieden mit dem Kopf.

»Was hast du denn da hineingeschüttet?«

»Den Rengekjo-Trank.«

»Und was ist da drin?«, insistierte Kai weiter.

»Bachblüten und Basilikum.«

»Bachblüten? Und Basilikum? Wir haben es hier mit einem halbtoten Drachen zu tun und du kommst mit Bachblüten und Basilikum? Da hätten wir ja auch Krabbenspucke nehmen können! Hast du nichts Besseres in deiner Arzneikiste?«, ereiferte sich Kai.

»Ich verstehe deine Skepsis, aber jetzt geht es erst einmal darum, die Seele eurer Drachin zurückzuholen. Ohne sie hat es keinen Sinn, ein Gegengift zu verabreichen.«

Tatsächlich ging nun ein leichtes Beben durch den Drachenleib. Und dann hörten sie es: Ein lautes Stöhnen, dann ein verzweifeltes Heulen und schließlich – Stille.

Entsetzt blickte Kai an dem Drachenkopf hoch und schrie wütend: »Schau mal, was du mit deinem Gesöff angerichtet hast!«

Die anderen folgten seinem Blick und erstarrten: Das Horn auf Fulnas Kopf geriet in Bewegung. Ganz so, als ob es nicht aus hartem Elfenbein, sondern aus Zuckermasse wäre, dehnte es sich in alle Richtungen aus. Es wuchs und wuchs und wuchs, bis es schließlich nicht nur Fulnas Kopf komplett bedeckte, sondern auch noch mehrere Meter in die Höhe ragte. Als der unheimliche Prozess schließlich beendet war, rief Kai empört aus: »Das darf doch echt nicht Warzenschwein! Nie wieder kann ich jetzt um ihr Horn gewickelt schlafen!«

»Du kannst gleich etwas anderes nie wieder!«, zischte ihn der Zauberer an. »Nur so hat sie in Zukunft eine Chance gegen den Gestagata. Schließlich ist sie ja kein fliegendes Sofakissen für vorwitzige Weichtiere!«

Der Krake schwieg, bekam aber einen roten Kopf. Anuschka sah mit Erstaunen, dass der Krake sich ausdehnte und anschwoll, bis er den Zauberer um einige Zentimeter überragte.

»Wusstest du, dass er das kann?«, fragte Salia beeindruckt.

»Nein«, flüsterte Anuschka zurück, um den Zauberer nicht noch weiter aufzuregen. Doch der wandte mit den bissigen Worten »Aufgeblasener Schwellkraken!« seinen Blick von dem Kontrahenten ab. Salia hüpfte von der Schulter des Zauberers und legte der nun wieder stöhnenden Drachin den Flügel auf die Vorderpranke.

»Fulna, wir sind doch bei dir«, rief Anuschka, die mit ihrer kindlichen Empathie die Situation am schnellsten erfasste. Sie lief zur Schnauze ihrer Drachin und rieb ihr Rehmäulchen an ihr. Dabei rief sie immer wieder »Fulna!«. Die Augen der Drachin zuckten unter den Lidern und schließlich öffnete sich ein saphirblaues Auge: »Hallo, Kleine! Ich bin froh, dass ihr wieder da seid! Was ist mit meinem Kopf passiert? Wer ist der Mann da bei euch?«

»Das ist El Sabio, er kann dir helfen.«

»Drachin, ich brauche deine Aufmerksamkeit. Folge meinem Finger!«

Fulna sah auf den sich ständig wendenden Finger des Mannes und geriet in einen Strudel. Der Sog war so stark, dass sie sich nicht dagegen wehren konnte. Doch es war kein unangenehmes Gefühl, sich in diesem Strudel zu verlieren. Es war eher ungewohnt. Und so, inmitten von immer neu entstehenden Farben und Formen, vergaß Fulna die Zeit. Sie vergaß ihr eigenes Selbst, wusste nicht mehr, woher sie kam und warum sie gekommen war.

»Das wäre geschafft«, seufzte El Sabio erleichtert. Mit den Händen vollführte er dann eine Wellenbewegung, die den wuchtigen Drachenleib über den Köpfen der kleinen Reisetruppe schweben ließ.

»Sag mal, soll das ein Witz sein?«, fuhr Kai hoch. »Was hast du mit Fulna gemacht?«

»Ich habe eure Drachin vor dem sicheren Tod gerettet! Und ich verbitte mir diesen vorwurfsvollen Ton!«

»Aber ... sie ist ...«

»Sie ist im Moment nicht bei uns, das heißt, ihre Seele ist es nicht. Dies war aber die einzige Möglichkeit, ihr Überleben unter der Gifteinwirkung zu sichern.«

»Und nun? Soll Fulna etwa ewig wie ein Kuscheltier über uns herschweben?«

»Mein lieber junger Oktopus, leider verfüge ich nicht über das Gegengift, das eure Fulna retten kann. Mit seinem Gift versucht der Gestagata die Seelen der Änderländer nach und nach zu zerstören, um ihren freien Willen zu brechen und so uneingeschränkt über sie herrschen zu können. Das heißt, wir müssen ein Gegengift finden – und ich weiß auch schon, wer helfen kann: die Wolkenwesen.«

»Und wo finden wir die?«, fragte Anuschka.

»Auf eurer Drachin«, erwiderte El Sabio.

»Auf dem verletzten Tier?«, fragte Anuschka entrüstet.

»Es tut mir leid, kleine Anuschka, manchmal gibt es eben keine andere Möglichkeit. Das Einzige, was ich dir versichern kann, ist, dass eure Drachin da, wo sie jetzt ist, ihre Schmerzen nicht fühlt.«

»Na toll«, moserte Kai. Er senkte jedoch betroffen die Stimme und ließ seinen grünen Kopf tief hängen, da er nun den Ernst der Lage erfasste. Auch El Sabio war gegen das Gift des Gestagata machtlos. »Wie sollte das bloß alles ausgehen«, fragte sich der Krake und kratzte sich geistesabwesend mit einem Tentakel (es war der neunte, auf den er sonst besonders stolz war) am Kopf.

Anuschka schluckte. Sie blickte zum düsteren Himmel und sah plötzlich eine Sternschnuppe vorbeiziehen. Sie war so schnell verschwunden, wie sie erschienen war, doch Anuschka prägte sich diesen Anblick ein. »Dann darf ich mir ja jetzt etwas wünschen«, dachte sie bei sich. Und dann stellte sie sich vor, wie es wäre, wenn Fulna gesund und voller Lebensfreude durch die Lüfte gleiten würde. Sie sah sich selbst und ihre drei neuen

Freunde auf Fulnas Rücken. »Kai würde sicherlich erst einmal vor Angst zetern, aber das würde sich bald geben. So ist das eben mit Kai«, dachte Anuschka.

»Hey, Kai, was ist nun?«, rief Salia, der Affenvogel aus der Luft.

»Moment, ich komme ja schon«, rief der Krake ärgerlich. »Wie soll ich denn da hochkommen?«

»Wenn es weiter nichts ist!«, sagte El Sabio aufgeräumt. Mit einer blitzschnellen Handbewegung hatte er seinen Speckhut in eine Art Minifahrstuhl verwandelt.

»Spring auf!«, ermunterte er den Kraken. Der hielt sich zitternd an der Spitze des Hutes fest, der nun mit einem ausfahrbaren Hebelarm bis auf Fulnas Flankenhöhe hochbefördert wurde. Für Anuschka begann das gleiche Spiel. Schnell zog sie sich an ihren flinken Beinchen auf den Nacken der Drachin. Kai hielt sich schnell an ihr fest. Als Letzter benutzte der Zauberer seinen selbsterschaffenen Aufzug und ließ sich lässig hinter dem Kraken nieder. Salia flog neben dem Drachen her, als El Sabio mit einem gemurmelten Spruch den Drachenkörper in Bewegung versetzte. Der schwebte dahin, ohne dass Fulnas Flügel bewegt wurden. Und als sie so dahinflogen, da fiel Anuschka auf, dass sich um sie herum der Nebel zu lichten begann. Wie durch weiße Vorhänge durchtrennte ein schwaches rötliches Morgenlicht die Nebelschwaden und blieb auf Anuschkas Schnauze liegen. Auch Kai schienen die ersten Sonnenstrahlen zu kitzeln, denn er musste laut niesen.

»Sorry«, murmelte er zu niemand Bestimmten.

»Wer oder was sind denn die Wolkenwesen?«, fragte Anuschka.

»Die Wolkenwesen sind wie ein Ameisenstaat, nur eben am Himmel. Sie sind so gut organisiert, dass sie in Windeseile Informationen austauschen können. So fügt sich ihr Wissen in Sekundenschnelle zu einem Puzzle zusammen, das alles widerspiegelt, was im Änderland passiert. So erzählen es sich zumindest die alten Moosbergsteine.«

»Und wie sind die Wolkenwesen so?«

»Wie meinst du das, kleines Reh?«

»Sind sie eher gut oder eher böse?«, fragte Anuschka in ihrer kindlichen Art.

»Weder noch. Sie halten sich außerhalb von dem auf, was du ›gut‹ oder ›böse‹ nennst.«

»Das geht doch gar nicht!«

»Doch. Denn obwohl sie über so viel Erfahrung und altes Wissen verfügen, achten sie nur den einzelnen Augenblick. Und jeder Augenblick gilt ihnen gleich viel.«

»Egal, was in diesem Augenblick passiert?«

»Ja, so ist es. Die Wolkenwesen versuchen nicht, Einfluss zu nehmen. Sie denken nicht wie wir. Sie handeln nicht gezielt. Sie wollen einfach nur existieren. Du wirst es merken, wenn du sie kennenlernst«, sagte der Weise nun nachdenklich. Dann versank er in Schweigen. Anuschka spürte, dass sie ihm auf ihre drängenden Fragen keine Informationen mehr entlocken konnte und schwieg ebenfalls.

Sie waren nun schon eine etliche Weile geflogen, als sich die Wolken um sie herum zu verdichten begannen. Als Anuschka genauer hinschaute, konnte sie Gesichter in ihnen erkennen. Einige Wolken hatten ihren Mund zu einem stummen Schrei geöffnet, so als wollten sie auf etwas Schreckliches hinweisen. Andere hatten einfach nur einen offenen Mund, als ob sie an einer Pfeife pafften. Wieder andere schienen ein zufriedenes Lächeln in ihrem sich ständig verformenden Kopf zu tragen. Und dann sah sie sie: In einem Meer aus kleineren Wolken saß eine riesige, dunkelgraue Wolke, die ihr Gesicht zu einer hämischen Clownsfratze verzogen hatte.

Eine treue Freundin

Paula, mein schwarzes Meerschweinchen mit der weißen Schnauze, sah mich erstaunt an, als ich es in meinen CD-Beutel setzte. Es leckte mir die Hand. In meinem bisherigen Leben hatte ich in schmerzlichen Situationen immer bei Tieren mehr Trost gefunden als bei meiner Familie oder Partnern. Die Zuneigung der Tiere war echt und sie erwarteten im Unterschied zu den Menschen keine »Gegenleistungen«. Jetzt war durch die Gruppentherapie wieder eine schwierige Situation in mein Leben getreten. Ich wäre zu diesem Zeitpunkt nicht auf die Idee gekommen, Therapeuten oder Mitpatienten um eine Hand oder eine Umarmung zu bitten. Und zwar nicht, weil ich es nicht gewollt hätte, sondern weil ich es aus meiner Herkunftsfamilie nicht so kannte. Was für andere kindlich anmuten mochte, nämlich, dass ich ein Meerschweinchen mit in die Gruppentherapie schmuggelte, war für mich ein letzter Versuch, diese emotionale Herausforderung Klinik zu überstehen und nicht wieder davonzulaufen. Also zog ich nun eine legere Kapuzenjacke an. Doch die Meerschweinchenausbeulung war überdeutlich erkennbar. Da fielen mir die ganzen Patienten mit ihren Stofftieren im Ausschnitt ein, und so stopfte ich mir zusätzlich den Abgrenzungstiger in den Ausschnitt. Auf dem Flur unterschied ich mich so kaum von den anderen Patienten, da die meisten irgendein Kuscheltier mitführten.

Im Gruppenraum angekommen, saß Meerschweinchen Paula immer noch wie eine Eins in ihrem Beutel. Die anderen Gruppenmitglieder nahmen kaum Notiz von dem Tiger und Frau Aster lächelte nur, als sie ihn in meinem Ausschnitt erblickte. Sie ahnte ja auch nicht, wer unterhalb des Tigers in einem CD-Beutel saß. Doch bereits bei der Befindlichkeitsrunde stupste Paula mit der Schnauzte gegen den Pulli. Henning sah es und schaute mich verwundert an. Als Paula ärgerlich zu quieken anfing, täuschte ich laute Niesanfälle vor, über die sich hier niemand mehr wunderte.

Das Meerschweinchen suchte den Ausgang aus meinem Pulli und krabbelte durch meinen Ärmel. Ich legte großzügig eine Decke um mich, sodass Paula außerhalb des Pullis auf mir herumkrabbeln konnte, ohne dass es den anderen auffiel.

Kira sah mich entsetzt an. Paulas Kopf war auf meiner Schulter erschienen.

»Frau Weber, Sie sind so unruhig. Ich möchte, dass Sie sich vor meine Füße setzen.«

»Nein!«

»Frau Weber, Sie haben es doch noch gar nicht versucht. Geben Sie dem doch eine Chance!«

»Aber nur, wenn ich meine Decke mitnehmen darf.«

Darüber, dass dieser kurze Wortwechsel eher an ein Streitgespräch zwischen einer Mutter und ihrem vierjährigen Kind erinnerte, wunderte ich mich inzwischen kaum noch. Es war gewollt, dass die Bezugstherapeuten die Mutter- bzw. Vaterrolle einnahmen und wir Patienten dadurch ungelöste Konflikte aus der frühen Kindheit an ihnen »abarbeiteten«.

So saß ich nun auf dem Boden zwischen Frau Asters Knien und hatte ein Meerschweinchen, was unter der Decke auf mir herumkrabbelte.

Ich spürte, dass es Paula nicht gut ging und machte mir Vorwürfe, dass ich sie überhaupt mitgenommen hatte. Sie hatte in den letzten zwei Tagen kaum gefressen und auch die Kräuterpampe vom Tierarzt hatte nichts an ihrer Apathie geändert. Jetzt biss sie mich auch noch in den Finger. Sie wollte zurück in ihren Käfig.

»Ich muss auf die Toilette«, sagte ich laut und rannte ohne eine Antwort abzuwarten aus der Gruppentherapie direkt zu meinem Zimmer. Dort zog ich dann eine verschwitzte Paula unter meinem Pulli hervor. »Oh Gott, was habe ich dir angetan?«, sagte ich traurig, während Paula auf zittrigen Beinchen runter in ihr Versteck krabbelte. »Ich muss jetzt aber wieder zurück, sonst suchen sie mich.«

Als ich den Gruppenraum betrat, erwartete mich eine eisige Stille: Die Schweigesanktion. Kira sah mich fragend an und nickte dann unmerklich. Sie hatte verstanden. Hätte ich Paula doch nur früher zurückgebracht!

Zu allem Unglück musste ich jetzt dauernd niesen, weil an meinen Klamotten noch überall Paulas Haare hingen. Von der Schweigesanktion bekam ich deshalb auch nicht mehr so viel mit, weil ich mit ständigem Prusten und Naseputzen beschäftigt war.

Sobald die Therapie vorbei war, sprang ich in den kleinen Klinikpool. Als ich gerade zum Schwimmen ansetzen wollte, spürte ich plötzlich, dass Paula sterben würde. Ich riss mir den Badeanzug vom Körper, zog nur meine Regenjacke und Hose über und lief zu meinem Zimmer. Als ich hineinstürzte und die Käfigtür öffnete, sah ich es: Paula war tot.

Ich hob sie aus dem Käfig und setzte sie mir auf den Bauch. Ihr kleiner Körper war noch warm. Sie sah ein bisschen aus wie Schneewittchen, so als müsse sie nur den giftigen Apfel ausspucken und würde dann wieder neugierig ihre Schnauze in die Luft recken.

Ich konnte noch nicht ganz glauben, dass Paula tot war. So lief ich zu Frau Asters Büro. Sie war immerhin Ärztin, vielleicht konnte sie Paula ja noch retten. »Frau Weber, was ist denn los? Och, ist das süß –«

»Es ist ... lebt nicht mehr«, sagte ich verzweifelt und drückte ihr das kleine Tier in die Hand.

»Kein Herzschlag. Frau Weber, wie ist das passiert?«

»Ich habe sie umgebracht. Ich wollte nicht alleine in diese Gruppentherapie gehen, und da habe ich sie mitgenommen.«

»Das habe ich ja gar nicht gemerkt. Wo war sie denn?«

»Unter dem Abgrenzungstiger«, sagte ich und schnäuzte mich laut. Auf meinem Schoß lag bereits ein Berg vollgeheulter Taschentücher.

»Tut mir leid, Paula, das war sehr egoistisch von mir, und du konntest dich gar nicht wehren – ich – und alles nur wegen dieser SCHEISS GRUPPENTHERAPIE!«, schrie ich wütend.

Dann heulte ich laut auf. Seit der Fehlgeburt hatte ich mich nie mehr so verzweifelt gefühlt wie in diesem Augenblick. Und wer in diesem Moment zur Tür hereingeblickt hätte, der hätte auch nicht verstanden, warum eine junge Frau so über den Tod eines kleinen Nagetiers weinte. Für mich aber war es so, als ob ich ein Familienmitglied verloren hätte. Es war so, als ob immer mehr von dem zerfallen würde, was mich gehalten und stabilisiert hatte. Denn auch wenn es ein seltsamer Vergleich ist, im Gegensatz zu meiner Familie bin ich von meinen Tieren nie verletzt worden. Und so hatte ich oft, wenn ich einfach nur gerne in den Arm genommen worden wäre, die Wärme der Tiere gespürt, und sie hatten mich mehr getröstet als so mancher Rat meiner Eltern. Deshalb weinte ich. Ich saß hier in dieser seltsamen Klinik fest, konnte auch nicht so einfach nach Hause in die ungelöste Schulsituation und schon gar nicht zu meinen Eltern, wo ich mich immer wieder an den Wunden der Vergangenheit aufrieb.

Ich heulte so laut auf, dass ich mein eigenes Echo in Frau Asters Büro widerhallen hörte. Es war mir nun alles egal. Es kam mir so vor, als ob ich alles verloren hätte, was man verlieren konnte. Und nun schien ich auch noch meine eigene Identität zu verlieren. Denn wer war ich, dass ich hier so vor dieser Frau herumheulte? Wo war mein Stolz geblieben?

»Darf ich Sie in den Arm nehmen?«

Ich nickte. Frau Aster stand auf, nahm mich in den Arm und drückte mir mit dem Finger gegen die Stirn, während ich meinen Schmerz herausschrie.

»Die Paula braucht einen guten Platz. Wo wollen Sie sie begraben?«

»Vor meinem Fenster!«

»Also, das ist keine gute Idee. Das Grab sollte etwas weiter weg sein.«

»Okay«, sagte ich, »ich zeige Ihnen eine Stelle.«

Hinter der Klinik befand sich eine bewaldete Anhöhe mit Aussichtspunkt. »Schauen Sie mal, Frau Weber, das ist der Zauberwald. Wenn ich im Frühjahr hier hochgehe, dann blüht und grünt alles so wie in einem verwunschenen Wald.«

Ich hatte jedoch keine Augen für die Schönheit des Waldes, sondern lief nur weinend vor Frau Aster her. Dabei nahm ich Paula aus der Kiste und schüttelte sie, so als könne ich sie durch ein Wunder doch noch retten und meinen Fehler rückgängig machen.

Frau Aster beobachtete es besorgt und sagte dann: »Drücken Sie mal meine Hand!«

Ich nahm vorsichtig die Hand meiner Therapeutin.

»Das ist ja ganz schwach! Drücken Sie fester, ich bin nicht aus Zucker!«

Schließlich zog ich Frau Aster hinter mir her zu dem Ort, wo der Gedenkstein für einen königlichen Hofmeister von 1888 stand. Ich kletterte weiter den Abhang hoch und hielt an einer Stelle, an der bestimmt keine Spaziergänger oder Hunde vorbeikämen.

Frau Aster holte ein Buttermesser aus der Tasche.

»Sie sind nicht zu unterschätzen, Frau Aster«, sagte ich anerkennend, und dann begannen wir jeweils abwechselnd mit den Händen und dem Messer zu graben.

Als das Loch groß genug für Paulas Sarg war, legten wir sie hinein. Nur als es dann daran ging, die letzte Erde auf Paula zu schaufeln, legte ich ihren kleinen Kopf immer wieder frei und warf mich verzweifelt auf den Waldboden. Dann schrieb ich auf einen Zettel »Es tut mir leid« und schob ihn neben Paulas Köpfchen.

»Frau Weber, wollen Sie noch etwas zu dem Schweinchen sagen? Soll ich weggehen?«

»Nein, ist okay, Sie können bleiben«, sagte ich, während ich traurig auf das kleine Grab blickte. Dann sagte ich das Wichtigste: »Paula, du warst mir in den schwierigen Zeiten eine treue Freundin. Danke, kleine Meerschweinchenfrau!«

Frau Aster legte noch einige Löwenzahnblätter und Blüten auf das Grab. Ich steckte einen Stock als Grabstein in den Boden, dann war die Beerdigung vorbei.

Ich rutschte auf meinen Schuhsolen den Hügel hinunter, Frau Aster kletterte hinterher. »Frau Weber?«

»Hm«, schniefte ich.

»Darf ich Sie drücken? Sie vertrauen mir so.«

»Hm«, machte ich und drückte meine Therapeutin vorsichtig.

»Frau Weber, wenn Sie zu dem Grab gehen, dann nicht länger als zwanzig Minuten. Sie wissen ja, wir pendeln, um uns nicht in der Trauer zu verlieren. Und ich möchte nicht, dass Sie aus der Gruppentherapie laufen.«

»Wieso, ich geh doch dann in die Pflege.«

»Ja, aber es macht auch etwas mit unserer Beziehung.«

Ich dachte zurück an den Vorfall, als mich die Schwester zurück in die Gruppentherapie gebracht hatte. Es war, als ob plötzlich Außenstehende in Konkurrenz zu Frau Asters Fürsorge und Anordnungen stehen würden. Ich stellte mir vor, wie es für mich als Lehrerin wäre, wenn eine Schülerin immer aus meinem Unterricht ins Sekretariat laufen würde, weil sie sich nicht wohl fühlte. Da war einmal die Angst, ihr könnte etwas auf dem Weg passieren. Dann das ungute Gefühl, dass ich selbst von meinen Kollegen als »inkompetent« angesehen werden könnte und schließlich natürlich auch meinerseits ein gewisses Misstrauen gegenüber der Schülerin. Was würde sie über mich und meinen Unterricht erzählen?

Trotz dieser Einsichten schwieg ich widerwillig und Frau Aster setzte nach: »Frau Weber, wenn Sie aus der Gruppe laufen, sind Sie alleine. Das Gefühl kennen Sie zur Genüge aus ihrer Kindheit. In der Gruppe haben Sie die Möglichkeit, zu ergründen, wovor Sie so viel Angst haben. Und Sie können sich Unterstützung von mir und Herrn Pfeifer holen. Es ist eine einmalige Chance für Ihr Leben! Und bedenken Sie, dass das andere Tier jetzt sehr viel Aufmerksamkeit von Ihnen braucht.«

»Kann ich die Tibi dann mit in die Gruppentherapie bringen? Dann würde ich auch nicht so viel weglaufen, weil ich ja dann für sie verantwortlich bin. Und wenn sie meine Stimme hört, hat sie keine Angst.«

»Ja, aber diesmal machen wir es offen.«

»Meinen Sie, ich habe die Paula umgebracht?«

»Sie ist wahrscheinlich durch den Stress früher gestorben, aber mein Gefühl sagt mir, dass sie auch so nicht mehr lange gelebt hätte. Und Frau Weber?«

»Was?«

»Sie haben sie nicht umgebracht. Sie haben Paula liebgehabt und ich denke, dass hat sie gespürt. Sie ist in Ihren Armen gestorben.«

»Aber wieso wollte sie dann immer weglaufen?«

»Tiere haben den Instinkt, alleine zu sterben. Aber auch alte und kranke Menschen sterben oft, wenn die Familienmitglieder aus dem Raum gehen. Sie spüren, dass die anderen an ihrem Leben hängen und gehen dann in einem unbewachten Augenblick.«

Therapieschweinchen

In der folgenden Gruppentherapiesitzung erklärte ich also meinen Mitpatienten, dass ich Tibi als tierischen Beistand jetzt immer mitbringen würde, um die hundert Minuten Gruppentherapie ohne Weglaufen zu überstehen.

»Oh, kannst du mal den Deckel von dem Katzentransporter aufmachen? Ich will das Tier sehen«, fragte Nadja und kam näher.

»Kann ich Tibi dann auf mein Herzchakra setzen?«, erkundigte sich Henning.

»Ich will neben dir und Tibi sitzen, ich mag es, wenn sie am Brötchen knabbert«, meinte Sarah.

»Halt. Stopp. Das fühlt sich nicht gut an!«, rief ich in die Runde. Immerhin war ich jetzt bereits in der neunten Therapiewoche und der Satz »Das fühlt sich nicht gut an« ging mir bereits gut über die Lippen – passend für jede Gelegenheit hier in der Klinik.

»So, nachdem klar ist, dass wir jetzt statt sieben acht Kerngruppenmitglieder haben«, sagte Herr Pfeifer, »muss ich Ihnen noch etwas mitteilen: Herr Fischer wird vermisst. Wenn Sie etwas über den Verbleib Ihres Mitpatienten wissen, melden sie sich bitte in der Pflege.«

Es folgte betretenes Schweigen. Ich sah, wie einige Kerngruppenmitglieder innerlich abstürzten, und war froh, Tibis lautes Knabbern neben mir zu hören. Ich öffnete den Transporter, nahm das Meerschweinchen mit der schwarzen Schnauze und dem weißen Kinn heraus und streichelte es. Tibi blickte neugierig in die Runde. Die anderen blickten genauso neugierig zurück. Herr Pfeifer und Frau Aster grinsten sich an, und in diesem Moment wusste ich, dass ich mit den anderen zusammen gependelt war. »Du bist ein ganz tolles Therapieschwein«, flüsterte ich in Tibis schwarzes Ohr. Und als ob sie meine Worte verstanden hätte, fing die kleine Meersau plötzlich zu singen an.

Da musste selbst Patricia lächeln. »Ihr Schweinchen kann sich auf jeden Fall mit seinen Gefühlsausdrücken nicht zurückhalten«, stellte Frau Aster ungläubig fest. »Wie geht es den anderen?«

Ich seufzte, so langsam hingen mir diese Befindlichkeitsrunden wirklich zum Hals raus. Ich sah zu Kira hinüber. Sie hatte sich bei der ganzen Meerschweinchenaktion zurückgehalten und nickte mir jetzt freundlich zu. Ich spürte, dass sie gedanklich bereits auf der Heimreise war. Nach vier Monaten Klinik würde sie bald entlassen werden. Und ich fragte mich, wie ich es ohne ihre Aufmunterungen in der Gruppentherapie aushalten sollte. Dann sah ich hinunter zu Tibi, sie reckte ihre Schnauze neugierig in die Luft und leckte mir dann die Hand. »War es also richtig, dich mitzunehmen, Tib-Tib. Seitdem Paula tot ist, bist du immer so allein und bewegst dich kaum.« Tib-Tib, wie ich Tibi auch gern nannte, hob den Kopf und gab ein vergnügtes Gurren von sich. Alle lachten und die Stimmung im Raum hatte sich zum Positiven verändert.

Nachschub

In mir fing es an zu arbeiten: Ich schwitzte und fühlte mich wie aufgezogen. Und ich wurde einfach nicht müde. Ich ging schwimmen, Fahrradfahren, rannte und boxte dabei in die Luft – es half alles nichts, ich wurde einfach nicht ruhiger. In meinem Zimmer angekommen, wollte ich gerade unter die Dusche steigen, als es an der Tür klopfte. Ich legte mir das Handtuch um und öffnete die Tür nur einen Spalt.

»Entschuldigung, wir suchen Herrn Fischer. Ist der bei Ihnen?«

»Nein«, antwortete ich verwirrt.

»Danke, wir durchsuchen alle Zimmer, Herr Fischer ist nämlich seit Mittag verschwunden.«

Ich schloss die Tür wieder und stieg unter die Dusche. Erst jetzt wurde mir bewusst, dass ich gar nicht sagen konnte, ob ich Herrn Fischer kannte oder nicht. Von denjenigen Mitpatienten, die nicht in der gleichen Kerngruppe waren, in der die Therapeuten uns mit unseren Nachnamen anredeten, wussten wir oft nur die Vornamen.

Frisch geduscht schlüpfte ich nun unter die Bettdecke und hoffte, einschlafen zu können. Doch es gelang mir nicht. Da erinnerte ich mich an die Theta-Trommelklänge, die mich im Taketina so müde gemacht hatten. Es war ein Theta-Trommelrhythmus, der die gleiche Frequenz hatte wie unsere Gehirnwellen in der Tiefschlafphase. Ich legte die CD mit der Aufschrift »Schamanisches Trommeln« ein, drückte auf Repeat und legte mich wieder auf das Bett. Erschrocken fuhr ich hoch: Die roten Leuchtziffern des Weckers zeigten halb drei Uhr nachts an. Ich war hellwach und die Schamanen-CD lief immer noch. Ich sah zu dem leeren Trinkkrug: Meine Apfelschorle war alle. Also nahm ich ihn zusammen mit meiner Thermoskanne und schlurfte in Badelatschen zum Speisesaal. Dort füllte ich mir Tee und selbstgemixte Apfelschorle ab. Es war totenstill, außer mir schien niemand wach zu sein, obwohl in einigen Patientenfenstern noch Licht brannte. Da fiel mir ein, dass ich mich noch nicht ausgetragen hatte und so ging ich zur Pflege, wo die Patientenliste aushing. Als ich gerade meinen Namen in die entsprechende Spalte eintragen wollte, erschrak ich jedoch. Über der Liste hing ein Bild von Herrn Fischer, und ich musste bestürzt feststellen, dass ich ihn kannte. Ich klopfte an die Tür der Pflege. Doch niemand öffnete. So ging ich zu dem Telefon an der Rezeption, von dem aus man die Pflege anklingeln konnte. Doch es nahm niemand den Hörer ab. Ich kehrte zurück zur Austragungsliste und dort bot sich mir ein skurriles Bild: Eine junge Nachtschwester stand stirnrunzelnd vor dem Zwei-Liter-Krug mit Apfelschorle, meiner Teekanne und der Aesculapium-Trinkflasche. Dann sah sie zu mir hoch und fragte: »Ist das hier Ihres? Was machen Sie damit? Das sind ja fünf Liter!«

»Nachschub«, antwortete ich knapp. »Aber ich wollte Ihnen etwas Wichtiges sagen: Ich habe Herrn Fischer heute Nachmittag gesehen.«

»Wo?«

»Im Wald, ich gehe nämlich jeden Tag in den Wald. Und da begegne ich meistens Herrn Fischer. Normalerweise grüßt er mich dann, doch an diesem Nachmittag saß er auf einer Bank und telefonierte. Er schien sehr aufgeregt und war so sehr in sein Telefonat vertieft, dass er mich nicht grüßte. Ich dachte, das könnte wichtig für die Suche nach ihm sein.«

»Ja, ja, aber was machen Sie hier nachts um drei Uhr?«

»Ich konnte nicht schlafen, und da wollte ich mir eben Getränke-Nachschub holen.«

»Geht es Ihnen gut?«

»Ja, danke. Gute Nacht!«

»Äh, ja, gute Nacht dann«, sagte die Nachtschwester und blickte dabei so ungläubig drein, als habe sie es mit einem Gespenst zu tun. Schweigend sah sie mir dabei zu, wie ich mit meinen Wasserbehältern davonzottelte. Auf meinem Zimmer öffnete ich die Balkontür. Obwohl wir bereits Mai hatten, war es bitterkalt und es regnete in Strömen. Und plötzlich durchfuhr mich ein heißer Schreck: Herr Fischer musste bereits tot sein.

Woher ich diese Gewissheit hatte, wusste ich nicht genau. Doch dann fiel mir ein, wie meine Mutter einmal zu mir gesagt hatte: »Mein Opa hat mir, als ich Kind war, den Schulterblick an Straßenkreuzungen beigebracht. Mit dem Schulterblick habe ich gesehen, wer von den vorbeilaufenden Menschen als nächstes sterben wird.« Entsetzt fragte ich mich jetzt, ob ich diese unheilvolle Fähigkeit etwa auch »in mir trug«. Doch dann übermannte mich der Schlaf und trug mich mit sich fort.

Flashback Schwalmstadt

Meine inneren Kurzfilme konnte ich leider immer noch nicht kontrollieren. Als ich nach einer Therapierunde mit Kira am Mittagstisch saß, überkam mich eine Erinnerung an die Zeit nach dem Internatsrausschmiss. Ich war wieder in Deutschland, ging dort aber noch nicht zur Schule, weil Herbstferien waren. Meine Eltern waren beide im Urlaub und so nutzte ich die Gunst der Stunde, um mich – zumindest vorübergehend – bei den Aussteigern in einem Wohnwagendorf einzunisten, von denen meine Schulfreundin so geschwärmt hatte. Auslöser für diesen intensiven Flashback war Kiras entgeistertes »Iiih«, als ich herzhaft in eine Kiwi mit Schale biss. Noch bevor ich antworten konnte, sprang der Film im Zeitraffer an: Ich bringe meinen Schlafsack zu besagtem Wohnwagendorf. Vor der Küche des Wohnwagendorfes sitzt ein blonder Aussteiger auf einer Biergartenbank. Er ist gerade dabei, in eine Kiwi zu beißen, und dabei sehe ich, dass er gelbe Zähne hat. »Iiih, sag mal, isst du die Kiwis mit Schale?« »Ja, da sind doch die ganzen Vitamine drin«, gibt er zur Antwort und wendet sich wieder dem Obststück zu.

»Renate, was ist los? Du guckst so komisch. Ich habe dich gefragt, warum du die Kiwis mit Schale isst.«

»In der Schale sind doch die ganzen Vitamine drin«, antwortete ich mechanisch.

»Ich geh jetzt ins Bett«, sagte ich, denn der Flashback hatte mich Kraft gekostet.

»Wollten wir nicht spazieren gehen?«

»Nein, bin zu müde.«

»Hast du wieder nachts an deinem Buch geschrieben?«

»Hm«, machte ich, denn ich hatte keine Lust, Kira von dem Flashback zu berichten. Ich wusste, die Wahrheit würde nur zu einer Horde von neuen Fragen führen, und sie zu beantworten fühlte ich mich nach diesem Gefühlsmarathon nicht in der Lage.

»Das solltest du echt langsam mal lassen. Der Sarah haben sie bereits ihren Laptop beschlagnahmt und die zehn Seiten, auf denen sie eine Gruppensitzung beschrieben hat.«

»Gute Nacht!«, verabschiedete ich mich.

»Gute Nacht«, seufzte Kira.

Spät am Abend wachte ich auf: Ich fluchte, weil ich nicht nur die Nachmittagsveranstaltung, sondern auch das Abendessen verpasst hatte. Seufzend schälte ich mich aus meinem Bett und machte mich auf den Weg zur Austrageliste. Als ich gerade unterschreiben wollte, bemerkte ich einen schwarzumrandeten Zettel, auf dem stand: »Herr Fischer ist von der Polizei tot aufgefunden worden. Die Gedenkfeier findet morgen um 10.00 Uhr im Aesculapiumsaal statt.« Ich fröstelte. Ich hatte recht gehabt mit meiner Vorahnung und in diesem Moment wurde mir klar, dass Herr Fischer sich kurz nach dem Telefonat, bei dem ich ihn noch gesehen hatte, umgebracht haben musste.

Gefährliche Bälle

»Und jetzt legen Sie den Ball auf den Schreibblock und geben ihn an einen anderen Patienten weiter. Der Ball repräsentiert dabei ihr Trauma.«

»Ich will aber mein Trauma nicht jemand anderem zumuten!«, rief eine Patientin aufgebracht. Sie war durch einen Banküberfall traumatisiert worden. »Und außerdem habe ich mehr als ein Trauma!«

»Dann nehmen Sie doch mehrere Bälle«, rief Frau Elfenbein unbekümmert.

Ich ging auf Kira zu. Da ich gleichzeitig den Ball auf meinem Brett balancieren musste, kam ich nur sehr mühsam voran. Wir tauschten unsere Traumabälle, und ich lief langsam wieder zurück. Ich war dabei so sehr darauf bedacht, dass mein Ball nicht hinunterfiel, dass ich meine Umwelt nur als undeutliche Kulisse von Stimmen und Farben wahrnahm. Nach dieser Übung fühlte ich mich so erschöpft, als hätte ich tatsächlich eine Traumakugel über eine lange Strecke vor mir hergetragen. Und plötzlich durchfuhr mich eine schmerzhafte Erkenntnis: Das hatte ich ja auch mindestens 23 Jahre getan!

»Will noch jemand der Traumagruppe etwas mitteilen?«, fragte Frau Elfenbein nun. Sie tröstete gerade eine Patientin, die vier Traumabälle auf ihrem Brett liegen hatte. Die Frau hatte es nicht über sich gebracht, jemandem diese Last zuzumuten, da die meisten Patienten nur eine oder höchstens zwei Traumakugeln vor sich hertrugen.

»Ja«, rief ich laut. »Ich weiß jetzt, warum ich immer so müde bin. Es ist dieser Traumaball, den ich versuche, stabil neben meinem Alltag herzubalancieren. Niemand sieht diesen Ball, und doch ist er da und muss von mir gehalten werden. Das ist es, was mich immer so schnell müde gemacht hat. Dabei bin ich gar nicht so müde, dass ich schlafen kann. Ich will dann nur nicht mehr auf meine Umwelt reagieren müssen.«

Es war das erste Mal, dass ich etwas in der Gruppe für posttraumatische Belastungsstörungen gesagt hatte. Bisher hatte ich mich nur mühsam motivieren können, jede Woche in diese Gruppe zu gehen. Sie machte mir schmerzhaft klar, warum ich eigentlich hier war und was in meinem Leben schiefgelaufen war.

»Es gibt übrigens noch eine Möglichkeit, wie Sie Ihr Trauma integrieren können. Sie schreiben ein Märchen. Märchen stellen oft eine Traumaverarbeitung dar. In ihnen gelingt es Zauberern, sich gegen das Böse durchzusetzen. Dabei ist das Trauma codiert und das Szenario durch eine sagenhafte Landschaft ausgetauscht worden. Dies ist der Rahmen, in dem nun Schutztiere und andere Helfer gegen das Böse kämpfen, um es zu besiegen. In dem Märchen, das ich Ihnen gerne erzählen möchte, geht es darum, dass einem Menschenkind der Ring der Würde geraubt wurde. Dann kommt der Zauberer und ...«

Ich hörte nicht mehr, wie das Märchen zu Ende ging, denn in diesem Moment drifteten meine Gedanken ab. Ich musste weinen, weil ich fest glaubte, dass mir dieser Ring der Würde mit neun Jahren für immer entrissen worden war. Auch viele andere Patienten kippten bei dieser Geschichte in die Depression ab. Daraufhin machte Frau Elfenbein ein Lied an und rief: »Das ist das Lied ›Von der Erde nehme ich die Kraft‹ von Gila Antara. Es hat gleichzeitig etwas Fröhliches und etwas Trauriges, und man hört vor allem das typische Geigenspiel der Sinti und Roma. Sie sind auch verfolgt worden, und trotzdem haben sie nicht aufgegeben«, rief Frau Elfenbein, warf dabei die Arme in die Luft und tanzte wie eine Wilde durch den Raum. Benommen schlossen wir uns diesem merkwürdigen Reigen an, doch als Frau Elfenbein zum zweiten Mal die Musik abspielte, lachten bereits einige von uns Traumapatienten wieder. Ich gehörte dazu und war stolz darauf, dass wir uns selbst aus der hilflosen Traurigkeit gependelt hatten.

Beim Hinausgehen tippte mir eine Schwester auf die Schulter. »Das stimmt, was Sie da vorhin gesagt haben.«

»Wie?«, fragte ich, denn ich war gedanklich immer noch mit dem Heilungsmärchen und dem Ring der Würde beschäftigt.

»Ich bin auch oft müde, obwohl ich das Gleiche getan habe, wie die anderen. Es ist dieser zusätzliche Traumaball, den ich noch balancieren muss.«

Erstaunt blickte ich nun die Schwester an, so als sähe ich sie zum ersten Mal. Sie hatte die Selbststeuerungsgruppe heute Morgen geleitet und uns zum Abschluss zu ›Rise (Leave me alone)‹ von Safri Duo tanzen lassen. Doch nie wäre ich dabei auf die Idee gekommen, dass auch sie ein Trauma haben könnte. Ich beschloss, meine Ansichten über Therapeuten und Schwestern mit dieser Erkenntnis zu erneuern. Bis jetzt hatte ich immer angenommen, dass Therapeuten und Schwestern es einfach raushätten, wie man sich im Leben am besten verhielt. Das schien mir jedoch nun ein Trugbild zu sein.

Die Rettung der inneren Kinder

»Frau Weber, ich habe die letzten zwei Wochen eine Fortbildung von Gabriele Kahn besucht. Frau Kahn ist Therapeutin und hat das Buch *Das innere Kind retten* geschrieben. Wir haben die Methode unter uns Seminarteilnehmern ausprobiert, und sie hat tatsächlich gut funktioniert. Dabei habe ich auch an Sie gedacht. Ich gebe Ihnen das Buch von Frau Kahn mit und möchte Sie ermutigen, einen sicheren inneren Ort für Ihre kindlichen inneren Anteile zu schaffen. Frau Kahn nennt diese Anteile ›innere Kinder‹. Einige dieser inneren Kinder sind bei Ihnen in ihrer Entwicklung gestört und verletzt worden. Man kann sagen, dass die inneren Kinder eine Verbildlichung der Gefühle sind, die sich während des Traumas abgespalten haben. Diese verletzten inneren Kinder sollen nun durch die Rettungsmethode wieder ins Bewusstsein geholt werden. Dazu müssen sie an sichere innere Fantasieorte gebracht werden. Frau Kahn möchte jedoch nicht, dass Sie zurück in die traumatischen Ereignisse eintauchen, wie Sie es in Ihrem Buch getan haben«, sagte Herr Pfeifer und machte eine bedeutungsschwere Pause.

Allmählich wurde mir die Dimension der Auswirkungen bewusst, die das kontinuierliche Schreiben auf mein jetziges Leben hatte. Es war nicht nur die Tatsache, dass die Vergangenheit durch den Schreibprozess zur Gegenwart wurde. Es waren auch all die verletzten inneren Kinder, die wieder und wieder das Trauma miterleben mussten, so als wären sie immer noch darin gefangen.

»Wenn ich nicht mit meiner Aufmerksamkeit zum Trauma zurückkehre, wie sollen dann die verletzten inneren Kinder gerettet werden?«, fragte ich stirnrunzelnd

»Sie schicken einen Botschafter, also eine Fantasiefigur, wie beispielsweise ihren Kraken Kai, zurück in die Vergangenheit. Die holt dann die verletzte neunjährige Nati aus der Situation heraus, der sie so ungeschützt ausgeliefert war. Das dauert oft ein paar Tage. Ich wäre bereit, Sie bei der Rettung und später bei dem Anschauen des verletzten inneren Kindes in seiner neuen Umgebung zu begleiten. Könnten Sie sich das vorstellen?«, fragte mich der Kunsttherapeut und sah mich dabei abwartend an.

»Ja«, sagte ich. Dann fügte ich jedoch beschämt hinzu: »Das einzige, was passieren könnte, ist, dass ich auf Sie wieder die negativen Gefühle aus dem sexuellen Missbrauch übertrage. Wissen Sie noch, wie in der Therapiesitzung, als sie kurzzeitig der Krake waren.«

»Ja, ich erinnere mich«, sagte der Kunsttherapeut gedehnt. Doch er ging nicht weiter auf meine Befürchtung ein, sondern sagte: »Ich möchte Sie ermutigen, einen sicheren inneren

Ort für Ihre inneren Kinder und einen sicheren inneren Ort für die 34-jährige Erwachsene zu schaffen. Wir sehen uns dann am Montag in der Kerngruppensitzung.«

Und so setzte ich mich am Wochenende hin und schrieb:

Den sicheren inneren Ort für die Erwachsene (Renate) (Der Diamantenkrater)

Den sicheren inneren Ort für die inneren Kinder (Natis) (Das Tal der vergessenen Prinzessinnen)

Der Diamantenkrater

Der Diamantenkrater war nicht leicht zu finden. Geschützt durch schwarze Stricklava war sein Eingang von außen nicht sichtbar. In der massiven Wand gab es ein magisches Schloss, das den Hebelmechanismus seiner Falltür aktivieren konnte. Wie sein Name ja schon sagte, barg der Diamantenkrater in seinem Vulkankegel einen der kostbarsten Schätze dieses Universums. Und das tat er gerade, weil sein Inhalt nicht aus realen, materiellen Diamanten bestand. Sein Inhalt barg etwas viel Kostbareres. Es war das Gefühl von Losgelöstheit und tiefer Zufriedenheit, das spürbar wurde, sobald ein Wesen in das kristallklare Wasser eintauchte. Doch da war noch etwas anderes, das den Diamantenkrater so anziehend und wertvoll machte: Jedes Wesen, das in die Fluten seiner begrenzten Tiefe hinabtauchen durfte, fühlte sich durch die freundlichen Wasser getragen und angenommen. Es entstand ein Gefühl von tiefer Verbundenheit mit der Natur. Das immer neu durch den Zugang zum Meer hereinströmende Salzwasser reinigte den Körper nicht nur, es reinigte auch die Seele von allen Gefühlen der Schuld, Scham und Beschmutzung. Über dem Krater war oft das Himmelszelt zu sehen. Das Sternbild Orion schützte die empfindliche seifenblasenartige Kuppel, mit der der Krater nach oben hin abgeschlossen wurde. Die Seifenblase bestand aus vergessenen Träumen, die den Menschen abhandengekommen waren, als sie zu spielen aufgehört hatten.

An windstillen Tagen vermittelte dieses Gewässer tatsächlich den Anschein, als wäre es ein einziger riesiger, türkisfarben schimmernder Diamant. Die Besucher waren meist junge Delphine, die jeden Morgen über die Lavabrücke in das Becken sprangen, um sich mit den leckeren Korallenfischen zu versorgen. Sie waren die Boten, die von den Bewohnern des Kraters zu Hilfe gerufen werden konnten und diese mit Informationen versorgten, die die unendliche Tiefe außerhalb des Kraters betrafen. Außer den Besuchern gab es aber auch Bewohner des Diamantenkraters.

Bewacht wurde der Diamantenkrater von Mantelina, einer Stachelrochenfrau. Dabei handelte es sich um keine gewöhnliche Manta: Mantelina war etwa so groß wie ein Schlauchboot, in ihrem gefräßigen Maul befanden sich scharfe Zahnreihen mit Giftstacheln, und mit ihrem elektrisch geladenen Stachelschwanz konnte sie ein Feuer entfachen und ein dunkles Gift versprühen, das alle Wesen, die böse Absichten hatten, innerhalb von Sekunden tötete. Sie führte eine Armee von 600 hüpfballgroßen Seeigeln an. Dieses Sonderkommando von Igelsoldaten konnte blitzschnell eine Formation bilden und seine Gegner innerhalb von wenigen Augenblicken zerstören, indem es ihnen ihr Gift mit meist tödlicher Wirkung injizierte. Diejenigen, die von den Giftstacheln getroffen wurden, erstickten qualvoll. Es gab auch noch die gefürchtete schwarze Schwimmtigerin, die sich mit ausgefahrenen Krallen auf einen unliebsamen Eindringling oder Gegner stürzte, um ihm jeglichen Lebensmut zu nehmen. Die Opfer starben nicht gleich, sie gingen langsam an einer übergroßen Traurigkeit zugrunde. Und genau wie es Delphine schon seit Anbeginn der Zeiten taten, beschlossen die Opfer, ihren Atem einfach für immer anzuhalten.

Aber noch etwas war bemerkenswert am Diamantenkrater: Seine Bewohner und mithin Verteidiger lebten in jeweils zu ihrer Körpergröße passenden Lufteinschlüssen am Boden des Kraters. Diese Höhlen waren sehr individuell eingerichtet und auf die unterschiedlichen Bedürfnisse ihrer Bewohner eingestellt. Da gab es die große und dunkle Höhle der Muräne. Dort fühlte sich das fast blinde Schlangenwesen wohl. Es war durch seine schwarze Haut auch gut getarnt. Der weißgepunktete Trompetenfisch bevorzugte eine Kuhle, in der er senkrecht stehen konnte, um auf seine Beute zu lauern. Dagegen hatte der gelb-grüne, etwas dümmlich grinsende Kugelfisch eine Höhle gewählt, die die Form einer Badewanne hatte, denn dort konnte er einfach platt liegen – wie die benachbarten Schollenfische – oder sich in bedrohlicher Form zum Stachelball aufplustern. Aufgrund dieser Eigenschaft wurde er häufig dem Seeigel-Squad zugeordnet, wenn einer der Seeigel Schnupfen hatte. Zu diesen Gelegenheiten war er jedoch meist übellaunig. Er verpasste während seiner Dienstzeit keine Gelegenheit, auch ohne direkten Befehl ungebetene Besucher ins Gesicht oder in die Schnauze zu stechen, sodass diese, bedingt durch die starke allergische Schwellung, drei Tage lang kein Futter zu sich nehmen konnten. Dann lachte der Kugelfisch immer schadenfroh. Im Anschluss an seinen Dienst nahm er ein heißes Kräuterbad. Er rief per Muscheltelefon den roten Feuerfisch an, und der war durch die Störung meist so verärgert, dass er mit seinen aufgestellten Schwertern eine enorme Hitze verbreitete. Damit verwüstete er wütend die Inneneinrichtung der Kugelfischhöhle. Der Kugelfisch nahm dies jedoch gelassen hin, da er sich von den fleißigen Tintenfischen jede Woche eine neue Muschelkommode herstellen ließ, die herrlich dunkelblau angesprüht wurde. Er nahm den Schaden, den der Rotfeuerfisch angerichtet hatte, also nicht krumm, denn der machte ihm ja in seiner Badewanne buchstäblich Feuer und dem Hintern. Auf diese Weise war das Kräuterbad angenehm warm und fing sogar zu sprudeln an, genau wie ein Whirlpool.

Im Tal der vergessenen Prinzessinnen

Es gab es tatsächlich, das Tal der vergessenen Prinzessinnen. Wer es besuchen wollte, musste sehr achtsam sein. Denn der Weg dorthin war verworren und sehr mühsam. Da gab es zunächst einmal den Prinzenberg. Er lag nicht unweit vom Diamantenkrater und doch trennten beide Orte verschiedene Welten und Gesetze. Eigentlich war der Prinzenberg eher ein Hügel, aber die Bewohner hatten ihm den Namen »Prinzenberg« gegeben und dieser Name hatte sich gegen die topografischen Gegebenheiten durchgesetzt. Jedes Wochenende tummelten sich Dutzende von Spaziergängern auf der Kuppel des Prinzenberges. Dabei genossen sie die Aussicht auf die umliegenden Obstgärten und Felder. Wer jedoch ganz genau hinsah, dem fiel auf, dass über einem dieser Felder auch an Hochsommertagen dichter Nebel lag. Und dieser Nebel barg ein Geheimnis: Er schützte diejenigen, die zu viel gesehen hatten und nun nicht mehr gesehen werden wollten. Äußerlich gab es keine Verbindung zwischen dem Nebelfeld und seiner Umgebung. Dort hingelangen konnte nur, wer verfolgt wurde und es schaffte, das schwarze Einhorn zu sich zu rufen.

Das schwarze Einhorn war ein eigenwilliges Geschöpf von wilder Schönheit. Seine Anmut lag darin, dass es sich nicht von anderen bezwingen ließ. Es kam und ging wie es ihm gerade beliebte. Dabei konnte es die eigene Stimmung und die Stimmung des Gegenübers in seinen weichen Nüstern und den feurigen Augen so stark ausdrücken, dass es schon fast eine Bedrohung war. Das schwarze Einhorn war der Beschützer des Tals der vergessenen Prinzessinnen. Spürte es, dass sich ein Eindringling näherte, schoss er einen seiner grünen Giftpfeile durch den dichten Nebel hindurch. Die Pfeile verfehlten nie ihr Ziel, denn sie wurden durch pure Willenskraft gelenkt. Die Wunden der Angeschossenen sahen denen eines Schlangenbisses ähnlich, sodass sich die Verwundeten sofort ins Krankenhaus begeben mussten, wollten sie überleben. Das grüne Gift bewirkte einen völligen Gedächtnisverlust über die Zeit am Prinzenberg. Es baute eine natürliche Hemmschwelle ein, sich dieser Gegend je wieder zu nähern.

Und dann waren da noch diejenigen, die geschützt werden mussten: die vergessenen Prinzessinnen. Wie ihr Name schon sagte, waren sie allesamt als Prinzessinnen auf diese Welt gekommen. Mit den Tagen im Diesseits schlich sich jedoch bei ihnen allen etwas ein, das sie vergessen ließ, jemals eine Prinzessin gewesen zu sein. Es war die unaussprechliche Scham und das Gefühl, selbst peinlich und eine Belastung zu sein. Sie alle hatten das Einhorn gerufen, weil sie das Offensichtliche nicht mehr spüren wollten: Dass etwas nicht in Ordnung war.

Und es war hier, dass es ihnen wieder einfiel: Dass sie ja eigentlich Prinzessinnen waren und dass ihnen das niemand wegnehmen konnte.

Wenn das schwarze Einhorn nicht auf einem seiner Ausflüge war, so brachte es beinahe täglich neue Kinder in das Tal der vergessenen Prinzessinnen. Manchmal waren auch Tierkinder darunter. Die Neuankömmlinge unterschieden sich von den anderen Kindern: Sie hatten eingefallene Gesichter, hängende Schultern und zuckten bei jedem unbekannten Geräusch zusammen. In dem Moment, wo ihre Füße den Boden des Feldes berührten, erschien ein großer Elch. Mit einem gutmütigen Röhren begrüßte er dann die verschreckten Kinder, so als ob er sagen wollte: »Herzlich willkommen im Tal der vergessenen Prinzessinnen. Auch ihr gehört jetzt zu uns! Schön, dass ihr endlich hier seid!«

Und dann legte sich der Elch auf den Rücken und suhlte sich im Dreck. Alle Kinder stoben lachend davon. Das neue Kind, das heute in das Tal der vergessenen Prinzessin gekommen war, lief noch etwas verunsichert mit. Es wollte sich aber auch nicht dem schrecklichen Gestank aussetzen, den der Elch als Überbleibsel aus vorigen »Bädern« jetzt verströmte.

»Komm, wir gehen zu Balduin!«, riefen die Kinder dem Neuankömmling zu.

»Wer ist denn Balduin?«, fragte das neue Kind noch immer ungläubig.

»Das wirst du schon sehen.«

»Halt, wir haben uns noch gar nicht vorgestellt. Wollt ihr denn nicht wissen, wie ich heiße?«

»Du bist eine Prinzessin, eine von uns. Das reicht. Im Übrigen geben wir uns hier selbst Namen. Ich heiße zum Beispiel Kim. Wie möchtest du heißen?«

»Hhmm«, machte das neu angekommene Mädchen. Doch bevor sie antworten konnte, wurde sie von Kim unterbrochen.

»Psst, da kommt Balduin.«

Balduin war ein fünf Meter großer, braun-weiß gestreifter Waschbär. Er trug eine dicke Hornbrille und hatte ein Buch unter dem Arm: »Mio, mein Mio« stand darauf. »Hey, Balduin, liest du uns wieder was vor?«

»Aber nur kurz, ich muss noch in ein Meeting mit den Seelöwen. Sie wollen hier auf der Koppel eine kleine Lagune anlegen.«

»Oh, toll«, rief Kim begeistert, »am besten gleich neben unserem Minifluss.«

In diesem Moment traten zwei Ziegen auf die Koppel, eine schwarze und eine weiße. Die Mäulchen der beiden hatten jeweils die Farbe des Felles der anderen Ziege. Sie rannten verspielt durch das Flussbett und spritzten sich gegenseitig nass.

Ihnen folgte würdevoll ein blaues Pferd. Es hatte eine gelbe Mähne mit schwarzen Strähnen. Seine Nüstern waren weiß und es hatte ein grünes und ein blaues Auge, mit denen es nachdenklich den Neuankömmling musterte.

Ohne zu zögern, rannte das neue Mädchen auf das riesige Tier zu und flog ihm um den Hals. Dabei war seine Liebe zu dem Tier für alle Umstehenden spürbar. Das Tier senkte den Hals und stupste das Kind spielerisch in die Seite, sodass es lachend in das von den letzten Sonnenstrahlen golden angeleuchtete Gras fiel.

Durch die Reihen der Kinder ging ein Raunen: Es war noch nie vorgekommen, dass Timijiraque einfach so mit einem von ihnen gespielt hatte. Timijiraque war sowohl Beschützer als auch Streitschlichter unter den Prinzessinnen und kleinen Prinzen. Denn es gab auch verwundete Prinzen, die hierher fanden. Einem von ihnen hatte Kim gerade gegen das Schienbein getreten, weil er einfach so in ihre Schutzkugel hineingelaufen war. Sie setzte noch eine Ohrfeige nach, da der Junge dies schon mehrfach getan hatte und offensichtlich etwas begriffsstutzig war. Nachdem Kim den Jungen geohrfeigt hatte, hörten alle ein lautes Donnergrollen.

Timijiraque hatte zwei Eigenschaften, die ihn zum idealen Beschützer und Betreuer machten: Er konnte tödliche Stromstöße aus seinen Hufen schießen lassen. Und, was für das Zusammenleben der vielen Kinder noch viel wichtiger war, er konnte es Gewittern lassen, wenn er mit seinen Hufen einen bestimmten Rhythmus auf den Erdboden trommelte. Da im Tal der vergessenen Prinzessinnen das ganze Jahr über Sommer war, war ein Gewitter eine gefürchtete Strafe. Alle Kinder mussten sich bei diesen spontan beschlossenen Gewittern in Timijiraques Stall zurückziehen. Hier, wo sie nachts auch Schutz um den mächtigen blauen Leib des Pferdes fanden, fanden die berüchtigten Streitschlichtergespräche statt. Jedes Kind musste sagen, wie es sich gerade fühlte und was der Konflikt zwischen den Beteiligten mit ihm machte. Einige Kinder legten sich bei diesen Befindlichkeitsrunden nach hinten zurück ins Stroh. So auch Kim.

»Psst, ist das nicht unhöflich?«, fragte das neue Mädchen verschüchtert.

»I wo, das geht jetzt noch zwei Stunden so weiter. Im Übrigen tue ich nur, was sich gut anfühlt ...«, sagte sie und zwinkerte der neuen Prinzessin noch einmal liebevoll zu. Schließlich wurde ihr Atem regelmäßiger. Sie rollte sich zu einer Kugel zusammen, kuschelte sich heimlich ein bisschen an ihre Nachbarin und schlief ein.

Diese fünf Seiten gab ich Frau Aster als Wochenbericht in der Montagmorgenrunde ab. Eigentlich durfte ein Wochenbericht nur eine Seite umfassen, damit die Therapeuten mit dem Lesen nachkamen. Bei mir wurden durch den Klinikalltag immer neue Sequenzen aus der Vergangenheit getriggert. Zum ersten Mal in meinem Leben schien ich nicht mehr allein zu sein mit dem, was da in mir ausgelöst wurde. Und plötzlich waren da Menschen, die sich wahrhaftig dafür zu interessieren schienen, wie es mir mit all dem gefühlsmäßig ging. Heute ist mir bewusst, dass ich die »Eine-Seite-pro-Patient«-Grenze nicht nur aufgrund meines Mitteilungsdranges überschritt, sondern vor allem aus meiner Sehnsucht nach Verbundenheit und Nähe heraus: Ich wollte meine Therapeutin an meinen beiden sicheren inneren Orten teilhaben lassen.

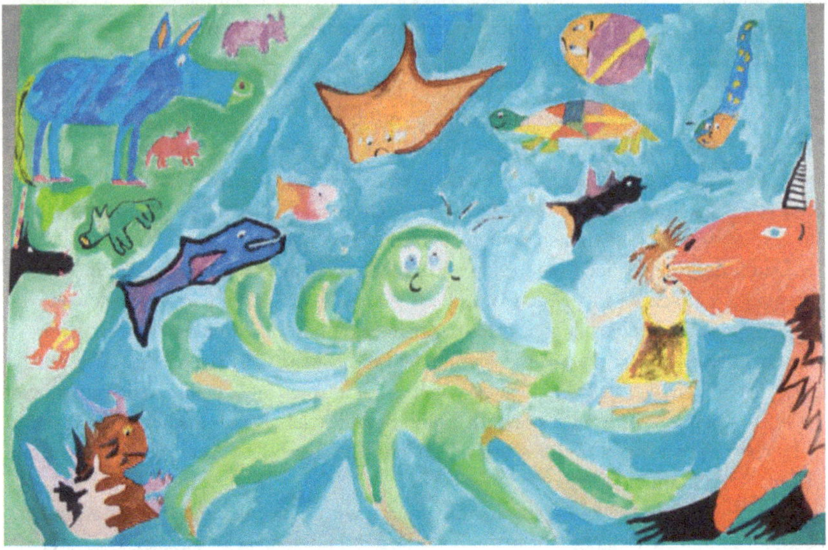

Der Diamantenkrater: sicherer Innerer Ort für die erwachsene Renate mit dem Tal der vergessenen Prinzessinnen (grün) als Ort für die inneren Kinder (Natis)

Alles muss raus

Es war zu Beginn der Gruppentherapie, als mir Frau Aster vor allen anderen Gruppenmitgliedern den mittlerweile geklammerten Wochenbericht in die Hand drückte und wütend sagte: »Frau Weber, ich möchte Ihnen die fünf Seiten ungelesen zurückgeben. Ich habe Ihnen schon mehrmals gesagt, dass der Wochenbericht nur eine Seite haben sollte und ein Wochenbericht sein sollte.«

Als sie mich dann mit Herrn Pfeifer zusammen darüber aufklärte, wie ein Wochenbericht auszusehen hätte, stieg ich ganz aus. Und spürte gleichzeitig Wut und noch etwas anders: tiefen Hass. Es war der Hass auf meine Mutter, der entstand, wenn ich mich von ihr unverstanden und verletzt fühlte. Und es war eine tiefe Verzweiflung: Denn der »Wochenbericht«, den ich Frau Aster abgegeben hatte, war in Wirklichkeit etwas ganz Anderes. Es war ein Rettungsplan. In zwei Geschichten hatte ich die beiden sicheren Welten beschrieben, in denen sich die erwachsene Renate und die geretteten Natis jeweils aufhalten konnten. Nun fühlte ich, wie Frau Aster diesen Selbstrettungsversuch mit ihren Strumpfhosenfüßen trat. Und ich hätte sie am liebsten dafür geschlagen, dass ich ihr so viel von mir anvertraut hatte. Sie konnte nun an den jeweiligen Schrauben drehen, um mich in die Gefühlslage zu versetzen, die sie gerade für therapiegünstig befand. Doch das würde ich nicht so ohne Weiteres mit mir machen lassen. Und da spürte ich, dass in mir schon lange ein tiefer, verzweifelter Hass saß. Ich glaubte, an ihm zu ersticken, wenn ich ihn nicht endlich herausschrie. Ich kannte diese Form von Hass aus meiner Kindheit und auch das vertraute Gefühl, dass er mich aufgrund meines Schweigens mit sich in die Tiefe riss. Er musste raus, doch ich traute mich nicht, ihn zu artikulieren.

»Frau Weber, was ist da für eine Störung?«

»Ich hasse Sie, Frau Aster«, flüsterte ich.

Es wurde still.

Frau Aster sagte zu Herrn Pfeifer: »Kann ich bitte deine Hand haben?«

»Ist das jetzt auch wieder geschauspielert, Frau Aster?«, fragte ich drohend leise. Denn ich hatte gemerkt, dass Frau Aster uns öfter Verhaltensweisen vorspielte, von denen sie hoffte, dass wir sie übernehmen würden.

»Frau Weber, ich bin mir nicht sicher, ob Sie eine Beziehungsklärung möchten.«

»Nach Rosenberg sollten wir jetzt erst den Anlass und dann das verletzte Bedürfnis nennen«, sagte Herr Pfeifer vorsichtig und knüpfte damit an die Lektionen der gewaltfreien Kommunikation an, die für alle Patienten verbindlich waren.

Ich explodierte: »Ich kann es nicht mehr hören und möchte jetzt auch nichts sagen!«

»Wie sich das anfühlt?«

»Genau!«, rief ich wütend und gequält zugleich.

»Dann frage ich anders: Wenn Sie mich anschauen, ist der Hass immer noch da?«

»Ja.«

»Was ist der Unterschied zwischen Hass und Wut?«

»Bei Hass will ich jemanden oder etwas zerstören und bei Wut bin ich nur sauer.«

»Frau Weber, wir können jetzt nicht einfach die anderen Arbeitsaufträge machen, weil ihre Wut so stark ist, dass sie die anderen beim Arbeiten beeinträchtigt. Frau Aster möchte etwas zu Ihnen sagen.«

»Nein! Dann könnte es sein, dass ich sie beleidige.«

»Ich spüre eine Spaltung!«, rief Frau Aster impulsiv. »Sie versuchen, Herrn Pfeifer und mich auseinanderzudividieren.«

»Es ist legitim, wenn eine Patientin mit einem Therapeuten während der Therapie stabiler arbeiten kann«, verteidigte mich Herr Pfeifer. »Was spüren die anderen?«, fragte er nun in die Runde. Ich hatte die anderen Gruppenmitglieder in meinem Hassanfall gar nicht mehr wahrgenommen.

»Ja, die Spannung war schon in der Morgenrunde spürbar«, sagte Sarah.

»Als Sie mir den Wochenbericht zurückgegeben haben, habe ich Hass gespürt.«

»Welches Bedürfnis ist da verletzt worden?«

Ich zögerte einen langen – sehr langen Augenblick. Dann sagte ich leise und ohne irgendjemanden in die Augen zu gucken: »Das Bedürfnis nach Nähe.«

»Frau Weber, ich bin immer für Sie da, auch wenn Sie vorübergehend Hass oder Wut spüren. Ich gehe nicht weg und ich glaube, dass diese Erfahrung neu für Sie ist. Wir sind alle noch da und die Spannung hat sich etwas gelegt«, erklärte Frau Aster nun etwas besänftigt.

Ich atmete erleichtert durch und schloss die Augen.

Ey-normal!

Gott sei Dank hatte ich an diesem Tag, an dem sich alle Gefühle aus mir herauskatapultierten, ein Therapiegespräch mit Schwester Mut. Dieses Gespräch war Bestandteil der sogenannten »Pflegeeinzelgespräche«, die pro Kerngruppe immer dem Patienten zugeteilt wurden, der am instabilsten war. Ich hatte mir instinktiv Frau Mut aus dem Selbststeuerungsseminar für das Pflegeeinzel gewünscht, das von psychologisch geschulten Krankenschwestern angeboten wurde. Irgendwie hatte ich das Gefühl, dass diese nach außen hin so robust wirkende Frau mir helfen und mich verstehen würde. Als ich ihr aufgeregt von der Therapiestunde berichtete, blieb die Schwester jedoch abgeklärt ruhig.

»Frau Weber, das, was sie gesagt und gefühlt haben, ist normal.«

Fragend schaute ich die Schwester an.

»Frau Weber, ich möchte meinen, dass mindestens siebzig Prozent der Patienten den Klinikdirektor gerne als Ziehvater hätten – egal wie alt sie sind. Eine Mitpatientin ist Anfang 80 und spricht von ihrer Therapeutin als Ziehmutter. Sie brauchen sich also nicht zu schämen. In Ihrer Kindheit wurde Ihre Wahrnehmung auf den Kopf gestellt, sonst hätten Sie nicht überlebt. Die Schlechtheitsgefühle, die Sie jetzt empfinden, sind Ihnen vertraut. Sie kommen von dem Missbrauch. Da Gefühle von Gedanken gesteuert werden, könnten Sie – anstatt sich selbst dafür herunterzumachen, dass Sie zu Ihren Bedürfnissen stehen – sich genau dafür loben. Frau Weber, als Kind haben Sie die Anteile abgespalten, die den Missbrauch erlebt haben. So auch ihre Wut auf Ihre Mutter und Ihren Bruder. So konnten Sie damals in Ihrem dysfunktionalen Familiensystem ›überleben‹.«

Wie auf ein Stichwort sprang Frau Mut auf einen Stuhl. Dann hüpfte sie wie eine Katze wieder hinunter. Die lebhafte Schwester mit dem Mecki und den wachen braunen Augen stellte behände eine Reihe von Stühlen auf. »Das sind alles Sie, hier ist das sabbernde Kind, da die Studienrätin, dort der Clown usw. Sie alle sind durch das Trauma nicht miteinander verbunden. Sie haben jetzt den Mut gehabt zu sagen, wo es Ihnen wehtut. Das ist die Möglichkeit, mit Ihrer Therapeutin eine Tube Uhu zwischen die verschiedenen Anteile zu drücken. Denn das geht nur, wenn die Wunde offen ist. Integrieren Sie das sabbernde, vierjährige Kind, auf das sie so herunterschauen, und all die anderen Anteile. Dann haben Sie eine Familie und Sie fühlen sich besser.«

»Ich hänge immer noch sehr an meiner Familie. Doch immer dann, wenn es auf die Weihnachtszeit zugeht und im Kollegium über das Fest der Liebe im Kreise ihrer harmonischen Familien gesprochen wird, stürze ich innerlich ab.«

»Sie sägen sich den Ast ab, auf dem Sie sitzen, wenn Sie sich mit ihren Kollegen vergleichen. Sie sind sich selbst Ihr größter Feind. Wenn Sie sich selbst so wertschätzen könnten, wie Sie mit den Fehltritten und Grenzüberschreitungen Ihrer Familie nachsichtig sind, dann wäre schon das halbe Spiel gewonnen. Und hinterfragen Sie, ob Ihre Kollegen wirklich alle so glückliche Familien haben. Die meisten wollen nicht hinschauen und reden sich das Leben schön.

Ich war mit 27 Jahren Chefin und habe zu Weihnachten Geschenke verteilt. Drei Kollegen haben sich gestritten, weil ihr Geschenk eine andere Verpackungsfarbe hatte als die Geschenke der anderen. Alle haben in mir die Mutter gesehen, obwohl ich viel jünger war. Und wenn Ihren Mitpatienten die Kinnlade heruntergeht oder sie leugnen, dass der Wunsch nach einer liebevollen Therapeutin-Mutter nicht ihr Thema ist, dann wissen Sie, dass Sie das ausgesprochen haben, was andere denken, sich aber nicht zu äußern trauen. Kennen Sie das?«

»Oh jaa«, sagte ich gedehnt, »das hat mich als Lehrerin mehrere Versetzungen gekostet. Und trotzdem ist es mir peinlich, dass ich vor der ganzen Kerngruppe gesagt habe, dass ich mir Frau Asters Zuwendung wünsche. Ich finde meinen jungen, sabbernden Nati-Anteil peinlich. Ich komme mir vor, als ob ich mich vor allen in der Kerngruppe ausgezogen hätte und möchte da jetzt nicht mehr hin. Und mir ist peinlich, dass mein kleiner sabbernder Anteil mich hinter sich herzieht und hinter meiner Therapeutin herläuft. Wird der denn nicht erwachsen?«

»Halt, wir wollen hier integrieren und nicht wieder abspalten. Sie sollten lernen, Ihre Anteile ohne Bewertung zu akzeptieren, damit sie zusammenwachsen können. Und problematisch ist nur, dass bei Ihnen immer ein Anteil alle anderen führt, ohne dass sie miteinander verbunden sind. Ich möchte, dass Sie sich von den Reaktionen der anderen Menschen unabhängiger machen. Um Ihre Fortschritte selbst wertzuschätzen – und dazu gehört das Eingeständnis dieses elementaren Bedürfnisses nach mütterlicher Zuwendung – möchte ich, dass Sie eine Übung machen, wenn Sie mit den anderen am Esstisch sitzen. Sagen Sie doch mal laut vor den anderen: ›Sagt mal, das war doch echt mutig von mir, was ich heute in der Kerngruppensitzung gesagt habe.‹ Und erklären Sie sich nicht. Fragen Sie im nächsten Moment nach etwas Belanglosen. Das ist sehr wichtig, ansonsten zerreden Sie sich in Rechtfertigungen Ihre eigene Wertschätzung. Und meine Erfahrung ist die, dass zwar alle Patienten neidisch auf den Therapeuten schielen, damit bloß kein anderer mehr emotionale Zuwendung bekommt. In den seltensten Fällen traut sich jedoch jemand, dieses Bedürfnis offen zu benennen. Wenn Ihre Mitpatienten verhalten auf Ihre Aussage reagieren, können Sie davon ausgehen, dass sie neidisch sind oder sich eben nicht getraut haben zu sagen, was sie gesagt haben. Ich möchte, dass Sie auf diese Weise lernen, nicht immer wieder die Arbeit, die Sie hier leisten, mit Füßen zu treten. Sie erarbeiten sich immer einen Sockel, schenken ihn aber stets her und lassen andere darauf stehen.«

Familienaufstellung

Am nächsten Morgen erschien ich abgehetzt im Pyjama im Büro des Kunsttherapeuten. Wieder einmal hatte ich bis zur letzten Sekunde an meinem Buch geschrieben und keine Zeit mehr zum Umziehen gefunden.

»So, Sie haben sich gestern Raum geschaffen. Ich möchte nun mit Ihnen eine Familienaufstellung machen.«

Herr Pfeifer legte nun vier Zettel in gleichen Abständen übereinander auf den Boden: »Durch diese Familie läuft eine Trennlinie. Ich bin jetzt mal Ihre Mutter: Ich hasse dich!«

Als Herr Pfeifer das sagte, zuckte ich innerlich zusammen. »Das haben Sie ja zu mir gesagt!«

»Ja, wenn die Eltern emotional getrennt sind, entscheiden sich die Kinder für einen Elternteil. Sie haben sich für Ihren Vater entschieden und Ihr Bruder für Ihre Mutter. Ihre Mutter hat Sie aber stellvertretend für Ihren Vater gehasst und Ihr Bruder hat die Abwertungsmechanismen übernommen. Ich lege Ihren Bruder mal ein bisschen mehr zu Ihrem Vater, damit er männliche, positive Energie bekommt.«

»Das ist doch zwecklos!«, sagte ich resigniert. »Mein Vater hat meinen Bruder immer nur daran gemessen, was er nicht konnte. Mich hat er dafür überproportional gelobt. Manchmal denke ich, der Missbrauch ist eine Art Rache meines Bruders für die fehlende Akzeptanz meines Vaters. Er hat durch den Missbrauch ja auch erreicht, dass ich mich entwertet und schuldig fühle.«

»Das ist eine mögliche Erklärung. Wo würden Sie sich denn heute in diesem Familiensystem positionieren?«

Ich trat aus dem System heraus und stellte mich in die Nähe der Tür.

»Ja, das ist besser. Sehen Sie, Familiendynamik ist wie ein Mobile. Wenn Sie aus der gewohnten Rolle hinaustreten, dann verändern sich auch die übrigen Teilchen. Stellen Sie sich einen Löffel vor, den Sie an einen Magneten halten. Je weiter sie mit dem Löffel von der Originalladung weggehen, desto mehr neutralisiert er sich. Übertragen bedeutet das für Sie: Je enger Sie in den Kontakt mit Ihrer Familie treten, desto schneller nehmen Sie wieder das Verhalten der neunjährigen Nati an.«

»Stimmt, das ist mir auch schon aufgefallen. Ich weiß aber auch nicht, wie ich mich daraus befreien soll. Wenn ich wieder zu Hause bin, werde ich meine Eltern bestimmt wieder wegen Problemen auf der Arbeit anrufen, und dann komme ich wieder in die alten Muster. Mein Vater rechnet mir dann alles vor, was er je für mich gemacht hat, und ich fühle mich schuldig, wenn ich Dinge, die er mir aufträgt, nicht ausführen will. Und meine Mutter rechnet mir alle Bildungsmaßnahmen vor.«

»Frau Weber, Sie sind in einer Abhängigkeit von Ihren Eltern. Ich rate Ihnen deshalb, nach dem Klinikaufenthalt in eine Nachsorgegruppe zu gehen, die von einer Therapeutin angeleitet wird. Es ist nicht leicht, dort gleich einen Platz zu bekommen, deshalb wäre es gut, wenn Sie jetzt schon Kontakt aufnehmen.

Was glauben Sie, warum verspürt Ihre Mutter so viel Hass?«

»Wieso konzentrieren wir uns eigentlich immer nur auf meine Mutter und nie auf meinen Vater? Immerhin rechnet er mir kleinlich alles vor, was er für mich gemacht hat.«

»In der Bindungsforschung wird vor allem das Verhalten der Mutter analysiert, da die Mutter naturgemäß die meiste Zeit mit dem Kind zusammen ist – vor, während und nach der Geburt.

»Ich denke, dass meine Mutter so viel Wut und Hass in sich trägt, weil sie mit sieben Jahren von ihrer Mutter weggeben wurde und von ihrem Pflegevater missbraucht wurde. Der hat sogar mit ihr geschlafen. Ihre Tante war emotional kalt und hat sie geschlagen, wenn sie ihr nicht gehorcht hat.«

»Oh, mit sieben Jahren schon weg von der Mutter.«

»Ja, ich versuche da nicht gefühlsmäßig reinzugehen. Deswegen erzähle ich meine und Mamas Biografie wie eine Einkaufsliste. Aber Mamas schlimme Kindheit ist der Grund, warum ich meine Mutter auch entschuldige.«

Hier wurde Herr Pfeifer energisch: »Trotz ihrer Biografie ist Ihre Mutter zu einhundert Prozent für ihre Taten verantwortlich. Und Ihre Mutter hat ihre emotionalen mütterlichen Pflichten nicht wahrgenommen. Sie hat weggesehen bei dem Missbrauch, um nicht mit ihren eigenen Themen in Kontakt zu kommen. Frau Weber, Eltern sollten für ihre Kinder sorgen, weil sie sie lieben. Die Kinder bestellen ja nicht, dass sie geboren werden. Dieses Aufrechnen ist schrecklich. Es beschmutzt Sie und macht Sie wertlos und klein. Versuchen Sie eine Neuausrichtung. Denken Sie an den geladenen Löffel und den Magneten. Versuchen Sie aus dem Sog der Familienmuster herauszukommen, in denen Sie immer nur Verantwortung für Ihre Eltern übernehmen und dann immer wieder emotional verletzt werden. Bei Ihrem Vater konnten Sie in Ihrer Kindheit wohl Geborgenheit und Schutz finden, soweit er es zulassen konnte. Ist Ihnen bekannt, ob Ihr Vater unter dem Asperger-Syndrom leidet?«

»Das weiß ich nicht. Aber vor diesem Klinikaufenthalt hatte ich einen Freund. Er hieß Tom und hatte Asperger. Er konnte nie nachvollziehen, wenn er mich verletzt hatte, oder wenn ich allgemein traurig war. So, als ob diese Botschaft bei ihm gar nicht erst ankäme. Ich scheine solche Männer anzuziehen, Männer, die auf der einen Seite durch ihr funktionalisiertes Verhalten vertraut und nicht bedrohlich auf mich wirken – mich aber andererseits auch nicht emotional unterstützen können, da sie hier selbst Defizite haben. Warten Sie, ich erinnere mich wieder: Mein Opa väterlicherseits musste hier im Westen in eine Psychiatrie.«

»Wieso das?«

»Er hatte seinen Beruf an der Buchhändlerberufsschule aufgeben müssen, weil die Russen die Posten ausschließlich mit Kommunisten besetzten. Mein Opa floh nachts über die grüne Grenze in den Westen, als es gerade noch ging. Er musste jedoch seine verwitwete Mutter in Leipzig zurücklassen. Unter der schlechten Versorgungslage in der sowjetisch besetzten Zone ist sie dann verhungert. Mein Opa konnte das nicht verkraften und wurde eingewiesen. Er hat aber früher schon Wutanfälle bekommen und sich schreiend aufs Sofa geworfen, zum Beispiel, wenn Oma ein Gericht kochte, das er nicht mochte. Mein Vater könnte von dieser Störung etwas geerbt haben.«

»Das meine ich. Ihr Vater ist ja nicht böse, trotzdem hat er Sie als Jugendliche alleine in Spanien zurückgelassen und auch Ihre Mutter während der Schwangerschaften und der Fehlgeburt im Stich gelassen. Und Sie fühlen sich offensichtlich bei Männern wohl, die Ihrem Vater ähneln. Was halten Sie davon, wenn wir auf den Umgang mit Ihrer Weiblichkeit und mit Männern schauen?«

»Oh nein!«, stöhnte ich. »Das ist mir jetzt ein bisschen zu viel!«

»Äh, na, vielleicht findet sich ja ein späterer Zeitpunkt, an dem Sie hinschauen wollen. Wie fühlen Sie sich jetzt in Bezug auf Frau Aster?«

»Weiß ich nicht«, antwortete ich gleichgültig. Tatsächlich waren mit dem Wochenbericht-Zwischenfall jegliche positiven Gefühle für die junge Therapeutin verschwunden. Da, wo vorher noch das drängende Bedürfnis nach Nähe zu ihr war, hatte sich eine Leere breitgemacht. Ich hatte das Vertrauen in Frau Aster verloren.

»Frau Aster hat sich in Ihrem Fall Hilfe von der Oberärztin geholt. Deshalb war die Oberärztin gestern nicht im Plenum.«

Erstaunt blickte ich Herrn Pfeifer an. Ich dachte an meine Zeit an der Gesamtschule zurück: Oft hatten Schüler dort zu mir und anderen Lehrkräften »Ich hasse Sie« gesagt. Ich hätte nicht gedacht, dass in einer Klinik, in der es hauptsächlich um Gefühlsbearbeitungen geht, eine Therapeutin durch ein »Ich hasse Sie« verunsichert werden könnte. Was mich jedoch weitaus mehr beschäftigte, war die Familienaufstellung und das, was wohl jahrelang unterschwellig in meiner Familie zwischen uns Vieren geschwelt hatte. Warum war mir das nie bewusst gewesen?

»Wenn ich jetzt nach dem Zwischenfall an meine Mutter denke, so kommt mir meine Mutter irgendwie noch ›böser‹ vor als vor dem Klinikaufenthalt. Ich bin verzweifelt, und ich glaube, ich mache immer so viele Projekte, wie z.B. das Buch, das Tai-Chi, den Ruder- und den Taekwondo-Verein und den Tauchschein, damit ich diese Verzweiflung über meine Herkunftsfamilie weniger spüre. Auch zu dieser Klinikselbsthilfegruppe zu gehen, ist nur ein weiterer Punkt auf meiner To-do-Liste, der abgearbeitet wird. Die Gruppe muss ja nicht unbedingt den hohen Erwartungen entsprechen, die ich an sie stelle. Allein das Hingehen und Ausprobieren stabilisiert mich.«

»Und was fühlen Sie jetzt?«

»Trauer. Ich werde meine Familie nicht kitten können, was auch immer ich mache.«

In diesem Moment schaute ich auf die vertrocknete gelbe Rose, die Herr Pfeifer vor seiner asiatischen Tempelfigur liegen hatte. Ich nahm sie auf, roch daran und lächelte.

»Das ist etwas, was Sie ausmacht. Ihre kindliche Neugier und unverstellte Lebensfreude. Wenn Sie jetzt sehen könnten, wie Sie über das ganze Gesicht strahlen. Oder rede ich jetzt gerade mit dem Clown?«

»Mit Freddy? Ja, der hat mir schon oft aus der Patsche geholfen und mich zum Lachen gebracht, als die Lage aussichtslos erschien.«

»Dann können Sie seine Fürsorge also würdigen?«

»Ja, der Clown ist mein Hauptstabilisator.«

»Bei einem Trauma wachsen diese verschiedenen Anteile schlecht zusammen. Sie existieren nebeneinander her. Bei Ihnen muss der Clown alles alleine machen. Deshalb konnten sowohl Sie als auch Ihr innerer Clown den vielen Spannungen innen und außen nichts mehr entgegensetzen. Der Akku, der 34 Jahre funktioniert hatte, war nach den vielen Rückschlägen aufgebraucht.«

Echos der Vergangenheit

Ich rannte ins Taketina – gerade noch in letzter Minute. Frau Rapp nickte mir nachsichtig zu. Normalerweise begann Sie bei Verspätungen immer mit einer Standpauke über Pünktlichkeit und Verantwortungsbewusstsein der Großgruppe gegenüber. Ich mochte sie sehr gerne, immerhin hatte ich sie in meiner Fantasie zur blauen Pferdemutter meiner zu rettenden inneren Kinder gemacht. Und heute konnte ich sie bei der Befindlichkeitsrunde auch direkt ansehen. Das hatte ich das letzte Mal nicht getan, als ich mir heimlich einen Liegeplatz vor ihrer Nase gesucht hatte. Das gehörte eben auch zu meiner Ambivalenz gegenüber Menschen, die ich sehr mochte. Das Taketina war eine Tanztherapie, bei der es darum ging, durch das Nachsprechen von vier Rhythmussilben aus dem eigenen Gedankenkarussell »auszusteigen«. Der immer gleichbleibende Rhythmus verhalf insbesondere Traumapatienten zu einer inneren Stabilisierung, und die unterschiedlichen Bewegungen halfen, wieder in den »Körper zu kommen«, wenn wir uns nicht mehr spüren könnten. Geleitet wurde das Taketina von den beiden Powerfrauen Frau Rapp und Frau Elfenbein.

Während Frau Rapp auf den Seiten des Berimbao spielte und dazu die vier Silben Ta-Ke-Ti-Na sang, hatte sich Frau Elfenbein die große Surdo-Trommel vor den Oberkörper geschnallt und tanzte mit ihren Füßen zu den vier Silben auf der Stelle. Dabei erklang bei jedem ihrer Schritte eine kleine Traube von Messingglöckchen, die sie sich um die Fußgelenke gebunden hatte. Wir Patienten sprachen die Silben Ta-Ke-Ti-Na nach, klatschten im Takt und setzten unsere Füße wie Frau Elfenbein es tat. Ich fiel in einen mechanischen Gleichschritt und ließ mich von dem Gesang der anderen tragen. Beim Taketina musste man nicht alles mitmachen und so nahmen nur meine Füße an den Übungen teil.

Plötzlich sah ich vor mir tatsächlich die dreijährige Nati stehen: Ihr rechtes Auge war abgedeckt und sie trug eine blaue Brille mit Gummibügeln. Sie sah mich wütend und gleichzeitig fordernd an, während sie mit der einen Hand einen Zimmerschlüssel hochhielt und mit der anderen an zwei Fingern lutschte. Und da erinnerte ich mich, wie ich als Kleinkind immer wütend gegen die Tür bollerte, wenn meine Mutter mich in meinem Zimmer eingeschlossen hatte. Warum meine Eltern meinen Bruder und mich in unsere Zimmer einschlossen, wusste ich nicht mehr genau, und ich hatte die Erinnerung daran auch verdrängt. Ein paarmal holte mein Bruder mich heraus, indem er seinen eigenen Schlüssel hinausstieß und auf einem Papier unter dem Türspalt zu sich heranholte. In der Zeit, in der ich mit meinem ganzen Gewicht gegen die Tür hämmerte, tat mir der Rücken weh, aber ich machte immer weiter. Ich hatte einen enormen Kampfes- und Überlebenswillen. Und darauf war ich stolz.

Doch nun, als Erwachsene, fiel es mir extrem schwer, diesen bedürftigen, bebrillten Piratenanteil zu lieben. Denn als Kind hatte ich sehr wohl bemerkt, dass mein »Kostüm« mich nicht gerade hübscher machte. Einmal hatte ich auch aus Wut darüber, dass ich immer wie ein Pirat mit abgedecktem Auge und Brille herumlaufen musste, meine neue Brille zerstört, worauf mein Vater mich zum ersten und einzigen Mal verhauen hatte. Im Unterschied zu meiner Mutter wurde mein Vater nicht leicht wütend. Hier jedoch erhob er die Hand gegen mich, weil wir nun noch mal zu dem Optiker mussten, von dem wir gerade eben erst gekommen waren.

Jetzt im Taketina sah ich nun diesen fordernden, bebrillten Nati-Anteil ratlos an. »Es geht jetzt noch nicht«, raunte ich ihm zu und wandte mich wieder Frau Rapp zu.

»So, und die Surdo-Trommel ist jetzt die Mama. Die ist die ganze Zeit da. Und Sie müssen nicht die ganze Zeit kämpfen und tanzen, bis Sie nicht mehr aufstehen. Ja, Sie denken jetzt, lass die Alte mal quatschen, nicht wahr?«, rief die ballerinaartige Frau mit ihrer langen blauschwarzen Adlermähne und den gegerbten Gesichtszügen.

Ich fand es zwar ungewöhnlich, eine Trommel mit einer Mama zu vergleichen, doch irgendwie tröstete mich dieser Vergleich. Wie mein Buch war die Trommel damit auch etwas Konstantes, das nicht einfach weggehen und mich im Stich lassen konnte.

Nach den ersten Rhythmusklängen spürte ich eine starke Erschöpfung. Ich legte mich auf den Boden und hoffte, dass mich der Anblick »meiner tanzenden Indianerin« beruhigen würde. Denn obwohl ich angeblich niedrigen Blutdruck hatte, pochte das Herz in meiner Brust und ich war so wild und aufgeregt wie ein Teenager, der sich gerade verliebt hatte und das Leben entdecken möchte. Also kuschelte ich mich – ähnlich wie meine zu rettenden Kinder in der Pferdegeschichte – in meine Decke und versuchte zu schlafen. Doch daraus wurde nichts: Die Luft wurde zerrissen durch die Geräusche von zwei Düsenjägern. Ich schreckte hoch und sah plötzlich nur noch verkohlte Papierfetzen durch die Luft fliegen.

Flashback New York

Die Luft roch nach beißendem Rauch. Immer mehr Papier wurde aus der Luft angeweht. »Wie lange müssen wir denn noch zu diesem Geschichtsmuseum laufen, Axel? Kannst du die Karte und deinen verdammten Fotoapparat mal wegpacken? Wir müssen denen ja nicht auf die Nase binden, dass wir zwei verirrte Touris sind«, zischte ich meinen Freund an.

»Das ist auch gar nicht mehr nötig«, meinte Axel seelenruhig.

Tatsächlich waren die Blicke der Menschen, an denen wir vorbeigingen, feindselig auf uns gerichtet. Aber noch etwas anderes war merkwürdig: Es fuhren keine Autos mehr. In einer Stadt, wo Fußgänger auch an Ampeln Freiwild waren, fuhren plötzlich keine Autos mehr. Der beißende Rauch wurde immer stärker, als wir uns an einer U-Bahn-Station wiederfanden. Wir waren in Spanish-Sinem gelandet. Einige Feuerwehrleute kamen die U-Bahn-Station hoch. Ihre Gesichter waren rußverschmiert. Sie erschienen seltsam erstarrt und leblos. »Hier stimmt doch etwas nicht! Komm, lass uns nach Hause fahren«, bat ich.

»Und wenn es in der U-Bahn-Station brennt?«, gab mein Freund zu bedenken.

Also gingen wir nicht die Stufen zur Untergrundbahn hinunter, sondern liefen weiter in Richtung Lower Sinem, wo unsere Jugendherberge lag.

»Hey, Miss, you can't cross this street!«, wies mich eine Polizistin zurecht. Zusammen mit einem Kollegen stand sie vor einer rotweißen Straßensperre.

»The World Trade Centre has been highjacked by two planes. Nobody is allowed to leave New York. And you two better go back to where you belong!«

»Yes, Ma'm«, sicherte ich ihr zu. Sie blickte missbilligend auf Axel, dessen Kopf schon wieder hinter dem Falk-Stadtplan von New York verschwunden war.

»Does he understand English?«

»Yes, but only a little bit, he speaks Latin better.«

»Tell him to put the map and the camera away if you want to get home safely! This isn't a good neighborhood for you.«

»Komm, wir fahren zur Heilsarmee. Vielleicht weiß mein Chef ja mehr.«

»Okay. Ich ruf mal in Deutschland an. Oh, geht nicht, kein Netzempfang.«

»Los, lass uns weg von hier, wir nehmen die U-Bahn.«

Das Gebäude der Heilsarmee lag in der 102. Straße in der Mitte von Stanson. Es waren 20 Minuten mit der U-Bahn. Als wir einstiegen, fiel uns die Stille im Waggon auf. Wieder waren die meisten Fahrgäste Feuerwehrleute. Ich spürte keine Angst und kam mir einfach nur vor wie in einem bösen Traum. Vor wenigen Wochen war ich mit meiner brasilianischen Freundin auf dem Aussichtsturm der Zwillingstürme gewesen. Der Liftboy hatte uns noch stolz erklärt, wie viele Stockwerke die Türme hatten. Langsam wurden mir die unfassbaren Geschehnisse bewusst. Dann rüttelte mich Axel an der Schulter.

»Wir müssen aussteigen.«

»Wieso denn, wir sind doch noch gar nicht 102. Straße.«

»Die U-Bahn fährt nicht weiter ...«

Mir wurde übel. Unter dem World Trade Center lag die gleichnamige U-Bahn-Station mit einem Einkaufszentrum. Beides lag jetzt wohl verschüttet. Oben war der Rauch beißend und es roch nach verkohltem Plastik. Weiße Atemmasken lagen auf der Straße. Die Gehsteige waren verlassen. Ich war erleichtert, als ich die rotblaue Salvation-Army-Flagge sah. Für die

Heilsarmee hatte ich die letzten beiden Monate als Sommercamp-Betreuerin gearbeitet. Das Camp lag außerhalb von New York, und die Kinder kamen aus desolaten Familienverhältnissen. Als wir an der Rezeption standen, ließen wir meinen ehemaligen Chef und seine Frau rufen. Beide nahmen mich in die Arme und begrüßten Axel höflich. Sie boten uns an, dass wir bei ihnen wohnen könnten. Gleichzeitig warnten sie uns aber auch, das Land zu verlassen, bevor der Krieg anfangen würde. Denn dass es Krieg geben würde, war klar. Es wusste nur noch niemand, gegen wen.

Ich zitterte noch, als der Erinnerungsfilm endete. Doch dann sah ich zu Frau Elfenbein, die gerade eine Frau tröstete, die nicht weinen konnte.

Ich sagte mir, dass mir ja hier in der Klinik nichts passieren konnte, und ich rief mir ins Gedächtnis, wie meine Meerschweinchen und andere Herdentiere sich verhielten, wenn sie unsicher waren, ob Gefahr drohte: Sie schauten zum Alphatier. Fraß es nach einem kurzen Aufblicken entspannt weiter, so beruhigten sich auch die anderen Tiere. Ich blickte zu dem menschlichen »Alphatier«, Frau Elfenbein. Frau Elfenbein blieb ruhig und so imitierte ich das Verhalten meiner Meerschweinchen und beruhigte mich auch. Und von dieser »Beruhigungsmethode« erzählte ich den anderen dann auch in der Abschlussrunde.

»Sie haben etwas von ihrem Meerschweinchen angewandt.«

»Ja, von denen kann man doch auch lernen«, sagte ich fest.

Mein Sitznachbar aus dem Abschlusskreis fragte: »Du warst in New York am 11. September? Hast du es gesehen?«

»Nein, ich wollte an dem Tag mit meinem Freund auf die Aussichtsplattform der Zwillingstürme, weil es mir dort einen Monat zuvor so gut gefallen hatte, New York aus der Vogelperspektive zu sehen. Aber wir haben verschlafen.«

»Dann kannst du ja jeden Tag eine Kerze anzünden, aus Dankbarkeit dafür, dass du überlebt hast.«

Weise Tischtherapeutin

Kurz vor dem Abendessen spazierte ich mit Sarah durch den blühenden Kurpark. Meine zwanzigjährige Mitpatientin nahm mich dabei ins Gebet:

»Du musst Frau Aster sagen, dass du sie sehr gerne magst und dass es neu für dich, dass sich jemand so um dich kümmert. Und dass du auch Angst vor der Abhängigkeit und der Zeit danach hast. Du bist im Moment ohnehin abhängig von ihr. An einem Tag habe ich in ihr auch meine Mutter gesehen, die mich geschlagen hat. Da habe ich Frau Aster auch gehasst. Sie kann damit umgehen. Sie ist wirklich sehr lieb und will das Beste für dich.«

»Aber muss das unbedingt von jemandem kommen, der Geld dafür bekommt.«

»Sie macht es nicht nur für das Geld. Sie hat ihr Hobby zum Beruf gemacht und möchte den Menschen helfen. Versuch' es anzunehmen, dass du sie so magst, dann wird es leichter.«

»Aber ich hätte diese Zuneigung lieber von meiner richtigen Familie bekommen, das wäre nicht so peinlich wie als 34-jährige Studienrätin hinter einer fast gleichaltrigen Ärztin herzulaufen.«

»Du bist hier keine Studienrätin. Du bist hier als Mensch und es ist egal wie alt du bist, es geht um deine Bedürfnisse. Und deine Familie konnte und kann dir noch immer kaum Geborgenheit und Sicherheit geben.«

»Werden meine Anteile dann meine Familie?«

»Ja, aber du kannst auch selbst eine gründen. Aber erst dann, wenn du dich nicht mehr klein machst, damit du einen netten Mann findest. Du bist nämlich hübsch und lieb. Wenn du das alles mal checkst, so wie ich jetzt nach der Therapie, wird vieles leichter. Ich habe auch lange nicht geglaubt, dass ich hübsch bin, da konnten so viele Komplimente kommen, wie da wollten.«

Irritiert blickte ich die grazile, junge, blonde Frau mit den frech blitzenden braunen Augen an, die das gerade gesagt hatte. Niemals hätte ich gedacht, dass sie einmal Probleme mit ihrem Selbstwertgefühl gehabt haben könnte.

»Danke, kleine, weise Tischtherapeutin!«, rief ich erleichtert. Doch dann erinnerte ich mich an den Auftrag, den mir Schwester Mut gegeben hatte.

Die Mutprobe

Und dann kam das Abendessen. Mein »Satz« lag mir so schwer im Magen, dass ich mir nur wenige Tofusterne nahm. Und dann sprach ich ihn aus. Das heißt, eigentlich brachte ihn Freddy, mein innerer Clown: »Das war doch mutig von mir, was ich heute in der Kerngruppe gesagt habe!«, sagte er und guckte Henning dabei hilfesuchend an.

»Was meinst du?«

»Na, das mit Frau Aster.«

»Ach so, hat mich voll berührt. Genau mein Thema: das Bedürfnis nach Nähe«, sagte Henning und stupste gedankenverloren in die Sahne des Kirschnachtisches.

Die anderen beiden Kerngruppenmitglieder Patricia und Nadja sahen nur stumm vor sich hin und schaufelten schweigend weiter ihr Essen in sich hinein.

»Will noch jemand Tofusterne?«, fragte ich die beiden.

Doch sie schüttelten nur den Kopf und Patricia blickte mich irritiert an, sagte aber immer noch nichts. Frau Mut schien mit ihrer Theorie, dass die meisten Menschen sich nicht zu dem »Mutterthema« bekennen wollten, recht behalten zu haben.

Ich war unheimlich erleichtert, dass ich meine eigene Mutprobe bestanden hatte. Innerlich jubelte ich und sammelte Salatblätter vom Buffet, um mit meiner Meersau Tibi diesen Erfolg ausgiebig zu feiern. Es war tatsächlich ein Erfolg, dass ich etwas Schwieriges gesagt hatte, ohne mich danach irgendwie klein zu machen. »Hoffentlich versaut mir jetzt nicht noch jemand meine gute Laune«, dachte ich, während ich mich unter den immer noch verständnislosen Blicken Patricias auf mein Zimmer verabschiedete.

Der enthüllende Traum

Erleichtert fiel ich ins Bett. Na, da schien sich ja einiges wieder eingerenkt zu haben. Zumindest mit einem Therapeuten kam ich noch klar, und mit dem würde ich die Therapie dann schwerpunktmäßig weiterführen.

Doch dann hatte ich einen verstörenden Traum. »Und ich will euer Haus nicht erben!«, waren die letzten Worte, an die ich mich beim Aufwachen aus dem Albtraum erinnern konnte. Mein Elternhaus: Lange Jahre empfand ich es als Festung, die mich vor der Schule und der Gleichgültigkeit meiner Altersgenossen schützen konnte. Schon als Kind habe ich oft das Haus aufgeräumt. Zunächst, um mir mein Taschengeld zu verdienen. Es war aber auch das Gefühl der Befriedigung, alles wieder in Ordnung bringen zu können. Das Haus zu putzen und es ordentlich aussehen zu lassen war wohl auch meine Art, etwas anderes zu flicken, was längst zerbrochen war: meine Familie. Und spätestens, wenn ich meine Mutter aus der Küche schimpfen hörte, wo ich denn dieses oder jenes hingeräumt hätte, wurde mir schmerzhaft klar, dass ich es wieder einmal nicht geschafft hatte. Ich vermied Konflikte, und wenn es sie doch gab, war ich mir sicher, mit an ihnen schuld zu sein. Denn, das wusste ich aus meiner Familienerfahrung, ein falsches Wort war imstande, die Stimmung kippen zu lassen. So konnten dann doch auch das richtige Wort und die richtige Tat alle wieder zusammenbringen und versöhnen, folgerte mein jüngeres Ich. Auch als Erwachsene schien mir das Haus mit seinen Erinnerungen noch »veränderbar« zu sein. Erst in den letzten Jahren wurde mir jedoch bewusst, welches Erbe ich mit dem Haus antreten würde: Gelähmt durch das Unwiederbringliche der positiven Erinnerungen und durch die hartnäckigen Echos der negativen würde ich ein ähnlich zurückgezogenes Leben führen wie meine Eltern. Denn, so erinnerten mich die Risse in den trotzigen Mauern des alten Hauses, alles was ich getan hatte, war vergeblich gewesen und würde es auch in Zukunft sein.

Doch in meinem Traum war noch etwas anderes gewesen, etwas, was mich tief beschämt hatte.

Würde ich mit dem, was der Traum enthüllt hatte, überhaupt noch hier in der Klinik bleiben können?

Voller Scham schrieb ich den Traum auf, verfasste einen Zusatztext für Herrn Pfeifer und warf ihn dann schnell in dessen Briefkasten. In dem Brief stand:

Sehr geehrter Herr Pfeifer,

ich würde Ihnen und mir gerne die folgende Traumdokumentation ersparen, weil sie so extrem peinlich ist. Wenn ich dies aber tue, werden fünfzig Prozent meiner Gedanken immer wieder zu dem Traum zurückgehen, und ich kann Ihnen nicht mehr richtig zuhören. Da die Therapie dann keinen Sinn hat, habe ich beschlossen, Sie zu informieren, damit wir es im Einzelgespräch besprechen können. Meine Einschätzung ist: Ich sehe in Ihnen eine Vaterfigur. Sobald ich jedoch Nähe zulasse (auch geistig), werden Sie zu meinem Bruder in der Missbrauchssituation. Die Gefühle nach dem damaligen Missbrauch (Ungläubigkeit, Trauer, Angst, Verzweiflung, Wut und Hass) sind in meinem Krakenanteil gespeichert. Sie kommen nun bei mir hoch, fühlen sich aber irgendwie vertraut an. Weil der Missbrauch für mich auch eine Form von Aufmerksamkeit und Zuwendung war, erwartet mein Inneres im Zusammenhang mit der Aufmerksamkeit, die Sie meinem ›Fall‹ widmen, einen erneuten Missbrauch. Ich vertraue Ihnen, aber der Anteil von mir, der von dem Kraken repräsentiert wird, kämpft entschieden dagegen an.

Mit freundlichen Grüßen

Renate Weber

Traum:
Ich näherte mich unauffällig Herrn Pfeifer, der neben Frau Aster im Schneidersitz auf dem Kerngruppenboden saß. Ich wollte in seiner Nähe einschlafen, weil ich mich dort sicher fühlte. Unter meiner Bettdecke merkte ich aber erschreckt, dass er mit seinem Glied nach mir stocherte und mir an den Anus fasste. Ich empfand Ekel und Scham, war aber gleichzeitig berührt von der Zuwendung. Ich wehrte mich nicht. »Oh, ist es das erste Mal für dich?«, fragte er erstaunt, als ich Tränen in den Augen hatte. Ich lief weg und fragte mich, warum ich mich nicht gewehrt hatte. Wir befanden uns in einer Art therapeutischem Ferienlager, in dessen Umgebung ein blaues, halbverfallenes Haus drohend auf dem Hügel stand. Ich wusste, dass etwas Schlimmes geschehen würde, wenn ich in dieses verbrannte Haus hineinging. Doch mein Meerschweinchen lief fröhlich vor mir her, aus der Klinik hinaus genau auf dieses Haus zu. Ich schrie: »Nein, Paula. Da kommt ein Greifvogel!« Doch da war es schon zu spät. Irgendwie konnte Paula plötzlich fliegen und wurde über dem maroden Haus von einem Greifvogel gerissen. Ich war verzweifelt. Das hatte ich nicht gewollt.

In dem größten Saal der Klinik versuchten meine Freunde, drei Teenager mit dem Gegengewicht von drei Erwachsenen, das verlassene Haus hochzuheben, um Paula zurückzuholen. Der Versuch schlug fehl: Die Erwachsenen waren zu schwer und bildeten ein zu großes Gegenwicht.

Vor meinem Zimmer begegnete ich meiner Freundin und sie erzählte mir aufgebracht, dass sie sich von Frau Aster nach einem Konflikt verraten und generell manipuliert fühlte. Ich konnte Frau Aster daraufhin nicht mehr unbefangen grüßen. Ich beschloss, zu spät in die Sitzung zu kommen und doch noch schwimmen zu gehen. Mein Kreislauf versagte und ich konnte mich nur noch in die Badewanne mit kaltem Wasser legen. Ich wollte auf einen Kahn, auf dem auch meine Freundin saß. Sie hatte sich in das Schwimmbad geschlichen. Im Treppenhaus begegnete ich Frau Aster und rutschte mit nassem Badeanzug das Treppengeländer herunter. »Das ist aber nicht ungefährlich. Darüber hatten wir schon gesprochen. Frau Weber, ich habe allen Therapeuten von ihren Regelübertritten und den Geschichten erzählt.«

»Ist mir auch egal«, sagte ich und sprang in das grünbräunliche Wasser des Kanals.

Aber das stimmte nicht. Ich fühlte mich beobachtet. In meiner Not rief ich Mama an. Die fragte peinlich berührt: »Ja, wieso stellst du diese Frau auch auf so einen Sockel?«

»Mama, das habe ich immer schon mit Lieblingslehrerinnen gemacht, und Leuten, die ich sehr gern mochte!«

»Das verstehe ich nicht. Du idealisierst diese Frau.«

Als Mama das sagte, fühlte ich einen tiefen Schmerz. Sie verstand es nicht, obwohl sie bis heute meinen Bruder idealisierte und immer weggeguckt hatte, wenn ich ihre emotionale Unterstützung gebraucht hätte. »Ich laufe dir doch nicht nach, wenn du auf den Dachboden rennst.« Dieser Satz von ihr klang mir immer noch in den Ohren. Und er war die Überschrift für zehn Jahre Wut, Hass und Schweigen zwischen uns.

»Ja, Mama, ich weiß, für so etwas bist du zu stolz. Aber ich hätte es mir als Kind in meiner hilflosen Wut doch sehr gewünscht. Deshalb habe ich immer auf eure Schritte gehört, ob die nicht doch zu mir kommen. Damit wir vielleicht gemeinsam die Treppe wieder hinunter in die Küche gehen können. Und deshalb will ich auch dieses Haus, das so voll ist von traurigen Erinnerungen, nicht erben.

Am nächsten Tag in der Kerngruppe:
»Frau Weber, das war sehr mutig von Ihnen, dass Sie diesen Brief geschrieben haben. Könnten Sie jetzt bitte wieder aus den Decken hervorkommen oder wenigstens den Kopf herausstrecken?«

»Hm«, knurrte ich, öffnete meinen Sicherheitswall ein wenig und sah stur auf die Bodenmuster des Teppichs. Am liebsten hätte ich noch eine Sonnenbrille aufgehabt, um keinen der beiden Therapeuten direkt ansehen zu müssen.

Mit energischer Stimme erinnerten mich Herr Pfeifer und Frau Aster an die bevorstehenden Einzelgespräche bei ihnen, während ich in meiner Verzweiflung weiterhin die Teppichblumen zählte. Das war gar nicht so einfach, weil überall Stuhlbeine eine exakte Bestandsaufnahme der hässlichen roten Blumen verhinderten ...

Mist! Mit der Therapeutin wollte ich nicht reden und mit dem Kunsttherapeuten konnte ich nicht reden. Es war aber auch wie verhext! Wie sollte ich nur nach diesem peinlichen Brief noch zu dem Kunsttherapeuten in das Einzelgespräch kommen? Andererseits sollte ja genau dieser Brief verhindern, dass unser Therapiekontakt für immer belastet sein würde. In der Traumagruppe traf ich auf eine freche junge Frau, die ich schon im Klinikschwimmbad für ihre Wildheit im Wasser bewundert hatte. Ich zog Eva ins Vertrauen und erzählte ihr von dem belasteten Verhältnis zu Frau Aster und dass es jetzt auch noch mit dem Kunsttherapeuten nicht mehr ging. Sie bot an, mich zu den Einzelgesprächen zu begleiten.

»Ja, danke! Was aber soll ich zu Frau Aster sagen? Ich bin so voll mit Analysen und Therapieansätzen, dass ich nichts mehr aufnehmen kann.«

»Du musst es einfach häufiger machen.«

»Was?«

»Na, du hast doch erzählt, dass sich instabile Gruppenmitglieder in der Kerngruppe vor ihre Füße gesetzt haben und ruhiger geworden sind. Das hat doch geklappt.«

»Jaaa, aber es ist erstens total abgespaced und zweitens total peinlich. Das könnte ich mir nie verzeihen.«

»Das ist es ja, was ich meine. Wenn du es häufiger machst, denkst du gar nicht mehr so mit Schamgefühlen darüber. Bei uns in der Gruppe ist das normal. Ich habe mich auch schon bei einem anderen Gruppenmitglied vor die Füße gesetzt. Das ist die Geborgenheit, die wir in unserer Kindheit vermisst haben.«

Ich war peinlich berührt und wollte irgendwie nicht wahrhaben, dass ich jetzt mit 34 noch so ein Nachholbedürfnis hatte. War es dafür nicht viel zu spät?

»Also los. Versuche es. Du kannst es jederzeit abbrechen. Und wenn was ist, ich sitze wachend vor der Tür!«

Wir schlappten also das Treppenhaus hoch, bis wir zu dem Trakt der Ärzte und Therapeuten kamen. Ich klopfte und Eva setzte sich hinter mich in den Wartebereich.

»Ja, hallo, Frau Weber. Schön, dass Sie gekommen sind. War bestimmt nicht einfach für Sie, oder?«

»Ja, das stimmt«, sagte ich beklommen.

»Sie wissen, ich arbeite gerne mit dem, was gerade in Ihnen da ist. Sie können sich das in etwa so vorstellen, dass ich wie ein leeres Gefäß bin, das Ihre aktuellen Gefühle aufnimmt. Die spiegele ich Ihnen dann durch Gegenübertragung wieder zurück und wir können uns die Gefühle näher anschauen.«

»Ich möchte mir aber nichts mehr anschauen. Ich bin überfüttert mit Informationen und kann ja doch nichts mehr aufnehmen. Ich wollte Sie um etwas bitten.«

»Ja?«

»Ich, ähm, wollte Sie fragen, ob Sie mich in den Arm nehmen können?«

Ich blickte Frau Aster kurz an, sah ihr verdutztes Gesicht und schlug mir dann vor Scham die Hände vor das Gesicht.

Stille. Offensichtlich war es ein Fehler gewesen, so etwas zu fragen, nicht zuletzt, weil es für mich jetzt noch peinlicher war. Ich sah an Frau Aster vorbei zu der noch geschlossenen Tür und hoffte, dass Eva noch dahinter stand, denn ich musste hier unbedingt raus.

»Das ... das kann ich gerne machen. Wie hätten Sie es denn gerne?«

»Was?«, ich konnte es einfach nicht fassen. Erst hatte ich all meinen Mut zusammennehmen müssen, um diese Frage zu stellen, und jetzt sollte ich auch noch die Regieanweisungen für eine Umarmung geben. Ich fühlte mich schwach und überfordert.

»Soll ich Sie im Stehen drücken oder eine Matratze holen?«

»Matratze«, sagte ich mit letzter Kraft.

»Moment mal, ich höre da gerade was«, sagte Frau Aster und riss die Tür auf.

Davor stand, wie nicht anders zu erwarten, Eva und sah uns angestrengt an. Offensichtlich hatte sie versucht zu hören, was in dem Büro von Frau Aster vor sich ging.

»Was machen Sie denn hier?«, schimpfte Frau Aster. »Das ist ein geschützter Raum. Entfernen Sie sich sofort von der Tür und im Wartebereich möchte ich Sie auch nicht sehen! Mit wem haben Sie denn einen Termin?«

»Halt, Frau Aster, äh, das ist doch nur Eva, meine Begleitung, damit ich nicht so viel Angst vor Ihnen habe.«

»Sie haben eine Eskorte? Frau Weber, ich wollte Sie schützen, weil die Türen hier so dünn sind«, sagte Frau Aster gedehnt und schaute Eva dabei vorwurfsvoll an.

»Sie haben viel zu lang mit dem Umarmen gezögert. Das waren mindestens fünf Minuten Stille. Ich war gerade dabei, die Tür zu öffnen und die Renate selber zu drücken. Aber da wollten Sie dann ja Gott sei Dank schon die Matratze holen.«

»Was es alles gibt!«, murmelte Frau Aster nun und sagte dann laut: »Ich muss Sie bitten, jetzt zu gehen.«

»Du kannst dich ja auf den Treppenabsatz setzen und ein Buch lesen«, sagte ich zu Eva, deren Zimmer einen Stock tiefer lag.

»Wo es hier gerade um Vertrauen geht, Frau Weber, wo waren Sie denn die letzten Male in Lebensführung? Ich möchte, dass Sie mir den Selbsteinschätzungsbogen abgeben.«

»Also ... das ... geht nicht.«

»Warum nicht?«

»Kann man den irgendwo runterladen?«

Stille.

»Okay, ich war die letzten Male nicht da.«

»Wieso?«

»Die weinen da immer fast alle und das macht mich dann auch traurig.« Das war leider nur die halbe Wahrheit. Die volle Wahrheit war, dass ich kein einziges Mal in der Lebensführung gewesen war, da ich am Abend vorher immer bis spät in die Nacht den örtlichen Tai-Chi-Verein besuchte, um runterzukommen und noch einen Fuß in der Realität zu behalten.

Frau Aster hatte mir den Klinik-Tai-Chi-Kurs gestrichen, weil ich einmal im Plenum vor den Augen der Oberärztin eingeschlafen war. Wenn ich ihr das jedoch jetzt beichtete, würde die versprochene Umarmung wohl ausfallen und stattdessen ein hitziger Aster-Monolog folgen.

»Sie sollen sich abgrenzen.«

»Hab ich doch, ich bin im Bett geblieben.«

»Das ist nicht Abgrenzung, das ist Vermeidungsverhalten«, seufzte Frau Aster. »Wir reden später darüber, aber das beschädigt auch das Vertrauensverhältnis, wenn Sie sich nicht an Regeln halten. Ich gehe jetzt die Matratze holen.«

»Das hätte sie dir auch morgen sagen können«, zischte mir Eva zu. »Bei uns in der Sonderpädagogik versuchen wir den Kindern erstmal ein Erfolgserlebnis zu ermöglichen, auch wenn sie auf einer anderen Ebene noch Fehler machen.«

»Und Sie gehen mindestens bis runter auf den ersten Treppenabsatz«, rief Frau Aster, als sie mit einer fleischfarbenen Matratze aus dem Nebenraum kam.

Ich folgte Frau Aster zurück ins Zimmer, sie lehnte die Matratze an die Wand, setzte sich darauf und ich setzte mich vor sie. »Frau Aster, kann ich ein Taschentuch haben?«

»Warum?«

»Ich schwitze so.«

»Das ist normal. Ich schwitze auch und das ist nicht nur wegen Ihnen. Fühlen Sie mal!«

Ich tippte mit dem Finger auf ihre Handinnenfläche und stellte fest, dass sie die Wahrheit sagte. So saßen wir eine Weile einfach nur da und schwitzten still vor uns hin.

»Ein bisschen reden müssen wir schon«, meinte Frau Aster. »Darf ich Ihnen meine Hände auf die Schultern legen?«

»Ja.«

»Wie fühlt sich das an?«

»Is' okay. Aber wenn ich nachher wieder rausgehe, dann wird bestimmt mein innerer Zensor über mich herfallen und mich fragen, warum ich so etwas Peinliches gemacht habe.«

»Und was könnten Sie dem antworten?«

»Weiß ich nicht.«

»Sie könnten ihm doch sagen, wie gut Ihnen die Umarmung getan hat. Sie sind jetzt auch schon viel ruhiger als vorhin. Geht es, wenn Sie sich jetzt noch an mich anlehnen?«

Ich lehnte mich nach hinten, konnte jedoch nicht ganz loslassen. Ich fing an zu zittern. Es war mir peinlich. Nach einer Weile wurde ich jedoch ruhiger und fühlte mich wohl.

»Und, wie fühlt sich das jetzt an?«

»Gut – ich meine schön«, verbesserte ich mich.

»Frau Weber, ich bin kein Delphin.«, sagte Frau Aster plötzlich unvermittelt.

»Das macht nichts, Frau Aster«, gab ich unbekümmert zurück. So unbekümmert, als ob ich nicht wüsste, dass Frau Aster auf meine starke Bindung zu Tieren anspielte, der die Kontakte zu Menschen etwas hinterherhinkten.

»Wir müssen jetzt Schluss machen«, sagte Frau Aster und drückte mich ein Stück von sich weg.

Ich verstand – war ja eben auch nur eine »Dienstleistung« gewesen. Doch als ich aufsprang und Kissen und Decken zusammenräumen wollte, unterbrach mich Frau Aster.

»Das räume ich später auf. Frau Weber, ich möchte, dass Sie wissen, dass ich Sie nicht gedrückt hätte, wenn ich es nicht gewollt hätte«, sagte sie und sah mich dabei so verletzt an, als ob sie meine Gedanken gelesen hätte.

»Und an dem Tag, an dem Sie mir gesagt haben, dass Sie mich hassen, hätte ich Sie nicht gedrückt«, sagte sie mit blitzenden Augen. »Aber ansonsten, wenn es passt, drücke ich Sie auch gerne wieder.«

»Ach ja, äh, was ich noch sagen wollte, kann sein, dass ich Sie morgen in der Kerngruppensitzung nicht angucke und mich zurückziehe, weil mir die Nähe hier dann peinlich ist.«

»Gut, dass Sie das sagen. Ihre Ambivalenz müssen Sie unbedingt ihrem nächsten Freund erklären, damit der Bescheid weiß«, rief Frau Aster energisch aus.

Ich schwieg, nickte Frau Aster noch einmal stumm zu und verließ dann den Raum. Eva erwartete mich bereits auf dem Treppenabsatz, und da ich mit Frau Aster die Therapiezeit »überzogen« hatte, eilten wir schnellen Schrittes zu Herrn Pfeifer, dessen Büro am anderen Ende der Klinik lag.

Die Tür zu Herrn Pfeifers Büro stand offen.

»Ah, Frau Weber, schön, dass Sie da sind. Setzen Sie sich. Wie fühlen Sie sich?«

»Aufgeregt und, na ja, ich hatte Angst, wie Sie auf meinen Brief reagieren. Aber beim Mittagessen waren Sie noch recht fröhlich und hatten einen gesunden Appetit.«

»Wie? Sie haben mich beobachtet? Äh, entschuldigen Sie, das frage ich jetzt ungefiltert.«

Mich schauderte. Wie viel, fragte ich mich nun, »filterten« diese Therapeuten denn noch weg von dem, was sie eigentlich sagen wollten?

»Ich fand es sehr mutig und wertvoll, dass Sie mir diesen Brief geschrieben haben. Wieso haben Sie mich beobachtet?«

»Na ja, wenn Sie jetzt auch noch ein Schamproblem damit gehabt hätten, hätte ich nicht mehr mit Ihnen arbeiten können. Dieser Traum hätte ja nicht nur mich peinlich berühren können, sondern auch Sie.«

»Sie haben also geschaut, wie ich darauf reagiere. War das ein Test, Frau Weber?«

»Nein, der Beweis ist meine Freundin vor der Tür, die mich in diese schwierige Situation begleitet hat.«

»Sie haben eine Eskorte?«

»Ja. Und ich habe den ganzen restlichen Sonntag überlegt, ob ich diesen unseligen Brief nicht mit einem Lineal wieder aus Ihrem Briefkasten herausfischen soll. Aber der Traum hat sich ja trotzdem in mein Gedächtnis eingebrannt, und dann hätte ich Ihnen beim Kinderretten nur etwas vorgespielt, in Wirklichkeit aber nur Angst gehabt.«

»Und, glauben Sie, dass wir jetzt weitermachen können? Spüren Sie mal in sich rein.«

»Ja, fühlt sich einigermaßen ruhig an«, grinste ich nun zum ersten Mal an diesem Tag.

»Dann möchte ich Sie auffordern, eine Liste all ihrer traumatischen Erlebnisse zu machen. Wichtig dabei ist, wie alt Sie damals waren. Wir werden nicht alle inneren Kinder, das heißt abgespaltenen Gefühle, auf einmal ins Bewusstsein holen. Am besten ist es, das jüngste innere Kind zu retten. Würden wir ältere Kinder retten, würden die dann immer wieder die jüngeren Kinder aus dem Haupttrauma anstoßen. Es kann sein, dass wir nicht mit einem Mal alle Kinder retten können. Dann geben Sie den anderen Kindern das Versprechen, sie später zu retten. Dieses Versprechen müssen Sie dann jedoch auch einhalten, sonst gibt es innere

Instabilität. Es reicht, wenn Sie das in einem halben Jahr tun. Wir schauen jetzt erst einmal, ob es uns gelingt, ein inneres Kind zu retten.«

»Und, was hat er gesagt?«, fragte Eva gespannt.

»Dass er mit dem Brief umgehen kann und wir jetzt beginnen, die inneren Kinder zu retten.«

»Prima, herzlichen Glückwunsch. Also war es doch richtig, dass du ihm den Traumbrief geschrieben hast.«

»Ja, das war es«, sagte ich nachdenklich.

Liste der Schrecken

Ich ging sogleich an meinen Laptop und erstellte eine Liste mit meinen Traumata:

Alter	Traumatisches Ereignis
2	Vier Wochen Essen verweigert, weil mein Vater weggefahren ist (Wiederholung mit 17 Jahren, als mein Vater mich alleine in El Ferrol zurücklässt).
8	Bruder sprüht mir Tränengas ins Gesicht, nachdem ich mit Freundin Konfetti aus dem Fenster geworfen hatte.
9	Sexueller Missbrauch durch Bruder und dessen Freund
13	Ich warte auf den letzten Zug nach Bronzestadt (0.59 Uhr), ein junger Mann nähert sich und versucht, mit mir Petting zu machen. Ich flüchte durch den Hintereingang des Bahnhofs und treffe dabei auf einen Junkie, der sich eine Spritze setzt. Als der Zug einfährt, flüchte ich in ein Abteil, in dem sich jedoch Männer befinden, die versuchen, meine Oberschenkel anzufassen. Der Zug ist übervoll und ich warte vergeblich auf den Schaffner.
13	Ich will mit meinem Freund Sanjay ins englische Kino gehen, doch er führt mich mit seinen Freunden in ein Sexkino in Schwalmstadt.
21	Schießerei auf Flori Island (USA)
21	Ich erlebe den 11. September 2001 in New York.

Die Erinnerung an Flori Island traf mich plötzlich wie ein Schlag ins Gesicht: Ich sah mich wieder aus dem Greyhoundbus steigen. Dann holte mich der Taxifahrer ab, den mein Vater mir empfohlen hatte. Es war seine Idee gewesen, dass ich in den Semesterferien in die USA fahren sollte, um dort bei seinen Pensionsvermietern zu wohnen und durch Gespräche mit ihnen mehr über Land und Leute zu erfahren. Der erste Vermieter war ein ehemaliger Hoteldirektor gewesen und hatte mir viel über seine Karriere vom Keller zum Hoteldirektor erzählt. Ich war ein wenig traurig, nach zwei Wochen schon wieder weiterzuziehen, denn ich hatte am Strand und im Deutsch-Amerikanischen Club nette amerikanische Familien kennengelernt, mit denen ich einiges unternommen hatte. Im Deutsch-Amerikanischen Club konnte ich mein Lachen kaum unterdrücken, als ich afro-amerikanische und weiße amerikanische Teenager in Lederhosen und Dirndl schuhplattlern sah. Hier lernte ich die warmherzige Clubleiterin und ihren Mann kennen. Beide luden mich umgehend zu sich nach Hause ein, wo ich sofort in den Pool sprang, denn ich hatte bei der Hitze immer einen Badeanzug dabei. Als mich nun der Taxifahrer zu meiner neuen Pension brachte, tröstete ich mich mit dem Gedanken, ja durch diesen zweiten und letzten Stopp, bevor das Semester wieder losging, mehr über die USA zu lernen, als wenn ich nur an einem Ort bliebe. Die Tür zur Pension wurde mir von dem Besitzer geöffnet, einem ca. ca. 50-jährigen Amerikaner, der mir stolz und gleichzeitig in herrischem Ton alles zeigte und mir erklärte, dass es hier bald noch viel schöner werden würde, da er sich für die Gemeindewahl hatte aufstellen lassen. Als Gemeinderat würde er dann dafür sorgen, dass diese Nachbarschaft zur *gated area* würde und damit bewacht und getrennt von der angrenzenden Gegend wäre. Erschöpft hörte ich seinen Ausführungen zu. Da mein Zimmer noch nicht geputzt war, wollte ich die Zeit nutzen, um meinen Vater anzurufen. Auf meiner Suche nach dem nächsten Münztelefon stieß ich auf den zweiten Betreiber der Pension, einen sanftmütigen Mann, der mir besorgt ein Sandwich machte und mir stolz den riesigen Kühlschrank mit der Eiswürfelmaschine zeigte. Erst als ich die vielen Penisdarstellungen und Skulpturen bemerkte, die das Badezimmer schmückten, begriff ich, dass die beiden Männer auch privat ein Paar sein mussten. Müde von der Reise wollte ich jetzt nur noch zu dem Münztelefon, das einen Block weiter lag. Doch bereits einige Häuser weiter veränderte sich die Gegend radikal: Die Häuser sahen mit jedem Meter, den ich zurücklegte, ärmlicher aus. Es wurde langsam dunkel und ich fing an, mich zu beeilen. Ich hatte vergessen, dass die Entfernungen in den USA weiter waren als bei uns in Europa und die Menschen deshalb alles mit dem Auto erledigten. Plötzlich griff eine Hand unter einem Garagengitter hervor und ein einäugiger Afro-Amerikaner bettelte mich aus seiner armseligen »Wohnung« heraus an. Ich dachte an die wenigen Telefonmünzen, die ich bei mir hatte, und begann zu rennen. Als ich wieder bei der Pension anlangte, war ich völlig verschreckt und außer Atem – aber noch lange nicht in Sicherheit. Denn plötzlich hörte ich einen Schuss, dann das Klirren von Glas. Beide Geräusche schienen aus dem Innenhof der Pension zu kommen. Unruhig schlich ich zurück ins Haus: Der dominante Pensionsbesitzer stand in der offenen Haustür und blickte auf sein Auto, dessen Scheibe von der Straße her zerschossen worden sein musste. Wenige Minuten später kam die Polizei: »Are you his daughter?«, fragte mich ein Polizist. Nachdem dieser seine Arbeit getan und den Vorfall protokolliert hatte, wollte er mich auf einen Drink einladen. Ich war aber immer noch innerlich alarmiert und lehnte ab. Schließlich, als der Officer schon gegangen war, fuhr ein Jeep durch die Straße. Der Wagen verlangsamte, am Steuer saß ein dünner, weißer Mann, der durch die heruntergelassene Scheibe rief: »This street is for everyone!« Dabei sah er den Pensionsbesitzer drohend an und fuhr weiter.

Wir gingen beide wieder ins Haus, ich ins Badezimmer und der Pensionsbesitzer ins Wohnzimmer zu seinem Partner. Ich stand zwischen den vielen Penisfiguren und hörte: »He will kill you one day! You should stop running for office. They don't want this neighbourhood to become a gated area!«

Ich wartete, bis die beiden Streitenden in den Innenhof gingen, denn mir war klar, dass dieses Gespräch nicht für Gäste bestimmt war. Als ich wenig später zum Pool ging, fühlte ich mich nicht mehr sicher. Ein offensichtlich angetrunkenes Paar kam mir entgegen, verwickelte mich in ein Gespräch und schwärmte über die Bequemlichkeiten der kleinen Pension. »Wenn die wüssten!«, dachte ich. Später auf meinem Zimmer, als ich gerade begann, meinen Koffer auszupacken, fiel mir ein, dass der Polizist mich für die Tochter des Pensionsbesitzers gehalten hatte. Was, wenn der Schütze die gleiche Vermutung hätte und mir etwas antun wollte, um meinen »Vater« zu treffen? Ich warf mich auf das noch unbenutzte Bett, krümmte mich zusammen und versuchte, das Zittern zu unterdrücken, das von mir Besitz ergriffen hatte.

In dieser Nacht fürchtete ich zum ersten Mal um mein Leben. Fieberhaft überlegte ich, wer mir jetzt helfen könnte. In Deutschland war es vier Uhr morgens und auch meine amerikanischen Bekannten waren zu weit weg, um mir helfen zu können. Vom Zimmertelefon wählte ich schließlich die Nummer des Taxifahrers, der mich auch in die Pension gebracht hatte. Als ich ihm mit stockender Stimme erzählt hatte, was passiert war, sagte er ernst: »You must check out there. I will pick you up tomorrow morning. Don't leave the house until then.«

Doch wo sollte ich die nächsten zwei Tage hin? Mir fiel die Leiterin des Deutsch-Amerikanischen Clubs ein und ich rief sie an. Sie erlaubte mir sofort, bei ihr zu übernachten, bat mich aber am Flughafen solange auszuharren, bis sie und ihr Mann von der Arbeit kämen, damit ich nicht vor ihrer Tür »herumlungere« und dadurch die Nachbarn beunruhigte. Die ganze restliche Nacht tat ich kein Auge zu und fühlte mich innerlich wie äußerlich in einem Gefängnis der Bedrohung. Kurz bevor mein Taxifahrer kam, machte sich der Pensionsbesitzer auf den Weg zum Einkaufen. Ich stand hinter der Haustür und beobachtete die Straße durch den Spion. Kurz nachdem der Pensionswirt losgefahren war, fuhr der weiße Jeep mit dem Scheibenschützen an. Er musste einige Parklücken weiter hinten gewartet haben. Und da wusste ich, dass mein Gefühl der Bedrohung mich nicht getrogen hatte. Als das gelbe Taxi endlich um die Ecke bog, kroch ich wie eine Verfolgte in den hinteren Teil des Wagens und der Fahrer trug all mein Gepäck allein in den Kofferraum. Am Flughafen angekommen, spürte ich wieder diese beklemmende Angst. Schlagzeilen über Schießereien und Drogenhandel gingen mir durch den Kopf und ich merkte, dass ich mich auch hier nicht sicher fühlen konnte. »Lieber ausgeschimpft als angeschossen«, dachte ich und fuhr mit dem Airport Shuttle sofort zu dem Haus der Bekannten. Und wie prophezeit kam nur wenige Minuten, nachdem ich mich mit all meinen Habseligkeiten vor die Haustür gesetzt hatte, ein Polizeiwagen vorbei, den die besorgten Nachbarn gerufen hatten.

Als meine Bekannte nach Hause kam, schimpfte sie deshalb etwas. Doch dann sah sie die Angst, die ich durchgestanden hatte, und meinte: »Ja, das ist auch Amerika! Am besten du schläfst auf der Couch bis ich die Kinder ins Bett gebrachte habe.« Ich wäre jetzt gerne in den Arm genommen worden, traute mich aber nicht, das zu sagen. Stattdessen fiel ich auf der Couch in einen dämmrigen Schlummer.

Zwei Tage später war ich wieder zurück in Deutschland, doch obwohl ich mich in meinem Elternhaus sicher fühlte, befand ich mich immer noch in einem eigenartigen Zustand von Schock und Trauer. Meine Mutter fragte mich, ob ich nicht mit zur Silberhochzeit von Tante Josepha kommen wollte. Ich wollte schon, litt jedoch unter dem Jetlag und konnte mir nicht vorstellen, so eine gute Gesellschaft zu sein. Im Nachhinein hätte ich doch lieber mitkommen und so unter Menschen gehen sollen. Denn einige Zeit später wachte ich auf und baute mir aus Decken eine Schutzhöhle, wie ich es als kleines Mädchen oft getan hatte. Dort kroch ich hinein und lauschte meinen Enya-CDs. Und obwohl ich wusste, wie sie reagieren würde, wenn sie mich so fand, baute ich die Höhle vor der Ankunft meiner Mutter nicht ab. Wahrscheinlich wollte ich, dass sie merkte, wie sehr ich unter der Erfahrung in den USA gelitten hatte. Insgeheim wollte ich wohl einfach von ihr in den Arm genommen werden. Doch als meine Mutter mich in der Höhle fand rief sie: »Aber Renate, du bist doch kein Kleinkind mehr! Das ist ja peinlich!«

Wieder erstarrte ich, diesmal vor Scham, und so beschloss ich, Flori Island und diese peinliche Höhle für immer zu vergessen.

Nachdem ich das alles aufgeschrieben hatte, blickte ich von diesen Erinnerungen unangenehm berührt auf die Uhr: »Ich bin schon wieder zu spät«, dachte ich, als ich mir die blaue Tasche über die Schulter schwang und in der anderen Hand den Katzentransporter mit Tibi hielt.

»Oh, wie süß, was ist denn da drin?«, fragte mich eine neugierige Patientin.

»Ein Babydinosaurier«, gab ich ernst zurück und fing an zu rennen. Aber ich hätte mich gar nicht so abzuhetzen brauchen. Als ich vor dem Kerngruppenraum ankam, standen meine beiden Therapeuten noch vor der Tür. Sie waren so in ihr Gespräch vertieft, dass sie mich gar nicht bemerkten.

»Wie kannst du das mitmachen, mit ihrem Buch. Sie hat doch schon genug Fantasie. Wir schaffen es ja so kaum, sie aus ihrer Geschichte herauszuholen.«

»Sie braucht doch das Buch, um wieder gesund zu werden.«

»Aber ohne mich. Dieses Buch hat schon genug Schaden angerichtet. Sie soll im Hier und Jetzt leben und nicht in der Vergangenheit oder irgendwelchen Parallelwelten! Es reicht doch, wenn sie weiter ihre Bilder malt. Die machen auch den Kerngruppenraum bunter und fröhlicher.«

»Na ja, nicht alle Bilder ...«, wandte Herr Pfeifer nun ein.

Vorsichtig schlüpfte ich neben den beiden Therapeuten durch die Tür hindurch. Ich hatte das unangenehme Gefühl, dass sie über mich und mein Heilungsmärchen sprachen. Ich hatte Herrn Pfeifer gebeten, mir Tipps für die Kombination des Märchens mit meiner Biografie zu geben, und offensichtlich hatte Frau Aster davon erfahren.

Als die beiden den Raum betraten, verriet nichts an ihrer Mimik etwas von dem Konflikt, den sie kurz zuvor ausgetragen hatten. »Mist«, dachte ich, »hoffentlich hat Frau Aster nicht gewonnen.«

Laut sagte ich: »Äh, also das ist die Liste über meine Traumata. Ich gebe Sie Ihnen beiden, damit Sie informiert sind. Sie müssen Sie nicht gleich lesen, aber ich will am Wochenende nicht mit dieser Liste allein sein.«

»Danke«, sagte Frau Aster, legte die Traumaliste auf den Stuhl und setzte sich dann darauf.

»Genial!«, dachte ich. »Frau Aster hat meine Traumata platt gemacht und sitzt nun darauf. Na, dann kann ja nichts mehr passieren.« Ich sah neugierig zu Herrn Pfeifer hinüber. Der lugte kurz in seine Liste hinein und verstaute sie dann schnell in seiner Tasche.

Die Rettung der inneren Natis

»Frau Weber, ich habe Ihre Traumataliste mit Interesse gelesen. Obwohl Ihr frühestes Trauma mit zwei geschehen ist, denke ich, dass die Auswirkungen des Missbrauchs gravierender waren und werde daher gerne mit Ihnen die neunjährige innere Nati retten.«

»Was muss ich dafür tun?«

»Sie müssen erst einmal gar nichts tun.«

»Meine Aufgabe ist es jetzt, Sie mit Ihrer Aufmerksamkeit so lange wie möglich an dem sicheren Ort für die Erwachsene zu halten. Als erstes müssten Sie aber den sicheren inneren Kinderort beschreiben. Dann geben Sie einem Vermittler den Auftrag, die neunjährige Nati aus der Vergangenheit zu retten. Sie selbst gehen jedoch nicht mit, sondern bleiben mit Ihrer Aufmerksamkeit an dem sicheren Ort für die Erwachsene Frau Weber. Alles klar?«

»Ja«, sagte ich und beschrieb Herrn Pfeifer das Tal der vergessenen Prinzessinnen. Dann nahm ich all meinen Mut zusammen und sagte mit brüchiger Stimme: »Ich gebe dir, schwarzes Einhorn, den Auftrag, die neunjährige Nati aus der Vergangenheit zu retten.«

»So, Frau Weber, wie sieht es an dem sicheren inneren Ort für die Erwachsene aus? Was machen Sie da?«

»Ich liege in einer Hängematte und lasse mich von einem Delphin anstupsen. Doch der hat jetzt keine Lust mehr, und so springe ich auf seinen Rücken und wir wirbeln das Wasser auf. Mantelina, die Bewacherin des Unterwasservulkans, ist sauer, weil wir ihre Seeigelleibgarde dabei auseinandertreiben. Kai und Fulna kommen hinzu und spritzen mit Tentakeln und Flügeln. Die Bewohner der Höhlen verstecken sich, weil Fulna sich mit einem lauten Platsch rückwärtsfallen lässt. Eine Seegurke schimpft laut, weil Fulna sie beim Mittagsschlaf gestört hat.«

»Frau Weber, Sie haben es geschafft. Und Ihre sicheren inneren Orte sind perfekt geschützt. Ich möchte Sie bitten, mit der Aufmerksamkeit die nächsten Tage nicht zu dem Tal der vergessenen Prinzessinnen zu gehen. Spüren Sie mal rein, ob das für Sie stimmig ist.«

Ich sah ins Tal der vergessenen Prinzessinnen.

»Ja, das blaue Pferd schnaubt, ich soll wohl noch nicht nachschauen, ob die Rettungsaktion geglückt ist, denn es versperrt mir den Blick.«

»Sehen Sie. Wenn irgendetwas sein sollte, dann schreiben Sie es auf, und wir kümmern uns morgen darum.«

Tödliches Gift

»Was wollt ihr fünf Schießbudenfiguren hier?,« fragte die Clownsfratze und stieß gleichzeitig ein höhnisches, blechernes Lachen aus.

»Gebieterin des Wolkenreiches«, sagte der Zauberer El Sabio bestimmt. »Wir brauchen deine Hilfe!«

»Ach, und wenn ich gar nicht helfen will? Warum sollte ich in das Geschehen eingreifen?«

»Der Gestagata hat die Nebel durchbrochen.«

Die Clownsfratze schwieg einen Moment, dann fragte sie etwas versöhnlicher: »Und was hat das mit mir zu tun? Ich habe vieles mitangesehen, was ich lieber nicht gesehen hätte. Trotzdem halte ich mich aus allem heraus. Es ist besser so.«

»Aber du kannst doch nicht wollen, dass der Gestagata das Änderland übernimmt und jeglichen freien Willen zerstört?«, versuchte nun Salia das Wolkenwesen wachzurütteln.

»Vielleicht will ich das nicht, aber warum sollte ich in das Schicksal eingreifen wollen und mich dadurch genauso verletzbar machen wie der Drachen, auf dem ihr sitzt?«

»Du könntest es wenigstens versuchen!«, hörte Anuschka nun ihre eigene Stimme aufbegehren.

In diesem Moment veränderte sich die Clownsfratze zu einem verzweifelt-traurigen Gesicht.

»Anuschka, Löwenherz«, sagte sie nun fast zärtlich. »Ich habe schon so viel Schreckliches gesehen, dass ich Angst habe, überhaupt noch einzugreifen. Es tut so weh, wenn es nicht klappt. Du bist noch so jung! Und obwohl du viel durchgemacht hast, willst du immer noch gegen die Widrigkeiten des Lebens ankämpfen. Ich habe die Kraft nicht mehr …«

»Aber wir brauchen dich! Fulna braucht dich! Siehst du denn nicht, dass sie sonst stirbt?«, rief das Rehkitz aus.

»Hört, für mich ist jeder Augenblick gleich. Egal, ob er Gutes oder Schlechtes bringt. Es ist mir alles gleich.«

»Gebieterin des Wolkenreiches«, griff nun der Zauberer ein. »Das wissen wir. Und doch kommen wir in dieser Situation zu dir, weil du das Wissen hast, das die Rettung möglich macht.«

Die Wolkenkönigin schwieg eine Weile und schloss dabei ihre dunklen Augen.

»Na gut. Was wollt ihr genau wissen?«

»Was ist das Gegengift, das den Drachen retten wird?«, fragte Kai nun vorschnell. Anuschka drehte sich verwundert zu ihm um. Obwohl er und die Drachin oft im Clinch miteinander gelegen hatten, konnte sie nun spüren, wie er sich um sie sorgte und sie vermisste. Und sie spürte, wie sehr auch sie die Drachin vermisste. Sie stellte sich vor, wie Fulna wieder ganz die alte würde und lebensfroh mit ihr, Kai, El Sabio und Salia durch das Änderland flöge.

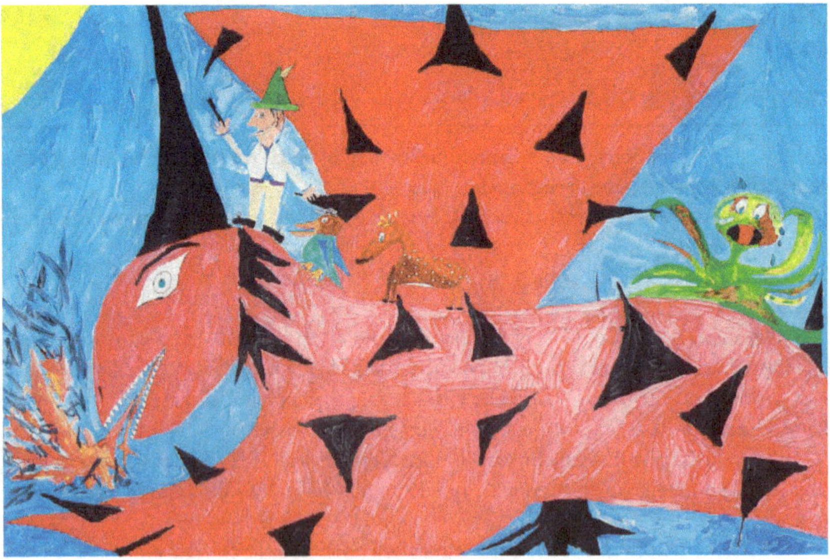

Fulna fliegt im Änderland

»Das Gegengift ist kein Mittel im Sinne einer Substanz«, erklärte die Wolkenkönigin nun. »Es ist viel schwieriger zu erschaffen, denn es ist ein Gefühlszustand.«

»Welcher?«

»Hast du den Gestagata gesehen, El Sabio?«

»Ja, viele Male.«

»Und, wie sieht er aus?«

»Wie der schwarze Tod.«

»Und was tut er mit seinen Opfern?«

»Er sprüht sie voller Gift.«

»Nein, Weiser, hier liegst du falsch.«

»Aber was hat er dann getan? Was trägt Fulna in sich?«

»Nur das, was sowieso schon in ihr war.«

»Aber mit was genau greift der Gestagata dann an?«

»Mit dem tödlichsten aller Gifte: Er saugt die Lebensfreude aus seinen Opfern. Übrig bleiben nur alle Zweifel und alle Trauer und Schmerzen, die sie selbst erlebt haben. Eine gewaltsame Mischung. Wenn die Opfer es vor Schmerzen nicht mehr aushalten, bietet der Gestagata ihnen an, für sich zu arbeiten. Wenn sie diesen Pakt eingehen, verlieren sie jedoch nicht nur die innere Pein, sondern auch ihre Seele. Sie sind dann zu Marionetten geworden, deren Willen durch den Abzug der Seele nicht mehr existieren kann«, sagte die Wolke nun erschauernd, denn sie fing zu flimmern an und begann, immer mehr ihre Kontur zu verlieren.

»Halt, geh nicht weg!«, rief Anuschka, die die Situation als erste erfasste. »Sag uns erst, wie wir Fulna ihre Lebensfreude zurückholen können!«

»Das müsst ihr selbst entscheiden«, flüsterte die Wolke nun leise. Offensichtlich war sie an Kommunikation mit anderen Lebewesen nicht gewöhnt. Das Gespräch schien sie sichtlich erschöpft zu haben, denn sie schien jegliche Energie verloren zu haben und ließ sich nun von dem aufkommenden starken Wind davontragen.

»Wir müssen landen, da zieht ein Unwetter auf«, warnte El Sabio.

»Dort unten ist ein See, vielleicht gibt es da leckeren Fisch!«, warf Kai ein.

»Dass du jetzt noch ans Essen denken kannst«, schalt ihn Salia.

»Mit einem gefüllten Magen sieht die Welt doch gleich ganz anders aus«, gab der Kraken schlagfertig zurück.

Anuschka wollte etwas erwidern, doch da wurde der bewusstlose Drachen schon von einer Sturmböe erfasst. Wie eine Feder im Wind wurden sie nun hin- und hergeworfen. El Sabio brachte seine gesamten Kräfte auf, um den Drachen waagerecht zu halten. Vergebens: Ein starker Sog zog sie nach unten, und sie gerieten in den Strudel einer laut fauchenden Windhose. Anuschka wurde schwindelig. Sie klammerte sich an den Stacheln der Drachin fest und dachte: »Jetzt ist alles aus!« Dann wurde es um sie herum dunkel.

Ratlos

Ich saß vor Herrn Pfeifers Büro, als Kira vorbeikam: »Hast du es noch nicht gelesen?«

»Was?«

»Herr Pfeifer ist krank.«

»Mist, wenn man ihn braucht, ist er nicht da!«, fluchte ich. »Dann kannst du ja jetzt doch zu dem Termin bei Frau Aster gehen«, meinte Kira. Wir hatten abends darüber beraten, was bei einer »Überdosis« Therapeutengespräche zu tun sei. So hatte ich Frau Aster noch um Mitternacht einen Zettel in den Briefkasten geworfen, auf dem ich vorschlug, den heutigen Termin zu verschieben.

»Tagchen«, sagte ich nun kläglich, als ich anklopfend in das Zimmer der Therapeutin trat.

»Hallo Frau Weber, setzen Sie sich.«

»Herr Pfeifer ist krank, und jetzt konnte ich nicht mit ihm nachschauen, ob die inneren Kinder gerettet sind. Seitdem wir sie gerettet haben, kann ich nachts nicht mehr schlafen.«

»Ich kann Ihnen nachher was aufschreiben, das können Sie dann aus der Pflege holen. Aber Sie können mir auch sagen, was mit den inneren Kindern passiert ist. Ich habe ihren Text gelesen, ich ...«

»Nein, ich will es nicht mehr wissen«, rief ich böse.

Schweigen. Ratlos blickte ich Frau Aster an. Ich wusste nicht mehr weiter.

Ich räusperte mich. »Ich habe noch eine Frage an Sie«, sagte ich peinlich berührt. Wie ich immer mehr an mir selbst beobachten konnte, schien ich in eine Art Abhängigkeit zu dieser Therapeutin geraten zu sein. Wie sonst könnte ich mir erklären, als Morgenmuffel an einem langen Therapietag um 6.00 Uhr aufgestanden zu sein, um zu Frau Asters Morgenmeditation zu gehen? »Meinen Sie, dass ich in der Intensivwoche nur wegen Ihnen in die Morgenmeditation gegangen bin?«

»Wieso?«

»Weil die Schüttelmeditation um sieben Uhr morgens stattgefunden hat, mitten in der Nacht also! Das war nicht ich, die da hingegangen ist. Ich bin doch ein Morgenmuffel! Warum also sonst hätte ich mich aus dem Bett schälen sollen? Und ich bin nicht verliebt in Sie!«

»Gut, dass Sie das sagen, Frau Weber. Nein, ich glaube da ist etwas anderes. Und außerdem: Zur Abhängigkeit gehören immer zwei.«

»Nicht bei einer Fangemeinde!«, entgegnete ich hitzig.

»Außerdem hat Ihnen die Meditation doch gut getan«, grinste Frau Aster.

»Frau Aster, ich habe Ihnen schon geschrieben, dass ich unter einer Überdosis Therapie leide. Deshalb möchte ich mich jetzt verabschieden.«

»Warten Sie, ich will mit Ihnen gar keine Therapie machen, und ich sehe, dass Sie im Moment von vielen Seiten Unterstützung bekommen. Nein, ich wollte nur etwas Organisatorisches mit Ihnen besprechen: Haben Sie den Fragebogen aus der Lebensführung mitgebracht?«

»Nein.«

»Können Sie ihn mir später in den Briefkasten werfen?«

»Äh, nein.«

»Frau Weber, haben Sie meinen Zettel nicht bekommen, dass Sie heute in die Lebensführung IV gehen sollten?«

»Hm«, murrte ich und dachte gleichzeitig: »Da ist sie wieder, diese liebevolle Unmündigkeit, in die die Klinik ihre Patienten versetzte. Egal ob Übernachtung zu Hause, Besuch oder Wassergymnastik – für alles braucht man hier die Erlaubnis der Bezugstherapeutin.« Und dabei sollten wir Patienten gesund werden? Daran zweifelte ich. Auf der einen Seite genoss ich ja den Schutz und die liebevolle Zuwendung. Doch so sehr ich mich danach sehnte, so sehr verabscheute ich aus einem Freiheitsdrang heraus jegliche Form von Unmündigkeit.

»Sie haben den Zettel erst beim Mittagessen gesehen, stimmt's?«, hakte Frau Aster nun weiter nach.

Widerwillig zog ich den zerknüllten Zettel mit Frau Asters ordentlicher Mädchenhandschrift aus meiner Jeansrocktasche und warf ihn wütend vor der Bezugstherapeutin auf den Schreibtisch. Dann platzte es aus mir heraus: »Frau Aster, jetzt will ich Ihnen mal was sagen: Ich bin vielleicht emotional vernachlässigt worden als Kind, aber ich hatte immer meine Freiheit. Und darauf bin ich noch heute stolz. Ich bin bewusst nicht in die Lebensführung gegangen. Nicht weil ich etwas gegen das Thema hätte, sondern weil ich es nicht aushalten kann, den ganzen Tag mit weinenden Menschen in den verschiedensten Veranstaltungen festzusitzen. Und ohne diese selbst geschaffene Freiheit hätte ich die Gruppensitzungen nicht durchgestanden.«

»Frau Weber, ich sehe, dass Sie mit Ihren Bildern und Ihrem Buch schuften wie ein Ackergaul. Wenn Sie allerdings nur in der Klinik sind, um an Ihrem Buch zu schreiben, dann sind Sie hier falsch. Sie sollen hier auch etwas für ›draußen‹ lernen. Ich befreie Sie jetzt von der Patientenversammlung, und Sie gehen nächste Woche in die Lebensführung. Einverstanden?«

»Okay«, willigte ich ein und packte den zerknüllten Zettel verschämt wieder in meine Tasche. Heute ist mir klar, dass ich die Veranstaltung nicht nur aus Trotz oder Freiheitsdrang so oft geschwänzt hatte. Ich war und bin derart empfänglich für die Stimmungen anderer Menschen, dass mich die vielen aufeinanderfolgenden Veranstaltungen in Großgruppen schlichtweg überreizten. Zusätzlich kehrte ich durch mein Buch mein Innerstes nach außen und brachte mich auch hier selbst an eine Grenze, die stets kurz vor der Reizüberflutung bzw. Retraumatisierung angesiedelt war. Daher schlief ich so viel und verbrachte auch sonst viel Zeit im Bett.

Bei den Delphinen

Die Ufer des Lagunensees waren nicht unbewohnt. Es gab hier einen Delphin, der vom Fischfang lebte. Nach einiger Zeit bemerkte Bo, der Delphin, dass er nicht der einzige Meeressäuger im Teich war. Immer wieder tauchte eine hübsche Walhaidame auf, um ihre Lungen mit Luft zu füllen. Fasziniert von der Schönheit und Anmut des Tieres, verliebte sich der Delphin in die Walhaidame. Diese wies ihn zunächst zurück und sagte erst nach dem dritten Heiratsantrag, Bo hatte ein romantisches Shrimpfressen unter Wasser organisiert, zu. Die beiden gründeten die erste Walhai-Delphin-Familie. Alle vier Kinder besaßen zwar die schlanke Schnauze ihres Vaters, beeindruckten jedoch durch ihren immensen Körperumfang. Eines Tages schrie das jüngste der Kinder plötzlich auf: »Au, was ist denn das? Ich glaub, mich tritt ein Pferd!«

»Das ist doch kein Pferd, das ist ein Reh!«, rief der älteste Delphin-Walhai-Junge, der immer alles richtigstellen musste.

»Sieht irgendwie nicht gut aus! Was es wohl hat?«, fragte das Delphin-Walhai-Mädchen, das sich nicht vorstellen konnte, dass es Wesen gab, die sich unter Wasser nicht wohlfühlten.

»Guck mal, es hat zwei verschiedene Haarfarben und Locken. Sieht irgendwie komisch aus, das Reh, vielleicht ist es ja gar keins, sondern ein verkleidetes Monster?«, rief die Kleinste, deren Fantasie ihr immer häufiger zum Verhängnis wurde.

»Man beurteilt niemanden nach seinem Aussehen, Tochter«, schalt ihre Mutter sie. »Aber ich wüsste zu gerne, was das alles zu bedeuten hat«, sagte sie mehr zu sich selbst und kratzte sich mit der Flosse am Rücken. Dabei fühlte sie etwas Glitschiges.

»Schatz, kannst du mich mal am Rücken schrubben, ich glaube, ich habe schon wieder einen Blutegel!«

»Wenn du dich auch immer im tiefen Meeresgras rumtreibst! Da sitzen die Biester doch am liebsten«, grummelte Papa Delphin und fuhr seiner Frau mit der Seitenflosse über den Rücken.

»Au! Was soll das? Wo bin ich?«, rief nun das grüne Etwas, das von dem Rücken der Walhaidame abrutschte. Der Kraken war offensichtlich mit Anuschka in dem Gewässer der Wahlhaifamilie bruchgelandet.

»Oh, es ist nur ein Kraken, Liebling«, beruhigte Vater Delphin seine Gattin.

Als Kai die bläulich verfärbte Anuschka sah, wurde er wütend: »Was schwimmt ihr hier noch so unnütz herum? Helft mir doch, sie zu retten! Seht ihr nicht, dass sie kein Seetier ist?«

Betroffen erklärte die Wahlhaidame: »Entschuldige, aber wir haben seit über 20 Jahren keinen Stress mehr gehabt.«

»Keine Zeit für Erklärungen, dafür haben wir immer all die Jahre den Erste-Hilfe-Kurs wiederholt: Familie, Schnauzen anlegen!«

Und so geschah es dann auch: Die Meeressäuger-Familie verkeilte ihre Schnauzen zu einer Art sternförmigem Netz, mit dem sie Anuschka an die Seeoberfläche befördern konnten.

Sie schafften es, den leblosen Rehkörper in das seichtere Wasser des Sees zu manövrieren, während Kai die Landungsarbeiten überwachte. Nun waren seine neun Tentakel gefragt. Mit ihnen umschlang er das Reh und zog es mühsam auf den nassen Sand.

»Sie atmet nicht«, rief Kai entsetzt.

»Du musst ihr auf dem Bauch herumhüpfen, damit sie das Wasser ausspuckt, das sie geschluckt hat. Zwischendurch machst du die Herzrhythmusmassage und gibst ihr dann immer wieder den Lebenskuss. Mach schon!«

»Den Lebenskuss?«, fragte Kai gedehnt, während sich sein Kopf verräterisch rötete.

»Wir haben jetzt keine Zeit für Empfindlichkeiten. Du musst sie durch die Schnauze beatmen!«, schrie Vater Delphin außer sich.

»Und was macht ihr?«

»Wir können dir nicht helfen, weil wir an Land nicht überleben können!«

»Dann sucht wenigstens den See nach einem alten Mann mit Vollbart, einem Affenvogel und einer roten Drachin ab!«

»Einer was?«

»Einer Drachin! Sie ist verletzt.«

»Tut sie uns was?«, fragte das jüngste Kind nun sichtlich beunruhigt.

»Nein, und jetzt schwimmt endlich! Es geht um jede Sekunde!«

Die Drachin lag im kniehohen Schilf. Sie war immer noch ohne Bewusstsein. Auf ihr und fest in ihre Schuppen gekrallt befand sich noch der Zauberer. Salia lag auf dem Boden neben den beiden. Sie war bei dem Aufprall gegen einen Stein geschleudert worden, kam aber gerade zu sich.

»Wo zum Kuckuck sind wir bloß? Und wieso tut mir mein Kopf so weh?«, schimpfte sie.

»Hey, El Sabio, aufwachen!«, schrie sie dem Zauberer unsanft ins Ohr. Als der nicht reagierte, hüpfte sie ärgerlich krächzend auf seinem Rücken herum.

»Ehm, was ist denn los?«, stöhnte der Alte.

»Wir müssen die anderen suchen! Hoffentlich haben sie den Absturz überlebt. Los! Komm endlich!«

Salia flog in die Höhe und traute ihren Augen nicht: Unter ihr befand sich eine Schule von seltsam unförmigen Delphinen.

»Mann, sind die dick, Mann! Schau mal, El Sabio, übergewichtige Delphine!«

»Das ist ja wohl die Höhe! Wir sind Walhai-Mischlinge«, klärte der älteste Junge sie nüchtern auf.

»Und was macht ihr hier?«

»Wir sollen euch suchen! Die anderen beiden Kreaturen sind auf der anderen Seite des Sees.«

»Und wie sollen wir die beiden schnell da hinüberbringen?«, fragte seine Schwester verzagt.

»Na, ist doch klar: Wir flechten ein Seil aus Schilfgras und schleppen dich und dein Untier ab«, rief das mittlere Kind. Es war das handwerklich Begabteste unter den Geschwistern.

»Das ist kein Untier! Das ist Fulna, unser Problemdrachen!«

»Wieso, was hat sie denn außer Bruchlandung?«, fragte das Delphin-Walhai-Mädchen nun neugierig.

»Der Gestagata hat sie angegriffen und verletzt.«

»Hey, Zeit zum Plaudern ist später! Zieht mal ein bisschen stärker, Geschwister!«, mahnte der älteste Bruder.

Schweigend zogen diese nun Drachen und Reiter über den leicht gewellten See. Je näher sie dem anderen Ufer kamen, desto mehr wurde ihnen die unnatürliche Stille bewusst, die sich drückend über alles gelegt zu haben schien.

Bereits von Weitem sahen sie den Kraken auf und nieder hüpfen.

»Er wird doch nicht ...«, begann El Sabio den Satz.

»Er könnte schon ...«, meinte Vater Delphin.

»Er hat!«, krächzte ihnen nun Salia zu, die ein Stück vorausgeflogen war.

»Dabei habe ich ihm ausdrücklich gesagt, er soll nur ein bisschen auf ihrem Bauch herumhüpfen, damit sie das geschluckte Wasser ausspuckt«, rechtfertigte sich Vater Delphin.

El Sabio, der vor Erregung ganz grün im Gesicht war, sprang von Fulnas Rücken und kraulte rückwärts auf den Strand zu. »Hätte ihm gar nicht zugetraut, dass er noch so behände schwimmt«, murmelte Salia, bevor sie dem Zauberer nachflog.

Da hörte sie ihn auch schon brüllen: »Kai, hör sofort auf damit! Du zerstörst ihr noch die Gedärme mit deinem Gehopse!«

»Aber sie kommt sonst nicht zu sich«, widersprach der Krake.

»Pass auf, dass ich gleich nicht zu dir komme«, drohte der Zauberer leise. Mit einem festen Griff hatte er den Kraken gepackt und schleuderte ihn auf die Seite, auf der er unsanft landete. So wütend hatte Salia den Weisen noch nie gesehen. Der betastete nun Anuschkas Bauch. Das Reh atmete schwach. Der Zauberer nahm es von hinten in den Zangengriff und drückte fest gegen den aufgequollenen Rehbauch. Das wiederholte er immer wieder. Und alle, sogar die in der Nähe weilende Delphin-Walhai-Familie, konnten sehen, wie anstrengend das war, was er jetzt tat. Ihm lief der Schweiß von der zerfurchten Stirn. Dennoch gab er nicht auf. Plötzlich hörten sie einen Schrei. Er kam aus Kais Mund: »Sie spuckt Wasser!« Tatsächlich lief ein Schwall Wasser aus der Schnauze des Rehkitzes. Der Zauberer hatte seine Druckübungen nicht unterbrochen. Und schon kam der nächste Schwall und der nächste, bis sie ein Stöhnen hörten. Anuschkas Augenwimpern zitterten und sie schlug langsam ihre braunen Augen auf. Verwirrt blickte sie in die Runde: »Wo bin ich? Was ist geschehen?«

»Hallo, Anuschka«, drängelte sich Kai nun wieder in den Kreis: »Wir sind in dem Unwetter in den See gestürzt und du hast Wasser geschluckt. Ich und der Zauberer, wir haben dich gerettet.«

»Das will ich aber auch so meinen«, brummte der Zauberer, der nun, da Anuschka gerettet war, nicht mehr ganz so wütend auf den Kraken war.

»Na, das hat ja geklappt! Sollen wir den Drachen jetzt an Land schubsen?«, fragte Papa Delphin.

»Ja, als Wasserdrachin dürfte sie eigentlich kein Wasser geschluckt haben«, sagte der Zauberer mehr zu sich selbst als zu den anderen. Er half Kai und Salia, die Drachin auf den trockenen Sand zu ziehen. Es gelang ihnen nur mühsam, da Fulna außerhalb des Sees wieder ihr volles Gewicht hatte.

»Was sollen wir bloß mit dir machen?«, fragte sich Anuschka traurig, als sie Fulnas geschlossene Augen betrachtete.

»Es muss doch irgendetwas geben, was Fulna besonders gern macht! Etwas, das sie wieder in unsere Welt zurückholt!«

»Gar nicht so schlecht, Kraken«, murmelte der Weise in seinen Bart.

»Schwimmen! Sie war immer so stolz darauf, dass sie auch eine Unterwasserdrachin ist«, rief Kai.

»Dann müsste sie ja schon dreimal wiederauferstanden sein«, nörgelte Salia und blickte zurück auf den See.

»Vielleicht hat sie das ja gar nicht mitbekommen«, sagte Anuschka nachdenklich

»Was, die Bruchlandung nicht mitbekommen? Mann, Mann, Mann, ihr spinnt ja wirklich alle!«, krächzte Salia genervt. Ihr hatte die Bruchlandung ganz schön zugesetzt, und ihr Kopf brummte immer noch von dem harten Aufschlag auf den Stein.

»Warte, Salia, sie könnten recht haben! Wir wissen nicht, was noch in Fulnas Bewusstsein dringt und was nicht. Das bringt mich auf eine Idee: Wir suchen die Mumbai auf!«

»Wer ist denn das nun wieder?«, fragte das Delphin-Walhei-Mädchen, das neugierig vom seichten Ufer aus alles mitgehört hatte.

»Die Mumbai sind ein alter Volksstamm. Sie haben spezielle Regentänze und andere Mittel, mit denen sie Heilung durch Schallwellen erzeugen können.«

»Wir erzeugen doch auch Schallwellen, wenn wir sprechen, und trotzdem wacht Fulna nicht auf!«

»Ja, aber die Mumbai verstehen es, sogenannte Thetaklänge zu produzieren, die bis in den Zustand des Schlafes vordringen können. Vielleicht könnten sie Fulna an etwas erinnern, was sie so gern hat, dass sie wieder Lebensfreude empfinden kann.«

»Das Abtauchen im Meer!«, rief Anuschka.

»Ja, oder ein schöner Gewitterregen!«, lächelte der Zauberer geheimnisvoll.

»Also, ich würde ja eher einen See nehmen!«, rief das Delphin-Walhei-Mädchen nun pikiert.

»Danke für eure Hilfe, ihr Lieben! Aber ich glaube, wir dürfen keine Zeit mehr verlieren. Lasst uns aufbrechen!«

Und während die Delphin-Walhai-Familie noch zum Abschied mit ihren Schwanzflossen das Wasser hochspritzen ließ, versetzte der Zauberer Fulna mit wilden Handbewegungen wieder in den Schwebezustand.

Die Drachin schwebte nun einen Meter über dem Boden.

»Los, springt auf!«, rief der Weise der Krake und dem Rehkitz zu.

Geschickt sprang Anuschka auf. Nur Kai hatte mal wieder Probleme.

»Hangele dich doch an ihrem Schwanz hoch, Kai«, riet ihm Anuschka.

»Ja, ja, mache ich ja schon! So etwas Unwürdiges«, schimpfte der Krake.

Schließlich ließ sich der Zauberer durch die Luft schwebend hinter dem massigen Drachenkopf nieder. Salia hatte aufgeregt krächzend wieder den Platz auf seiner Schulter eingenommen.

»Zu den Mumbai«, flüsterte der Alte vorsichtig.

»Adieu, Delphine!«, rief Anuschka, die als einzige das Abschiedswinken der Tiere zu bemerken schien.

Im gesicherten Kreis

Wie sollte ich aber nun feststellen, ob die Rettung der inneren Natis geglückt war? Mein Ansprechpartner war krank und würde vielleicht nie mehr wiederkommen. So beschloss ich, im Rahmen des Taketina selbst nachzuschauen. Ich tanzte also nicht mit, sondern legte mich gleich auf eine Decke in die Mitte des Kreises. Hier fühlte ich mich sicher, und wenn etwas passieren würde, so wäre ich damit zumindest für die Dauer der Rhythmustherapie nicht allein. Mit geschlossenen Augen lauschte ich den vertrauten Klängen und spürte, wie der Boden unter den Schritten der Patienten vibrierte. Dann sah ich nach: Vor dem Pferdestall stand das blaue Pferd. Es schnaubte entrüstet, als es meine Präsenz bemerkte. Dann trat es jedoch einen Schritt zur Seite, und ich konnte den nussbraunen Pferdeschwanz eines circa neunjährigen Mädchens erkennen. Es trug einen Ponyhaarschnitt mit weißen Strähnen, hatte eine rot umrandete Brille auf und eine graue Cordhose an. Jetzt sprang es laut jauchzend aus dem Stall und zog ein kleineres, ungefähr zweijähriges Kleinkind hinter sich her. Die Kleine hatte einen braunen Bubikopf mit einer hellen Strähne, trug eine Latzhose, einen gelbweiß gestreiften Rollkragenpulli und hatte das linke Auge abgedeckt. Sie trug eine blaue Brille und lugte mit dem freien Auge neugierig daraus hervor. Das ältere Mädchen stützte sie beim Gehen, weil das der Kleinen noch schwerfiel. Zusammen gingen sie zu dem Bach, der durch die Koppel verlief, planschten darin mit ihren nackten Füßen und hatten jede Menge Spaß. Das blaue Pferd stand wachsam in der Nähe und blickte mich mit stolzgeschwellter Pferdebrust an. »Die Rettungsaktion ist gelungen«, flüsterte ich. Und während um mich herum getanzt und gesungen wurde, setzte sich meine Fantasie wieder in Gang.

Das Moor der Angst

Seit Stunden waren sie nun schon unterwegs: Sie waren über die Seenlandschaft hinweggeflogen, an der Küste entlang, und nun flogen sie über etwas, das wohl eine Moorlandschaft war. Je tiefer sie flogen, desto unbehaglicher wurde es Anuschka. Unter ihnen breitete sich der weite braune Teppich des Moores aus. Aus ihm ragten nur vereinzelt kahle Baumstümpfe hervor. Und dann begriff Anuschka, was sie irritierte: Sie hörte die Vögel nicht mehr zwitschern! Überhaupt schien diese unwirtliche Gegend nur spärlich bewohnt zu sein. Es lag eine Schwere über dem Moor, die nicht nur Anuschka, sondern auch Kai zu schaffen machte. Der Krake hatte schon seit längerem keinen Witz mehr gemacht oder etwas gesagt. Als Anuschka sich nun über ihn beugte, bemerkte sie Tränen in seinen Augen.

»So, wir setzen jetzt hier zur Landung an!«, bestimmte der Zauberer.

»Ausgerechnet hier«, dachte Anuschka entsetzt, wagte aber nicht, dem Zauberer zu widersprechen. Sie landeten vor einem der wenigen verkrüppelten Bäume, direkt vor einem riesigen Erdhügel.

»Zauberer, warum gibt es hier keine Vögel?«, fragte Anuschka nun doch.

»Die Vögel haben das Moor schon lange verlassen.«

»Warum?«

»Die schwere Energie des Moores hat ihre Balzlieder verstummen lassen. Schließlich haben sich immer weniger Vögel gepaart. Einige haben es noch rechtzeitig geschafft, der Lethargie zu entkommen und von hier zu fliehen.«

»Und was machen wir dann hier?«

»Ich kann es euch leider nicht ersparen. Aber wenn wir zu den Mumbai wollen, damit sie Fulna retten, dann müssen wir durch dieses Moor hindurch.«

»Warum fühle ich mich so traurig?«

»Das Moor besteht nicht nur aus Schlamm. Es ist mit dem eins geworden, was es an Ängsten, Trauer und Verzweiflung auf der Welt gibt. Aus diesen Gedanken der Hoffnungslosigkeit zieht es seine Lebensenergie und seine Daseinsberechtigung.«

»Und wir sollen da durch?«, fragte Kai mit tonloser Stimme.

»Es gibt leider keine andere Möglichkeit. Wir können das Moor nicht auf Fulnas Rücken überfliegen. Die Mumbai lassen nur diejenigen zu sich, die es aus eigener Kraft geschafft haben, dem Sog der negativen Gedankenstrudel zu trotzen.«

»Und wie viele waren das so in letzter Zeit?«, fragte Kai nun aufsässig.

Der Zauberer atmete tief durch. Es schien ihm schwerzufallen, Kai nicht direkt anzugreifen: »Hör zu, es sind viele bei dem Versuch, die Sümpfe zu durchqueren, gescheitert.«

»Wie?«, wollte Kai wissen.

»Sie haben die Schwere so stark in sich gespürt, dass sie nicht mehr dagegen ankämpfen konnten und sind im Moor versunken.«

Eine Weile sagte niemand etwas.

»Und wie sollen wir dann dort hindurchkommen?«, fragte Salia zaghaft.

»Darüber wollte ich mit euch sprechen. Denn es gibt etwas, das euch gegen die Trauerstrudel schützen kann.«

»Was soll das sein?«, fragte Kai neugierig.

»Stellt euch ein Wesen vor, das ihr sehr liebt! Seht das Bild dieses Wesens die ganze Zeit vor euch, und dann fangt an zu zählen – bis hundert und dann zurück! Dabei achtet ihr genau darauf, dass ihr keine Zahl überspringt. Ihr dürft den Pfad der Zahlen nicht verlassen! Und was immer euch auch an Scheußlichem begegnen mag, blendet eure Vorstellung dazwischen! Ihr dürft nur eines nicht: Aufhören! Hat jetzt jeder jemanden in seiner Vorstellung?«

»Ich bin ein Singlekraken! Wer soll mir schon wichtig genug sein?«, rief Kai wütend. Anuschka sah jedoch, dass es in seinen Augenwinkeln verräterisch glitzerte. Der Zauberer schluckte betroffen. Daran hatte er nicht gedacht, dass die Tiere womöglich kein Wesen hatten, das sich um sie sorgte und ihnen wiederum wichtig war. Wie sollte er sich aus dieser Sackgasse wieder befreien?

»Dann müsst ihr euch unter euch vernetzen! Schaut mich nicht so bedröppelt an! Meint ihr denn, ihr seid die Einzigen, die sich einsam fühlen?«

In diesem Moment schauten alle Tiere den Weisen aufmerksam an.

»An wen denkst du denn?«, wagte Salia die Frage auszusprechen, die allen im Kopf herumging.

»Das würdet ihr nicht verstehen.«

»Doch! Nun sag schon! Von uns weißt du es doch auch.«

»Also gut. Es ist kein Wesen, mit dem ich mich verbinde, sondern eine Energie.«

»Eine Energie?«, echoten die drei Tiere erstaunt.

»Ja, und in schwierigen Situationen hat ein Verbinden mit dieser Energie dafür gesorgt, dass ich mich selbst retten konnte.«

»Also, was ist jetzt mit euch? Wollt ihr euch miteinander verbinden? Wir haben nicht mehr viel Zeit.«

»Aber wir sind drei! Das geht ja nicht auf«, warf Salia ein.

»Dann verbinde ich mich mit Fulna«, rief Anuschka traurig.

»Anuschka, das geht doch nicht! Du bist ja jetzt schon traurig, wenn du an sie denkst. Ich kann dir anbieten, dass du dich mit mir verbindest«, schlug El Sabio vor.

»Aber ... ich habe Angst vor dir!«

»Weil ich dir etwas tun könnte, so wie dein Bruder es getan hat?«

Anuschka sah beschämt zu Boden. Sie spürte zwar, dass der Zauberer das nie machen würde, aber trotzdem spürte sie Angst vor Nähe.

»Anuschka, natürlich kannst du dich anders entscheiden. Aber du brauchst jemanden, der für dich eine gewisse Stärke symbolisiert. Du bist die Antriebsfeder für diese Reise! Wenn du es nicht auf die andere Seite schaffst, werden es die anderen auch nicht schaffen.«

Anuschka verstand zwar nicht ganz, was der Zauberer damit meinte, nahm dann aber allen Mut zusammen, sich ihn im Geiste vorzustellen. Vor ihrem inneren Auge erschien jedoch nicht der alte Zauberer, sondern ein junger Mann, der sie herausfordernd ansah.

»Siehst du, du willst mir doch etwas tun!«, rief Anuschka misstrauisch.

»Entschuldige, ich wollte dich nur beeindrucken!«

»Heißt das, dass du dich in meinen Kopf eingeklinkt hast?«

»Na, ja, es ... war ja nur ein Versuch!«

Anuschka erschrak. Wenn dieser Typ sich in ihre Gedanken hineinhacken konnte, hatte er unbegrenzte Macht über sie. Genau das, wovor sie weggelaufen war, trat nun in noch viel größerem Ausmaß ein.

»Anuschka! Lauf nicht wieder weg! Ich will dir nichts Böses. Das sind nur deine Ängste aus der Vergangenheit. Es wird schwierig werden, diese Reise zu Ende zu führen, wenn du mir nicht vertraust. Und der Versuch eben hatte seine Berechtigung! Sollten wir getrennt werden, kann ich dir mentale Nachrichten zukommen lassen, um dir zu zeigen, wie du dich schützen kannst.«

Anuschka zögerte. Einerseits sah sie ein, dass der Zauberer recht hatte, andererseits war es ihr zuwider, dass jemand so viel Macht über sie bekommen konnte. Sie dachte an Fulna und Kai. Tatsächlich schien es stark von ihren Entscheidungen abzuhängen, ob die beiden heil aus dieser Geschichte wieder hinauskamen. Anuschka kniff verärgert ihre Schnauze zusammen, dann sagte sie zwischen zusammengebissenen Zähnen: »Tu, was du gerade vorgeschlagen hast.«

Mit einem Mal wurde Anuschka schwarz vor Augen. Dann sah sie El Sabio als jungen Zauberer vor sich. Es tauchten immer mehr Bilder aus seiner Kindheit und Jugend auf. Es waren auch bedrohliche Bilder dabei, Situationen, in denen sich der Zauberer offensichtlich in Gefahr befand.

»Was hast du getan?«, rief Anuschka entsetzt aus.

»Das war notwendig, Anuschka! Ich habe meine Erinnerungen mit dir geteilt. Denn wer keine gemeinsame Vergangenheit hat, der hat auch keine gemeinsame Zukunft! Die Verbindung zwischen uns ist so stärker.«

»Und was ist mit meiner Vergangenheit?«

»Die kenne ich schon«, sagte der Zauberer leise und seufzte. »Wahrlich, die kenne ich schon!«

»Und was ist mit uns?«, rief Salia nun ungeduldig.

»Wenn ihr einverstanden seid, dann werde ich eure Erinnerungen ebenfalls verbinden.«

»Ach, herrje«, murmelte Kai, der nur ungern an die vielen Fehlschläge und Fettnäpfchen erinnert wurde, die er in seinem Krakenleben bereits erlebt hatte.

»Keine Angst, ich finde es auch nicht prickelnd«, ging Salia auf ihn ein, und man sah die Bedenken auf ihrem Affengesicht.

Die beiden Tiere fielen kurz darauf in eine Art Trance. Man sah, wie sich die Augen hinter ihren Lidern bewegten und wie jeder etwas sprach. Mit einer Handbewegung erweckte der Zauberer sie aus diesem Zustand und die Tiere sahen sich an.

»Ich hätte dich ganz anders eingeschätzt«, sagte Salia verwundert zu Kai.

»Wie denn?«

»Na, nimm das nicht persönlich, unter deiner Oktopushaut steckt ja ein ganz empfindsames Wesen! Das hast du gut hinter deinen Witzen versteckt.«

»Man muss ja nicht alles preisgeben!«, rechtfertigte sich der Kraken störrisch.

»Ja, aber manchmal nervt der Clown in dir, weil er alles andere verdeckt. Deshalb reagieren wir auch manchmal viel härter auf dich, als du es verdient hättest.«

Der Kraken schwieg betreten. Es war ihm unangenehm, dass jemand ihn durchschaut hatte. Und dann auch noch dieser Vogel mit dem Affengesicht, den er kaum kannte. Was hatte er denn über sie erfahren? Er konnte sich kaum an die Traumbilder erinnern. »Bin ich vielleicht wirklich zu egozentrisch?«, fragte er sich im Stillen.

Doch diese Selbstzweifel wurden von El Sabio durchbrochen: »So, Kinder, jetzt müssen wir uns auf den Weg machen. Vergesst die Macht der Vorstellung nicht! Wenn ihr in eurer Vorstellung seid, müsst ihr die ganze Zeit zählen. Von 1 bis 20 und dann wieder zurück. Damit dürft ihr nie aufhören, was auch immer ihr sehen mögt!«

Während El Sabio Fulna weiterhin über den Moorboden schweben ließ und die Nachhut bildete, stapften die anderen drei vor ihm durch den Morast, der immer tiefer wurde. Plötzlich sahen sie eine Art Dornbusch, der ihnen den Weg abschnitt.

»Hey, was ist das denn für ein schrecklicher Strauch«, schimpfte Salia.

Weiter kam sie nicht. Denn in diesem Moment öffnete der Dornbusch seine echsenartigen, wimpernlosen Augen. Diese schienen vor Zorn rot zu glühen. Auf der Nase hatte der Echsenbusch ein riesiges Horn, und erst jetzt erkannten die Tiere, dass alle Stacheln des vermeintlichen Dornbusches Stacheln am Körper des Reptils waren.

»Wer oder was bist du, um alles in der Welt?«, fragte Salia.

»Ich bin Gabor, der Dornteufel, und wer meine Ruhe stört, dem wird das schlecht bekommen!«

»Halt ein«, rief der Zauberer. »Wir sind nur auf der Durchreise! Wir suchen die Mumbai, damit sie die Drachin hier, eine Artgenossin von dir, heilen.«

Da schaute Dornteufel Gabor interessiert auf. In seinen Augen schienen die Reisenden durch die schlafende Fulna an Wert zu gewinnen.

»Na gut, dann will ich mal nicht so sein, wenn es um eine Artgenossin geht«, schmunzelte er besänftigt. »Also, ihr geht immer geradeaus, an dem toten Baum da vorbei, und dann müsst ihr das Loch an dem Lehmberg finden. Das ist der Einstieg ins Erdinnere. Von dort kommt ihr zu den Mumbai.«

»Wohnen sie denn unter der Erde?«

»Nein, aber der Tunnel ist ihr Schutz vor Fremden. Er ist nämlich nicht ganz ungefährlich«, sagte der Dornteufel und lachte hämisch. Dann schloss er wieder seine verhornten Augen, und alle, einschließlich Kai, begriffen, dass sie nichts mehr von ihm erfahren würden.

Und dann sahen sie ihn auch schon: Einen riesigen Berg aus Lehm!

»Und wo soll da der Eingang sein?«, krächzte Salia.

Da sahen sie, dass sich hinter dem riesigen Lehmberg ein weiterer Lehmberg befand. Er war etwas kleiner als der Hauptberg und hatte eine graue Kuppel. Zwischen den beiden verlief eine dünne Erdspalte, gerade einmal so breit, dass eine Goldmünze hindurch gepasst hätte.

Der Spalt wurde größer und eine Kohlenschütte wurde sichtbar. Wenn das eine Einladung zu den Mumbai sein sollte, so nahmen die Reisenden sie dankbar an. Ohne einen weiteren Gedanken an die Konsequenzen zu verschwenden, rutschten sie die Kohlenschütte hinunter. Die schwebende Fulna beförderte El Sabio murmelnd zu sich in die Tiefe. Unten angekommen war es stockfinster und es dauerte eine Weile, bis sich ihre Augen an das tiefe Dunkel gewöhnt hatten.

Anuschka tastete sich mit den Vorderhufen vorwärts und brüllte laut auf: Sie wurde von etwas Ledrigem, Feuchten gestreift.

»Brauchst wohl ein bisschen Licht, was?«, sagte eine ihr nicht unbekannte Stimme.

In diesem Augenblick sah Anuschka ein grünlich leuchtendes, luftballongroßes Gesicht mit blauen Augen, das sie schelmisch anblickte.

»Kai, ich wusste gar nicht, dass du das kannst!«, rief Anuschka erstaunt.

»Na, muss doch für unsere Drachenlady einspringen, wenn's schon kein Feuer zur Erleuchtung gibt!«, rief der Krake nicht ohne Stolz.

Hinter ihm landete gerade unsanft Salia auf einem großen Felsvorsprung. Wütend und unter Schmerzen trat sie mit ihren Krallen danach aus.

»Hey, was soll denn das?«, rief eine empörte männliche Stimme. Die Stimme gehörte zu einem kleinen Maulwurf. Doch in ihrer Hast tat Anuschka so, als hätte sie nichts gehört, und ging weiter ihres Tunnelweges, dessen Wände sie nur erahnen konnte.

»Sag mal, bist du taub? Du kannst doch nicht meinen ganzen Bau verwüsten und dann einfach abhauen!«

»Tut mir leid, wir sehen fast gar nichts und wollten möglichst schnell zum Ausgang«, erklärte das Rehmädchen.

»Ach, und wieso so eilig?«

»Wir wollen zu den Mumbai, damit sie unsere Drachin heilen«, antwortete El Sabio.

»Wer seid ihr überhaupt?«

»Ich heiße El Sabio und bin ein Zauberer. Und wer bist du?«

»Tibeaux, der Maulwurf. Gibt keinen Gang, den ich nicht wie meine rechte Kralle kenne.«

»Müssen wir uns hier in der totalen Dunkelheit weiter unterhalten? Ich würde dich gerne sehen«, bat Anuschka.

»Och, nicht, bitte! Ich bin auf Licht nicht gut zu sprechen. Ich ertaste ich mir die Welt hier unten. Und das würde ich dir auch empfehlen. Und mit etwas mehr Vorsicht, wenn ich bitten darf! Du hast eben meine Schlafhöhle ruiniert!«

»Das tut mir leid. Wenn du etwas Licht hättest, würde ich dir ja helfen, sie wieder aufzubauen ...«

»Ihr immer mit eurem Lichtbedürfnis! Na gut, werde sehen, was sich machen lässt.«

In diesem Moment hörte Anuschka ein schrilles Pfeifen: Dreimal lang, dreimal kurz, dreimal lang.

»Du rufst SOS, nur weil deine Schlafhöhle kaputt ist?«

»Sshht, stör mich nicht. Musst wohl auch alles besser wissen, genau wie meine Frau. Immer was zu meckern. Naja, deshalb treffen wir uns auch nur einmal im Jahr zum Hochzeitstag. Das hält die Konflikte überschaubar.«

Und dann sah Anuschka sie: Wie eine gelbleuchtende Wolke, die sich ins Erdreich verirrt hatte, schwebten Tausende und Abertausende kleiner Glühwürmchen heran.

Erst in diesem Augenblick sahen sie, wo sie sich befanden: Sie standen in einem niedrigen Gang, der in einer Art Sackgasse in eine Höhle mündete. Den Eingang zierten vier Säulen aus Erde, die eher an einen antiken dorischen Tempelbau in Griechenland erinnerten als an das Zuhause eines Maulwurfs. Zwei der Säulen hatte Salia wohl in ihrer Kickwut zum Einsturz gebracht. Und – wie an den herabgestürzten Erdhaufen unschwer zu erkennen war – hatte auch Fulnas mächtiger Drachenkörper die Durchgänge erweitert. Hinter ihnen lagen einige gammlige Möhren und das, was wohl früher einmal ein frischer Salatkopf gewesen war.

Vor dieser Vorratsecke saß ein grauhaariger Maulwurf mit bereits weißen Tasthaaren. Er blickte Anuschka aus großen, kurzsichtigen Kugelaugen vorwurfsvoll an. Seinen Oberkörper zierte eine karierte Jacke, die ihm wohl vor langer Zeit einmal seine Frau gestrickt hatte. Vermutlich hatte der Maulwurf beim Graben mit seinen schmutzigen Schaufelpfoten die Ärmel der Jacke so abgenutzt, dass nun aus einer Vielzahl von Löchern überall graue Fellbüschel herauslugten. Untenherum war der Maulwurf mit einer Lederhose bekleidet, die seine kurzen, rosa Hinterläufe nur noch mehr betonten. Anuschka musste innerlich über diesen grotesken Maulwurf grinsen und auch um die Mundwinkel des Zauberers zuckte es verräterisch. Doch dann wandte El Sabio sich von der Erscheinung ab und machte sich im Schein der Glühwürmchen eifrig daran, die Erdsäulen wiederaufzubauen.

»Hey, nicht so, du machst ja alles falsch! Du musst sie mit Liebe für das Detail und mit Verzierungen aufbauen.«

El Sabio stöhnte laut auf. Schließlich wollten sie so schnell wie möglich weiter. Die Drachin würde nicht ewig durchhalten und irgendwann würde auch sicher der Gestagata wieder zuschlagen.

Der kleine Maulwurfgreis schien seine Gedanken erraten zu haben, denn er flüsterte: »Lass dir eines gesagt sein: Hier im Reich der Schatten bedeutet Langsamkeit Zielstrebigkeit! Nichts stört die Erfüllung eines Wunsches stärker als kopflose Hast! Vergiss das niemals, Menschenzauberer!«

»Weißt du denn, wie ich die Mumbai finden kann?«, fragte El Sabio vorsichtig, während er bemüht ordentlich an der zweiten Erdsäule mauerte.

»Wie sehen sie denn aus, deine Mumbai?«

»Sie haben dunkle Haut, purpurrote Haare und mandelförmige, schwarzglühende Augen.«

Im Schein der Glühwürmchen sah Anuschka, wie sich der Gesichtsausdruck des Maulwurfs veränderte. Sein Atem ging nun stoßweise und in seinen Augen konnte man das Weiße sehen.

»Du meinst wohl das Volk der Moorfüchse?«

»Vermutlich schon, allerdings kenne ich sie nicht unter diesem Namen. Was weißt du über sie?«, fragte El Sabio.

»Das Volk der Moorfüchse gibt es schon so lange dieses Reich existiert. Es war schon da, bevor die Maulwürfe die Hügel unterhalb ihrer Burg besiedelten. Es war auch schon da, bevor es die großen Seen gab, die dieses Land mit Leben und Lebensfreude versorgen.«

»Für uns ist das ohne Bedeutung. Wir brauchen die Hilfe der Mumbai, um unsere Drachin und vielleicht sogar das Änderland zu retten, denn der Gestagata hat wieder angegriffen.«

»Zauberer, du sprichst von jenem, der einem das Glück aus der Seele saugt, sodass nur noch Trauer und taube Unterwürfigkeit übrigbleiben?«

»Ja, es wird nicht mehr lange dauern, bis der Gestagata auch die letzten freien Seelen ausgesaugt und unterjocht hat. Sag an, kannst du uns den Weg zu dem Volk der Moorfüchse weisen?«

»Ja, ich kann euch den Weg dahin weisen. Die Frage, die ihr euch stellen solltet, ist nur, ob das, was ihr möglicherweise vorfinden werdet, auch das ist, wonach ihr sucht. Oder ob es nicht besser wäre, umzukehren. Denn ihr tretet ein in eine andere Welt mit anderen Gesetzen und Bedingungen.«

»Wir wollen es trotzdem versuchen!«, rief El Sabio entschlossen aus.

»Dann will ich dich und deine Gefährten nicht länger zurückhalten, Menschenzauberer. Ich schicke euch die Glühwürmchen mit auf den Weg. Folgt ihnen aus dieser Höhle hinaus und lauft so lange, bis ihr einen leichten Anstieg bemerkt. Irgendwo dort wird sich ein Kanaldeckel mit der Aufschrift ›Municipio de La Laguna‹ befinden. Ihn gilt es zu stemmen. Aber nicht mit Kraft, sondern mit der Fokussierung eures Willens.«

»Danke, Tibeaux!«, riefen El Sabio und seine Gefährten im Chor.

»Dafür nicht«, rief der alte Maulwurf fröhlich.

Als Anuschka sich noch einmal umdrehte, war der Maulwurf bereits in der Dunkelheit des Ganges verschwunden. Zusammen mit den anderen machte sie sich auf den Weg zu dem Anstieg, von dem das Tier berichtet hatte. Langsam wurden ihre Beine müde und sie bekam Durst. Egal, sie mussten ja schließlich weiter, um endlich Hilfe für Fulna zu holen. Und dann sah Anuschka ihn: Den Kanaldeckel! Er war aus festem Beton gegossen und trug tatsächlich die Aufschrift »Municipio de La Laguna«.

»Warum auch immer«, seufzte sie leise. Das Rehkitz versuchte, sich auf die Mitte des Deckels zu konzentrieren. Nichts passierte. Nachdem sie es immer wieder probiert hatte, ließ sie sich gegen die Erdwand sinken. Auch die Glühwürmchen machten eine Pause, indem sie sich kopfüber von der Decke hängen ließen. Merkwürdigerweise griff El Sabio nicht ein, sondern starrte nur wie benommen auf die Aufschrift des Kanaldeckels.

Plötzlich hielt es Anuschka nicht mehr aus. Sie fühlte sich in die Enge getrieben und begann zu schreien. Dabei trommelte sie mit ihren Vorderhufen gegen den Deckel. Dass sie dabei wenig ausrichtete und sich verletzte, war ihr egal. Etwas, das sich lange in ihr aufgestaut hatte, brach plötzlich mit ungeheurer Kraft aus ihr heraus und mündete in ein lautes Aufheulen.

»Nicht einmal lässt man mich in Ruhe schlafen!«, beschwerte sich eine kratzige Stimme.

Die Freunde sahen sich um und sahen: Nichts!

»Falls ihr mich sucht, ich bin hier oben!«

El Sabio blickte zum Kanaldeckel hoch und aus einem der kleinen Löcher erblickte er den Kopf eines merkwürdig bunten Eichhörnchens.

»Vorsicht, ich komme mal runter!«, rief es und ließ sich die zwei Meter hinunter in des Zauberers Schoß fallen.

»Äh, wer bist du denn?«

»Dasselbe könnte ich dich fragen!«

»Ich heiße El Sabio und bin ein Mensch.«

»Und wer sind die anderen Gestalten da?«

»Das ist Fulna, unsere Drachin, dahinter Anuschka, das Rehkitz, dann Kai, unser neunarmiger Oktopus, und hier auf meiner Schulter sitzt Salia, unser Affenvogel«, stellte der Weise nun das Reiseteam vor.

»Angenehm, ich bin das Bunthörnchen!«

Nun baute sich das Bunthörnchen zur vollen Größe auf. Es hatte einen goldbraunen Kopf, rosa Vorderpfoten und einen gelben Eichhörnchenleib mit weißem Fleck am Bauch. Sein Schwanz war grün und bemerkenswert buschig.

»Darf ich fragen, warum ihr hier so einen Krach veranstaltet?«

»Wir wollen hinüber zu den Mumbai. Wir möchten aus diesem Gang hinaus, aber dazu müssten wir diesen Deckel aufbekommen. Das gelingt uns aber nicht«, erklärte der Zauberer.

»Wenn es weiter nichts ist ...«, murmelte das Nagetier.

Er stieß einen lauten, gellenden Ruf aus, und im Nu war die Höhle besiedelt von einem Dutzend weiterer Bunthörnchen. Einige waren offensichtlich jüngere Geschwister des Bunthörnchens, andere schienen der Generation seiner Eltern anzugehören. Sie waren viel größer und dicker – auch zeichneten sich schon einige graue Stellen in ihrem Fell ab.

»Wir Bunthörnchen sind zwar Einzelgänger, aber wenn es darum geht, unsere Nachtruhe zu verteidigen, dann halten wir zusammen«, klärte das Bunthörnchen auf. »Am besten, ihr geht jetzt hier mal aus dem Weg, damit niemand einen hässlichen Unfall hat!«

Zusammen mit seiner Familie fräste das Bunthörnchen jetzt einen Kreis um den Kanaldeckel. Das Ganze war eine Sache von wenigen Minuten, bis der massige Betondeckel krachend nach unten stürzte. Erschreckt stoben die Glühwürmchen zurück in das Erdlabyrinth. Sie waren auch nicht mehr länger notwendig, um etwas zu erkennen. Durch ein riesiges Loch in der Decke fiel etwas Sonnenlicht.

»Dank dir schön, Bunthörnchen, und euch auch vielen Dank!«, rief Anuschka.

»Hoffentlich findet ihr, wonach ihr sucht! Viel Glück!«

Zweiseitiger Kampf

An diesem Abend rief meine Mutter an. Ihre Knieoperation war gut verlaufen. Auch sie hatte Angst gehabt, mit ihren 72 Jahren nicht mehr aufzuwachen. Papa war da, und zwischen den beiden lief es besser. Er nahm weniger Tabletten wegen seines Durchfalls und war umgänglicher durch den Kontakt zu seinem Krankengymnasten. »Aber da hat sich einiges bei ihm aufgestaut, was dich erwartet, wenn du wiederkommst ...«

»Mama, genau das möchte ich nicht. Ich möchte von dir nichts über die anderen erfahren. Die können mir selber sagen, was sie stört. Du überträgst damit wieder Angst und

Schuldgefühle. Ich habe auch jahrelang in dieser Familie die Vermittlerin zwischen euch gespielt. Und ich möchte nicht mehr Ersatzpartner für euch sein.«

»Und warum besteht ein Kontaktverbot?«

»Alle Patienten, die Missbrauch in der Familie erlebt haben, haben ein Kontaktverbot, weil sonst keine neuen Verhaltensweisen aufgebaut werden können. Wir dürfen jetzt nur miteinander sprechen, weil ich wissen möchte, ob du die Knie-OP gut überstanden hast. Das habe ich mit den Therapeuten so abgesprochen. Danach gilt wieder das Kontaktverbot.«

»Und machst du Fortschritte, bekommst du neue Einsichten?«

»Die Einsichten hatte ich schon früher, aber die Gefühle waren durch den Missbrauch abgespalten. Jetzt werden sie hier wieder hochgeholt, aber wir pendeln auch viel zu schönen Dingen, damit wir nicht im Traumastrudel bleiben.«

»Aber hast du schon Fortschritte gemacht?«

»Das ist hier nicht wie an der Uni. Auch wenn ich viel über mich und meine Probleme lerne, bin ich mehr damit beschäftigt, nach meinen Gefühlsabstürzen immer wieder hochzuklettern. Ich habe bisher hier durchgehalten, weil ich mich einem Tai-Chi-Verein in Hilltal angeschlossen habe und am Wochenende Vogelgesangsexkursionen unternehme.«

»Ich vermisse dich, aber ich verstehe, dass du dich abnabeln musst«, sagte meine Mutter traurig. »Schickst du Karten?«

»Nein, Mama, das Kontaktverbot hat einen Sinn.«

»Ich denke mal darüber nach, wie wir das mit der Schule machen.«

Da merkte ich, wie lange ich mich auf diese Hilfsbereitschaft verlassen und mich von ihr getröstet gefühlt hatte. Jetzt wollte ich das nicht mehr, weil ich die Folgen erkannte. Es war eine ungesunde Abhängigkeit entstanden, besonders seit dem Ende der Beziehung zu Felix. Und plötzlich traten mir die Desaster der letzten Jahre vor Augen, und ich spürte, wie der lang zurückgehaltene Schmerz mich lauernd einkreiste.

Nach diesem Gespräch zitterte ich am ganzen Körper. Ich hatte vorher schon Angst. Ich sah, wie meine beiden geretteten Natis verschwammen. Sie schienen in sich zusammenzufallen, weil sie sich nicht mehr sicher fühlten. Und ich tat etwas dagegen: Ich gab dem schwarzen Einhorn den Auftrag, die erwachsene 34-Jährige zu retten, beziehungsweise alle inneren Kinder, genannt Natis, die in der 34-Jährigen »wohnten«. Die Schutztiere waren total überfordert und schnaubten, ich sollte in drei Tagen erneut an meinem sicheren inneren Kinderort nachschauen.

Da ich selbst so durcheinander war und immer noch zitterte und schwitzte, ging ich in meiner Fantasie an den inneren Ort für die erwachsene Renate. Ich hielt mich in der Lagune auf. Der Delphin sprang, die Muräne stieß mich in der Hängematte an. In der Ferne sah ich ein schwarzes Einhorn. Zusammen mit Fulna und Kai kam das Tier näher. Es tat gut, dass ich sie um mich scharen konnte, damit sie mich trösten konnten.

Doch es war ein zweiseitiger Kampf, nach außen und im Inneren, den ich nicht gewinnen konnte: Ich schwitzte und zitterte und sagte wütend: »Ich lasse mir von meiner Mutter keine Schuldgefühle machen. Ich habe nicht darum gebeten, geboren zu werden, um als Kitt zwischen meinen Eltern zu dienen. Ich muss keine Leistungen bringen, um dauerhaft geliebt zu werden.« Ich wollte das alles nicht mehr. Innerlich zerrissen, war ich verstört, weil meine Mutter so lieb am Telefon gewesen war. Denn das war der Anteil in ihr, mit dem ich mich so gut verstand und dem ich so tief vertraute.

Aber ich konnte mich nicht beruhigen. Sollte Gabriele Kahn in ihrem Buch »Das Innere-Kinder-Retten« recht gehabt haben, dass der Kontakt zu den Mittätern die inneren Kinder verschwinden ließ, weil sich meine Anteile und ich nicht mehr sicher fühlten? Mein Körper und meine Psyche schienen den Anruf bedrohlicher zu deuten als mein Verstand, der keine inhaltlich verletzenden Bemerkungen vermerken konnte.

Ich stand auf und ging in die Pflege. Dort erzählte ich von meinem Kontaktdilemma. »Sie können Ihre Eltern und Ihren Bruder weiter lieben und auch Kontakt mit ihnen haben. Es geht leichter, wenn Sie Ihre Wut rauslassen und ihnen vielleicht sogar irgendwann einmal verzeihen. Um Ihrer selbst willen«, sagte die Krankenschwester und nahm meine Hand.

»Aber ich will nicht wieder diese Kräutertabletten zum Einschlafen. Die helfen nicht.«

Die Schwester ließ meine Hand los, rief den diensthabenden Arzt an und gab mir dann Zopiglon. Ich konnte endlich schlafen. Es war, als ob meine Empfindungen durch eine Wattewand gedämpft wurden. Und bevor ich wegdämmerte, fiel mir noch ein, dass ich genauso in Schwierigkeiten steckte wie Fulna und ihre Gang im Änderland.

Nator

Erst kletterte Anuschka, dann der Zauberer und Salia durch die Öffnung, und schließlich hangelte sich Kai auf seinen Tentakeln an den herausragenden Wurzeln nach oben. Oben angelangt schüttelte Anuschka sich die Erde aus dem Fell. Auch der Zauberer lupfte seinen Speckhut. Lediglich Salia und Kai hatten keine Probleme mit Erdresten: Seine Haut bzw. ihr Gefieder ließen so etwas Lästiges gar nicht erst an sie herankommen.

»Habt ihr es gut«, seufzte Anuschka neidisch, als sie weiterhin versuchte, die restlichen Erd- und Matschklumpen aus dem Fell zu kriegen. »Und was machen wir jetzt mit Fulna?«

»Ich spüre, dass sie immer schwächer wird. Am besten ist es, wenn wir sie weiter über uns herfliegen lassen«, sagte der Zauberer und schaffte es tatsächlich mit einer Handbewegung, Fulna durch die Öffnung und in die Lüfte zu bewegen. Dort hing die immer noch bewusstlose Drachin nun.

»Wo sind sie denn jetzt, diese Mumbai?«, rief Kai, während er sich suchend umsah.

»Kai, kannst du vielleicht mal aufhören, so zu schreien?«, fuhr ihn der Zauberer an. »Wir wissen schließlich nicht, wie der Stamm uns aufnimmt«, erklärte er dann etwas sanfter.

Doch von den Mumbai war weit und breit nichts zu sehen. Das Frustrierende war, dass sie sich immer noch in der düsteren Sumpflandschaft befanden, die sie gehofft hatten, durch den Tunnel zu überwinden.

Der Zauberer ging voran. Er blieb dicht bei den Gefährten, um sie vor dem bleiernen Gefühl der Gleichgültigkeit beschützen zu können. Eine Weile sagte niemand etwas. Dann hörten sie ein Schluchzen. Es kam von Salia. Sie ließ sich von der Schulter des Zauberers gleiten und blieb auf dem Boden sitzen.

»Salia, wir müssen weiter«, rief El Sabio. Doch Salia rührte sich nicht. Erst jetzt bemerkten die anderen, dass sie sich an einer Stelle des Moores befand, die nachgab. Die Spitzen ihrer Flügel waren bereits in den widerlich dampfenden Morast eingesunken.

»Salia, komm sofort heraus!«, rief ihr nun der Zauberer zu.

»Ich kann nicht, Sabio, ich will diese Traurigkeit nicht länger spüren.«

»Hast du etwa mit dem Zählen aufgehört?«, fragte Anuschka. Auch sie hatte die unerträgliche Schwere bemerkt und sich mit Zählen und ihrer Verbindung zu El Sabio davon abgelenkt.

Kai hingegen war aschfahl im Gesicht. Man sah ihm an, dass er die Schwere Salias mittrug. Offensichtlich tat die Verbindung, die der Zauberer zwischen den Gefährten geschaffen hatte, nun ihre Wirkung.

»Ich kann nicht zählen«, antwortete der Vogel nun beschämt. Salias ganze untere Körperhälfte war bereits vom Schlamm verschluckt worden.

»Kennst du das Alphabet?«, fragte Kai, einer Eingebung folgend.

»Nur meinen eigenen Namen.«

»Okay, dann buchstabiere jetzt sofort deinen eigenen Namen!«, befahl ihr der Kraken streng. Die anderen sahen Kai verwundert an. Diese Strenge und Fürsorglichkeit hätten sie von dem geschwätzigen Polypen nicht erwartet.

»Äh, also S – A – L – I – A.«

»Kannst du das auch schreiben?«, fragte Kai schulmeisterlich.

»Ja«, rief der Vogel nun stolz. Ohne es zu merken, bewegte er nun heftig die Flügel, sodass alle Umstehenden über und über mit dunklem Morast bespritzt wurden. Doch das merkte Salia nicht. Mit einem laut schmatzenden Geräusch befreite sie sich aus ihrem Morastloch und hüpfte vor ihre Freunde.

Mit ihrer längsten Fußkralle ritzte sie nun ein schiefes S, ein verknittertes A, ein L, dann ein I und wieder ein undeutliches A in den festeren Lehmboden.

»Seht ihr!«, entfuhr es ihr stolz. »Mein ganzer Name!«

»Toll!«, sagte Kai, der allerdings gar nichts sehen konnte, da er immer noch damit beschäftigt war, sich den Lehm aus den Augen zu wischen.

»Salia, komm jetzt sofort wieder auf meine Schulter!«, schrie der Zauberer wütend. Obwohl er als einziger keinen Lehm abbekommen hatte, war sein Gesicht vor Zorn rot angelaufen.

»Er sieht wieder richtig jung aus, wenn er so wütend ist«, flüsterte Kai in Anuschkas pelziges Ohr. Die fing an zu kichern, und beide hatten Glück, dass der Zauberer sie nicht hörte. Ängstlich flog Salia dem Zauberer wieder auf die Schulter. Der verpasste ihr eine Ohrfeige. Anuschka hörte auf zu kichern. So gewalttätig hatte sie den Mann noch nie erlebt! Doch das war noch nicht alles: Der Zauberer griff sich auf die Schulter, setzte den Affenvogel vor sich auf einen Drachenstachel und schrie: »Und ich möchte nie wieder, dass du mir etwas verheimlichst! Dass du nicht zählen kannst, hätte dich beinahe das Leben gekostet. Verstehst du das?«

Der Vogel nickte verdattert. Und da begriffen alle Tiere, dass der Zauberer so ausgerastet war, weil er sich Sorgen gemacht hatte.

»Bringst du mir denn dann das Zählen bei?«, fragte Salia schüchtern und senkte den Blick.

»Ja, und dabei kann unser Kai auch gleich das Alphabet lernen! Du bist schließlich nicht die Einzige mit Wissenslücken«, fuhr der Zauberer fort und warf Kai einen strengen Blick zu. »Doch jetzt haben wir für so etwas keine Zeit. Wir müssen mit dem, was wir können, weiterziehen.«

»Aber was soll ich dann gegen die Traurigkeit tun?«

»Das hättest du mich bereits vorhin fragen sollen!«, brauste der Zauberer erneut auf. Er holte tief Luft und versuchte, sich dabei zu beruhigen: »Während die anderen vor sich hinzählen, buchstabierst du einfach immer wieder deinen Namen, verstanden?«

»Ja, Sabio.«

Sie gingen und gingen, zählten und buchstabierten. Das Gefühl der Hoffnungslosigkeit machte sich trotz allem in ihnen breit. Es war nicht nur die Stimmung, die in dieser Einöde vorherrschte. Es war auch das Gefühl, nicht weiterzukommen. Denn die stets gleichbleibenden braunen Sümpfe mit ihren verkrüppelten Baumstämmen und den spärlichen Dornbüschen ähnelten einander so stark, dass die Freunde das Gefühl nicht loswurden, stundenlang im Kreis gelaufen zu sein.

Und so versank jeder von ihnen auch durch Zählen und Buchstabieren hindurch in Tagträumen. Kai träumte von einer Meerjungfrau, Salia sehnte sich nach ihrer Wüste und den Gesprächen mit Señor Bofist, und Anuschka träumte davon, wie sie wieder auf der gesunden Fulna durch die Lüfte sausen würde. Lediglich El Sabio versuchte wach und präsent zu bleiben, indem er neben dem sicheren, festen Pfad auch immer die drei Tiere im Auge behielt.

Plötzlich verdunkelte sich der Himmel. Ein Windstoß fegte um sie herum. Und dann sahen sie sie: Tausende und Abertausende von Augen schienen sie direkt anzustarren und sie gleichzeitig doch nicht richtig zu sehen. Die Augen saßen in einem pinkfarbenen Leib, der wie ein überproportional großes Baguette auf sechs schrecklich knackenden Beinen saß. Das Wesen war nur einen Steinwurf von der Gruppe entfernt und kam nun mit staksigen, laut knackenden Schritten auf sie zu. Dabei schoss eine Art Gischt aus der Oberseite des Geschöpfes.

»Sieht aus wie eine zu groß geratene, betrunkene Fliege«, bemerkte Kai, doch alle konnten ihm seine Angst ansehen. Und sie hatten dieselbe Angst: Was sollten sie tun, um sich gegen das Wesen zu wappnen? Sie blickten zu dem Zauberer. Doch an seinen weit aufgerissenen Augen konnten sie erkennen, dass auch er ratlos war. Weglaufen hatte keinen Sinn, denn das bedrohliche Wesen stand ihnen nun fast gegenüber. Anuschka erschauerte: »Das Ding ist ja so groß wie eine ganze Elefantenherde!« Und dann bemerkte sie noch etwas, etwas Befremdliches: Das Geschöpf schien keine feste Kontur zu haben! Sein Körper begann, sich von Minute zu Minute in eine andere Richtung auszudehnen. Die einzige Konstante schienen die Flügel zu sein. Die riesigen, gelben Flügel erinnerten Anuschka an die einer Fledermaus. Fette Sehnen durchliefen wie kleine Bäche die Haut, dem scheinbar einzigen festen Bestandteil des Körpers. In ihnen lagen auch die vielen Augen, mit denen das Wesen sie anzustarren schien. In dieser Minute schwabbelte der gallertartige Leib direkt auf sie zu. Anuschka wich einen Schritt zurück, doch mehr Zeit blieb ihr und den anderen nicht zum Rückzug, denn just in diesem Moment spritzte das Wesen sie mit einer blauen, klebrigen Flüssigkeit voll, die aus der Unterseite seines unförmigen Körpers quoll.

Die vier Gefährten schrien auf. Der blaue Schleim brannte in ihren Augen und machte sie damit hilflos. El Sabio rief: »Ex-Agua!«, und der Schleim wurde zu einer blauen Schicht, die nun kaugummiartig an ihren Körpern klebte.

»Wer seid ihr, dass ihr es wagt, in Nators Territorium vorzudringen?«, zischte ihnen das Wesen zu.

»Wir sind Durchreisende und suchen den Stamm der Mumbai«, rief der Zauberer, während er versuchte, sich die blaue Trockenschleimschicht vom Gesicht zu kratzen.

»So weit werdet ihr gar nicht erst kommen! Bisher ist noch kein Wesen lebendig zurückgekehrt, das es gewagt hat, mein Territorium zu betreten. Und wisst ihr auch, warum?«

»Nein, sag du es uns!«

»Weil sie das Zusammentreffen mit Nator nicht überlebt haben, Magier! Du magst dich für etwas Besonderes halten, weil du Nators Schleim zum Trocknen gebracht hast. Es gibt aber etwas, gegen das auch deine Magie zwecklos ist!«

»Und das wäre?«, schaltete Kai sich nun vorwitzig ein. Er war nun hinter den Beinen des Zauberers hervorgekrochen und sah das rosa Geschöpf neugierig an.

»Oh, einen Weichteiler hast du ja auch dabei! Ist wohl dein Maskottchen, was? Wie heißt ihr, und was wollt ihr hier?«

»Ich bin El Sabio, und das sind Kai, Salia und Anuschka. Wir suchen bei den Mumbai Hilfe für Fulna, unsere Drachin hier.«

»Nein, wie putzig!«, rief Nator jetzt höhnisch. »Und um deine Frage zu beantworten: Ihr werdet der Hitze, die ich produziere, nicht gewachsen sein. Sie wird Gefühle in euch hervorrufen, die ihr euer Leben lang zu vermeiden versucht habt. Gefühle des Selbsthasses, der Leere und der Hoffnungslosigkeit.«

»Warum bist du so böse?«, fragte Anuschka Nator ungläubig.

»Weil ihr fliehen konntet in eine andere Welt! In die Welt der Fabelwesen und der Fantasie. Für euch ist diese Welt eine Traumreise mit einer Tür nach draußen zurück in eure Welt. Ich jedoch bin verdammt, in meiner Welt und in dieser unförmigen Gestalt dahinzuvegetieren. Da ich so gefährlich geschaffen wurde, wird sich mir freiwillig niemand nähern. Meine Hitze tötet in Sekunden.«

Sie begriffen noch nicht, was das für eine Hitze sein sollte, die sie tödlich verunstalten sollte. Doch dann spürten sie, wie der Boden unter ihnen zu beben begann. Die Vibrationen wurden jedoch nicht von einem Erdbeben oder einem Vulkanausbruch ausgelöst. Nator hatte zu singen begonnen. Seine Stimme wurde immer höher, bis sie sich schließlich in einem Crescendo überschlug. Das Wesen mit dem Aussehen einer Riesenfliege fing an, anzuschwellen. Der massige Leib verformte sich zu einer Art riesigem Kugelfisch mit Flügeln, Dampf schoss aus dem Wesen hervor. Und dann rochen sie es: Es war der schleichende Geruch von Gas, bei dem man sich nie sicher ist, ob er tatsächlich vorhanden oder eine Einbildung der Angst ist. Nator schoss seinen blauen Schleim um sich, schien sich aber nicht auf die Freunde als Ziel zu fokussieren. Unter Nators brötchenartigem Bauch kroch eine riesige Spinne hervor. Sie sah aus wie eine unglücklich groß geratene Vogelspinne. Ihren haarigen Rücken zierten ein Kreuz und ein Kreis. Die Haare der Spinne hatten den Durchmesser von jungen Bäumen. Ein Merkmal, das die Gefährten nur wahrnahmen, weil das Insekt sich jetzt seitlich auf den Boden warf und sie mit seilartigen Fäden einzuspinnen begann. Dabei wurden die spitzen Eckzähne sichtbar, die aus dem Maul der Spinne hervorlugten. Die Spinne tastete die Gefährten mit ihren vielen seitlichen, grünen Augen ab. Und jetzt begriffen die Freunde auch, warum Nator seinen Schleim nur um sie herum versprüht hatte: Die Spinne zündete ihn an, sodass sie bald von dem explodierenden Gemisch aus Gas und Schleim umgeben waren.

»Das wird euch eine Lehre sein«, hörten sie eine sanfte Stimme sagen. »Ihr naiven Trottel glaubt noch immer, gegen den Gestagata ankommen zu können. Da nützt euch auch eure Verbundenheit nichts. Der Herr der Schatten ist unbesiegbar. Rachisella ist stolz, ihm dienen zu können und alle Unwürdigen zu vernichten.«

Und just in diesem Moment nebelte sie die Gefährten in eine Art silbernes Gas ein. Die Teilchen setzten sich zu Spiegeln zusammen, die nun inmitten des Feuers, das immer mehr um sich griff, jeweils vor den Freunden standen. Sie sahen darin jedoch nicht ihr eigenes Spiegelbild.

»Na, sucht ihr eure hübschen Gesichter?«, fragte Nator höhnisch. »Die werdet ihr darin nie finden! Ihr werdet etwas anderes sehen. Enigma horrori«, schrie die Riesenfliege jetzt, und ihre Stimme überschlug sich dabei.

Anuschka sah etwas Bedrohliches: Sie wurde von einem Hirsch verfolgt, der sie umbringen wollte. Sie versuchte wegzurennen, doch ihre Beine waren vor Schreck erstarrt. Der Hirsch hatte einen Dolch zwischen den Zähnen und rannte damit auf sie zu. Anuschka schrie, doch es schien sie niemand zu hören. Dann erinnerte sie sich an den Zauberer: »El Sabio hilf mir, ich werde verfolgt und kann mich nicht bewegen!«

»Anuschka, ich kann gerade nicht! Sie haben uns unsere größten Ängste auf den Hals gehetzt. Halte mit Zählen durch, bis ich mich befreit habe!«

Anuschka wusste nicht, wogegen der Zauberer ankämpfte. Sie konnte nur ihren eigenen Verfolger sehen, und der kam immer näher. 20, 19, 18, zählte das Rehmädchen und stellte sich dabei das vertraute, zerfurchte Gesicht des Zauberers vor. Als der Hirsch immer noch näherkam, begann Anuschka laut zu singen.

»Ohm Mani Patmi hum«, kam es aus ihr heraus. Sie wusste selbst nicht, woher sie diese seltsamen Klänge kannte, aber sie wiederholte sie ständig und zählte dabei ihre Häufigkeit. Der Hirsch stand nun direkt vor ihr und die Spitze des Dolches berührte fast ihre Schnauze. Mit dem Lied schien sie ihn jedoch im Schach halten zu können. Anuschka befürchtete, dass ihr bald der Atem ausgehen würde.

»El Sabio!«, dachte sie verzweifelt. »Hilf mir! Ich kann nicht mehr lange durchhalten.«

Doch der Weise antwortete nicht. In diesem Moment durchzuckte ein greller Blitz den Himmel. Dann hörten sie ein Donnergrollen. Und schließlich spürten sie die ersten Regentropfen auf ihren Körpern. Anuschka seufzte erleichtert auf. Der Regen würde das Feuer löschen. In diesem Augenblick sprang der Hirsch auf sie zu und verletzte sie mit der Klinge am Hals. Anuschka schrie wie am Spieß. Sie rief nach Kai, und wirklich erschien der Krake wenige Momente später auf dem Kopf des Hirsches. Der Kraken hielt dem Hirsch mit zweien seiner Tentakel die Augen zu.

»Mach' dir da mal keine Sorgen, ich habe noch sieben weitere«, rief er hämisch.

Der Hirsch war über diesen Anschlag so verblüfft, dass er Panik bekam und sich im Kreis zu drehen begann. Kai schlug ihm mit seinen Tentakeln auf den Rücken und den Hintern, und der Hirsch ließ vor Schreck das Messer fallen, keilte aus und stob entsetzt in die entgegengesetzte Richtung davon.

»Wie kommst du so schnell in meinen Spiegel, Kai?«, fragte Anuschka verwundert.

»Ich bin doch immer bei dir. Wusstest du das nicht?«

Anuschka war verblüfft. Sie hatte sich doch nur mit dem Zauberer verbunden, oder etwa nicht? Doch jetzt hatte sie keine Zeit, sich den Kopf zu zermartern, Kai hatte sie schließlich gerettet, und so drückte sie ihm einen Kuss auf die schwabbelige Stirn.

Der Kraken errötete und war zum ersten Mal, seit Anuschka ihn kannte, wirklich komplett sprachlos. Das Rehmädchen lächelte und fühlte sich geborgen. Doch dann wurde sie sich bewusst, dass sie noch immer in Gefahr waren: Die beiden Rieseninsekten hatten nur noch nicht bemerkt, dass zwei ihrer Opfer frei waren! Naja, frei war vielleicht nicht der richtige Ausdruck dafür. Denn immerhin lagen Anuschka und Kai ebenso wie El Sabio, Fulna und Salia fest verschnürt in den Spinnenseilen am Boden. Dabei sahen sie aus wie sich verpuppende Schmetterlingslarven im Kokon. Nur dass dieser Kokon nicht schützte, sondern sie in Gefangenschaft hielt. Der Regen war dabei, die letzten Feuerherde zu löschen, und auch der Giftschleim des Nators verwandelte sich nun zu blauen Pfützen am Boden. Anuschka bewegte mühsam den Kopf und sah zu El Sabio, Fulna und Salia hinüber. Doch an den rollenden Bewegungen der drei über den Boden und den geschlossenen Augen erkannte sie, dass die drei noch in den Albträumen ihrer tiefsten Ängste gefangen waren. Wer sollte sie denn jetzt noch retten? Anuschka überlegte fieberhaft, und dann kam ihr eine Idee. Sie lenkte ihre Gedanken zu den zwei Moorbergen, an denen sie den Dornteufel Gabor getroffen hatten. Damit ihre Peiniger nicht merkten, dass sie sich befreit hatte, schloss sie wieder die Augen und rief den Dornteufel Gabor durch ihre Gedanken an. Sie versuchte dabei, ihre komplette Aufmerksamkeit auf seine stachelige Gestalt zu fokussieren, ohne andere Gedanken zuzulassen.

»Ja, was ist denn?«, rief eine unwillige Stimme in ihrem Kopf.

»Dornteufel Gabor, du bist der Einzige, der uns jetzt noch helfen kann! Der Nator und die Vogelspinne Rachisella haben uns gefangen genommen.«

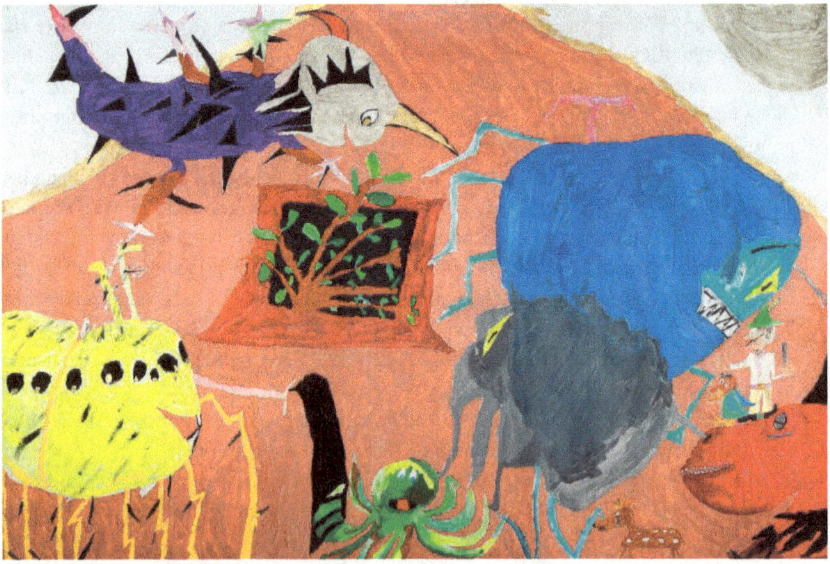

Beim Kampf mit Nator und Rachisella eilt Dornteufel Gabor zu Hilfe

»Ich hab euch doch gesagt, dass ...«, doch der Dornteufel schien zu überlegen. »Okay, gib mir eine Stunde, dann bin ich bei euch!«

»Eine Stunde?«, Anuschka glaubte nicht recht zu hören.

»Ja, schneller geht es leider nicht. Du bist doch das Rehmädchen, oder nicht?«

»Ja, ich heiße übrigens Anuschka.«

»Okay, Rehmädchen, dann musst du in der Zwischenzeit die Zeit anhalten.«

»Was?«

Anuschka war sich nicht mehr so sicher, ob Gabor, der Dornteufel, noch ganz bei Verstand war. Sie war schließlich nicht Gott und konnte wohl kaum etwas ausrichten, um die Zeit anzuhalten.

»Vieles wird einfacher sein, als du jetzt fürchtest. Was ist deine früheste Erinnerung, Anuschka?«

Anuschka überlegte eine Weile. Dann fiel ihr ein, wie sie als sehr junges Rehkitz mit ihrem Vater Hallimasch-Pilze gesammelt hatte. »Wie gut, dass Señor Bofist jetzt nicht hier ist«, dachte sie erleichtert.

»Anuschka, bist du noch da?«

»Ja! Meine früheste Erinnerung ist, dass ich mit meinem Vater Hallimasch-Pilze gesammelt habe!«

»Gut, dann wirst du jetzt in diese Zeit zurückgehen! Wenn dir das gelingt, wird die Zeit hier so lange anhalten, bis du wieder zurück bist.«

»Aber wie soll ich das machen?«

»Dazu komme ich jetzt: Du kannst nur dorthin zurück, wenn du dir alles so detailgetreu wie möglich vorstellst. Wie hat sich der Waldboden damals angefühlt? Hattest du Angst vor wilden Tieren? Wie weit entfernt ist dein Vater neben oder vor dir gelaufen? Wie groß waren deine Hufe damals? Habt ihr andere Pilze oder Tiere gesehen? Hinter welchen Büschen habt ihr eure Notdurft verrichtet?«

»Also, das geht mir jetzt wirklich zu weit!«, schimpfte Anuschka, entrüstet mit dem Reptil. Der wahre Grund dafür war die Scham darüber, dass er ihre körperlichen Bedürfnisse ansprach.

»Das muss dir nicht peinlich sein, Rehkitz! Ich muss auch manchmal für große Dornteufel. Du brauchst diese Erinnerungen jetzt, damit dir der Zeitsprung gelingt. Und häufig erinnern wir uns sehr gut an unsere Bedürfnisse von damals, auch wenn die anderen Umstände verblasst sind. Also, bist du bereit?«

»Halt! Warte! Wie komme ich denn dann wieder zurück?«

»Ach so, ja, fast hätte ich es vergessen: Was auch immer du bei deiner Zeitreise erleben wirst und egal wie sehr es dich positiv oder negativ berührt, du darfst nicht vor Angst oder Freude in der Zeit erstarren! Nach einer Stunde musst du zurück sein, was auch immer dir dort in der Vergangenheit begegnen mag.«

»Aber woher soll ich wissen, dass eine Stunde vorbei ist?«

»Hhm«, überlegte der Dornteufel angestrengt.

»Pass auf, sobald ich Nator von Weitem sehe, werde ich Kontakt zu dir aufnehmen! Du musst dann sofort aus der Vergangenheit auftauchen.«

»Und wie mache ich das?«

»Indem du dich mit jemandem aus der Gegenwart verbindest, der sehr wichtig für dich ist.«

»Kai!«

»Der Kraken? Nein, Anuschka, den Kraken würde ich nicht nehmen, denn er ist ... egal, ich erkläre dir das ein andermal. Für das Wiederauftauchen geht er auf jeden Fall nicht.«

»El Sabio?«

»Der Zauberer? Hängst du an ihm?«

»Äh, ja«, sagte Anuschka leise. Sie war froh, dass die anderen jetzt nicht mithörten, denn so offen hätte sie das vor ihnen nicht zugegeben.

»Sehr gut, nur dann funktioniert der Rücksprung nämlich. So, wir haben keine Zeit zu verlieren. Anuschka, du schaffst das. Erinnere dich an die Zeit, als du mit deinem Vater Hallimasch-Pilze gesucht hast.«

Anuschka zögerte.

»Anuschka, du musst die Verbindung zu mir jetzt kappen und gehen. Los!«

Und Anuschka sprang in ihrer Vorstellung in ein großes Dunkel, das ihr Angst machte. Dann wurde es allmählich heller und sie sah einen Buchenwald vor sich. Ihr Vater galoppierte wie immer viele Meter weiter vor ihr her.

»Guck mal, Papa, ist das ein Hallimasch?«, rief sie ihm zu.

»Nein, das ist ein Fliegenpilz! Die bunten Pilze sind meistens giftig. Du musst sehr vorsichtig sein, Anni, mein Großvater ist an einer Pilzvergiftung gestorben. Und das, obwohl er sich mit Pilzen auskannte. Aber er hat eben zu viele verschiedene Pilzsorten gesammelt. Wir dürfen deshalb nur Pilze nehmen, von denen wir absolut sicher sind, dass sie essbar sind. Am besten bleiben wir bei einer Sorte: Hallimasch! Hhm, das wird toll, wenn wir uns die Pilze dann nachher mit Eichenblättern zubereiten.«

Sie liefen immer tiefer in den Wald hinein. Und Anuschka blickte in die Kuppeln der Bäume und sie kamen ihr riesig vor. Trotzdem fühlte sie sich durch ihren Hirschvater beschützt. Es war ein gutes Gefühl, sich in seiner Nähe aufzuhalten, während er mit immer neuen Erkundungen beschäftigt war, die er ihr dann und wann stolz zeigte. Anuschka legte sich auf den Boden und blickte in das Stückchen Himmel, dass sie durch die Bäume hindurch wahrnehmen konnte. Sie schloss die Augen und träumte von dem wunderbaren Pilzessen, dass sie mit ihrer Mutter, ihrem Bruder und ihren Schwestern einnehmen würde. Was würden die für Augen machen! Wie viele Pilze sie schon gefunden hatten! Dann jedoch nahm Anuschka eine laute Stimme war. Sie sah zu ihrem Vater, doch der war in näherer Entfernung von ihr damit beschäftigt, von den jungen Eichenrinden genüsslich abzubeißen.

»Anuschka! Anuschka, du musst jetzt zurückkehren!«

»Wer spricht da?«, fragte Anuschka. Sie bekam auf einmal unheimliche Angst, weil sie niemanden sah, der zu ihr sprach, und dennoch deutlich diese Stimme hörte.

»Ich bin es, El Sabio! Anuschka, du darfst dich nicht in den Erinnerungen verlieren, auch wenn sie schön sind!«

Nur dunkel konnte sich Anuschka an den Namen El Sabio erinnern. Sie wusste aber nicht, wen oder was sie damit verbinden sollte.

»Du musst den Kontakt zu mir halten, Anuschka! Sonst ist alles aus!«

»Ich weiß aber gar nicht richtig, wer du eigentlich bist«, rief das Rehmädchen verzweifelt.

»Du musst dich an mich erinnern! Denk an etwas, das mich ausmacht!«

»Mir fällt nichts ein«, sagte Anuschka nach einer langen Weile des Schweigens.

»Das ist schlimm«, kommentierte El Sabio.

»Aber warum denn? Hier bin ich doch so glücklich.«

»Anuschka, du kannst nicht in deinen Erinnerungen leben. Sie werden dich zerstören.«

»Wieso denn?«

»Weil die Idylle nicht ewig anhalten wird. Und weil es gefährlich ist, so lange in der Vergangenheit zu bleiben. Es kann dann sein, dass du den Rückweg nicht mehr findest und dich in dir selbst verlierst.«

»Aber was soll ich tun?«

»Okay, ich habe eine Idee! Kannst du dir einen Hut mit Feder vorstellen?«

»Ja, das ist leicht.«

»Und kannst du dir einen älteren Mann mit Bart und buschigen Augenbrauen vorstellen?«

»Ja, das geht auch.«

»Dann setze dem Mann jetzt den Hut auf und konzentriere dich nur auf die blaulila Augen, die du dir jetzt vorstellen sollst! Nimm Verbindung auf, Anuschka! Siehst du die Augen vor dir?«

»Ja.«

»Jetzt zähle bis zwei und stell dir vor, dass die Augen alle zwei Sekunden rötlich aufleuchten. Und sage immer wieder: ›Ich will zu El Sabio, dem Zauberer.‹ Wenn andere Gedanken kommen, fängst du an, bis zehn und zurückzuzählen. Los!«

Anuschka strengte sich an. Sie zählte bis zwei und sah die roten Augen. Dann aber sah sie ihren Bruder und ihre Mutter vor sich. Wie der Zauberer ihr empfohlen hatte, zählte sie bis zehn und zurück. Dabei dachte sie immer wieder: »Ich will zu dem Zauberer El Sabio!« Nachdem sie das einige Male gemacht hatte, wurde ihr schwarz vor Augen. Als sie ihre Augen wieder öffnete, sah sie, dass sich ein Gesicht über sie beugte. Es sah aus wie das, das sie sich hatte vorstellen sollen.

»Gott sei Dank, da bist du ja wieder! Ich dachte schon, dein Wille, aus der schönen Vergangenheit aufzutauchen, sei zu schwach für den Weg zurück. Steh auf und stell dich hinter mich, damit dich der Nator und Rachisella nicht gleich sehen. Ich werde meinen Mantel ausbreiten, damit du verdeckt bleibst.« Doch es war schon zu spät, denn just in diesem Moment wandte sich die Riesenfliege um und starrte Reh und Zauberer empört an.

»Wie habt ihr es geschafft, euch zu befreien, ihr Mickerlinge? Rachisella, vernichte sie!«

Anuschka spürte einen tiefen Schmerz in ihrer Seite und ging zu Boden. Auch der Zauberer sackte in sich zusammen. Beide wussten nicht, wie ihnen geschah. Anuschka sah zu den beiden anderen Tieren hinüber, doch sie konnte nur ihre zusammengeschnürten Körper erkennen.

»Anuschka«, flüsterte ihr der Zauberer mit schwacher Stimme zu. »Du hast mehr Kraft als ich. Wenn unsere beiden Peiniger nicht mehr auf uns achten, dann rolle dich zu Kai und Salia hinüber und befreie sie! Ich ...«

Doch weiter kam er nicht, denn in diesem Augenblick hörten sie ein markerschütterndes Gebrüll. Zunächst verstanden sie nicht, was vor sich ging. Der Nator schrumpfte immer mehr in sich zusammen und die blaue Pfütze vor ihm wurde immer größer. Rachisella schien mit etwas zu kämpfen. Und dann sahen sie ihn: Der Dornteufel hackte mit den Stacheln an seinem Nacken auf die Beine der Vogelspinne ein. Diese zog ihre Gliedmaßen immer wieder weg, doch der Dornteufel schien dennoch einige Treffer zu landen, denn das Insekt knickte ein. Das war die Gelegenheit, auf die Gabor gewartet hatte: Geschickt stach er mit seinen Stacheln in Rachisellas behaarten Riesenleib! Gelber Schleim lief aus und vermischte sich mit dem blauen Blut des Nators. Die Spinne war besiegt. Der Dornteufel lief zu Kai und Salia und durchtrennte mit seinen Stacheln ihre Fesseln. Anuschka schrie, aus Angst, dass der Dornteufel sie vergessen würde. Der wandte seinen Kopf und kam auf seinen Echsenbeinen blitzschnell zu ihnen gelaufen.

»Was ist denn mit euch? Ihr seid doch gar nicht gefesselt ...«

»Das Gift wirkt«, stöhnte El Sabio.

»Wie soll ich euch nur helfen? Ich konnte zwar die beiden Monster besiegen, aber nun bin ich überfragt.«

»Ich glaube, dass du .... uns das Blut absaugen und es mit dem gelben Blut der Spinne ersetzen musst«, brachte El Sabio mit letzter Kraft hervor.

»So wird es geschehen!«, rief der Dornteufel und versuchte dabei eine hoffnungsvolle Miene aufzusetzen, denn er war sich nicht ganz sicher, ob der Zauberer nicht im Delirium zu ihm gesprochen hatte. Es war eine wahnwitzige Idee, doch er wusste keine andere Lösung.

In diesem Moment spürte Anuschka, wie er einen seiner Stacheln in ihre Flanke rammte. Sie fühlte sich erleichtert, als ihr Blut austrat, und gleichzeitig spürte sie den stechenden Schmerz der Wunde, denn der Dornteufel war bei seinem Manöver nicht zimperlich gewesen. Er hatte mit seinem Stachel mehrmals in der Wunde gekreist und sie damit erweitert. Das Gleiche tat er nun bei dem Zauberer, der bereits das Bewusstsein verloren hatte. Schließlich pirschte er sich an Salia heran und befreite sie von den Fesseln.

»Du – Vogel!«

»Ich habe auch einen Namen! Ich heiße Salia!«

»Okay, Salia, flieg zu dem Spinnenkadaver und sauge dir ihr gelbes Blut in den Mund! Aber pass auf, dass du nicht auch Natorblut aufnimmst! Zur Not musst du direkt aus ihrer Stachelwunde Blut saugen. Verstanden?«

»Ja, bin ja kein Küken mehr«, grummelte der Affenvogel beleidigt.

In Windeseile kehrte Salia mit vollem Schnabel wieder zu dem Zauberer zurück. Offensichtlich hatte das Tier begriffen, dass der Zauberer von dem Gift stärker betroffen war als Anuschka.

»So, und jetzt flößt du ihm das Blut in die Wunde!«

Salia tat, wie ihr geheißen, und die beiden Blutsorten vermischten sich zu einem rosa Gemisch, das aus der Bauchwunde des Zauberers quoll.

»Jetzt bei dem Reh! Beeil dich, ich weiß nicht, wie viel Zeit wir noch haben.«

Der Vogel gehorchte, und auch Anuschkas Wunde wurde mit der gelben Flüssigkeit gefüllt. Anuschka ekelte sich zunächst, dann fühlte sie jedoch, wie der pochende Schmerz in ihrer Flanke nachließ. Sie fühlte eine unglaubliche Müdigkeit und fiel in einen tiefen Schlaf. Auch der Zauberer öffnete kurz die Augen und schloss sie dann wieder. Doch diesmal war es der tiefe, erquickende Schlaf der Genesung, der die beiden übermannte.

»So, das hätten wir. Was ist jetzt mit eurem Drachen?«

»Als El Sabio angegriffen wurde, konnte er Fulna durch seinen Zauber nicht mehr in der Luft halten ... Sie liegt noch da, weil sie schon vorher verletzt war«, schaltete sich nun Kai ein.

»Salia, versuche mal, ob du dem Drachen auch etwas von dem gelben Blut einflößen kannst!«

Salia tat, wie ihr geheißen, bekam aber das Maul der Drachin nicht auf.

»Warte mal, ich helfe dir, die Schnauze mit meinen Stacheln aufzuhalten«, beruhigte sie der Dornteufel. Der schob nun Fulnas mächtigen Kiefer auf und setzte sich wie ein Ball aus Zahnstochern zwischen Ober- und Unterkiefer. Mühelos konnte Salia nun auf Fulnas Schneidezähne hüpfen und von dort aus die gelbe, gallertartige Flüssigkeit in das Maul ablassen. Zunächst geschah gar nichts. Die Drachin rührte sich nicht. Dann jedoch hörten sie ein Stöhnen und dann ein ärgerliches Fluchen.

»Wieso weckt ihr mich?«, klagte die Drachin mit einer ungewöhnlich tiefen Stimme: »Lasst mich einfach hier zurück! Ich kann diese Traurigkeit nicht mehr ertragen.«

Verblüfft sahen alle das mächtige Tier an. Damit hatten sie nicht gerechnet.

»Mist, wir haben sie zu früh aufgeweckt. Wir hätten erst die Mumbai rufen sollen, damit die ihre Seele retten. Was sollen wir jetzt tun?«, fragte der Dornteufel erschüttert.

»Warum geben wir nicht einfach Rauchzeichen?«, fragte Salia.

»Ja, das Telefon der Moorfüchse«, rief Kai begeistert.

»Gut, dann tragt schnell etwas Reisig von den wenigen Bäumen hier zusammen!«

Sie stoben auseinander, und tatsächlich kam Salia bald mit einigen Zweigen im Schnabel zurück. Kai tat sich etwas schwerer: Vier seiner Tentakel hielten einen morschen Baumstumpf umklammert, während er auf den restlichen fünfen vorwärts robbte. Salia legte verschämt etwas Rinde dazu, die sie noch im Schnabel trug. Mehr hatte sie von dem nächstliegenden Baum nicht abknabbern können.

Schließlich rieb der Dornteufel zwei Zweige so lange aneinander, bis es einen Funken gab, Rauch austrat und das Brennmaterial sich entzündete. Und obwohl Kais morscher Baumstamm doch reichlich feucht und moosbewachsen war, flammte das Holzgemisch sofort auf.

Mit dem Hut von El Sabio schlug Kai nun immer wieder in unterschiedlichen Abständen auf das Feuer und morste somit Rauchzeichen in den Himmel.

SOS

Am nächsten Morgen quälte ich mich im Schlafanzug in die Morgenrunde. Ich fühlte mich zerschlagen, schloss die Augen und weinte. Ich hätte mich gerne Frau Aster mitgeteilt, schaffte es aber nicht. Am liebsten wäre ich weggelaufen, weil mir dieses ständige Auspacken von Gefühlen nicht guttat. Im Schlafanzug lief ich zu Paulas Grab und »erzählte« ihr von meinem Problem. Und ich kam zu dem Schluss, dass ich mich irgendwie soweit selbst aufwecken musste, dass ich mit den Therapeuten über meine Probleme sprechen konnte. Es war meine einzige Chance aus diesem Schlamassel wieder herauszukommen. Um mich aufzuwecken, sprang ich in das eiskalte Kneippbecken im Kurpark. Ich war froh, dass es regnete und keine Kurgäste herumspazierten. Sie hätten dann wohl durch das Bild, das ich abgab, – Frau im Schlafanzug im Park – das gängige Klinikklischee bestätigt gewusst. Von neuem Lebensgeist erweckt, flitzte ich unter die Dusche und dann in den Kerngruppenraum.

Hier herrschte eine allseits gedrückte Stimmung. »Ich spüre diese Traurigkeit. Deshalb schlage ich vor, dass wir jetzt tanzen, um uns in eine andere Stimmung pendeln«, sagte Frau Aster.

Niemand bewegte sich.

»Ich weiß, dass das sehr schwerfällt. Vor der Intensivwoche ist ein Kollege weggegangen, den ich sehr gerne mochte. Wir hatten dadurch noch mehr Arbeit. Mittags bin ich dann immer mit MP3-Player durch den Park gegangen, um nicht in dieser bedrückten Stimmung zu bleiben.«

Langsam standen die anderen auf und begannen zu der munteren Musik zu tanzen. Ich hielt das nicht aus und ging auf den Balkon. Dort setzte ich mich auf den großen Stein und weinte. Bei mir war es zum Tanzen wohl zu spät. Ich konnte meine Gefühle nicht mehr zurückspulen. Frau Aster trat auf den Balkon. »Warum haben Sie denn vorhin nichts gesagt?«

Ich weinte weiter und hielt ihr aber nach einiger Zeit die Hand hin. Als sie sie nahm, tauchte hinter ihr Herr Pfeifer auf.

»Will sie vielleicht lieber mit mir reden?«

»Jetzt nicht!«, fauchte Frau Aster.

»Ich habe den Eintrag gelesen. Das Zopiglon wirkt mindestens zwölf Stunden. Wann haben Sie es genommen?«

»Um zwei Uhr nachts. Aber ich war im Kneippbecken und bin jetzt wieder wach.«

»Brr, ja, das sehe ich«, sagte Frau Aster und strich mir über die triefend nassen Haare. »Frau Weber, wenn Sie solche starken Schlafmittel bekommen, dann müssen Sie nicht in die Morgenrunde. Sie können mich auch im Büro anrufen. Was war denn los?«

»Gar nichts. Meine Mutter hat die Operation gut überstanden und war ganz lieb zu mir am Telefon.«

»Natürlich war sie das! Sie spürt ja auch, dass Sie Ihre Haltung verändern und Ihrer eigenen Wahrnehmung mehr trauen, nachdem Sie jahrelang die Invalidierung Ihrer Gefühle durch Ihre Mutter als eigene Wahrheit angenommen haben.«

»Sie meinen, sie war nur so lieb, weil sie gespürt hat, dass ich sonst den Kontakt für immer abbreche?«

Frau Aster nickte und sah mich dann vorwurfsvoll an: »Und Sie haben so lange mit ihr telefoniert, weil Sie dachten, dass sie das Mitgefühl, dass Ihnen die ganzen Jahre fehlte, nun endlich bekommen. Der Zug ist abgefahren! Und von Ihrer neuerlichen Telefonaktion können wir nur die inneren Scherben zusammenklauben und uns einige davon angucken.«

Frau Aster zog mich hoch und schob mich in Richtung Stuhlkreis. Heute leitete Herr Pfeifer die Sitzung. »Frau Weber, können Sie uns mitteilen, was genau passiert ist?«

»Ja, die inneren Kinder an meinem sicheren inneren Ort wurden nach dem Anruf meiner Mutter immer durchsichtiger und sind dann verschwunden.«

Herr Pfeifer erklärte den anderen Kerngruppenmitgliedern, was es mit den inneren Kindern und ihrer Rettung an den sicheren Kinderort auf sich hatte.

Als er geendet hatte, fuhr ich fort: »Und dann habe ich dem Rettungspferd eben den Auftrag gegeben, alle inneren Kinder, die sich bis zu meinem 34. Lebensjahr in mir angesammelt haben, zu retten.«

»Sie haben was?«, rief Herr Pfeifer empört. »Sie brauchen wirklich ein Tachometer!«

Ich erinnerte mich an die verzweifelte Wut, mit der ich diese Riesenrettungsaktion in Auftrag gegeben hatte: Wut über die Ohnmacht, bei all diesen schmerzlichen Schritten immer wieder auf das kleine Zeitfenster eines Therapeuten angewiesen zu sein. Verzweiflung darüber, dass er mir ja doch meinen Schmerz nicht nehmen konnte und Empörung darüber, dass das, was ich mühsam in der Klinik aufgebaut hatte, mit einem Anruf bei meiner Familie bereits in sich zusammenfiel. Es fühlte sich so an, als wollte ich einen Pudding an die Wand nageln. So dachte ich gar nicht daran, »anzuhalten«, und fragte Herrn Pfeifer:

»Wollen Sie mein Bild sehen?«

»Nein!«

Zu spät. Da hatte ich das Bild mit den vielen inneren Kindern auch schon ausgerollt. Ich hatte es bereits an dem Nachmittag vor Mamas Anruf gemalt, weil ich mich gefragt hatte, wie viele innere Kinder ich wohl besaß.

Das Bild, auf das alle jetzt wie gebannt starrten, gab mir die Antwort:

»Ich habe insgesamt 21 innere Kinder, aber ich glaube, ich habe noch einige vergessen zu malen, ich ...«

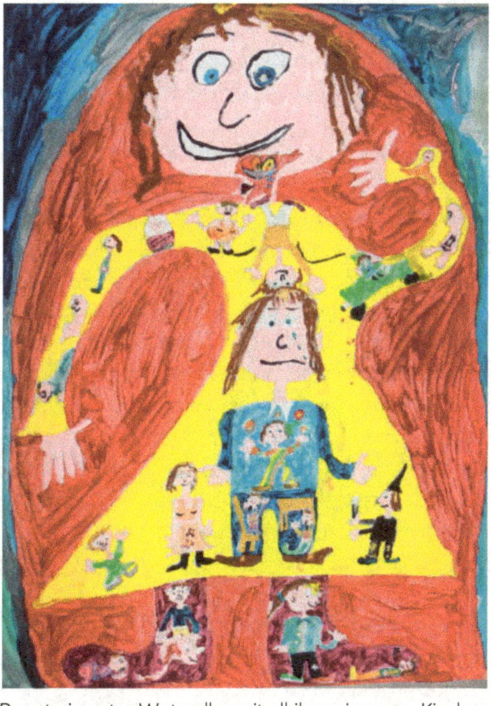

Renate in roter Wutwolke mit all ihren inneren Kindern

»Frau Weber, Sie haben wirklich viel Energie, wenn Sie etwas wollen. Was macht Sie denn jetzt so traurig?«

Ich zeigte auf den rosa Fisch, der an der Ferse der gemalten Renate zu sehen war.

»Das ist die Fehlgeburt Bobo. Das Meerschweinchen meiner Mutter hat damals auf meinem Schoß gesessen, als es passiert ist. Es ist jetzt sehr krank und ich würde es gerne noch mal sehen, aber ... dann bin ich ja wieder so durcheinander. Die Fehlgeburt ...«

»Frau Weber, auf diesem Weg werde ich Sie jetzt nicht mehr begleiten. Sie sind psychisch verletzt, für eine bessere Vergleichbarkeit sagen wir, Sie haben sich das Bein gebrochen. Gestern Abend haben Sie mit Ihrem gebrochenen Bein einen 3.000 Meter hohen Berg erklommen. Ich habe nämlich im Intranet gelesen, dass Sie nicht die abgemachten 10 Minuten mit Ihrer Mutter gesprochen haben, sondern über eine Stunde. Jetzt wollen Sie mit der Thematik der Fehlgeburt und der gescheiterten Beziehung mit einem Mann, der aus Sehnsucht zu seiner Mutter zurückzog, einen 8.000 Meter hohen Berg erklimmen. Da gehe ich nicht mehr mit! Wenn Sie da jetzt immer noch unbedingt hochwollen, dann suchen Sie sich einen anderen Therapeuten! Ich werde jetzt wirklich böse!«

»Das können Sie doch gar nicht!«, sagte ich und lachte zum ersten Mal an diesem Tag.

»Für Sie würde ich es tun«, meinte der Kunsttherapeut ernst.

Erschöpft lehnte ich mich zurück und war froh, als die anderen ihre Themen vorbrachten. Ich ließ das Mittagessen ausfallen und zog mir die Bettdecke über den Kopf, um alles ganz schnell wieder zu vergessen. Um halb drei klingelte dann mein Wecker: Es war Taketina-Zeit und ich schlurfte in den großen Saal. Es war, als ob meine traurigen Gedanken eine Tonne wiegen würden. So schlich ich nun schon seit Wochen durch die weiten Flure der Klinik. Hier im Taketina fühlte ich mich sicher und auch nicht unter Druck. Ich versuchte mitzutanzen, um aus meinen Gedankenkreisen auszusteigen. Ich hielt jedoch vor Erschöpfung noch nicht mal die ersten Rhythmusklänge durch und legte mich schließlich auf eine Decke in die Mitte. Ich hörte der beruhigenden Stimme von Frau Rapp zu und den frechen Bemerkungen, mit denen sie die Teilnehmer bewusst aus dem Takt brachte. Als sie dann aber damit aufhörte und anfing dieses afrikanische Saiteninstrument zu spielen, wuchs meine innere Unruhe. »Gambala, Ha-jö-, Taketina, Taketina« erscholl es nun immer intensiver.

Ich fühlte mich in dieser Endlosschleife von Klängen gefangen. Ich wälzte mich auf dem Boden, bekam kaum Luft und überlegte, ob ich hinausgehen sollte. Aber dann würde mir sicherlich eine der vielen Praktikantinnen folgen. Ich hätte am liebsten geschrien, versuchte aber noch mit den Füßen Kontakt zum Boden zu halten, um mich zu steuern. Irgendwann klappte auch das nicht mehr und ich fing zu schreien an. Es war ein Schrei, der wütend klang, Verteidigungsbereitschaft ankündigte und gleichzeitig um Aufmerksamkeit und Zuwendung bat. Ich kann ihn nicht mehr nachmachen, aber wenn ich nicht diejenige gewesen wäre, die ihn zweimal ausgestoßen hätte, so hätte ich mich auch wie die übrigen Taketinistas erschreckt.

Frau Rapp und Frau Elfenbein setzten ihr Konzert fort. Ich hatte das Gefühl, als hätte ich einmal mehr um das verlorene Kind gekämpft und für sein Grab gesorgt. All die Wut über die ständigen Verletzungen meiner Mutter war in diesem Schrei gewesen. Und gleichzeitig die Trauer über all das Schlimme, was mir passiert war. In gewisser Weise war dieser Schrei wohl nicht nur zur Verteidigung eines Kindes, sondern zum Schutz und zur Wiederbelebung aller geretteten Kinder von mir ausgestoßen worden.

Nach einiger Zeit kam Frau Elfenbein und richtete mich auf. Auf gewisse Art und Weise tat Frau Elfenbein das, was ich mir insgeheim von meiner Mutter gewünscht hätte. Mama hatte diese Nähe aber wohl nicht zulassen können, weil sie, wie ich selbst, lange Zeit davon überzeugt gewesen war, dass ihr Unterleib dreckig und eklig sei.

Seltsamerweise konnte ich Frau Elfenbeins Zuwendung ohne Ambivalenz annehmen. Ich hustete weiter und weinte trocken vor mich hin. Es waren die aufgestauten Emotionen vieler Jahre, die meinen Hals hinaufkrochen und mich zum Husten brachten. Ich zitterte und wurde wieder ruhig. Frau Elfenbein nahm mich am Ende der Stunde mit nach vorne und Frau Rapp strich mir über die Füße. »Immerhin ist sie ja auch ein Teil des blauen Pferdes, das ich in meinen sicheren Kinderort eingebaut habe«, dachte ich lächelnd.

Ich erschrak, als in der Rückmelderunde viele Teilnehmer sagten, dass sie erschreckt oder neidisch waren. Worauf waren sie neidisch? Schließlich griff Frau Elfenbein ein und vermittelte: »Ich bin stolz auf Frau Weber. Dieser Schrei war nämlich kein Hilfeschrei, sondern ein Schrei von Stärke und Selbstbestimmung. Wie in dem Märchen aus der Traumatherapie war es ein Schrei der Würde.«

»Habe ich den Ring der Würde wiedergefunden?«, fragte ich Frau Elfenbein von ihrem Schoß aus. »Ja, den Ring der Würde, von dem Sie dachten, dass Sie ihn nicht mehr hätten.«

»Ich habe ein Kind verloren, aber meine Mutter hat den Grabstein und die Zigarrenkiste durch die Gärtner entfernen lassen. Kann ich das fehlgeborene Kind auch retten?«

»Wohin?«

»An meinem sicheren Kinderort.«

»Ja. Das Wichtigste ist die Seele des Kindes und nicht das Grab«, erklärte Frau Elfenbein.

In diesem Moment sah ich bereits, wie die vierjährige Nati die Fehlgeburt in der Hand hatte. Bobo – so hieß der Fötus – war ein Mädchen, sah aber aus wie eine riesige Kaulquappe, die sich nun fröhlich auf dem Boden vor dem Stall schlängelte. »Was ist das?«, fragte die vierjährige Nati vergnügt. Die Neunjährige schaute interessiert zu, wie die Kleine damit spielte. Beide Kinder waren zum ersten Mal seit dem Telefonat mit Mama wieder klar und deutlich sichtbar. Um sie herum waren plötzlich zehn- und zwölfjährige Natis mit Dreirädern und Kinderfahrrädern. Es wurden immer mehr, sogar Achtzehnjährige hockten am Zaun und sahen zu dem blauen Pferd herüber, das noch immer zusammen mit dem schwarzen Einhorn mit der Rettung aller Natis beschäftigt war. Der Geräuschpegel über der Koppel wuchs, je mehr Kinder in die neue Welt kamen. Es wurde so unerträglich laut, dass ich mich abwenden musste. Und plötzlich verspürte ich Angst davor, in diesem Zustand nach Hause zu fahren.

Gleichzeitig war ich stolz, dass ich mir mit meinem Schrei Raum geschaffen hatte. Ich hatte die Struktur des Taketina nicht nur über mich ergehen lassen, sondern sie aktiv beeinflusst. Es war noch etwas anderes da: Wut. Ich wusste zwar, warum meine Mutter mir nicht beigestanden hatte. Es überwog jedoch die Wut auf ihren immerwährenden Vorwurf: »Das bildest du dir alles ein. Du bist eben komisch und zu empfindlich!« Diese Wut kippte diesmal nicht in Hass, sondern in eine unendliche Traurigkeit. Und ich konnte nicht weinen.

Macht der Stille

Am nächsten Tag war »Tag der Stille«. Würdevoll trat die Oberärztin in den großen Saal und läutete die Stille ein. Wir Patienten bekamen daraufhin Stille-Schilder gereicht und wurden in unsere Kerngruppen entlassen. Unser Kunsttherapeut führte die Kerngruppe durch die weitläufigen Parkanlagen. Er pfiff und brachte uns damit vor einer Brücke zum Stehen. »Versuchen Sie sich vorzustellen, beim Überqueren der Brücke Ihr altes Leben hinter sich zu lassen und zu neuen Ufern aufzubrechen.«

Nun überquerte jeder von uns einzeln und in seinem eigenen Tempo die Brücke. Ich fühlte mich unglaublich befreit und leicht: Wenn wir alle schwiegen, so konnte ich auch nichts »Falsches« sagen. Dieses Gefühl gab mir eine unglaubliche Energie, sodass ich meine Mitpatienten einholte und mit der Hand auf die Zitronenfalter deutete. Als ich über die Brücke lief, beobachtete ich auf dem Fluss ein Pärchen Albino-Enten. Ich lauschte den verschiedenen Vogelstimmen, während ich über die übrigen Brückenplanken schritt. Mir wurde bewusst, dass ich am anderen Ufer immer wieder zurückkehren würde in mein altes Leben, meine alten Muster, einfach weil sie mir vertraut waren und Sicherheit boten. Ich blickte zurück und sah Sarah auf der Mitte der Brücke stehen. Sie bekam vor Schluchzen kaum Luft. Ihr Weinen klang aufgestaut und verzweifelt. Ich hatte ein schlechtes Gewissen, dass ich den Tag wie ein Kind auf einem Schulausflug genießen konnte, während es ihr so schlecht ging. Erleichtert sah ich, dass sich Frau Aster näherte und Sarah in die Arme nahm. Ich wäre auch gerne von Frau Aster gedrückt worden, aber dann fiel mir wieder ein, woran mich Sarahs Weinen erinnerte: An mein eigenes Weinen nach dem 11. September. Ich weinte damals ganze Nächte durch. Tagsüber schlief ich und weinte beim Erwachen wieder, wenn ich mich an alles erinnerte. Nur die Konzentration bei Übungsseminaren hielt mich einigermaßen am Laufen. An diesen Tiefpunkt meines Lebens wollte ich nie wieder zurück. Ich blickte mich noch einmal nach Sarah um, die immer noch von Frau Aster gehalten wurde. Es war gut. Für Sarah war gesorgt, und so konnte ich weggehen und weiter Freude empfinden, diesmal ohne Schuldgefühle. Für mich war dieser Spaziergang mit der Gruppe der schönste seit langem gewesen. Und ich hatte keine Ahnung, warum das so war. War es die Natur gewesen? Oder dass wir den Spaziergang zwar in Stille jedoch alle gemeinsam machten? Oder war es, weil ich keine Verantwortung für andere hatte? Ich hatte mich frei gefühlt. Frei von Arbeits- und Organisationsdruck. Es kam selten vor, dass ich mit meinen Gedanken nicht schon bei den nächsten Dingen war, die ich »abarbeiten« musste.

Langsam und nachdenklich schlenderte ich in den Malraum.

Herr Pfeifer kam mit den anderen Interessierten nach. Ich wunderte mich über mich selbst: Früher hätte ich jede freie Minute im Schwimmbad oder im Bett verbracht, aber nicht an einer zusätzlichen Veranstaltung teilgenommen. Das Nicht-Sprechen und die Minimierung der Reize schien mir einen unheimlichen Energieschub zu geben.

»Sie können zunächst Ihren Gefühlen Ausdruck verleihen, indem Sie den Kohlestift einfach am Blatt entlanggleiten lassen. Die zufälligen Figuren, die so entstehen, können Sie zu dem ausmalen, was sie fühlen.«

Gespannt ließ ich mich auf das Experiment ein. Sonst hatte ich immer schon vorher gewusst, was ich zeichnen wollte.

Ich klebte das große Plakat an die Wand und malte mit kreisenden Bewegungen Striche darauf: Das Bild kam mir dann vor wie das eines Kleinkindes. Es fehlten nur noch die Kopffüßler.

Doch während ich bis eben noch ruhig und fröhlich gemalt hatte, erhob sich in meinem Inneren eine Art Sturm.

Voller Wut drückte ich nun die Kohle in das Papier und holte immer weiter aus. Ich spürte, dass Herr Pfeifer mich beobachtete, während ich in dem Farbregal nach Rot suchte. »Frau Weber, wir haben auch noch Kaminrot, das hilft am besten«, sagte er und drückte mir eine volle Tube in die Hand.

In diesem Augenblick brach ein unglaublicher Zorn über mich herein. Meine Kehle war wie zugeschnürt und es war, als ob sie mit einem großen Wutkloß verstopft wäre. Ich nahm die Tube, drückte den Inhalt in eine Schale und warf mit dem größten Pinsel, den ich finden konnte, rote »Glutklumpen« an die Wand. Meine Mitpatienten zuckten erschreckt zusammen und wichen etwas zur Seite. Wieder und immer wieder strich ich über die »rote Suppe« auf dem Plakat und mischte nun noch Schwarz und Grautöne hinein. Mit einem Mal sah ich, wie mir aus dem Plakat zwei Augen entgegenblickten. Ich malte sie aus und fand schließlich auch den zur Fratze verzogenen Mund. Heraus kam ein tiefrotes Männchen mit einem schwarzen Bauchnabel, das mit seinen vielen Füßen in die Luft trat.

Erst als ich die Begrenzung des Männchens sah und den bunten Hintergrund malte, schien sich der Wutkloß in meinem Hals aufzulösen. Erschöpft lehnte ich mich gegen die Wand, sah das merkwürdige Wesen an und sagte laut: »Du bist ein Wutteufel!«

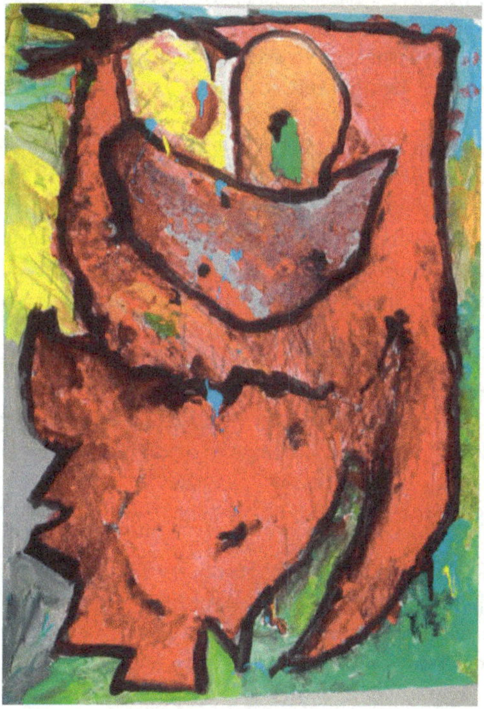

Der Wutteufel

»Renate, der macht mir Angst! Kannst du ihn bitte umdrehen?«, rief mir Sarah zu.

»Nein!«, schrie ich nun wieder erbost und Herr Pfeifer nickte mir ermutigend zu.

»Frau Weber, ich durfte ja nicht eingreifen, aber ich bin froh, dass Sie diesen Wutteufel endlich rausgelassen haben. Bei all dem, was Sie über die Jahre einfach nur geschluckt haben.«

Die Mumbai

»Was schreibst du denn da in den Himmel?«, fragte der Dornteufel neugierig.

»Kannst du mich einmal etwas machen lassen, ohne gleich dazwischen zu fragen?«, schimpfte der Krake ungewöhnlich gereizt.

»Ich würde es aber auch gerne wissen«, unterstützte Salia ihren stacheligen Freund.

»Also gut, damit ihr Ruhe gebt: Ich habe den Mumbai gemorst, dass wir dringend ihre Hilfe brauchen, um unsere vom Gestagata vergiftete Drachin zu retten. So können sie sich gleich richtig vorbereiten – das heißt, wenn sie bereit sind, uns zu helfen. Hoffentlich sind sie bald hier! Sieh dir Fulna an: Sie hält nicht mehr lange durch und stirbt uns noch an Lebensmüdigkeit.«

Die trüben Gedanken der Krake wurden durch ein lautes Geheul und das Getrappel von Pferden unterbrochen, die sich jedoch als Büffel entpuppten, auf denen der Stamm angetrabt kam. Auf dem ersten Tier saß ein kräftiger Mann mit dunkler Haut und purpurn glänzenden Haaren. Sein Haar wurde durch ein Lederband um die Stirn zusammengehalten und seine tiefschwarzen Augen glänzten vor Verwunderung und Neugier.

»Wer seid ihr?«

»Ich bin Kai, und ich habe euch die Rauchbotschaft zukommen lassen, Salia, die Affenvogelin, Anuschka, das Reh, El Sabio, der Zauberer, und Fulna, unsere Drachin«, erklärte Kai entnervt. Er hatte es satt, dass sie sich dauernd vorstellen mussten. Andererseits brauchten sie aber auch die Hilfe der anderen und kamen um diesen Teil der Vorstellung nicht umhin. Auch Anuschka und El Sabio waren von dem Lärm wach geworden und begannen erstaunlich schnell damit, sich aufzurichten. Rachisellas Blut schien das Gift des Nators unschädlich gemacht und ihnen neue Kräfte verliehen zu haben.

»Mein Name ist Große Rabenklaue. Und das ist mein Stamm, die Moorfüchse. Was ist mit der Drachin?«, fragte Große Rabenklaue erstaunt.

Offensichtlich konnte El Sabio es trotz seiner Schmerzen nicht ertragen, dass Kai in der Zwischenzeit das Kommando übernommen hatte – denn er kam dem Kraken schnell mit einer Antwort zuvor. »Sie ist von dem Gestagata angegriffen worden. Er hat ihr die Lebensfreude aus der Seele gesaugt. Jetzt will sie nur noch sterben. Es ist höchste Zeit, dass ihr ihr helft.«

»Nicht so schnell, Magier! Auch unser Stamm hat Probleme. Uns nützt eure Drachin gar nichts, ob sie nun weiterlebt oder nicht. Wir helfen euch nur, wenn ihr uns anschließend eure Dienste zu unserer vollen Verfügung stellt!«

»Und was bedeutet das genau?«, fragte El Sabio unangenehm berührt.

»Dass ihr eure Freunde verlassen müsst. Wir wollen, dass eure Zauberkünste nur uns zugutekommen. Deshalb habt ihr jetzt Zeit, euch für immer von euren Gefährten zu verabschieden«, erwiderte Große Rabenklaue mit schneidender Stimme.

»Aber...«, protestierte Salia laut. Die anderen Tiere sahen Salia nur warnend an. Sie begriffen, dass der Zauberer sie verlassen musste, damit Fulna gerettet werden konnte.

»Du kannst deinen komischen Vogel mitnehmen«, sagte der Häuptling nun etwas großzügiger. »Und, was ist, willigst du nun ein?«

»Ihr lasst mir keine andere Möglichkeit, als das zu akzeptieren, was ihr vorgeschlagen habt.«

»So sei es!«, rief Große Rabenklaue. Er sah seine Stammesmitglieder durchdringend an. Diese begannen nun, einen Kreis um Fulna zu bilden.

Fast unmerklich wich die Drachin einen Schritt zurück. An ihrem entsetzten Blick konnten alle jedoch ablesen, dass sie den Kriegern nicht voll vertraute. Dies schien nun auch Große Rabenklaube zu bemerken, denn er sagte: »Zauberer, komm in unseren Kreis und setze dich neben deine Drachin. Am besten legst du ihr eine Hand auf die Vorderkralle.«

Der Zauberer tat, was der Häuptling vorgeschlagen hatte. Fulna entspannte sich nun sichtlich.

Langsam und ohne den Blick von dem mächtigen Drachenkörper zu wenden, begannen die Stammesmitglieder zu singen. Es war ein tiefer, trauriger Gesang, der von der lauten Bassstimme des Häuptlings angeleitet wurde. Die Tiere verstanden die Bedeutung der einzelnen Worte zwar nicht, doch sie begriffen intuitiv, dass es sich um eine traurige Ballade handeln musste. Und wie ihrer Drachin liefen auch ihnen die Tränen über die Wangen und sie konnten sich nicht gegen den traurigen Sog des Liedes wehren. Das machte ihnen am meisten Angst.

Dann änderte sich der Gesang. Der Häuptling war nun zusammen mit einer schlanken Frau in die Mitte getreten. Diese hatte genauso pechschwarzes Haar wie der Häuptling. Es war jedoch länger und fiel ihr in langen Strähnen den Rücken hinab. Als sie sich nun zu Anuschka drehte, erschrak diese: Die Frau hatte lange Fohlenbeine, genau wie sie selbst! Was Anuschka jedoch am meisten verblüffte, waren ihre Augen: Sie waren von purpurroter Farbe und schienen bei jeder Silbe, die sie sang, mit einem intensiven Ultraviolett aufzuleuchten.

»Ha-risch-ma! Ha-risch-ma!«, ertönte jetzt das Duett, denn die anderen Krieger waren verstummt. Plötzlich sprang ein Affe von einem der Maulesel, die der Stamm als Packtiere mitführte. Er sprang kreischend zwischen den Zauberer und die Sängerin und begann, im Takt zwei Kokosnussschalen aufeinander zu schlagen.

Die traurige Stimmung bei den Tieren war verflogen, und insbesondere Salia sah immer wieder verliebt zu dem beigen Affen hinüber, auf dessen Kopf sich ein grünes, gewundenes Horn befand. Doch der Affe beachtete den Vogel gar nicht, so versunken war er in die Musik, die sie spielten.

Und dann passierte etwas Eigenartiges: Die Stammesmitglieder fassten sich an den Händen und bewegten sich im Kreis um das Trio herum. Sie sangen jedoch wieder eine zusammenhängende Geschichte. Es schien einen Spannungsbogen zu geben, denn die Tiere reagierten zunächst mit Entspannung, Anspannung und dann mit Freude darauf.

»Was ist das?«, fragte Anuschka den Zauberer über ihre Verbindung.

»Das ist ein Märchen, kleines Reh!«

»Aber warum haben wir Fulna dann kein Märchen gesungen?«

»Das weiß ich nicht, Anuschka. Wahrscheinlich aber verfügt nur ein alter Stamm mit seinen Gebräuchen und Riten über das notwendige Wissen, Fulna das richtige Märchen zu erzählen. Denn das falsche Märchen im falschen Augenblick macht alles schlimmer.«

Der Außenkreis drehte sich nun immer schneller, und auch die drei inneren Musiker erhöhten ihr Tempo. Plötzlich ging ein Beben durch den massigen Drachenleib. Fulna verdrehte die blauen Saphiraugen, dann begann sie zu zittern.

Plötzlich begannen die Ureinwohner im Außenkreis ihre Verbindung zu lösen. Und als ob sie diese Formation schon immer getanzt hätten, stürmten jetzt einige in die Mitte. Sie rissen sich ihre Messer aus den Gürteln und warfen sie um Fulna herum mit einem lauten Kampfschrei in den Boden. Sorgenvoll beäugten die Gefährten ihre Freundin. Doch die hörte plötzlich auf zu zittern und wurde ganz grün im Gesicht. Dann stieß sie einen Schrei aus, der alle zusammenzucken ließ. Denn auch der Schrei schien eine Geschichte zu erzählen. Eine Geschichte, in der tiefe Verletzungen und Trauer vorkamen. Und dann entfuhr Fulna noch ein Schrei, der allen das Blut in den Adern gefrieren ließ: Dieser Schrei war kein Hilfeschrei gewesen! Es war der Auftakt zu einem Angriff. Die Tänzer, die instinktiv die Botschaft dieses Schreis verstanden hatten, warfen nun kleine Kriegsbeile aus ihren jeweiligen Kreisen heraus. Wie von der Tarantel gestochen fuhr El Sabio in die Höhe: »Alles, was das Licht berührt, sei auf unserer Seite! Gott, steh uns bei! Sie haben den Gestagata herausgefordert!«

»Das Gute überwiegt eindeutig, das Schlechte ist nur besser organisiert. Das Gute überwiegt ...,« sagte Kai mantraartig vor sich her. Doch er kam nicht weit mit seinen positiven Verstärkungen: Über ihnen füllte sich der Himmel mit riesigen, gelb-grünen Flugmilben! Die Flugmilben wirkten mit ihren ausdruckslosen Facettenaugen und ihren dicken Wespenleibern auf den sechs Schabenbeinen mit Haaren sehr abstoßend. Das verschlug sogar Kai und Salia die Sprache. Stumm und voller Entsetzen sahen sie, wie die Tiere sich so schnell vermehrten (wie wusste keiner), dass sie die Sonne innerhalb von Sekundenbruchteilen verdunkelt hatten. Damit nicht genug, stießen sie beim Fliegen noch einen schrillen Laut aus, der einer verrücktgewordenen Trillerpfeife nicht ganz unähnlich war.

Und alle dachten in ihrer Verbundenheit das Gleiche: »Was sollen wir jetzt tun? Wie lange werden wir noch leben? Was wollten wir nochmal im Leben erreichen? Sollte es denn wirklich so schnell und so banal enden? Wo waren die Wesen, die uns liebten?«

Bei dieser Frage sahen sie sich erst um und bemerkten dabei, dass die Mumbai sich schützend um den Drachenleib gestellt hatten und leise, einsilbige Worte auf die Drachin herniederprasseln ließen. Es sah so aus, als ob sie sie mit etwas Heilendem und Stärkendem beschworen. Doch was das war interessierte selbst Anuschka nicht mehr. Sie würden ja eh alle sterben! Was hatte es da noch für einen Zweck, sich über den Ursprung von mumbaischen und äffischen Heilkünsten Gedanken zu machen! Und dann bekam sie eine unangenehme Antwort von sich selbst: »Anuschka, du hast niemanden mehr, nur noch deine Tiere und den Zauberer! Wenn du sie wirklich liebhast, dann sag ihnen das noch, bevor es zu spät ist!«

»Wer bist du denn?«

»Ich bin es, dein inneres Kind! Ich habe alles miterlebt, was du auch erlebt hast. Ich habe auch oft zu dir gesprochen.«

»Bist du die Stimme in meinem Kopf, die mit mir redet, wenn ich in Gefahr oder traurig bin?«

»Ich habe immer mit dir gesprochen. Aber das waren wohl die einzigen Momente, wo du mir mal endlich zugehört hast. Ich ...«

»Meinst du nicht, dass das jetzt ein schlechter Zeitpunkt für ein Streitgespräch ist, so kurz vor dem Lebensende!«, schrie Anuschka ihr inneres Kind an. Und in diesem Moment, mal wieder völlig unpassend für Anuschkas Geschmack, konnte sie das Wesen, das in ihr wohnte, sehen. Es war ein Rehkitz von vielleicht acht oder neun Jahren, das sie durch eine blau umrandete Kinderbrille mit dehnbaren Gummibügeln traurig ansah. Das heißt, eigentlich blickte ihr nur ein blaues Auge entgegen. Das andere war von einer Art Piratenklappe verdeckt. Jetzt fing das innere Kind auch noch an, komisch zu zucken, und dabei liefen ihr die Tränen über die Wangen und tropften auf den alten Eichenholzspiegel, vor dem das Mädchen stand. Im Spiegel konnte Anuschka erkennen, dass das Mädchen, ähnlich wie sie selbst, zwei Haarfarben hatte, nämlich gelb und braun, und dass ihr die Haare glatt über die Schultern fielen und bis auf einen seltsamen Pony ihrer eigenen Frisur glichen.

»Fang doch jetzt bitte nicht auch noch an zu weinen! Wir werden gleich von ekligen Spinnmäusen gefressen und du willst nur gesehen werden! Meinst du nicht, dass es jetzt auch nicht mehr drauf ankommt? Weißt du was, du gehst mir auf die Nerven!«

»Anuschka, aber darum geht es doch gerade: Wenn wir jetzt sterben sollten, dann haben wir uns wenigstens gesagt, dass wir uns liebhaben!«

»Hast du mich denn lieb? Du kennst mich doch gar nicht!«

»Was meinst du, wer all die Jahre in dir gewohnt hat und deine Verzweiflung mitbekommen hat, wenn du heimlich geweint hast?«

»Du weißt ...«

»Na klar, ich wollte dich ja trösten, aber du hast immer nur denen geglaubt, die dich abgewertet und dir Angst gemacht haben!«

»Aber ...«

»Anuschka, ich hab dich lieb! Und ich habe mir immer gewünscht, dass du mich auch liebhast, aber du hast mich immer weggeschlossen in deiner Wut gegen dich selbst.«

»Ich will nach Hause!«, sagte Anuschka stattdessen.

»Und das ist unser größtes Problem«, erwiderte das innere Kind

Anuschka war still geworden. Ein bisschen mehr in sich gekehrt, musste sie selbst im Anbetracht der drohenden Gefahr erkennen, dass dieses innere Kind wohl recht hatte. Und das tat ihr weh! Denn sie hatte sich einen Ort gewünscht, an dem sie sich sicher und geborgen fühlen konnte und vertraute Wesen um sich herum hatte. Diese ganzen Fabelwesen waren ihr in diesem Moment einfach zu viel! Sie schleppten sie von einer Gefahr in die nächste und konnten ja doch nichts ausrichten! Wäre es nicht besser, allem von sich aus ein Ende zu setzen, bevor man von etwas Ekligem gefressen würde?

»Geh schon hin zu ihnen! Na, mach schon! Meinst du, die Flugmilben lassen sich Zeit, wenn sie erstmal alle hier sind?«

»Kommen denn noch mehr?«

»Ja, wahrscheinlich, bis wir nichts mehr sehen!«

Anuschka ekelte sich. Sie stellte sich vor, wie die riesigen Wespenkörper so viele wurden, dass sie überall um sie herum waren: Auf ihrem Fell, an der Schnauze, womöglich auch noch in ihren Nasenlöchern und Ohren ...

Ein Impuls ließ Anuschka auf Kai zulaufen, während sie zu Fulna hinübersah. Denn Anuschkua hatte Fulna am liebsten, aber sie traute sich nicht zu ihr hin, da sie dann an dem Volk der Moorfüchse vorbei gemusst hätte.

»Aua, kannst du nicht aufpassen? Du bist auf meinen achten Tentakel getreten!«

»Woher weißt du denn, welcher das ist?«

»Weil ich meine Tentakel ganz gut kenne!«

»Ich liebe dich!«

»Na, also so was Besonderes ist das nun auch nicht! Du weißt ja auch, welches deiner dünnen Zahnstocherbeine du gerade bewegst«, sagte der Krake, wurde aber verräterisch Rot dabei. Er hatte verstanden, dass Anuschka nicht sein Tentakelorientierungsvermögen gemeint hatte.

Und bevor er noch etwas sagen konnte, hatte sich das Rehkitz schon auf den Hufen umgedreht und sprengte an die Mumbai heran. Sie standen immer noch dicht um Fulnas Leib herum und flüsterten nun. Das machte das Ganze für Anuschka noch unheimlicher. Doch ihre Todesangst machte sie auch todesmutig, und so schrie sie laut auf. Ihr Schrei hatte den gewünschten Effekt: Die Mumbai drehten sich zu ihr um, und als Anuschka immer schneller auf sie zustürmte, wichen einige von ihnen zur Seite aus. Anuschka konnte nicht mehr rechtzeitig bremsen und landete direkt an Fulnas Unterbauch, denn die Drachendame hatte sich auf die Seite gelegt. Der Stoß schien sein Gutes gehabt zu haben, denn er bewirkte, dass Fulna auf einmal ihre Sprache wiederfand und schimpfte: »Au, ich habe zwar ein bisschen Polster, aber von so einem spitzen Knochenhaufen mit Fell angerempelt zu werden, ist trotzdem nicht gerade eine Liebkosung! Jetzt kriege ich bestimmt einen blauen Fleck.«

»Ich habe dich lieb, Fulna!«

»Äh, ja, ja, kleines Reh! Musst du das denn hier vor dem ganzen Stamm sagen? Nachher lachen die noch über mich! Nicht, dass die denken, ich wäre eine Weicheidrachin!«, sagte Fulna verschämt und blies vor lauter Unsicherheit eine Stichflamme auf den Boden. Da nicht weit von Fulnas Schnauze ein verdorrter Busch stand, entstand auf einmal ein Feuer, das sich rasend schnell auf das dürre Gras ausbreitete. Denn obwohl sie sich alle in einer Moorlandschaft befanden, waren einige Stellen sehr trocken, weil es seit Monaten nicht mehr richtig geregnet hatte. Das war ein Grund gewesen, warum die Mumbai den Zauberer bei sich behalten wollten: Sie hatten kein Trinkwasser mehr! Die letzten Bachrinnsale waren nun ausgetrocknete Minigräben, in denen ihre Kinder im Schlamm spielten.

Fulnas Feuer löste eine Art Sturm aus. Mit einem zischenden Geräusch stürzten sich die Flugmilben auf den Zauberer, der am weitesten von dem Feuer entfernt stand.

»Crux Nemsis!«, rief der geistesgegenwärtig, und die ersten Riesenmilben fielen mit einen Donnern zu Boden.

»Schnell, wir müssen uns unter dem toten Nator und Rachisella verstecken, sonst werden wir erschlagen! Du auch, Fulna! Komm mit!«

»Eijeijei, die hätten vielleicht mal lieber weniger essen sollen, dann hätten wir jetzt nicht solche Probleme!«, rief Kai, der immer noch rot im Gesicht war. Wieder einmal versuchte er mit Witz und gespielter Fröhlichkeit seine Unsicherheit zu übertönen. Doch darauf achtete außer Anuschka keines der Tiere. Sie folgten wiederwillig und voller Ekel dem Befehl des Zauberers und setzten sich in das gelbe Spinnenblut und die blauen Natorschleimreste.

»Ihr müsst euch damit einreiben!«

»Ich bin doch kein Lindwurm!«, schimpfte Kai.

»Nein, aber ein Schlafwurm! Bin ich froh, dass du wieder fit bist!«, sagte Anuschka.

»El Sabio?«, fragte Anuschka.

»Ja, was ist denn?«

»Ich liebe dich!«

Und bevor der Zauberer antworten konnte, stürmte Anuschka auf ihn zu und drückte ihn.

»Aber doch nicht so, Anuschka!«, rief er und drückte sie weg.

Anuschka verstand, dass er sie auch mochte, aber dass er vor irgendetwas Angst hatte.

»Los, ab in den Schleim mit dir! Der federt den Aufprall dieser Riesenviecher ab.«

»Kommst du mit?«

»Ich muss Salia wiederfinden, sie ist weggeflogen.«

»Komm, wir können jetzt nicht nach ihr suchen! Sie kann sich besser in Sicherheit bringen als wir.«

Anuschka übernahm nun erstaunlicherweise die Führung. Sie lenkte den Zauberer von seinen Sorgen um Salia ab und stupste ihn mit ihrer Schnauze zu dem schleimig gelben Spinnenkadaver. Dann lief sie hinüber zu Fulna. Die Moorfüchse hatten sich bereits in Nators Leichnam versteckt. Fulna stand jedoch noch zweifelnd zwischen den beiden toten Rieseninsekten. Anuschka stupste mit ihrer Schnauze gegen die Unterseite des roten Drachenschwanzes in Richtung Nator.

»Hey, was fällt dir ein, mich an meinem Schwanz zu ziehen, du ungestümes Reh! Du weißt genau, wie empfindlich er an der Unterseite ist.«

»Genau deswegen! Wenn du hier noch weiter wie angewurzelt stehst, wirst du von diesen Viechern erschlagen«, sagte Anuschka, während ihnen tatsächlich mehrere Riesenmilbenleichen vor die Füße fielen. Die Drachin rührte sich nicht vor Abscheu und Ekel.

»Los, Fulna!«, rief Anuschka verzweifelt. Dann biss sie dem großen Tier in den Schwanz.

»Aua!«, rief Fulna. »Du verflixtes kleines Reh!«

Aber durch ihre Wut und den körperlichen Schmerz erwachte sie aus ihrer Lethargie und rannte, nun schneller als Anuschka, in die Überreste des Untieres hinein.

In Nators Leichnam war es Fulna, als ob sich nicht nur ihr Blick, sondern vor allem ihre Seele vernebeln würde. Noch über den Tod der Angreifer hinaus war die negative Energie des Hasses mächtig und traf sie mit aller Wucht. Sie spürte eine tiefe Traurigkeit und war dabei, erneut in die innere Erstarrung abzudriften, in der sie sich seit dem Angriff des Gestagatas befunden hatte. Doch dann störte sie etwas in ihrer Starre.

»Aua!«, rief sie empört.

»Entschuldigung, ich konnte nicht mehr rechtzeitig zurück an meinen Dornbusch, so viele Viecher wie hier tot vom Himmel fallen!«

»Wer bist du überhaupt?«, fragte Fulna, die in dem dicken blauen Schleim nichts und niemanden erkennen konnte.

»Gabor, der Dornteufel. Ich habe eure beiden Angreifer bekämpft und besiegt!«, antwortete ihr eine aufgeweckte Stimme durch den Schleim hindurch.

»Hhm, Dornteufel, kenn ich nicht«, murmelte Fulna ratlos.

»Ach, dann bist du wahrscheinlich die Drachin! Du hast schließlich von der ganzen Reise wenig mitgekriegt, weil du geschlafen hast. Klar, dass du mich dann nicht kennst! Deine Gefährten haben sich ziemliche Sorgen um dich gemacht.«

»Wirklich?«, fragte Fulna jetzt gerührt.

»Na klar! Was meinst du, warum sie den ganzen Stamm der Mumbai hierhergerufen haben? Wenn das mal gut geht! Die Mumbai sind nämlich nicht so ganz ohne. Sie tun nie etwas, ohne dass sie nicht einen eigenen Nutzen davon hätten.«

»Wo seid ihr?«, ertönte jetzt eine donnernde Stimme über ihnen. »Ihr habt meine Gehilfen getötet. Wenn ich euch nicht sowieso schon hätte töten wollen, dann würde euch das jetzt den Kopf kosten!«

»Das ist der Gestagata«, flüsterte Fulna dem Dornteufel mit bebender Stimme zu.

»Der hat uns gerade noch gefehlt«, erwiderte das Stacheltier mit trockenem Humor.

»Ich bin froh, dass du da bist, denn er wird mich wieder in diese traurige Starre versetzen.«

»Das wird er nicht, Fulna. Dafür werde ich sorgen. Denk daran, was du für eine prächtige, rote Drachin bist! Konzentrier dich auf dich, egal was der Dicke da oben am Himmel schreit. Los!«

In dem anderen Tierkadaver saßen dichtgedrängt Kai, Anuschka und der Zauberer nebeneinander.

»Wer war das denn?«, fragte Kai und versuchte unauffällig noch etwas näher an den Zauberer heranzurücken. Der bemerkte das jedoch kaum. Nicht nur weil der gelbe Schleim ihm die Weitsicht nahm, sondern vor allem, weil er mit seinen Gedanken noch bei Salia war. »Wo mochte sie wohl sein«, fragte er sich. »Ob sie sich hatte retten können?«

Als nun jedoch erneut die donnernde Stimme zu vernehmen war, schreckte er auf und flüsterte den anderen zu: »Der Gestagata! Rührt euch nicht! Ich werde mit den Stamm Kontakt aufnehmen. Sie müssen sich auch irgendwo versteckt halten. Ach, Kai, kannst du mal deine Tentakel von meinem Rücken nehmen! So kann ich mich doch nicht fokussieren!«

»Ist ja schon gut«, murmelte der Krake gekränkt. Er schämte sich dafür, dass er Schutz bei dem alten Zauberer gesucht hatte. Und er fühlte sich nackt, was er ja eigentlich sowieso schon war, weil seine Unsicherheit und Angst nun für alle anderen sichtbar waren. Doch die anderen hatten ganz andere Probleme, als sich über Kais Angst lustig zu machen. Anuschka hatte selbst Angst und sorgte sich gleichzeitig um Fulna. Wenn die nur nicht gleich wieder in ihre Erstarrung fiel, sobald sie die Stimme ihres Widersachers am Himmel erkannte! Neben sich hörte sie nun, wie der Zauberer telepathisch mit den Mumbai Kontakt aufnahm: »Mit wem soll ich mich beraten? Mit Akku Akku? Wer ist denn das? Ein Geist?«

»Wahrlich, die Entscheidungen der Mumbai sind schwer nachzuvollziehen! Ich soll einen Geist anrufen, der in mir wohnt und Akku Akku heißt. Die Mumbai glauben, dass er in jedem Lebewesen wohnt. Vor schwierigen Entscheidungen rufen sie Akku Akku immer an. Und das soll ich jetzt auch tun. Wahrscheinlich glauben sie, dass ich einen besonderen Zugang zu Akku Akku habe, weil ich ein Zauberer bin. Wenn das mal was wird ...«, zweifelte El Sabio, der normalerweise immer offen für ungewöhnliche Aktionen war.

Doch dann wurde er ganz still, und für mehrere Minuten versuchte Anuschka vergeblich, etwas aus seinem konzentrierten Gesichtsausdruck abzulesen.

Im Gesicht des Zauberers ging eine Änderung vor sich. Es war ein Ausdruck der Verwunderung, ja des Zweifelns, doch weiter gab er keinen Laut von sich. Ein kühler

Luftzug strich durch den Tierkörper, in dem sie saßen. Entsetzt fühlte Anuschka, wie sie von etwas Unsichtbarem hochgehoben wurde. Sie hatte Angst, denn sie wusste ja, dass draußen am Himmel der Gestagata auf sie lauerte. Doch es war schon zu spät: Mit einem lauten »Schmatz« wurde Anuschka aus der gelben Schleimmasse hinausgehoben und schwebte nun über den Überresten von Rachisella, die bereits abscheulich nach Verwesung stanken. Höher und höher schwebte Anuschka und ihre Angst wich einem Gefühl von Leichtigkeit und grenzenloser Freiheit. Erst jetzt sah sie sich nach den anderen um. Doch sie konnte in ihrer Umgebung nur zwei fliegende, gelbe Steinpfropfen erkennen. Dann sah sie jedoch an sich herunter und begriff, dass sie selber so ein gelber Steinpfropfen war. Auf einmal hörte sie eine donnernde Stimme neben sich: »Ich werde euch vernichten! Ihr habt es nicht verdient zu leben, ihr jämmerliches Geschmeiß!« Anuschka erstarrte. Sie konnte sich nicht rühren und spürte doch den heißen Atem des Gestagatas in ihrem Nacken. Sie erwartete, jeden Moment von ihm getötet zu werden. Doch nichts dergleichen geschah. Sie hörte den Gestagata erneut fluchen, aber diesmal klang seine Stimme weiter entfernt. Dann durchzuckte sie ein schrecklicher Gedanke: »Vielleicht hat der Gestagata ja erst die anderen getötet!« Erst jetzt traute sie sich, sich umzuschauen. Doch da schwebten noch unverändert die beiden gelben Steinbrocken. Da hörte sie eine Stimme: »Anuschka, auch wenn es schrecklich stinkt: Schüttele dich jetzt nicht! Der gelbe Schleim ist die einzige Tarnung, die wir haben.«

»Was ist mit den anderen?«

»Anuschka, es ist zu gefährlich, weiter über unsere Gedanken zu kommunizieren. Wenn der Gestagata wieder näherkommt, kann er sie mithören. Damit würden wir nicht nur uns, sondern auch die anderen gefährden.«

Da schwieg Anuschka und sah sowohl mit Besorgnis als auch mit Erleichterung, dass sie immer höher stiegen. Die Wüste war mittlerweile zu einer braunen Fläche geworden, auf dem sich ein blauer und ein gelber Fleck befanden.

Anuschka blickte noch einige Zeit nach unten. Bald jedoch merkte sie, dass ihr davon schlecht wurde. Wütend wandte sie sich ab. Sie konnte den anderen durch ihr trübes Gestarre ja doch nicht helfen! Und während sich ihr Körper immer mehr an das Gefühl des Schwebens und Aufsteigens gewöhnte, schlief das Rehmädchen langsam ein.

Anuschka wurde erst wieder wach, als ihre Hufe auf etwas Kaltes, Hartes stießen. Ihr Körper war steif vor Kälte. Sie rang nach Luft, doch so sehr sie sich auch bemühte, sie konnte keine neue Atemluft in ihre Lungen bringen.

»Protección!«, hörte sie El Sabio neben sich rufen.

Die gestörte Schnecke

»Und früher, da hießen die Hausärzte Psychiater, ... und deshalb sage ich immer, ohne Fleiß kein Preis, wie im Himmel so auf Erden ... ich weiß noch, in meinem Lieblingsgedicht heißt es so schön ... Moment ...«

Wir saßen wieder im Plenum. Eine ältere Patientin verabschiedete sich. Ihre Rede erinnerte mich an den Komiker Piet Klocke, der Sätze lustig anfing, nicht weiterführte und dann wieder woanders ansetzte. Bei ihm, wie auch hier, entstand dadurch eine Situationskomik, sodass ich mir nun die Hand vor den Mund halten musste, um nicht laut loszuprusten. Je länger sie redete, desto mehr musste ich lachen. Auch andere hatten Mühe, sich zu beherrschen. Dann stellten wir uns in die gefürchtete Abschiedsschneckenformation. Es war eine Art Polonaise, bestehend aus Menschen, die sich an den Händen hielten und so die Form einer gedrehten Schnecke abbildeten. Ich hielt Sarah und Henning an den Händen. »Deine wievielte Schnecke ist das jetzt, Sarah?«

»Die vierundzwanzigste «, stöhnte sie. Sarah war zu Beginn des Jahres wegen ihrer Essstörung in die Klinik gekommen. Sie bekam Verlängerung über Verlängerung, weil sie nicht zunahm und sich auch immer wieder ritzte. Patricia hatte ihr deshalb schon rosa Handgelenkschoner gehäkelt, damit man den weißen Verband nicht so sah. Während ich zu Beginn meines Aufenthalts nur noch weggewollt hatte, fühlte ich mich nun mit meinen Freunden und Therapeuten hier vertraut, und ich wünschte mir inständig, noch ein paar Wochen in dieser Gemeinschaft bleiben zu dürfen. Jetzt begannen die Abschied nehmenden Patienten gerade damit, durch die Schnecke zu laufen, als ich von einem Lachflash geschüttelt wurde. Die Oberärztin guckte in meine Richtung, und so zog ich schildkrötenartig den Kopf ein, um nur noch lauter weiterzulachen.

Schließlich – als die scheidenden Patienten nur noch wenige Menschen von mir entfernt standen – brach das Lachen aus mir heraus. Während alle um mich herum weinten, schien ich wie ein Elefant im Porzellanladen das Konzept des Trauerns durch meine Lachsalven zu sprengen. Schnell ließ ich Hennings und Sarahs Hände los und flüchtete zur Tür. Draußen lachte ich noch lange weiter. Ich merkte, dass etwas nicht stimmte. Das war keine Fröhlichkeit in mir, sondern ein trauriges Lachen, was ich da lachte. Es war meine Art zu trauern. Die Mitpatientin war Auslöser, aber nicht Ursache dieses traurigen Lachens gewesen. Ich stand im Gang und lachte immer noch. Es wurde mir langsam unheimlich. Ich klopfte bei Frau Aster. Sie war nicht da. Also lief ich zur Pflege hinunter und erklärte lachend, was ich für ein Problem hatte.

»Sie gehen jetzt ganz bewusst barfuß die Treppe hoch. Wenn Sie wieder unsicher werden, können Sie wiederkommen. Aber versuchen Sie, langsam zurückzulaufen.«

So lief ich also langsam die kühlen Stufen der Steintreppe hoch und wurde tatsächlich etwas ruhiger. Oben angekommen traf ich auf die Patienten, die gerade aus dem Plenum strömten.

»Mann, ich wäre auch gern so vergnügt wie du. Wie machst du das nur?«, fragte mich ein junger Mitpatient, der nach drei Wochen wieder in die Klinik zurückgekommen war.

»Wenn der wüsste«, dachte ich traurig. Dann stand ich vor der Oberärztin. »Ich wollte mich bei Ihnen entschuldigen, für das Lachen vorhin. Ich wollte die Schnecke nicht stören, deshalb bin ich hinausgegangen.«

»Das passiert eben«, sagte die Oberärztin nur, und ich war durch diese Reaktion verunsicherter als wenn sie, wie zu erwarten gewesen wäre, wütend geworden wäre.

»Frau Weber, Sie dürfen sich mit ihren Lachanfällen zumuten«, sagte Herr Pfeifer am nächsten Morgen in der Kerngruppensitzung. »Ich habe den Eintrag im System gelesen.«

Ich bekam wieder einen Lachflash und stand auf. »Frau Weber, bleiben Sie hier!«

Ich ging auf die Toilette, und als ich wiederkam, herrschte wieder das Sanktionstribunal mit seiner eisigen Stille.

Ich holte mir Tibi auf den Schoß und streichelte sie. Sie schien jedoch die angespannte Atmosphäre zu spüren und biss mich.

»Au, du sollst nicht beißen!«, rief ich in die Stille. Dann setzte ich Tibi wieder in den Transporter. Ich schaute Frau Aster fragend an, deutete vor ihre Füße und sie nickte.

Zwischen Frau Asters Knien angekommen wurde ich wieder ruhiger.

»Frau Weber, ich weiß nicht, wie das weitergehen soll, aber so können Sie auf jeden Fall nicht unterrichten«, meinte Herr Pfeifer.

»Können Sie nicht eine Verlängerung beantragen?«, bat ich aus meiner geschützten Bodenposition heraus. »Ich gehe auch in alle Veranstaltungen und komme immer pünktlich.«

»Ich denke darüber nach«, versprach Frau Aster.

Bei Terrax

»Magst du auch eine Litschi?«

Vor Anuschka stand ein kleines Männchen, nicht größer als ein Grundschulkind. Es hatte eine blaue Strickmütze auf und Augen von der gleichen Farbe. Sein Gesicht zierte ein weißer Ziegenbart, und die vielen Furchen in seiner Gesichtshaut verrieten, dass es schon ziemlich alt sein musste. Eben griff es mit seiner gebräunten Hand erneut in die Tüte und stopfte sich eine Litschi mit Schale in den Mund.

»Isst du die denn mit Schale?«, fragte Anuschka verwundert.

»Na, klar doch! Das ändert ja nichts daran, dass sie die Produktion meiner Lebenszeithormone anregen.«

»Wozu soll das gut sein?«, schaltete sich nun Kai ein.

Anuschka musste sich bei Kais Anblick beherrschen, nicht laut loszulachen: Der Krake steckte in einem durchsichtigen Raumanzug und sah dadurch aus wie ein übergroßes, grünbraunes Michelin-Männchen, das jemand in der Spielzeugecke vergessen hatte.

»Hey, Anuschka, du brauchst gar nicht so zu grinsen! Du siehst auch ziemlich abgespaced aus mit deinem Raumanzug in Rehgröße!«

Anuschka sah an sich herunter und musste feststellen, dass sie tatsächlich auch so ein durchsichtiges, knautschiges Ding anhatte.

»Und warum hat er keinen Raumanzug?«, fragte sie und deutete mit einem der weiß beschuhten Hufe auf das am Boden sitzende Männchen.

»Um das gleich klar zu stellen: Ich trage nur hier drinnen keinen Raumanzug. Mein Bauwagen ist gegen die Kälte und die fehlende Atmosphäre draußen geschützt. Ich heiße übrigens Terrax. Mithilfe meiner Litschis werde ich einen hohen Lebenszeithormonspiegel erreichen. So werde ich als einziger wohl noch die Explosion der Sonne miterleben! Ich werde dann 2 Millionen 400.080 Jahre alt sein.«

»Ist das alles nur ein Traum?«, fragte sich Anuschka. Sie konnte sich noch dunkel daran erinnern, dass sie als gelbe Steinpfropfen aus der Gefahrenzone entkommen waren. »Wo sind El Sabio und Fulna?«

»Sag, Terrax, hast du einen alten Mann mit Federhut und Stoppelbart gesehen?«

»Nein, ihr wart die einzigen, die ich bewusstlos vor meinem Bauwagen gefunden habe. So was Unvorsichtiges! Ohne Raumanzug auf den Mond zu fahren!«

»Auf den Mond?«, riefen beide Tiere nun entsetzt.

»Ja, wir befinden uns 6° 57'15.44 und 2° 53'30.66, ganz in der Nähe des Mare Vaporum.«

»Och, da war ich schon mal mit meiner Oma!«, sagte Kai nun mit verzücktem Blick.

»Und wie kommen wir zurück auf die Erde?«, fragte Anuschka. Sie hatte das ständige Herumreisen zwischen bizarren Orten und Monstern satt und wollte wieder zurück in ihre Heimat.

»Die Erde ist völlig unwichtig! Spätestens, wenn die Sonne in 2,3 Millionen Jahren explodiert, wird es sie nicht mehr geben! Wenn ich mir hier in meinem Wohnwagen genügend Litschis ziehen kann, werde ich es noch erleben. Na ja, deshalb habe ich mir ja auch dieses Grundstück, äh, geholt.«

»Anuschka, ich will nicht auf die Erde, ich will zurück ins Änderland!«, rief Kai nun außer sich.

Anuschka, die eben noch beseelt gewesen war von dem Wunsch, zu ihrer Familie zurückzukehren, zögerte. Traurig dachte sie an El Sabio, Salia und Fulna. Konnte sie die denn einfach so ihrem Schicksal überlassen?

»Jetzt hört mir mal gut zu, ihr zwei, im Moment kommt ihr weder auf die Erde noch in dieses andere Land!«

»Es heißt Änderland!«, korrigierte Kai streng. Der Gedanke, dass Anuschka ihn verlassen würde, weil sie in ihre Welt zurückging, war ihm unerträglich.

»Wie auch immer, ohne ein funktionierendes Transportmittel kommt ihr hier sowieso nicht weg! Aber das ist auch nicht weiter schlimm, denn ich habe genügend Silberdraht für euch, sodass ihr in der Zwischenzeit Mandalas herstellen könnt.«

»In der Zwischenzeit?«, entgegnete Kai entsetzt.

»Ich will aber keine Mandalas basteln«, quengelte Anuschka. »Ich will nach Hause! Sag uns wenigstens, wie du hierher gekommen bist!«

»Verrate ich nicht!«

»Du bist gemein, du kleiner Giftzwerg!«, rief Anuschuka den Tränen nahe und galoppierte aus der Tür. Dabei brach sie sich fast die Hufe, weil sie die steile Treppe übersehen hatte, die zu dem Bauwagen hochführte. Doch sie bemerkte das kaum in ihrem Wunsch, El Sabio zu finden. Nur er würde sie wieder zurückbringen können in ihre Welt!

»Anuschka, warte doch!«, rief Kai ihr nach.

Doch Anuschka hörte nicht mehr. Sie wollte nicht vor der Krake weinen. Also lief sie ziellos hinein in das große Dunkel, denn sie befand sich auf der Seite des Mondes, die im Schatten lag.

Sie galoppierte weiter und immer weiter und suchte angestrengt den Boden vor sich nach El Sabio ab. Irgendwann wurden ihre Hufe müde und sie wurde langsamer. Es wurde heller, und plötzlich war die Mondlandschaft vor ihr in ein beinahe gleißendes Licht getaucht. Sie erkannte Krater und Berge und das, was der böse Alte »Mare« genannt hatte.

Und dann sah sie sie: Wie ein kostbarer, blauweißer Edelstein mit braunen und grünen Einlagerungen leuchtete die Erde unter ihr im Weltall. Anuschka verschlug es den Atem. Sie hatte nicht gewusst, wie schön ihr Planet war, wenn man ihn von seinem Nachbartrabanten aus ansah! Anuschka kam sich bei diesem Anblick klein und unbedeutend vor. Und in diesem Augenblick fielen ihr all die schönen Momente ein, die sie mit ihrer Familie erlebt hatte. Und sie wollte nur noch eines: Zurück in ihre Welt und zu ihrer Herde! Dann blickte sie in die andere Richtung und erkannte die Milchstraße und weiter entfernt den Andromedanebel. Sie suchte auch nach dem Sternbild des Orion, das ihr Vater ihr gezeigt hatte. Doch sie konnte es unter den vielen Trapezen, die die Sterne hier bildeten, nicht erkennen. Es war, als ob die vielen anderen Sterne sie in die Irre führen wollten.

»So finde ich ja doch nicht nach Hause!«, sagte sie zu sich. Traurig und mit gesenktem Kopf trat sie den langen Rückweg an.

»Hat ja keinen Sinn, dass ich hier auch noch weglaufe! Wo soll ich schon hinlaufen, alleine auf dem Mond?«

Und doch war sie wütend auf das egoistische kleine Männchen, für das sie irgendetwas bauen sollten, das ihnen aber nicht sagen wollte, wie es hierhergekommen war. Wohl damit sie nicht vor der Arbeit flüchteten, die es für sie vorgesehen hatte!

»Kommen wahrscheinlich auch nicht so viele hier vorbei!«, sagte Anuschka zu sich und musste bei der Vorstellung an Mondtouristen grinsen.

»Doch für wen sonst wollte dieser Terrax etwas produzieren?«, grübelte sie im Gehen. Ihre Hufe schmerzten und sie war hungrig. Jetzt hätte sie doch gerne eine der Litschis gefressen, mit oder ohne Schale, einfach nur, damit das Knurren ihres Magens aufhörte.

Anuschka fühlte sich unglaublich müde und erschlagen. Aber sie zwang sich zum nächsten Schritt und zum nächsten. Stunden war sie jetzt schon so gegangen. Wie viele wusste sie jedoch nicht. Plötzlich stieß sie gegen etwas Weiches. Es fühlte sich ledrig an. Sie sah hoch und traute ihren Augen nicht: Vor ihr lag die Drachin! Sie hatte eine seltsam verkrümmte Stellung eingenommen. Da erkannte Anuschka, dass Fulna keinen Raumanzug anhatte und ohne einen solchen in dieser unwirtlichen Atmosphäre nicht überleben konnte. So schnell sie ihre Hufe trugen, rannte sie los. Zu ihrer Erleichterung sah sie den orangenen Bauwagen und den Rauch, der durch seinen Schornstein emporstieg.

»Terrax! Terrax! Wir brauchen noch einen Raumanzug!«

»Was ist denn das für ein Geschrei hier! Du hast meinen frühen Abendschlaf gestört, ich ...« Doch weiter kam das schimpfende Männchen nicht.

»Terrax, wir haben keine Zeit! Unsere Drachin liegt da draußen! Bring das Raumanzugmaterial mit!«

Zu ihrer Überraschung verschwand der Alte tatsächlich wieder im Wagen und kam mit einem riesigen Berg durchsichtigen Raumstoffes zurück, von dem immer wieder Teile herunterfielen. Kai mühte sich, sie aufzusammeln, aber er war noch etwas unbeholfen mit dem dicken Raumanzug. Als sie bei der Drachin angelangten, wich der Alte ehrfürchtig zurück.

»Oh mein Gott«, flüsterte er.

»Können wir sie jetzt einwickeln?«, drängelte Anuschka, der das alles mal wieder viel zu langsam ging.

»Jede Sekunde zählt! Lasst uns anfangen!«, rief Kai, der eher mit dem Material kämpfte, als es sinnvoll auf dem riesigen Drachenkörper zu drapieren.

Auch Anuschka hatte Schwierigkeiten, ihre Drachin zu retten. Doch jetzt zeigte sich, dass der sonst so abweisende Terrax behände arbeiten konnte. Er hatte die Not erfasst, in der sich die Drachin befand, und die Hälfte des Drachenkörpers mit dem durchsichtigen Raumanzug bedeckt. Nach wenigen Minuten war der gesamte Drachenkörper eingehüllt und der Alte setzte Fulna den Helm auf.

»Wie gut, dass ich gleich mehrere Größen für die Touristen gemacht habe«, sagte er und krabbelte nun auf dem Drachenleib herum, um die verschiedenen Teile mit einer alten Nähmaschine zusammenzunähen.

»Haatschii!«, prustete es gedämpft.

»Fulna«, rief Anuschka begeistert und versuchte, die Drachin mit ihrem dicken Anzug zu drücken. Wie ein Dotzball wurde sie jedoch von dem Schaumgummi ihrer beider Anzüge zurückgeworfen und landete auf ihrem Rücken.

»Hihi, du siehst ja aus wie ein Babyoktopus!«, machte sich Kai lustig.

»Sei du ja still! Du hast auf dem Weg hierher die Hälfte des Materials fallenlassen.«

»Musst du gerade sagen! Mit deinen ungelenken Schaumhufen konntest du Fulna ja gar nicht richtig einwickeln.«

»Ach ja?«, fragte Anuschka gereizt. »Und wem ist dann immer der Schaumstoff aus den Tentakeln geglitten?«

»Jetzt hört auf zu streiten, ihr zwei! Ihr habt mich gerettet und ich habe überlebt. Aber wer ist das da?«

»Ähm, Terrax, Bewohner und, äh, Besitzer dieser Mondparzelle!«

»Gehört dir der Mond?«, fragte Fulna neugierig und sah Terrax durchdringend mit ihren teichgroßen Saphiraugen an.

»Nein, äh, ich habe hier nur meinen Bauwagen aufgestellt«, erwiderte Terrax nun ehrlich. Anscheinend flößte ihm die Drachin so großen Respekt ein, dass er sich nicht zu lügen traute.

»Es gibt nur jetzt ein kleines Platzproblem«, murmelte das Männchen und errötete. »Fulna muss draußen schlafen. Für Drachenbesuch ist mein Bauwagen nämlich nicht ausgelegt.«

»Dann schlafe ich auch draußen!«, rief Anuschka.

»Du? Du bist doch die ganze Nacht durch die Mondlandschaft gerannt! Wärm' dich erstmal wieder richtig auf. Ein weiches, warmes Lager wird dir guttun«, meinte Terrax erstaunlich väterlich.

Insgeheim war Anuschka froh darüber, doch drinnen schlafen zu können. In der Aufregung hatte sie vergessen, wie müde und erschöpft sie eigentlich war.

Vor dem Bauwagen angekommen, machte sich Terrax sogleich daran, eine Plastikplane auszulegen, damit Fulna nicht direkt auf dem harten und kalten Mondgestein liegen musste.

»Fulna, wir haben El Sabio verloren«, flüsterte Kai der Drachin ins Ohr.

»Ihr habt ihn nicht verloren«, beruhigte Fulna ihn. »Er ist von den Mumbai zurückgeholt worden. Sie hatten wohl Angst, dass er sein Versprechen nicht einhält, bei ihnen zu bleiben. Bevor sie ihn aber in Anspruch nehmen konnten, hat er mich mit seinem Zauber zu euch geschickt. Salia haben wir nicht finden können.«

Anuschka senkte traurig den Kopf. Ihr war die tollpatschig-anhängliche Salia ans Herz gewachsen.

»Was ist mit Dornteufel Gabor?«, fragte sie schließlich.

»Der wollte nach Hause zu seinem Busch. El Sabio hat ihm mithilfe der Mumbai einen relativ sicheren Rückweg gezeigt. Wir wissen aber nicht, ob er sicher angekommen ist.«

»Und der Gestagata?«

»El Sabio und die Mumbai waren immer noch in Nators blauem Kadaver, als er mich hier hochschickte. Ich weiß nicht, was danach passiert ist. Das Letzte, woran ich mich erinnere, ist, dass ich unsanft landete, mir kalt war und ich keine Luft mehr bekam.«

»Anuschka, Kai, kommt rein! Das könnt ihr euch doch auch noch Morgen erzählen lassen.«

Zögernd trennten sich Anuschka und Kai von Fulna und kletterten mühsam die enge Wohnwagentreppe hoch.

»So, das ist euer Lager«, sagte Terrax und zeigte auf die Matratze, die er unter dem Fenster hingelegt hatte.

»Seitdem er Fulna gesehen hat, ist er ja nicht wiederzuerkennen«, flüsterte Kai Anuschka ins Ohr.

»Reden wir besser nicht darüber«, flüsterte Anuschka dicht an Kais Kopf zurück, denn der Krake hatte keine äußeren Ohrmuscheln.

Während Anuschka sich nun zu einem Ball mit vier Hufen zusammenrollte, kletterte Kai auf das untere Ende der Matratze und achtete sorgsam darauf, dass zwischen ihm und dem Rehkitz nur ein schmaler Matratzenstreifen frei blieb.

»So kannst du mich antippen, wenn irgendetwas sein sollte, Anusch!«

Doch das Rehmädchen antwortet nur noch mit einem leisen Schnarchen.

Anuschka wurde durch einen hellen Lichtstrahl geweckt. Sie sah sich nach Kai um, doch der Krake atmete ruhig und schien tief und fest zu schlafen. Terrax hatte den Lichtstrahl ebenfalls bemerkt. Er beugte sich über Anuschka und Kai und zog die grünen Vorhänge zu.

»Ist das die Sonne?«, fragte Anuschka.

»Ja.«

»Aber warum war es dann heute Nacht nicht komplett dunkel?«

»Wegen des Sonnenlichts, das von der Erde reflektiert und zu unserem Mond zurückgeworfen wird. Nur auf der erdabgewandten Seite, der Schattenseite des Mondes, ist es völlig dunkel. Der Mond ist kein Stern. Deshalb kann er nicht selbst leuchten. Aber das ist für uns auch gut so, denn die Sterne sind nicht nur zu weit weg, sondern auch zu heiß. Im Kontakt mit ihnen würden wir verglühen.«

Wider die Nicht-Verlängerung

»Frau Weber, ich habe heute Morgen Frau Asters und meinen Wunsch nach einer Verlängerung für Sie eingebracht. Er ist abgelehnt worden. Mehr sage ich nicht dazu.«

Schuldbewusst fiel mir ein, wie ich gelacht hatte, während die Oberärztin das wöchentliche Abschiedsritual angeleitet hatte. Zudem war ich bei persönlichen Fragen zu meiner Fantasiewelt immer zum Klinikdirektor und nie zu ihr gegangen. »Wahrscheinlich habe ich sie damit vor den Kopf gestoßen«, sinnierte ich.

»Frau Weber, ich möchte, dass Sie dieses Wochenende nach Hause in Ihre Wohnung fahren.«

»Und was soll ich dort? Den leeren Kühlschrank angucken?«

Herr Pfeifer fuhr sich mit beiden Händen über den Kopf und atmete tief durch.

»Ich möchte wissen, was es so Herausforderndes gibt, dass Sie nicht zurückwollen. Wenn Sie hinfahren, dann können Sie uns am Montag davon berichten, und wir können uns angucken, was da so schwierig ist.«

»Herr Pfeifer, ich kann Ihnen sagen, was da so schwierig ist. Erstens: Das Schuljahr ist fast zu Ende, das heißt, ich kann nur noch als Vertretungslehrerin eingesetzt werden.

Zweitens: Wenn ich weiter krankgeschrieben werde, habe ich Schuldgefühle, mich draußen sehen zu lassen.

Drittens: Bleibe ich viel in der Wohnung, bekomme ich einen Koller, weil ich mich dann einsam fühle. Meine Freunde arbeiten alle, meine Eltern anzurufen macht mich instabil und in meine Vereine kann ich nicht gehen, weil meine Schüler dort auch Mitglieder sind.

Und zu guter Letzt wird mein Chef bei mir zu Hause anrufen und fragen, wie es weitergeht. Was ist, wenn ich dann einen Lachflash bekomme?«

Herr Pfeifer zuckte bei dem Wort »Lachflash« zusammen. Anscheinend hatte ich seine Befürchtung bestätigt, dass es jetzt für mich unvorteilhaft wäre, auch nur in Kontakt mit der Schule zu treten.

»Frau Weber, dann kann ich nichts mehr für Sie tun. Ich möchte mit Ihnen jetzt auch keine Vergangenheitskisten mehr aufmachen, da wir Sie einigermaßen stabil entlassen möchten«, schloss der Kunsttherapeut die Sitzung.

Vorbereitungen

»Ist denn jetzt schon Morgen?«, fragte das Rehmädchen immer noch verwundert.

»Ja, aber lass die anderen noch schlafen. Stell dich hier zu mir an den Esstisch.«

Anuschka gehorchte. Zunächst entstand eine peinliche Stille, die nur durch Kais lautes Schnarchen zerschnitten wurde. Dann nahm Anuschka ihren ganzen Mut zusammen und setzte an: »Darf ich dich was fragen?«

»Ja, was ist es denn?«, fragte der Alte genauso leise zurück.

»Ich möchte zurück nach Hause! Kannst du mir sagen, wie du hierhergekommen bist?«

»Nein, das möchte ich nicht. Aber ich würde gerne wissen, wie ihr hierhergekommen seid. Was wollt ihr hier? Und wer hat euch geschickt?«

Anuschka dachte, dass dies ihre letzte Chance wäre, den Mond zu verlassen. Und so erzählte Anuschka dem merkwürdigen Terrax ihre Geschichte. Sie hoffte, dass er ihr dann vielleicht doch helfen würde. Als sie geendet hatte, fühlte sich das Reh seltsam nackt, da der Fremde jetzt so viel über sie wusste. Sie schämte sich. Der alte Mann schwieg, und Anuschka bereute bereits ihre Offenheit. Doch dann bemerkte sie etwas Unerwartetes: Sie sah Tränen in den Augen des Alten glitzern! Er blinzelte sie jedoch rasch weg und räusperte sich.

»Hhm, Anuschka, so wie du jetzt bist, kannst du nicht nach Hause gehen ... Du musst erst kämpfen lernen!«

»Wie denn?«, fragte Anuschka, die dankbar nach jedem Strohhalm griff, der sie ihrer Welt näherbrachte.

Da stand der Alte auf und holte eine kleine, unscheinbare Schatulle aus dem Regal. Er öffnete sie, und Anuschka war etwas enttäuscht, als ihr Blick auf einen kleinen, silbernen Schlüssel fiel.

»Dieser Schlüssel öffnet dir sehr viele Türen. Aber du musst lernen, mit ihm umzugehen. Denn du darfst eines niemals tun: Ihn mit Gewalt in einem Schloss umdrehen!

Wenn du das tust, werde ich verdammt sein, meine Tage mit immer derselben Handlung auszufüllen. Solange, bis mich der Tod davon erlöst.«

Anuschka sah in die blassblauen Augen des Alten. Sie verstand nicht ganz, was er ihr mitteilen wollte. Sie fühlte nur, dass er es in seinem Mitleid wohl gut mit ihr meinte.

Der alte Mann kramte in einer Schublade und drehte sich dann zu Anuschka um. Er hatte eine goldene Kette in der Hand. Er fädelte den silbernen Schlüssel auf die Kette, öffnete Anuschkas Raumanzug und hängte ihr die Kette behutsam um den schlanken Hals.

»Pass gut darauf auf. Dieser Schlüssel wird dich noch einmal aus einer großen Gefahr retten«, prophezeite er. Dann zog er den Reißverschluss wieder zu und verließ leise den Bauwagen. Anuschka blieb verwirrt zurück.

Dann wurde sie jedoch wütend. Sie war frustriert und wollte von Terrax erklärt haben, was er mit »Kämpfen« meinte. Also rannte sie ihm nach, so schnell sie ihre Hufe tragen konnten.

Der Alte war noch nicht weit gekommen. Er lief geradewegs auf ein Hochplateau, das sich über einem Mondkrater erhob. Anuschka traute sich nicht, laut zu rufen. So hastete sie über das unwirtliche Mondgeröll zu ihm hin.

Terrax schien sie gehört zu haben, denn er drehte sich ruckartig zu ihr um.

»So, bist du mir nachgekommen?«

»Ja, ich will dieses Kämpfen lernen, von dem du gesprochen hast!«

»Hhm, ich hatte mir schon gedacht, dass du keine Ruhe geben und versuchen würdest, den Dingen auf den Grund zu gehen.«

»Wie kann ich denn als Reh kämpfen lernen? Ich kann ja noch nicht mal einen Speer zwischen meinen Hufen halten.«

»Das sind nur äußere Arten zu kämpfen. Die wirkungsvollsten Waffen liegen innen. Wenn du es schaffst, ihre Energie zu nutzen, dann wirst du damit mehr erreichen als mit manchem Speer oder Schwert.«

»Aber wie komme ich an diese Energie?«

»Moment, ungeduldiges Reh! Es bringt nichts, wenn wir die Dinge überstürzen. Möchtest du, dass ich dich in dieser Art des Kämpfens unterweise?«

»Ja, bitte!«

»Nun gut. Doch zunächst musst du ein Verständnis der Energien und deines Körpers entwickeln. Ohne das wirst du sie schwerlich nutzen können. Was bedeutet also inneres Kämpfen?«

»Weiß ich nicht.«

»Inneres Kämpfen bedeutet, den Gegner nicht mit äußerer Gewalt zu bekämpfen, sondern bei dir selbst zu bleiben und deine Energiequellen zu nutzen.«

»Wie denn?«, fragte Anuschka zaghaft.

»Indem du dich auf deine inneren Energiepunkte konzentrierst.«

»Und wo sind die?«

»Die stärksten sitzen bei uns Menschen in den Ellenbogenpunkten. Das entspricht wohl dem Kniegelenk deines Vorderbeins. Aber wir müssen erst ausprobieren, ob die Energiepunktverteilung bei Rehen genauso ist.«

»Haben denn alle Lebewesen diese Energiepunkte?«

»Ja, sogar Pflanzen besitzen sie.«

»Und wie wollen wir herausfinden, wo meine stärksten Energiepunkte sind?«

»Indem du deine Aufmerksamkeit nach innen richtest, Anuschka. Wir fangen an: Konzentriere dich jetzt nur auf deinen Körper.«

Unruhig glitten Anuschkas Augen über die karge, silbergraue Mondlandschaft mit ihren Kratern, zerklüfteten Vulkankegeln und dem Steingeröll, das auf dem silbrigen Sand herumlag. Sie fühlte sich unsicher und eine plötzliche Scham überkam sie.

Terrax schien ihre Gedanken erraten zu haben, denn er sagte: »Anuschka, du brauchst keine Angst zu haben. Hier kann dir niemand mehr etwas tun. Vertraue mir und auch dir selbst! Schließ deine Augen!«

Anuschka schloss die Augen, ein fast unmerkliches Zucken durchlief ihren Körper, und sie merkte, dass sie sich aus ihm löste.

»Halt, Anuschka, nicht weggehen! Mach sofort wieder die Augen auf!«, rief der Alte nun entsetzt. Damit hatte er nicht gerechnet.

Irritiert fing Anuschka an zu blinzeln und öffnete ihre großen braunen Rehaugen.

»Wo war ich denn?«

»Auf jeden Fall nicht mehr in deinem Körper«, rief der Alte ungeduldig.

»Woher weißt du das?«

»Weil ich spüre, wenn deine Seele nicht mehr präsent ist. Dann ist nämlich gar keine Energie mehr da. Bitte, tu das nie wieder! Vor allem nicht im Kampf! Denn in dem Moment, in dem du deinen Machtraum aufgibst, wird ihn sich jemand anderes nehmen. Vergiss das niemals, kleines Reh!«

»Ich merke gar nicht, wenn ich das mache! Warum merke ich das nicht?«

»Du hast so viele schlechte Erfahrungen gemacht. Und auch wenn diese Erfahrungen für dich der Vergangenheit angehören, so sind sie doch noch in jeder Zelle deines Köpers gespeichert. Man nennt das ein Körpergedächtnis.«

»Und?«

»Na ja«, Terrax schaute verlegen auf den Boden, »meine Vermutung ist, dass deine Seele deinen Körper bei den Übergriffen verlassen hat.«

»Aber warum tut sie es jetzt?«, fragte Anuschka ungeduldig.

»Weil du wohl unbewusst Angst hast, dass auch ich dir etwas tun könnte. Auf jeden Fall kannst du offensichtlich nicht bewusst in deinen Körper gehen, ohne Angst und Scham zu empfinden«, seufzte der Alte. »Ist es nicht so?«

Anuschka war verblüfft über diese seltsame Feststellung. Dann überlegte sie. Sie musste sich sehr anstrengen, um sich an die Momente vor dem Augenschließen zu erinnern. Erst jetzt wurde ihr bewusst, dass das, was sie gefühlt hatte, Scham gewesen war. Sie sah Terrax etwas ratlos an und nickte dann stumm mit dem Kopf.

»Anuschka, versuche mir zu vertrauen! Ich weiß, das ist nicht einfach, auch weil wir uns noch nicht so lange kennen. Aber nur wenn du mir vertraust, kann ich dir helfen, dich deinen Problemen zu stellen und so letztlich in deine Welt zurückzukommen. Wollen wir es noch einmal versuchen?«

Anuschka war verunsichert. Ihr war unwohl, und sie hätte es gerne bei dieser einen verstörenden Erfahrung belassen.

»Irgendwann wirst du diese Angst ja doch überwinden müssen, um je wieder Vertrauen fassen zu können. Vertrauen, dass dir jemand ohne Gegenleistung helfen will und dich so mag, wie du bist!«

Anuschka schwieg. Sie hatte nun richtige Angst und ihr kleines Herz pochte wild.

»Versuch es noch einmal, Anuschka! Komm, wir probieren es mit halbgeöffneten Augen.«

Anuschka nickte kaum merklich. Ihr war schlecht und sie wäre am liebsten weggerannt, aber ihr Wunsch, wieder zu den Ihren zurückkehren zu können, war größer als ihre Angst und ihre Scham. Es war auch die Scham, dass Terrax jetzt so viel über sie wusste und alle ihre Verletzungen zu kennen schien.

»Neein, nicht schon wieder! Sofort runter da, Kai!«

Verwundert blickten Anuschka und Terrax in die Richtung, aus der Fulnas Stimme kam.

Die Drachin befand sich nun auf der Rückseite des Wohnwagens und wehrte sich gegen den Kraken, der im Begriff war, vom Bauwagendach auf ihren Rücken zu springen. Genervt konnte Anuschka beobachten, wie der Krake nun mit einem lauten Jubelschrei auf Fulnas Rücken landete und sich gemütlich an ihren Stacheln zum Boden hangelte.

»Beim nächsten Mal beiße ich dich«, rief Fulna wütend.

»Ich hab' dich auch gern«, erwiderte der Krake aufmüpfig-frech und war im Begriff, einen Vulkankegel hinaufzuklettern. Erst jetzt bemerkte Anuschka, dass er dabei mit einem seiner Tentakel ein Fernrohr fest umschlossen hatte. Der Krake schien sich an die Unförmigkeit des Raumanzuges erstaunlich schnell gewöhnt zu haben und war im Nu auf dem Kraterrand angelangt, auf dem er jetzt wie eine Spinne hockte und sich mit den übrigen Tentakeln abstützte. Der Krake trug unter seinem Schutzhelm eine rote Brille, die er mit mehreren Gummibändern an seinem ohrlosen Kopf befestigt hatte. Brille und Gummiband verliehen der Krake gleichzeitig ein seriöses und gelehrtes Aussehen. Auf seine Sache konzentriert und unbekümmert über den Tumult, den er ausgelöst hatte, setzte er das Fernglas nun an, um einen Stern zu beobachten.

Anuschka blickte Terrax nun fragend an.

»Das ist die Venus«, erklärte Terrax dem Rehmädchen. »Und darunter befindet sich der Saturn. Wir wollen unseren Gast nicht stören, denn offensichtlich ist es besser, wenn er beschäftigt ist«, fuhr Terrax fort und zwinkerte Anuschka dabei amüsiert zu. »Okay, Anuschka, vergiss jetzt erst einmal alles um dich herum und halte die Augen halb geöffnet!«

Doch in banger Erwartung, wie ihr Körper wohl auf diesen zweiten Versuch reagieren würde, begann Anuschka unruhig zu werden. Der Alte bemerkte es und plötzlich kam ihm eine Idee. »Fulna! Fulna!«, rief er eindringlich.

»Was ist denn nun schon wieder?«, fragte die Drachin ungnädig.

»Ich versuche, Anuschka beizubringen, wie sie sich innerlich vor dem Gestagata schützen und ihre eigenen Energien anzapfen kann. Kannst du mir dabei helfen?«, brüllte Terrax nun quer über den Mondplatz, auf dem auch der Bauwagen aufgestellt war.

»Was soll ich machen, Terrax?«

»Du hältst mit unserem Rehmädchen Blickkontakt, sodass sie keine Scham empfindet, wenn sie mit ihrer Aufmerksamkeit in ihren Körper zurückgeht.«

»Kann ich machen«, rief die Drachin kurz angebunden zurück.

»Anuschka, schau mich an, Kleines!«, rief sie nun dem Reh zu.

Anuschka gehorchte und sah zur Drachin hinüber.

»Nein, nicht so!«, rief Terrax ungeduldig. »Mit dem anderen Auge musst du mich ansehen!«

Anuschka runzelte die Stirn. Sie war verwirrt. Ohne ein weiteres Wort lief der Alte nun in seinen Bauwagen. Er trat mit einem riesigen Messingspiegel aus der Tür, kletterte die steile Holztreppe hinunter und schleifte den Spiegel quer über den Platz durch den Mondsand. Dabei hatte er Glück, dass sich auf diesem Platz keines der vielen Kraterlöcher befand. Schnaufend stand er jetzt wieder Anuschka gegenüber und hielt dabei den Spiegel zwischen seinen behandschuhten Händen.

»Anuschka, wenn du jetzt in den Spiegel schaust, darfst du dich nicht erschrecken lassen. Bedenke, dass Kreaturen wie der Gestagata ihre Macht hauptsächlich aus dem Schrecken ziehen, den sie ihren Opfern einzujagen versuchen.«

»Ich kann doch nicht den Gestagata angucken und dabei ruhig bleiben«, rief Anuschka entsetzt.

»Doch, genau das wirst du tun! Weil nämlich Fulna auf der einen und ich auf der anderen Seite mit dir Blickkontakt halten werden. Der Gestagata ist für dich dann so etwas wie eine giftige Pflanze, die zwar da ist, dich aber nicht verletzen kann. Wollen wir es noch einmal versuchen?«

Anuschka zögerte und blickte absichtlich von dem Spiegel weg und zu der Drachin hin.

»Komm schon, Kleine, wir schaffen das!«, hörte sie nun Fulnas ermutigende Stimme.

Sie blickte in das vertraute, rotschuppige Gesicht und in die teichgroßen, saphirblauen Augen und atmete tief ein und aus.

»Gut, ich tu es«, murmelte sie zerknirscht.

»Dann schaue jetzt in den Spiegel. Aber nicht länger als eine Sekunde, du darfst dem Gestagata keine Macht über dich geben! Wenn du länger hineinschaust, wird sich sein Blick in deinem Gedächtnis einbrennen und deine Gedanken vergiften.«

Anuschka holte noch einmal tief Luft, sah dann schnell zu dem Spiegel und erschrak. Erneut sah sie dieses krokodilartige Wesen mit den drei Augen! Die Augen glühten und sahen sie abschätzig an. Es kostete Anuschka viel Kraft, um ihren Blick wieder von dem Monster abzuwenden. Sie blickte auf und sah in das beinahe gütig erscheinende Gesicht des Alten. Dann suchte sie den Blick der Drachin. Die sah ernst und gleichzeitig streng zurück, damit Anuschka sich nicht von ihrer Aufgabe ablenkte.

»So, und jetzt sieh uns beide gleichzeitig an und schau dabei über meinen Mondhelm hinaus!«

Anuschka begriff zunächst nicht, was der Alte von ihr wollte. Doch schließlich schaffte sie es, die beiden gleichzeitig anzusehen.

»Jetzt behältst du Blickkontakt mit uns bei und lässt deinen Blick gleichzeitig in die Ferne schweifen!«

»Das geht nicht!«

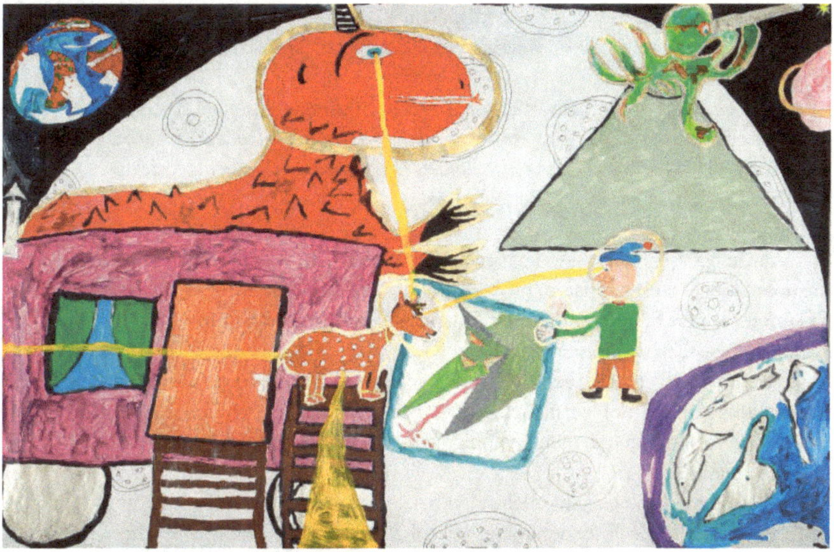

Abgrenzungstraining bei Terrax auf dem Mond

»Doch, Anuschka, du musst uns nur vertrauen, dass wir dich mit unseren Blicken halten und beschützen!«

Anuschka versuchte nun, den Krater, auf dem sich Kai befand, anzusehen, ohne die beiden Freunde aus den Augen zu verlieren. Es gelang ihr nicht gleich. Immer wieder erinnerte sie sich an das schreckliche Gesicht des Gestagatas im Spiegel. Ein Drang überkam sie, erneut im Spiegel nachzusehen, ob das Grauenvolle nicht vielleicht doch schon verschwunden war.

Terrax, der ihre Gedanken erraten zu erhaben schien, brüllte nun streng: »Nein, Anuschka, das darfst du nicht tun! Wenn du das tust, gehe ich weg! Dann bist du allein mit dem schrecklichsten aller Schrecken.«

Anuschka schnaubte. Sie wollte nicht von diesem seltsamen Erdmännchen abhängig sein. Andererseits würde es Fulna vielleicht nicht schaffen, sie aus der Erstarrung herauszuholen, da sie ja selbst Angst vor dem Wesen hatte, das sie so tödlich verwundet hatte.

Da meldete sich El Sabios Stimme in ihrem Kopf: »Los, Anuschka! Lass dir von Terrax alles beibringen! Wir brauchen dich hier! Die Lage wird immer schwieriger.«

Anuschka nahm ihre ganze Konzentration zusammen und versuchte, sie nun über den Spiegel hinaus auf den Alten zu bündeln.

»Ja, verliere Fulna nicht aus den Augen! Gut so! Und jetzt versuche, durch mich hindurchzublicken! So als ob du dadurch auch den Vulkankegel durchdringen könntest, auf dem dein Gefährte Kai sitzt!«

Anuschka tat wie ihr geheißen.

»Sehr gut«, murmelte Terrax nun leise. Er hatte wohl Angst, durch ein lautes Wort Anuschkas Konzentration zu zerstören.

»Okay, du bist jetzt gesichert und geschützt. Wir suchen jetzt deine Energiepunkte. Anuschka, in welchem deiner weißen Flecken juckt es am meisten, wenn ich jetzt das Wort Energie dreimal rufe?«

Ohne eine Antwort abzuwarten, rief der Alte: »Energie! Energie! Energie!«

Anuschka musste sich sehr konzentrieren, um überhaupt etwas in ihrem Körper zu spüren. Sie versicherte sich, dass ihre beiden Verbündeten sie noch anblickten.

»Na, welcher ist es?«

Anuschka schwieg.

»Anuschka, uns bleibt vielleicht nicht mehr viel Zeit! Wenn der Gestagata so klar in meinem Spiegel zu sehen ist, dann bedeutet das, dass er immer mehr an Macht gewinnt. Er könnte deinen Freunden da unten im Änderland dann etwas tun.«

Anuschka schwieg immer noch.

»Kannst du eigentlich auch mal an die anderen denken und nicht nur an deine eigenen Schamgefühle!«, rief Terrax jetzt vorwurfsvoll. Und da geschah mit Anuschka etwas, das sie schon lange nicht mehr gefühlt hatte: Sie fühlte eine außerordentliche Wut, ja beinahe Hass!

»Wie kannst du es wagen, mich so zu beleidigen, du blöder, alter Meckerbock! Natürlich weiß ich, wo die Energiepunkte jucken! Aber das geht dich gar nichts an, was an meinem Bauch und an meinem Stert ist!«

Doch anstatt einer aggressiven Reaktion sah sie nun ein Lächeln in den Augen des Alten aufblitzen.

»Du hast sie tatsächlich gefunden! Anuschka, du brauchst dich nicht zu schämen! Diese Provokation war nötig, damit du dich öffnest. Oft trennt uns die Scham auch von den Wesen, die es gut mit uns meinen.«

Anuschka blickte zu Fulna hinüber, die nun ihren großen Kopf hob und ihr dann vorsichtig, um den Blickkontakt nicht zu verlieren, zunickte.

Doch in diesem Moment erscholl ein schmerzhaft hoher Ton. Sie hörten ein Knirschen, dann ein Klirren. Der große Messingspiegel war zerborsten und es senkte sich eine bedrohliche Stille über die Mondebene. Anuschka wurde kalt. Sie hätte sich am liebsten in den Bauwagen verkrochen. Als sie wieder in das Gesicht des Alten schaute, wurde ihr schwer ums Herz. Terrax schien um Jahre gealtert sein. Seine Haut war aschfahl und seine Augen, die eben noch vor Stolz geleuchtet hatten, erschienen nun matt und stumpf.

Anuschka war froh, dass mit dem Zerbrechen des Spiegels auch die grässliche Fratze des Gestagata verschwunden war. Doch sie ahnte, dass es damit nicht getan war.

Nach einer Weile, einer langen Weile, in der niemand ein Wort geäußert hatte, räusperte sich Terrax: »Das ist ein schlechtes Zeichen! Der Gestagata wird sich rächen!«

»Wofür?«, fragte Anuschka ungläubig.

»Dafür, dass ich dir beigebracht habe, dich abzugrenzen und seiner dunklen Macht mit deiner eigenen Energie etwas entgegenzusetzen!«

»Kennst du den Gestagata?«, fragte Anuschka neugierig.

»Ich bin nicht aus dem Änderland, kleine Anuschka. Aber ich kenne bösartige Wesen wie ihn auch aus meiner Welt. Sie sind es, die mich letztlich dazu gebracht haben, hierherzufliegen, um meinen Frieden zu finden.«

Anuschka stutzte. Sie war verwirrt. Und gleichzeitig erschien es ihr, als ob sie mit Terrax etwas verband: Sie waren beide Flüchtlinge aus ihrer Welt! Doch während Anuschka sich trotz allen Widrigkeiten zurück in ihre Welt sehnte, hatte sich der Alte ganz verschlossen.

Da berührte sie etwas an ihrer Fessel. Sie blickte an sich hinunter und sah in die schreckensgeweiteten, glasklaren Augen der Krake. Als sich nun einige Steine aus der Vulkanwand lösten und der Boden unter ihr zu vibrieren begann, nahm Anuschka wahr, dass auch Fulna ihren Standort gewechselt hatte. Die Drachin kam nun mit schnellen Schritten auf sie zu.

An ihren bebenden Nüstern war zu erkennen, dass sie aufgeregt war.

»Ja, es ist wahr«, sagte Terrax mit tonloser Stimme: »Der Gestagata hat weiter an Macht gewonnen. Er ist bereits so übermächtig, dass er uns seine negative Energie auf den Mond schicken konnte.«

»Aber hier heraufkommen kann er doch nicht?«, fragte Kai ängstlich.

»Nein, das nicht. Ihr seid hier sicher. Aber wenn ihr euch hier weiter versteckt haltet, wird er versuchen, eure Freunde im Änderland so grausam zu richten, dass er euch auf diese Weise zerstören kann.«

»Dann müssen wir zurück und ihnen helfen!«, entfuhr es Anuschka. Doch sie sah, dass ihre beiden Freunde bereits bei dem Gedanken, sich dieser Gefahr auszusetzen, Gänseschuppen bzw. Gänsetentakel bekamen.

»Terrax, wie kommen wir wieder zurück?«, fragte Anuschka nun eindringlich.

»Ihr müsst durch den Vulkankegel hindurch, auf dem Kai gesessen hat.«

»Aber der ist doch dicht«, sagte Kai ungläubig.

»Aber nicht, wenn ihr eines meiner Silberdrahtmandalas mitnehmt. Der Draht hat magische Kräfte. Mit ihm könnt ihr das Mondgestein unterhöhlen, wenn ihr die Anzahl seiner Blütenblätter zählt und in den Mondsand da vorne schreibt. Und bedenkt, dass ein Blütenblatt immer alle anderen mitbewegen muss.«

Mit diesen Worten ging der Alte erneut in seinen Wagen und kam mit einem seltsamen Silberdrahtgesteck zurück. Es leuchtete im Licht der Sonnenstrahlen, die auf den Mondboden fielen. Es handelte sich um zwei Kreise aus Silberdraht, an die der Alte Halbkreise angebracht hatte, die sich an Haken in die Kreismitte und nach außen drehen konnten. Fasziniert sah Anuschka auf die bunt schillernden Perlen zwischen den Blütenblättern. Sie waren von dunkelblauer Farbe und so silbrig, dass sie gleichzeitig in allen Farben des Regenbogens schillerten.

»Lebt wohl!«, sagte er nun abrupt und sah jeden von ihnen noch einmal kurz an. Als er in Anuschka braune Rehaugen blickte, meinte sie, einen Schmerz in den seinen zu erkennen, denn sein Blick zeugte von unendlicher Traurigkeit.

»Nun bin ich wieder allein, aber vielleicht soll es ja auch so sein. Ich werde euch nicht vergessen, vor allem dich nicht, kleines Reh«, versprach Terrax. Dann wandte er sich um und ging, ohne sich noch einmal nach den Dreien umzusehen, in seinen Wohnwagen hinein.

»Und jetzt?«, fragte Fulna. Sie hoffte wohl immer noch, dass die Rückreise sich verzögern würde, damit sie ihrem Aggressor nicht erneut begegnen musste. Doch die Rückkehr in die Gefahrenzone ließ sich nach Terrax' Abschied nicht mehr verschieben. Sie mussten zurück, in die Welt, die sie kannten.

Kai gelangte als erster auf den höchsten Punkt des Vulkankegels. Unsicher und gleichzeitig ein wenig stolz sah er seinen Gefährten entgegen. Anuschka schaffte den Aufstieg als nächste. Für Fulna bestand der Aufstieg aus zwei Schritten mit ihren mächtigen Pranken, bei denen sich aber erneut viele Tufflavasteine aus der Gesteinswand lösten.

»Vorsicht! Du bringst noch alles zum Einkrachen!«, rief Kai vorwurfsvoll.

»Ihr habt gut reden mit euren mickrigen Minikörpern!«, rechtfertigte sich die Drachin.

Anuschka sagte nichts. Wenn sie Angst hatte, schwieg sie für gewöhnlich. Am Abgrund legte Kai das Mandala-Amulett auf den Boden und fing mit der Spitze eines Tentakels an, die Blütenblätter zu zählen.

Anuschka tat es ihm gleich. »48!«, rief Kai stolz.

»Falsch, 64!«, korrigierte ihn Anuschka. »Du hast mal wieder zu hastig gezählt«, maßregelte sie.

»Sei froh, dass Salia nicht hier ist«, mokierte sich Kai. Doch bei dem Gedanken an Salia wurden die Freunde wieder still. Keiner von ihnen wollte es aussprechen, doch alle fragten sich nun, ob der Vogel mit dem Affengesicht überhaupt noch lebte.

»Wir hätten die Blütenblätter unten am Fuß des Vulkankegels zählen sollen«, meldete sich nun die Drachin zu Wort. »Soll ich die Zahlen in den Sand schreiben?«, fragte sie dann schüchtern.

»Du rührst dich am besten nicht von der Stelle!«, riefen Kai und Anuschka unisono. »Genau, du hast schon genug Schaden angerichtet«, setzte Kai nach.

»Schon gut«, grummelte Fulna.

»Dann geh ich runter«, sagte Kai und seilte sich auf seinen Tentakeln ab. Mühsam schrieb der Krake dann die Zahl 64 in den Sand. Als er den letzten Strich vollendet hatte, ging auf einmal eine Art Stöhnen aus dem Vulkantrichter hervor, das aus der Tiefe von Jahrhunderten zu kommen schien. Ohne Vorwarnung fielen die Steine, die den Boden des Vulkantrichters bedeckten, durch ein schwarzes Loch ins All. In diesem Moment wurden die drei Tiere von einem riesigen Sog durch das Loch hindurchgesaugt.

»Aaahhhh«, schrie Kai. Die anderen beiden schwiegen vor Schreck.

Die Mitte

Es war die letzte Woche vor meiner geplanten Abreise und ich hatte für mich und meine Kerngruppe eine Mitte vorbereitet, in der ich alles zeigen wollte, was mir wichtig war.

»So, Frau Weber, dann stellen Sie uns mal Ihre Mitte vor«, forderte mich Frau Aster am Montagmorgen auf.

Ich betrachtete die vielen Fotos, die Sarah von mir gemacht hatte. Darauf sah man Renate mit den Pferden, beim Paddeln, im Tierpark, mit meinen Meerschweinchen und meinen Tai-Chi-Freundinnen, die mich in der Klinik mehrmals besucht hatten.

Grinsend kramte ich nun die beiden Meckerpferdchen aus der Aesculapiumtasche. »Die gehören auch noch dazu. Sie heißen übrigens Asterix, das ist das Meckerpferdchen mit Kleid, und Pfeiferix, das mit Schal«, erklärte ich und drückte jedem Therapeuten sein Double in die Hand.

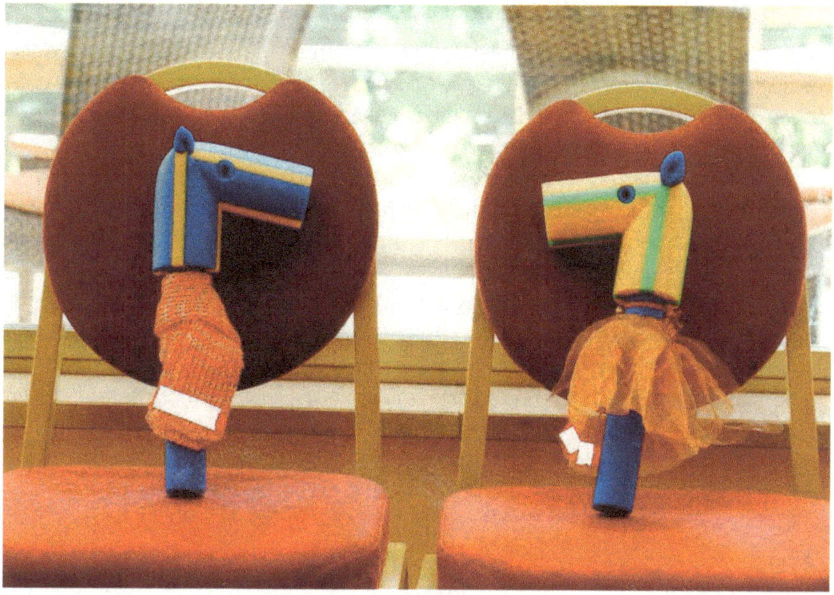

Therapeuten als Meckerpferdchen

Dann blickte ich auf meine Mitte und begann.

»Äh, mir fällt nichts ein. Ach ja, doch, diese Karte hier: *›Es gibt für dich nur einen richtigen Weg – und das ist deiner.‹* Ich glaube, diesen eigenen Weg bin ich auch in der Klinik gegangen. Ich habe die Therapie auf meine Weise angenommen.«

»Ja, und mit wie viel Reibung, Frau Weber!«, ergänzte Frau Aster ungefragt.

»Stimmt, vielleicht ist diese Reibung ja der Preis dafür, dass ich meinen eigenen Weg gegangen bin«, fügte ich sinnierend hinzu. »Besonders angesprochen hat mich noch eine weitere Karte. Auf ihr heißt es: *›Glück ist das Ausbleiben von Katastrophen.‹* Wenn ich mir mein Leben so betrachte, würde ich sogar sagen, dass Glück auch schon das Ausbleiben von großen Katastrophen sein kann. So ist beispielsweise die Situation an meiner jetzigen Schule im Vergleich zu den anderen vier Schulen davor total entspannt.«

In diesem Moment geschahen zwei Dinge: Meine Kerngruppe fing zu lachen an und es gab einen Feueralarm. Wie eine Matrone marschierte Frau Aster nun vor uns hinweg: »Zusammenbleiben!«, ordnete sie an, so, als ob wir wie Kinder alle in den Park entwischen würden. »Eigentlich war das in der Schule doch immer mein Job gewesen«, dachte ich. Andererseits tat es gut, einmal nicht unter der Spannung der Verantwortung zu stehen, unter der Frau Aster jetzt wohl stand. Sie machte Meldung beim diensthabenden Arzt und schickte zur »Beaufsichtigung« Herrn Pfeifer zu uns. Da alle nur ratlos herumstanden, drückte ich ihm sein Geschenk, einen kleinen Krafttiger, in die Hand.

»Das ist doch Ihr Krafttier, oder?«

»Äh, ja, unter anderem«, sagte er. »Ich muss ihn unbedingt hier im Büro lassen, sonst zerlegt ihn mein Hund.«

»Dann machen Sie das mal«, sagte ich aufmunternd und in diesem Moment hatte ich fast das Gefühl, als hätte ich Herrn Pfeifer adoptiert. Insgesamt erschienen meine beiden Therapeuten sehr bedroht und zerbrechlich durch ihre idealistische Weltsicht. Was würde passieren, wenn die Realität und das Leben da irgendwann überschwappen würden? »Ich würde Sie jetzt gerne drücken, obwohl ich es nicht gut kann«, sagte ich.

»Nein, Frau Weber, erst nach der Kerngruppe. Nicht jetzt schon abhauen.«

»Ach!« Vor Frust schlug ich in die Luft. Ich hätte so gerne die schmerzhaften Momente schnell hinter mich gebracht. Doch da kam Frau Aster und sah mit ihren braunen Kulleraugen eifersüchtig auf Herrn Pfeifers Tiger.

Daran hatte ich ja gar nicht gedacht: Dass die Therapeuten zwar Vater- und Mutterfiguren für uns waren, aber selbst natürlich auch innere Kinder hatten. Innere Kinder, von denen einige wiederum auch eifersüchtig, zornig usw. sein konnten.

»Das ist Ihre«, sagte ich nun und drückte Frau Aster eine Fußballschildkröte mit braunen Kulleraugen in die Hand.

»Oh, ich mag Schildkröten doch so gerne. Mein Freund hat drei Landschildkröten.«

»Ja, wird Zeit, dass sie endlich auch eine kriegen«, meinte ich streng.

Sam

Dann wurde es dunkel um sie herum.

»Wo sind wir? Hey, seid ihr noch da? Hallo, Fulna? Anusch?«

Kai ließ seine Tentakel über den Boden gleiten. Er nahm den Geruch von frischer Erde wahr und erkannte, dass sie sich in einem Tunnel befanden. »Wo der wohl hinführt?«

»Kai, bist du das?«, fragte eine zaghafte Stimme neben ihm.

»Anusch?«

»Ja! Aua!«

»'tschuldige, Kleines, reichlich eng hier unten für einen Drachen!«

»Ja, weiß auch nicht wie El Sabio dich da beim letzten Mal durchgebracht hat. Moment mal, es könnte doch sein, dass wir wieder in dem Tunnel sind, von dem aus wir zu den Mumbai gelangen konnten. Was meint ihr?«

»Jo, aber mal ehrlich, unter Tage sehen alle Gänge gleich aus. Aber ich seh' gar nix, und es riecht nach frischer Erde.«

»Nach frischer?«, fragte Fulna nun besorgt.

»Ja, wieso?«, fragte Kai unbekümmert zurück.

»Weil das bedeutet, dass hier vor kurzem ein Schacht eingebrochen sein muss ...«, erklärte Fulna gedehnt.

»Aaah, oiui«, schrie Anuschka. Ihr war etwas auf den Rücken gefallen, und sie spürte, wie sich ihr zwei Hände um den Hals legten.

»Anuschka, was ist denn? Hast du dich verletzt?«

»Nein, da sitzt etwas Pelziges auf meinem Rücken und hält sich an meinem Hals fest.«

»Wer bist du?«, donnerte die Drachin mit wütender Stimme durch den kaputten Tunnel.

»Ich bin Eusebio! Keine Angst, ich bin ein Glücksbringer.«

»Na, das werden wir noch sehen, ob du wirklich ein Glücksbringer bist«, knurrte Fulna misstrauisch. »Was machst du hier und wieso sitzt du auf Anuschkas Rücken? Komm da sofort runter!«

»Ist ja schon gut«, sagte das Wesen beleidigt, und Anuschka spürte, wie es von ihrem Rücken an der Seite hinunterrutschte. »Ich ... ich habe euch schon längere Zeit belauscht und dann dachte ich, dass ich eigentlich ganz gut in eure Truppe passe und, naja, das Reh ist genau richtig für meine Größe ... äh«

»Das glaube ich einfach nicht! Augenblick, ich mach mal Licht«, sagte die Drachin und spie eine kleine Stichflamme.

Vor ihnen saß ein kleines Wesen, so groß wie ein Kind. Es hatte Füße und Hände wie ein richtiger Mensch, war jedoch über und über mit rotem Fell bedeckt. Der Kopf des Wesens war das Erstaunlichste, denn es verfügte über zwei dunkelgrüne Augen, die verschmitzt dreinschauten. Eine Nase war nicht sichtbar, und so endete das Gesicht mit einem überaus großen, frechen Mund, der ständig zu lachen schien. Das Besondere an diesem Wesen war, und das merkten die Tiere jetzt plötzlich, dass man ihm nicht wirklich böse sein konnte. Es schaute einen so voller Lebensfreude und Zutrauen an, dass alle Irritationen und aller Ärger verschwanden.

»Aber, sag mal, Eusebio ...«, rief Kai, der sich aus seiner Erstarrung gelöst hatte. »Bist du nicht eigentlich ein Mädchen? Ich meine, äh ...«

Tatsächlich konnten die Tiere unter dem roten Fell einen Brustansatz erkennen. Und nachdem Kai dem roten Fellwesen auch noch indiskret zwischen die Beine geschaut hatte, wurde es tatsächlich noch röter im Gesicht. Und es schrie wütend: »Musst du gerade sagen, bei dir sieht man ja auch nichts, und du nennst dich Kai!«

»Also, ich muss doch sehr bitten!«, rief Kai empört, der nun seinerseits rot wurde. »Bei uns Kraken ist das ja schließlich etwas ganz anderes!«

»Aber anderen Wesen zwischen die Beine gucken, der ist ja pervers«, schrie das rote Fellbündel jetzt verzweifelt.

»Jetzt reicht es aber«, griff Fulna nun ein. »Kai, das macht man nicht! Du musst unseren Kraken entschuldigen, er ist manchmal etwas unsensibel für die Scham anderer. Davon mal abgesehen siehst du wirklich eher aus wie eine junge Fellfrau, auch mit den braungelben Locken auf deinem pelzigen Kopf!«

»Naja«, lenkte Eusebio jetzt ein. »Ich wollte eben immer ein Junge sein. Ihr wisst schon, dann kann man auf Bäume klettern und hat weniger Regeln und so. Ich habe mich mit den anderen auch immer gerauft wie ein Junge, bis ... Naja, ihr wisst schon!«

Die drei Tiere schwiegen betroffen.

»Und wenn du dir einen Namen gibst, der gleichzeitig männlich und weiblich ist?«, fragte Anuschka nun einfühlsam. Sie konnte Eusebio verstehen, sie wäre ja selbst lieber als Rehbock geboren worden. Dann hätte es die ganzen Probleme nicht gegeben ...

»Und wie soll ich mich nennen?«

»Zum Beispiel Kim oder Toni.«

»Och nee, das gefällt mir nicht!«

»Ich störe euch ja nur ungerne in eurer Gesprächsrunde, aber meint ihr nicht, dass wir jetzt ganz andere Probleme haben, als wie jemand von uns heißt?«, mahnte die Drachin.

»Ich möchte Samantha heißen«, rief Eusebio jetzt dazwischen. Mit einem inneren Glückshüpfer und voller Stolz hatte sie wahrgenommen, dass die Drachin sie bereits als ein Gruppenmitglied bezeichnet hatte. Endlich gehörte sie irgendwo dazu! Seitdem sie zu einer jungen Frau herangereift war, war sie oft sehr einsam gewesen.

»Aber Samantha ist ein Mädchenname!«, bemerkte Kai jetzt.

»Ja, aber an meinen männlichen Tagen könnt ihr mich einfach Sam rufen!«, erwiderte das rote Fellbündel nun zufrieden.

»Ist doch schon klar, dass Sam zu uns gehört!«, posaunte Kai, begeistert über den Ideenreichtum der roten Fellträgerin.

»Okay, Sam, dann lass uns mal weitergehen! Wir haben noch eine große Aufgabe vor uns«, lenkte Anuschka sanft ein. Sie spürte wie Fulna unruhig mit den Klauen stampfte und versuchte, zwischen der Drachin und der neugetauften Sam zu vermitteln.

»Sag mal, Sam, hast du die Decke zum Einsturz gebracht?«, fragte Fulna jetzt.

»Nö«, antwortete das rote Fellknäul unbesorgt. Froh über das Interesse der Drachin fuhr sie fort. »Ich habe aber gesehen, wer es war! Es war so eine Art Krokodil, das wütend mit seinen Krallen nach etwas gescharrt hat. Es schien es aber nicht bekommen zu haben, denn als ich nach oben lugte, glühten seine drei Augen rot vor Wut.«

»Das war der Gestagata! Er hat wohl den Dornteufel Gabor verfolgt, als der aus dem Tierkadaver in den Tunnel geflohen ist«, folgerte Fulna.

»Gestagata? Wer ist das denn?«, fragte Sam arglos.

»Das ist die Kreatur, die versucht, alle Bewohner des Änderlandes zu unterjochen, damit er hier seine böse Macht ungehindert spielen lassen kann«, erklärte nun Kai ungewohnt ernst.

»Und was habt ihr mit ihm zu tun?«

»Er ist hinter uns her und hat wohl auch einen Freund von uns hier unten verfolgt«, erklärte Fulna.

»Sag, wie lange ist es her, dass du ihm begegnet bist, Sam?«

»Ein oder zwei Tage. So genau weiß ich das nicht. Seit ich mich hier in die Gänge zurückgezogen habe, sehe ich nicht mehr, wann ein Tag anfängt oder aufhört.«

»Dann kann es ja sein, dass der Gestagata noch ganz in der Nähe ist«, rief Anuschka erschrocken.

»Wir dürfen es jedenfalls nicht ausschließen und müssen auf der Hut sein. Ab jetzt redet jeder nur noch das Nötigste und leise, falls der Gestagata oder seine Häscher über uns lauern«, sagte Fulna an. Die Drachin hatte nun endlich wieder die Führung der kleinen Gruppe übernommen.

»Aber wie kommen wir jetzt weiter, ohne über Tage zu gehen?«, fragte das Rehmädchen.

»Jeder gräbt einfach, so gut er kann!«

»Und wenn es einen Erdrutsch gibt?«, fragte Kai zaghaft, obwohl er derjenige war, der mit seinen neun Tentakeln am besten graben konnte.

»Dann hole ich euch raus«, beruhigte ihn die Drachin: »Wenn etwas ist, ruft ihr einfach!«

Schweigend fingen nun alle zu graben an. Doch Kais Befürchtung erwies sich als unbegründet, denn im Nu hatten sie den Stollen wieder durchgängig gemacht. Keine Erde kam von oben nachgerutscht. Alle atmeten erleichtert auf.

Tastend und stolpernd liefen sie nun weiter den Gang entlang. Plötzlich hörten sie ein wütendes Knurren. Dann ein Scharren und schließlich ein Schnaufen. Anuschka konnte gerade noch einen ihrer spitzen Schreckschreie unterdrücken, als sie auf einen der Stacheln des Dornteufels stieß.

»Gabor?«

Tatsächlich war es der Dornteufel, der einen großen, stinkenden Erdball vor sich herschob.

»Sag mal, bist du jetzt unter die Mistkäfer gegangen?«, pflaumte ihn Kai an, der das lila Stachelwesen nun ebenfalls erkannt hatte.

»Nein! Ich muss umziehen. Der Gestagata hat meinen Busch angezündet. Ich ziehe einen Gang tiefer, da kommt er nicht hin.«

»Und was ist da alles drin in deinem Erdball?«, fragte Anuschka staunend.

»Oooch, Verpflegung und gutes Baumaterial.«

»Also doch wie ein Mistkäfer«, grummelte Kai.

»Schluss jetzt!«, beendete Fulna die Diskussion: »Gabor, warst du es, den der Gestagata verfolgt hat?«

»Ja«, antwortete Gabor kurz. Der Schreck schien ihm noch in den Gliedern zu sitzen.

»Dann wirst du uns wohl nicht begleiten wollen?«, fragte Fulna leise.

Gabor schüttelte nur stumm den Kopf und Fulna verstand ihn. Sie nickte ihm noch einmal kurz zu, bevor sie, die anderen anführend, weiter in dem dunklen Gang verschwand.

Sich stellen

Und dann spürten sie es: Ein Donnergrollen, das den Boden unter ihnen vibrieren ließ. Kleine Steine und Erdklumpen lösten sich aus der Tunnelwand und fielen auf die Gefährten nieder. Diese waren starr vor Angst und gaben keinen Laut von sich.

»Wo seid ihr?«, schrie eine hämische Stimme. »Ich habe euren Affenvogel in meiner Gewalt! Wenn ihr nicht endlich herauskommt, werde ich ihn zwischen meinen Fußkrallen zerquetschen! Ein langsamer und sehr qualvoller Tod.«

»Er hat Salia! Was machen wir jetzt?«, flüsterte Kai den anderen zu.

»Das muss Anuschka entscheiden, denn es ist ihr Feind.«

»Wieso? Er hat dich doch angegriffen.«

»Er hat mich angegriffen, weil ich dich retten wollte. Anuschka, du musst wissen, dass die Wesen im Änderland eine fantastischere Gestalt haben als die Wesen, die du aus deiner Welt kennst. Und doch begegnet dir hier das wieder, wovor du geflüchtet bist: In der Gestalt des Gestagatas. Wenn du ihn besiegst, wirst du stark genug sein und zu den deinen zurückkehren können.«

»Ich zähle jetzt bis zehn – wenn ihr dann nicht rauskommt, töte ich den Affenvogel!«

Anuschka versuchte, sich zu sammeln. Ihr Herz klopfte wie wild und sie nahm alles um sich herum nur noch als unwirklich war. Dann rannte sie zurück in den Gang, aus dem sie gekommen waren. Draußen hörte sie, wie der Gestagata mit seiner schneidenden Stimme weiterzählte. Endlich: Sie hatte den Durchbruch erreicht! Mit verzweifeltem Mut sprang sie hoch – doch sie rutschte immer wieder an der Erdwand ab. Dann dachte sie an all die Schmerzen, die sie seit Ambigutons Veränderung erduldet hatte, und plötzlich überkam sie eine unbändige Wut. Mit einem Satz sprang sie nun aus dem Tunnel und rannte auf ihren Aggressor zu. Das Wesen schnaubte, sie sah es an den Dampfwolken, die über seinem riesigen, metallisch gefärbten Kopf aufstiegen.

»Acht, neun ...«

»Ich bin hier, Gestagata!«, rief Anuschka mit fester Stimme.

»Ah, sieh an, das verschreckte Rehmädchen! Wo sind denn deine Freunde geblieben? Haben dich wohl im Stich gelassen, was? Haha, tja, in den entscheidenden Momenten deines Lebens bist du eben immer allein«, sagte der Gestagata nun mit leiser Stimme. Er schien sich hämisch darüber zu freuen, dass Anuschka ihm so ausgeliefert war. Seine drei Augen glühten rot vor Hass, und es war, als ob sie versuchten, Anuschkas Selbstwertgefühl wegzubrennen.

»Wo ist Salia?«, rief Anuschka, der bereits die Nackenhaare hochstanden.

»Hier, zwischen meinen Krallen. Schau sie dir ruhig an, Rehmädchen!«

Anuschka näherte sich der Vorderseite des riesigen Wesens, das ihr nun noch größer erschien als Fulna. Tatsächlich erblickte sie zwischen den Krallen des Ungeheuers eine geknebelte Salia. Und sie erschrak: Blut lief aus Salias Wunden, und es war offensichtlich, dass sie misshandelt worden war.

»Was hast du mit ihr gemacht?«, rief Anuschka verzweifelt.

»Ich habe ihr ein paar Fragen über euren Verbleib gestellt und musste etwas nachbohren, da unser Vögelchen hier anfangs nicht singen wollte. Aber das hat sich geändert, gell?«

Salia warf Anuschka einen hilfesuchenden Blick zu. Anuschka erschauerte jedoch bei dem Gedanken daran, was dieses abscheuliche Wesen nun alles über sie und ihre Freunde wusste.

»Nun, Rehmädchen, wenn du nicht willst, dass es deiner Freundin noch schlechter ergeht, dann gib dem Onkel Gestagata den Ring!«

»Niemals!«

Der Gestagata rückte seine Krallen so nah an Salias Vogelleib, dass sie Mühe hatte, Atem zu schöpfen.

»Und jetzt? Haha! Hast du wirklich gedacht, du könntest dich gegen mich auflehnen? Wo ich bereits so viel Macht über dich und die Änderländer besitze!«

Der Gestagata lachte erneut hämisch auf. Anuschka überlegte fieberhaft. Wenn sie nicht bald etwas tun würde, würde er Salia töten. Sie sah so zerbrechlich aus in den Klauen des Dämons.

»Los, gib mir den Ring!«, zischte der Gestagata nun mit schneidender Stimme.

Anuschka spürte das kalte Metall des silbernen Schlüssels um ihren Hals. Sie wusste, dass sie ihn von alleine nicht von ihrem Hals bekommen würde. Da erinnerte sie sich an die Energiepunkte in ihrem Fell. Sie versuchte dem lähmenden Blick des Dämons auszuweichen und konzentrierte sich in ihrer Fantasie auf das gütige Gesicht Fulnas, das sie nun wieder vor sich sah. Sie spürte, wie der Gestagata versuchte, sie mit seinen Blicken zu entwerten und zu lähmen, doch sie schaffte es, bei sich zu bleiben. In diesem Moment meldete sich eine Stimme in ihrem Kopf. »Anuschka, du musst ihn mit dem Schlüssel am Herzen berühren!«

»Terrax?«

»Tu einfach, was ich dir sage! Du bist durch deine Energiestrahlen geschützt. Nimm dieses Gefühl und stürze dich auf ihn!«

Anuschka zögerte. Doch dann spürte sie eine zweite Präsenz hinter dem Dämon. Es war tatsächlich Fulna. Und nun wusste sie auch, dass sie den Dämon von der Drachin ablenken musste. Sie rannte auf den verdutzten Gestagata zu, sprang zwischen seine Krallen und schüttelte sich so stark, dass der Schlüssel gegen die schmierige Haut des Aggressors schlug. Dem entfuhr im selben Augenblick ein qualvolles Stöhnen. Es war fast so, als ob der Dämon dadurch geschwächt wurde, dass sein Herz berührt wurde. Eine rosa Flüssigkeit trat aus der Stelle aus, die Anuschka mit dem Schlüssel berührt hatte. Voller Ekel duckte sich das Reh, doch es war zwecklos. Das Sekret spritzte auf sie und Salia hinab. Im selben Augenblick schlug Fulna ihre Zähne in das Hinterteil des Dämons. Der bäumte sich auf und öffnete damit den Raum um die beiden Tiere. Anuschka stupste mit ihrer Schnauze die gefesselte Salia an, sodass diese über die Erde rollte.

»Kai, hilf mir!«

Der Krake war tatsächlich in der Nähe und nahm den Affenvogel in einen seiner Tentakel, um mit Anuschka zurück zu dem Tunneldurchbruch zu fliehen.

»Na, warte, du entkommst mir nicht, du komisches, ekliges Reh!«

Der Gestagata hatte Fulna abgeschüttelt und wandte sich den Flüchtenden zu. Und da sah Anuschka einen Feigenbaum, der mit überreifen Früchten beladen war!

»Kai, ich kümmere mich um Salia! Nimm du so viele Feigen, wie du kannst und feuere sie ab!«

Der Krake begriff erstaunlich schnell. Er ließ Salia auf dem Boden liegen und bewaffnete sich mit den Früchten. Da hörte er El Sabio in seinem Kopf: »Du musst auf die Augen zielen!«

Der Krake versuchte es, aber die Früchte landeten zunächst neben seinem Ziel. Dies brachte ihm ein höhnisches Lachen des Dämons ein. Anuschka, nicht faul, schnappte mit ihren Zähnen die Seile, mit denen Salia gefesselt war, und trug sie so zum Durchbruch. Hinter sich hörte sie noch ein Zischen. Sie hoffte, dass Kai überleben würde, doch jetzt musste sie erst einmal sich und Salia in Sicherheit bringen. Da hörte sie den Zornesschrei des Gestagata: »Mein Ring! Neiin, ich kann sie nur besiegen, wenn ich den Ring habe ...«

Anuschka sprang in das dunkle Loch vor ihr. Und fiel und fiel und fiel. Nanu, so tief war das Loch doch gar nicht, wunderte sie sich. Da schlug sie mit ihrem Körper auf etwas Hartem, Heißen auf. Alles um sie herum drehte sich. Als es sich in ihr jedoch wieder beruhigte, sah sie, dass sie auf einer Lavazunge stand. Immer wieder schoss Gischt durch die wenigen Ritzen des Zentralmassivs und verursachte dabei zischende, unheimliche Geräusche. Anuschka bemühte sich mit Salia im Maul möglichst schnell den Abhang hinaufzuklettern. Dann hörte sie hinter sich einen Aufprall, der Boden unter ihren Füßen wackelte. Sie drehte sich um und sah in die toten Augen der Drachin.

»Fulna!«

Was die Drachin in diese Erstarrung versetzt hatte, konnte Anuschka nicht erkennen. Sie drückte ihre Schnauze mehrmals gegen den massigen Drachenleib. Doch die Drachin rührte sich nicht. Entsetzt sah Anuschka, wie sich die roten Schuppen erst grau und dann schwarz färbten, bis sie schließlich die bläulich-graue Farbe des Vulkangesteins angenommen hatten. Das Licht in Fulnas sonst so strahlenden, saphirblauen Augen war erloschen. Sie glichen nun zwei ausgetrockneten Seen. Anuschka beugte sich über Salia. Mit viel

Mühe konnte sie die Stricke zerbeißen und Salia den Knebel um den Schnabel entfernen. Der Vogel stöhnte. Anuschka leckte dem Tier die Wunden. Es zu bewegen traute sie sich nicht, denn sie wollte es nicht noch mehr verletzen. Da berührte sie etwas an ihrem hinteren Huf. Sie blickte hinter sich und sah den Kraken, der über und über grau war. Seine Augen wirkten seltsam emotionslos und erstarrt und er konnte sich nur mit Mühe zu Anuschka hinschleppen.

»Kai? Was ist passiert?«

»Wir konnten ihn mit den Feigen vertreiben. Einmal habe ich sein Auge getroffen. Er sieht jetzt nur noch aus zwei Augen. Fulna hat ihm den Schwanz angesenkt und er ist mit rauchendem Schwanz durch die Luft weggeflogen.«

»Du bist angesengt geworden.«

»Bevor ich sein Auge traf, schaffte er es, Fulna und mich zu fixieren und uns Lebensfreude aus dem Körper zu saugen. Bei Fulna hat er es ganz geschafft, deshalb ist sie wieder erstarrt.«

»Kai, kannst du mir helfen, Salia zwischen Fulnas Pranken zu betten?«

»Kann das nicht Sam machen? Die müsste auch gleich kommen ... Ich fühle mich so ausgelaugt«, stöhnte Kai und schloss die Augen.

Und tatsächlich schlug in diesem Augenblick die rote Fellfrau auf den Vulkanboden auf.

»Puh, war das anstrengend!«, sagte sie und schaute nachdenklich in Anuschkas traurige Augen. Sie gab dem Reh einen Kuss auf die Wange und sah dann ratlos auf die kleine Salia, die vor ihr auf dem Boden lag. Behutsam nahm sie den tief schlafenden Affenvogel mit beiden Fellhänden hoch und legte ihn sanft zwischen Fulnas Pranken ab.

»Anuschka, hilf mir! Dann können wir Kai danebenlegen, damit er auf sie aufpasst. Du schiebst! Ich ziehe«, rief das rote Wesen energiegeladen.

So geschah es. Anuschka war erstaunt, dass das zart wirkende Fellmädchen so viel Kraft hatte, denn im Nu hatten sie Kai neben Salia geschleift. Der Krake war davon noch nicht einmal aufgewacht, so erschöpft war er.

Dann legte sich Sam unter Anuschkas Bauch und schlief sofort ein.

Anuschka war erleichtert, dass ihre Freunde überlebt hatten. Der Gestagata war noch da, aber vielleicht konnte er mit zwei Augen nicht mehr so viel Schaden anrichten wie zuvor. Gerührt hörte sie nun das leise Schnarchen der Krake und das des Affenvogels, die sich mit dem Schnarchen abwechselten wie bei einem Streitgespräch. Sie blickte unter ihren Bauch und sah Sams zufriedenes, kindliches Gesicht. Die Fellfrau hatte sich eingerollt und schien sich bei Anuschka wohl und sicher zu fühlen. Anuschka fragte sich, wie sie es geschafft hatte, nicht vom Blick des Gestagatas getroffen zu werden. Denn Sams Fell war weiterhin feuerrot, ohne die geringste Spur von Grau. Auch ihre Augen waren so lebhaft wie zu Beginn ihrer Bekanntschaft. Anuschka leckte Sam leicht über den roten Wuschelkopf und war gerührt über ihre Zutraulichkeit. Doch gleichzeitig fühlte Anuschka sich fremd und irgendwie einsam. Sie schloss die Augen und stellte sich das Sternbild Orion vor, das ihr Vater ihr einst gezeigt hatte.

»Wie komme ich nur zurück in meine Welt?«, fragte sie das Sternbild.

Keinen Sinn

Ich hatte Angst davor, wieder nach Hause und in meine Arbeitswelt zurückzukehren. Auch die Lachflashs, die ich in den letzten Wochen immer wieder bekam, zeugten davon, dass in mir noch viel aufgestaute Gefühle waren, die sich nun einen Weg an die Oberfläche bahnten. So lachte ich zwar während der Lachflashs, fühlte mich eigentlich aber innerlich zerrüttet und hätte am liebsten geweint. Doch das gestand ich mir wohl aufgrund meiner Erziehung, nicht vor anderen Menschen Schwäche zeigen oder gar weinen zu dürfen, nicht zu. Ich erkannte, dass ich so aufgewühlt auch schlecht in der Isolation meiner kleinen Wohnung aufgehoben wäre. Denn wie konnte ich nach der Klinik zwar noch krankgeschrieben sein und gleichzeitig in die für mich sozial wichtigen Sportvereine gehen, in denen auch meine Schüler Mitglieder waren? So kam ich auf die Idee, bei einem buddhistischen Kloster anzufragen, ob ich mit meinen Meerschweinchen dort ein Zimmer bekommen könnte. Insgeheim hoffte ich jedoch immer noch auf eine Verlängerung.
Als ich nun deshalb im Büro der Oberärztin saß, erklärte sie: »Frau Weber, Sie sind jetzt sechzehn Wochen hier und Frau Aster hat Sie sehr beschützt. Aber was soll es bringen, wenn Sie länger hierbleiben? Noch mehr Schutz? Viele Patienten nisten sich hier ein, wenn sie länger hier sind. Es ist gewollt, dass Ihnen die Kerngruppe ein Gefühl von Familie vermittelt. Doch es ist auch ein Übungsfeld. Statistiken belegen, dass es nicht die Länge der Therapie ist, die eine Veränderung bewirkt. Deshalb möchte ich Ihnen raten, eine Intervalltherapie zu machen. Versuchen Sie zunächst, das Gelernte draußen anzuwenden. Dann können Sie gerne wiederkommen. Wir sehen uns gleich beim Abschied im Plenum.«

Ich hatte keine Lust gehabt, mich für den kommenden Plenumsabschied mit der Oberärztin noch peinlich genau vorzubereiten. Also wartete ich einen Augenblick, sah alle genau an und wartete bis es ruhig war.

»Ich bin Renate, ich bin in der sechzehnten Woche hier in der Klinik. Während meines Aufenthalts gab es drei Phasen: In der ersten Phase wollte ich nicht hier sein. Ich sah, dass die Menschen in fast allen Veranstaltungen weinten. Ich hatte Angst, dass sie mich anstecken würden. Denn ich wollte nicht weinen. Und so versuchte ich, möglichst viele der Großveranstaltungen zu umgehen. Dann begann die zweite Phase, in der ich dauernd weggelaufen bin. Ich konnte meine Gefühle kaum aushalten. Aber ich konnte immer noch nicht weinen. Dafür habe ich dann geschrien und gelacht. Dieser Lachflash, den ich hier im Plenum bekommen habe – es war kein richtiges Lachen. Es war ein Weinen, das keines sein durfte.

Und dann, vor fünf Wochen, begann die dritte Phase: Ich begann, mich auf die Dinge einzulassen. Und ich danke auch meiner Kerngruppe für die schönen Dinge, die wir unternehmen konnten. In dieser Phase adoptierte ich meine Therapeuten. Ich konnte immer noch nicht weinen, aber ich habe die Geborgenheit und den Schutz gespürt. Geweint habe ich, wenn überhaupt, nur mal kurz heimlich. Es tut mir jetzt weh zu gehen, denn ich möchte diese Geborgenheit und Gemeinschaft nicht missen. Und weil es zu Hause so schwierig ist, gehe ich in ein buddhistisches Kloster. Als Zwischenschritt zurück ins reale Leben. Ach ja, und danke, dass ihr so viel Geduld mit mir hattet, wenn ich oft zu spät oder einfach gar nicht gekommen bin.«

Ich sah, dass viele – sogar die Oberärztin mit ihrer oft unleserlichen Mimik – berührt waren.

»Was, Sie gehen ins Kloster?«, rief die Oberärztin erstaunt aus. »Wann denn?«

»Morgen«, sagte ich und grinste stolz. Es war nicht einfach gewesen, den Klostervorstand davon zu überzeugen, auch mein Meerschweinchen Tibi aufzunehmen.

Beim Abschiedsritual wünschten mir Unbekannte Glück im Kloster und flüsterten grinsend: »Das Kloster wirst du auch noch aufmischen!«

Ich fühlte mich zum ersten Mal in meinem Leben von einer Gemeinschaft wertgeschätzt und konnte es auch annehmen. Im Schwimmbad sagte mir Eva auf einer Schwimmnudel sitzend: »Das war authentisch, was du gesagt hast, und es hat mich sehr berührt. Du machst das schon! Ich wünschte, ich könnte auch so klar sagen, wie ich das alles erlebt habe.«

»Dafür kannst du weinen und ich nicht!«, rief ich von meinem Nest aus bunten Schwimmnudeln zurück.

Letzter Wunsch

»Frau Weber, das ist die letzte Sitzung, in der wir uns noch etwas anschauen können«, sagte Herr Pfeifer zu mir.

»Ich bin jetzt im Transitbereich zurück zu meinem Leben. Auch die Probleme mit meiner Überforderung in der Schule sind nur aufgeschoben worden. Deshalb würde ich nun gerne über die Schulsituation sprechen, die mich letztlich hierhergebracht hat.«

»Sie meinen Ihre Auseinandersetzung mit dem Stundenplaner oder Ihr Verhalten in schulischen Konferenzen?«

»Beides.«

»Dann machen wir jetzt dazu eine Aufstellung, wenn Sie wollen. Sie können sich zwei Kissen nehmen, die den Konflikt in Konferenzen widerspiegeln.«

Ich wusste genau, was ich zu tun hatte. »Ronja Räubertochter steht für mich für Freiheit, Ungebundenheit und Unabhängigkeit. Und deshalb nenne ich auch das erste Kissen hier so«, erklärte ich und positionierte nun das »Ronja«-Kissen in meiner Problemaufstellung links neben mir.

»Mein zweites Kissen nenne ich ›Anpassungsnati‹, sie muss immer unangenehme Situationen aushalten und fühlt sich in Konferenzen gefangen. Während sie sich wie gelähmt vorkommt, entwickelt mein Ronja-Anteil Pläne, um aus der Ohnmacht und Unfreiheit zu entkommen. Diese Pläne, wie auf die Toilette gehen, essen, an etwas anderem arbeiten, am Laptop schreiben, sind dann nicht immer gesellschaftsfähig. Die Wut, die mein Ronja-Anteil spürt, wird dann zur Wut der anderen Konferenzteilnehmer auf mich, weil ich mir die Freiheiten herausnehme, die sie gerne hätten. Und auch, weil ich dem Redner vorne nicht genügend Respekt zolle. Meist ist der Redner jemand, der durch das Einberufen von zusätzlichen Konferenzen Führungskompetenzen vorweisen will, die in seinem Lebenslauf für die nächste Bewerbung auf einen höheren Posten aufgeführt werden können. Die Kollegen, die der Konferenzeinladung als ›Dienstveranstaltung‹ folgen müssen, sind dabei aus meiner Sicht mehr in der Rolle von stummen Statisten, die das abnicken sollen, was der Redner als neue Ideen oder Reglementarien für Schüler vorschlägt. Ausgelöst wurde meine ›Konferenzkrise‹ wohl auch dadurch, dass ich morgens zu spät aufgestanden war und versucht hatte, zu viele Dinge noch schnell zu erledigen. Dabei fiel das Frühstück aus, denn mein Buch war ja wichtiger. In der Konferenz tippte ich dann die Namen und englischen Tierspitznamen meiner 220 Schüler.«

Ich schilderte den anderen, wie ich in der letzten Konferenz am Laptop die Namen meiner 220 Schüler mit englischen Tiernamen verknüpft hatte, die sich die Schüler selbst ausgesucht hatten. Mit dieser sogenannten Loci-Technik, nämlich einen Namen mit einem Gegenstand zu verknüpfen, um ihn dann besser zu erinnern, wollte ich die hohe Anzahl an Schülernamen in den Griff bekommen. Das alles hatte ich morgens tun wollen, war aber vor lauter Buchschreiben nicht dazu gekommen.

»Boah, das hätte ich auch gerne mal gemacht, mit dem Laptop da gearbeitet«, rief Sarah aus. Sogar Patricia tat die Zeit leid, die sie in den vielen nutzlosen Gesamtkonferenzen verbracht hatte. Sarah riet mir: »Ich musste ja auch immer in die Anatomie-Vorlesung und hatte keine Lust. Ich habe diese Zeit einfach zum Auftanken genommen und habe dagesessen, nicht zugehört und durchgeatmet.«

»Frau Weber«, mahnte Herr Pfeifer eindringlich, »die Welt geht nicht unter, wenn Sie morgens nicht alles in der Wohnung geschafft kriegen. Es ist besser, etwas wegzulassen und nicht in Stress zu kommen, der langfristig in Konflikte und zum Burn-out führt.«

»Herr Pfeifer, ich habe in der Konferenz dann noch gegessen«, beichtete ich weiter.

»Ja, ich weiß, Sie können die Provokationen noch unendlich steigern. Merken Sie denn nicht, dass Sie nur deshalb einen solch schlechten Stundenplan bekommen haben, weil Sie die anderen gegen sich aufgebracht haben? Wenn Sie es wirklich in einer Konferenz nicht mehr aushalten sollten, dann melden Sie sich ab, weil sie zum Arzt müssen.«

»Ich finde es gut, dass Renate sich wehrt. Sie ist eine richtige Ronja Räubertochter!«, rief Sarah jetzt aus. Mir fiel ein, wie ich fünf Jahre lang um die Verbeamtung gekämpft hatte und während dieser Zeit viele Extraarbeiten, aufwendige mehrtägige Fortbildungen und endlose Konferenzen über mich hatte ergehen lassen. Da ich ja immer unter Beobachtung gestanden hatte und es in meinem Beruf genügend Neider und »Zuträger« gab, hatte ich mich nie getraut, etwas Kritisches in solchen Runden zu sagen. Zu groß war die Angst, es würde der Abteilungsleiterin oder Direktorin zugetragen und ich würde trotz all meines Enthusiasmus im Umgang mit den Schülern und dem Lernstoff wieder nicht verbeamtet werden. Möglicherweise war das ein Grund, warum ich die Konferenzen, insbesondere wenn es zusätzlich anberaumte Konferenzen waren, nun kaum noch ertrug oder durch respektloses Verhalten auffiel, folgerte ich.

»Kann ich nicht einfach in mein Änderland gehen mit meiner Aufmerksamkeit? Das würde doch dann alle Reibungspunkte verhindern und wäre auch für die Sprecher nicht als respektloses Verhalten sichtbar, oder?«, fragte ich nun.

»Aus dem Änderland versuchen Frau Aster und ich Sie ja immer wieder rauszuholen. Es ist gefährlich, denn wir wissen nicht, was passiert, wenn Sie sich so lange gesteuert ›wegbeamen‹. Denken Sie einfach daran, dass Sie sich für diesen Beruf entschieden haben und ja auch seine Annehmlichkeiten in Anspruch nehmen. Sie müssen nicht jedem in den Hintern kriechen, aber Sie sollten auch nicht so offen Opposition beziehen! Mir gefällt auch nicht alles, was ich mir in Konferenzen anhören muss. Dann achte ich eben auf meinen Atem. Ich bin auch nicht mit allem einverstanden, was mein Chef sagt. Trotzdem versuche ich, mich zurückzuhalten, wenn wir nicht im direkten Kontakt sind. Versuchen Sie, unauffälliger das zu tun, was Sie eigentlich möchten.«

»Die Vorstellung von Anpassung, die Frau Webers inneres Kind Nati hat, steht für eine absolute Anpassung mit wenig Raum für eigene Gefühle und Bedürfnisse«, erklärte Herr Pfeifer nun der Gruppe. »In der Situation einer Konferenz, bei der Sie, Frau Weber, als ›rebellische Ronja Räubertochter‹ am Laptop tippen und alle gegen sich aufbringen, könnten Sie vorher abwägen, ob es nicht einen Mittelweg gibt. Dadurch gewinnen Sie ein kleines Fünkchen Freiheit innerhalb Ihrer alten Verhaltensmuster: Sie können wählen und nivellieren. Das ist neu. Suchen Sie mal den für Sie stimmigen Abstand zu den beiden Anteilskissen.«

Ich positionierte mich in dieser denkwürdigen Kerngruppensitzung zwischen den beiden Kissen und spürte eine gewisse Erleichterung, nicht mehr eines der beiden Extreme wählen zu müssen. So ging ich ganz aus dem Wirkungsfeld der beiden Kissen hinaus und stand nun schräg vor ihnen.

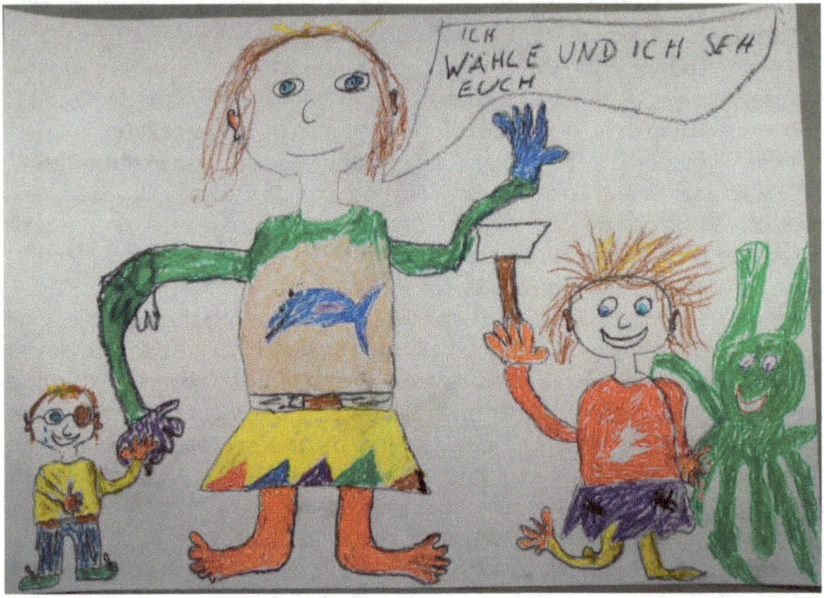

Ronja-Anteil: Freiheit zwischen den Extremen

»Frau Weber, Ihre rebellische Art hat die Konferenzleiterin gegen Sie aufgebracht, die dann wiederum den Stundenplaner auf ihre Seite gezogen hat. Sehen Sie diesen Zusammenhang?«

»Aber warum tue ich das immer wieder?«

»Weil diese Frau Sie wahrscheinlich an Ihren Vater und seinen Egozentrismus erinnert. Es scheint, dass Sie während der Konferenz das gleiche Ohnmachtsgefühl verspürten, wie bei den Vorträgen Ihres Vaters, wenn er immer wieder seine eigenen Probleme mit Ihnen als Denkfolie erörterte.«

Ich musste Herrn Pfeifer recht geben: Wie oft war ich als Kind für meinen Vater Zuhörer gewesen, wenn er sich über meine Mutter, Arbeitskollegen oder die Nachbarin beschwerte, die ihren Hund stundenlang bellen ließ und gegen die er deshalb mehrere Jahre prozessierte.

Während all dieser Zeit waren die scheinbar endlosen Denkergüsse meines Vaters dazu das »Pflichtprogramm«, bevor ich etwas erzählen konnte, was mir wichtig war. Hier kam Nati, das sah ich jetzt, wieder einmal nicht ohne »Gegenleistung« davon. Diese Gegenleistung war nicht nur das Zuhören an sich, sondern eigentlich war ich dadurch als Kind eher in der Rolle der Ehefrau gedrängt worden, die sich die Probleme ihres Mannes anhört. Das wurde mir nun klar, doch wusste ich immer noch nicht, wie ich aus meinem Verhaltensmuster als erwachsene Renate während der Konferenzen aussteigen konnte.

»Wenden Sie sich liebevoll an den kleinen, unterdrückten Nati-Anteil, und erklären Sie ihm während einer solchen Konferenz, dass es eben noch eine Weile dauert. Und machen Sie der erwachsenen Frau Weber klar, dass Sie ja schließlich auch ein Gehalt für diese Dienstaufgaben bekommt. Ihr generelles Problem ist Ihre Tendenz, fliehen zu wollen, und in Ihrem Gefühl des Verfolgtseins allen anderen die Schuld für Ihre Gefühlslage zuweisen zu wollen«, riet Herr Pfeifer.

»Nehmen wir an, ich schaffe es, mich aus meinen eigenen Extremen zu lösen: Was, wenn mir die Schulleitung wieder 220 Schüler in einstündigen Lerngruppen zuteilt?«

»Frau Weber«, rief Herr Pfeifer nun genervt aus, »beantragen Sie eine Schwerbehinderung. Vor dem Hintergrund Ihrer Traumata haben Sie gute Chancen, fünfzig Prozent zu bekommen. Dann gilt für Sie der besondere Schutz des Sozialgesetzbuches.«

Gegen Ende dieser Sitzung flüsterte Sarah mir zu: »Dass du ins Kloster gehst, ist wiedermal sehr individuell, aber gleichzeitig die perfekte Lösung für das Problem. Typisch Renate! Oder eben auch – Ronja Räubertochter«, zwinkerte sie mir verschwörerisch zu.

»Danke!«, rief ich und verschwand von einem Impuls getrieben mit Tibi im Malraum.

Nachdem ich mein Therapieschweinchen auf das goldene Piratenschiff gemalt hatte, malte ich die kleine Anpassungs-Nati mit Kette, Ronja Räubertochter mit einem Hackebeilchen und die wilde Nati mit Abdeckauge, Brille und Jungenhaarschnitt. Auf ihrer Schulter saß ein kleiner, fröhlich singender Vogel, der mich an die tollpatschige Salia aus meinem Heilungsmärchen erinnerte.

»Hey, Tibi, ich weiß genau, dass ihr Meerschweinchen Farben sehen könnt. Schau mal, Schweini, das bin alles ich«, rief ich begeistert und sah auf mein Meerschweinchen, das nun den Kopf hob und in der Luft schnüffelte.

»Na ja, bis auf dich natürlich«, grinste ich, nahm Tibi auf den Arm und brachte sie wieder zurück »an Bord« in ihren Käfig.

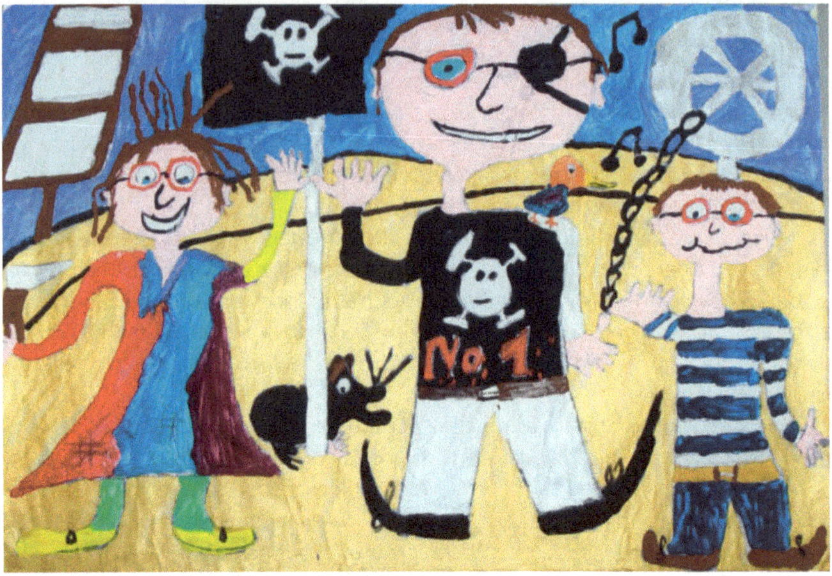

Auf dem goldenen Piratenschiff: von links nach rechts: Ronja Räubertochter, Meerschweindame Tibi, Renate als Piratin mit zahmen Vogel und angepasste Matrosen-Nati

Innere Reh-Rettung

»So wie du einst zu uns kamst, wirst du nie wieder in deine Welt zurückkommen können«, sagte eine sanfte Frauenstimme.

Anuschka wandte sich um. Doch da war niemand.

»Wer bist du?«

»Jemand, der es gut mit dir meint.«

»Warum kann ich dich nicht sehen?«

»Nicht alle Dinge, die von Herzen kommen, sind auch mit den Augen wahrnehmbar.«

»Dann sag mir, wie ich wieder zurückkehren kann in meine Welt!«

»Im Moment kannst du dorthin nicht zurückkehren, kleines Reh.«

»Wieso nicht?«

»Du müsstest erst gerettet werden...«

»Aber Fulna hat mich doch gerettet!«, rief Anuschka und sah traurig zu dem reglos daliegenden Drachenkörper hin.

»Der Drache konnte leider nur deinen Körper und deinen Verstand retten. Der Teil deiner Seele, der zu dem jungen Rehmädchen von einst gehört, weiß von dieser Rettung nichts und befindet sich noch immer in der unwürdigen Situation, in der sie zurückgelassen wurde.«

»Und was tue ich nun?«

»Du bräuchtest einen Vermittler, jemanden, der auch diesen Teil der Seele aus dem Käfig der Scham und Schuld befreit.«

»Kann ich das nicht selbst tun?«

»Das liegt an dir. Du bist sehr lange weggewesen aus deiner Welt. Kehrtest du jetzt zurück in die Umstände von damals, so könntest du sie wahrscheinlich nicht mehr ertragen. Und ähnlich wie ein Delphin in einer aussichtslosen Situation beschließt, nicht mehr zu atmen, würdest du für immer untergehen.«

»Wäre ich dann noch am Leben?«

»Du wärst zwar am Leben, würdest aber nicht mehr am Leben teilhaben. Der Zugang zu deiner Seele und deinen Gefühlen wäre für immer abgeschnitten. Denn das Elend, das sich in dieser Seele noch befindet, könnte dein Wesenskörper nicht aushalten. Deshalb hat sich dein Körper damals von diesem Teil deiner Seele abgetrennt. Manche nennen die verschiedenen Teile der Seele auch innere Kinder, da sie oft isoliert existieren und immer noch so empfinden wie zu der Zeit, als sie Leid erfuhren.«

Anuschka schaute vor sich auf die Stricklava und sah in Kais Gesicht. Er war erwacht, und auch er schien die Frauenstimme hören zu können und kratzte sich mit zwei seiner Tentakel nachdenklich am Kopf. Salia lag noch immer neben ihm. Doch sie atmete ruhig und schlief den tiefen Schlaf der Genesung.

»Kann der Krake mein inneres Kind retten?«, fragte Anuschka ungeduldig. Sie wollte nur noch eins: Nach Hause!

Sichtlich erschrocken blickte Kai nun zu Anuschka auf.

»Nein! Und ob du es jetzt glaubst oder nicht, der Kraken ist ein Teil von dir. Ginge er in deine Welt zurück, wäre es so, als ob du dich selbst erneut der Gefahr aussetzen würdest.«

»Aber wer soll denn dann diesen Teil meiner Seele retten? Ich kenne doch sonst niemanden«, fügte Anuschka leise und ein wenig peinlich berührt hinzu. Dann blickte sie zu dem leblosen Drachen hinüber.

Die fremde Präsenz schien ihre Gedanken lesen zu können, denn sie fuhr fort: »Auch der Drache könnte nicht zurück in deine Welt. Denn die Drachin ist der Teil von dir, der überleben wollte. Neben allen Ohnmachtsgefühlen ist viel kraftvolle Energie und sehr viel Wut in dir. Wut über das, was dir passiert ist, über den Verrat und die Gleichgültigkeit der anderen. Vor allem aber Wut über dich selbst, darüber, dass du so bist, wie du bist.«

»Ich bin nicht wütend auf mich!«, sagte das Reh nun störrisch. Die Stimme fing an, sie unangenehm zu berühren. Sie wollte das alles nicht hören.

»Du denkst immer noch, du hättest es verhindern können, wenn du nur anders gewesen wärst, nicht wahr? Besser, schlauer, stärker und hübscher? Mach dir nichts vor! Diese Gefühle sind noch da. Aber dies sind Gefühle, die sie dir eingeimpft haben. Es ist nicht das, was du wirklich bist. Denn du bist weder Scham noch Schuld! Du bist beschmutzt worden, aber nicht schmutzig. Das ist ein Unterschied. Und du wirst wieder lieben können, wenn du dich aus all diesen Gefühlen befreit hast. Anuschka, du bist ein Geschenk! Wenn du das nur endlich begreifen könntest.«

Anuschka, die nur die Hälfte von all dem verstand, versuchte erneut, zu der Stimme vorzudringen: »Und wen könnte ich dann zurückschicken?«

Stille. Dann ein Husten. Dann tauchte ein altbekannter Speckhut am Steilabhang auf: »Sucht ihr etwa mich?«

»El Sabio! Da bist du ja wieder«, rief das Rehkitz erfreut aus. »Wo warst du denn die ganze Zeit?«

»Halt, denk an unseren Vertrag!«

»Ach ja, stimmt«, sagte Anuschka schuldbewusst. »Jedenfalls ist es schön, dass du wieder da bist!«

»Das will ich auch meinen«, knurrte der Weise mit einer für ihn ungewöhnlich brüchig klingenden Stimme. Dann fiel sein Blick auf Salia. Er bückte sich und nahm sie behutsam aus den Pranken der Drachin. »Da bist du ja wieder«, murmelte er und drückte den Affenvogel an sich, als ob er ihn nie wieder loslassen wollte.

Wer etwas genauer hinsah, dem blieb nicht verborgen, dass es in den Augenwinkeln des Alten verdächtig feucht glitzerte. Dankbar wandte er sich Anuschka zu und sagte: »Ich werde mit Salia ein Stück des Weges gehen, der dir auferlegt worden ist. Du darfst mich allerdings später nicht danach nicht fragen! Und, Anuschka, ich verbeuge mich vor dem Rehmädchen in dir, das missbraucht worden ist«, sagte der Weise nun in die Stille hinein. »Ich werde deine Seele retten und sie zu den Wesen im Tal der vergessenen Prinzessinnen bringen.«

Anuschka blickte zu ihm auf. Und obwohl sie die Bedeutung der Worte nicht ganz fassen konnte, spürte sie die Liebe, die sie begleitete.

Das zerfurchte, auf einmal gütig wirkende Gesicht des Alten nahm in diesem Augenblick einen schmerzlichen Zug an. Ohne ein weiteres Wort wandte er sich um und verschwand so lautlos wie er gekommen war.

»Ach, Anuschka, fast hätte ich es vergessen«, rief sich nun die sanfte Stimme wieder in Anuschkas Erinnerung. »El Sabio braucht deinen Auftrag, wenn er deine Seele retten soll!«

»Und wie soll ich ihm den Auftrag jetzt noch geben? Er ist doch schon lange fort!«, rief Anuschka entnervt.

»Hab keine Sorge, er wird dich hören, wenn du die Botschaft an den Vulkanboden abgibst. Der Vulkan wird die Energie zu ihm weitertragen.«

»Was soll ich denn in den Boden stampfen?«

»Du hüpfst: Zauberer Sabio, ich gebe dir den Auftrag, das – äh, wie alt warst du bei dem Vorfall?«

»Neun Rehwinter.«

»... das neun Rehwinter alte Rehmädchen Anuschka zu retten!«

Achtsam und gleichzeitig hoffnungsvoll wiederholte Anuschka: »Zauberer Sabio, ich gebe dir den Auftrag, das neun Rehwinter alte Rehmädchen Anuschka zu retten!«

Jeder Silbe verlieh Anuschka nun mit wilden Huftritten Nachdruck. Dann wurde es still um das Reh.

The River Is Flowing

»The river is flowing[2]
Shima Shima Shima Shima
Flowing and growing
The river is flowing
Back to the sea
Mother may carry me
Shima Shima Shima Shima
Her child I will always be.«

So tönte es um mich herum. Der Kreis schien sich zu schließen. Nun stand ich dort, wo ich so viele Mitpatienten schon verabschiedet hatte: In der Mitte eines Kreises aus singenden Menschen.

Dann nahm mich Eva in den Arm und mein über sechzehn Wochen lang aufrechterhaltenes Versprechen an mich selbst, keine Tränen in der Öffentlichkeit zu zeigen, konnte ich nicht mehr einhalten.

»Du musst keine Angst haben, ich halte dich«, flüsterte sie in mein Ohr. Und aus mir heraus brach ein stöhnendes Weinen, dem ich meine eigene tiefe Verzweiflung anhörte. Eva hielt mich fest und ich sagte unter Schluchzen: »Es ist so schwer, mich von euch und dieser Geborgenheit zu trennen. Ich bin so allein zu Hause und ich habe dich auch so liebgewonnen. Ich habe versucht, dich ein Stück weit zu beschützen. Und wenn einer noch irgendwie Hand an dich legt, dann mache ich ihn platt.« Ich war erstaunt und traurig über diese Worte, denn ich wusste zu gut, wie viel in unser beider Leben an Vertrauen und Selbstwertgefühl zerstört worden war. Und ich weinte noch mehr. Ich weinte, wie ich nur seit Paulas Tod geweint hatte, verzweifelt über etwas, das sich nicht mehr rückgängig machen ließ: Ein Abschied – in den meisten Fällen für immer.

Und zum ersten Mal, seitdem ich hier war, konnte ich vor einer Großgruppe von Menschen weinen. »Ja«, rief Eva zufrieden. »Therapieziel erreicht. Wein endlich mal! Das tut gut.«

Doch es war wieder dieses verzweifelte Weinen, genau wie bei Paulas Tod, und ich dachte: »Ich habe mich hier zum ersten Mal auch emotional zu Hause gefühlt. Und das verliere ich jetzt alles wieder. Es wäre fast besser gewesen, ich hätte nie gewusst, wie sich diese Geborgenheit anfühlt.«

Nach dem Abschiedssingen stürzte ich zum letzten Mal zum Kerngruppenraum. Dort hatte ich Tibi in dem Katzentransporter auf einem der Stühle geparkt. Auf meinem Weg stolperte ich beinahe über Herrn Pfeifer und Frau Aster, die nervtötend langsam vor mir die Treppe hinaufstiegen.

»Ach, jetzt ist ja eh alles egal«, sagte ich und drückte Frau Aster. »Sie schaffen das schon, im Kloster«, lächelte Frau Aster. »Und gehen Sie erst in den Kontakt mit Ihrer Familie, wenn Sie sich stabil fühlen. Passen Sie auf, dass Ihre Mutter nicht wieder über Ihre Grenzen latscht.

---

2 "The River Is Flowing" ist einer der bekanntesten Songs in der Tradition der nordamerikanischen Ureinwohner, der sowohl den fließenden Strom als auch die Mutter Erde besingt. Das Besondere ist die Kombination mit dem Hopi-Song »Shima«. *Shima* bedeutet Liebe.

Sie wird Ihren Bruder Ihnen immer vorziehen. Damit müssen Sie leben. Aber Ihren Bruder, den können Sie vergessen!«, schloss Frau Aster hitzig ihre Abschiedsratschläge.

Dann drückte ich Herrn Pfeifer. Er jedoch hielt mich ein Stück von sich weg. Er hatte den »Enthüllungstraum« offensichtlich nicht vergessen, sagte dann aber schelmisch: »Frau Weber, ich bin neidisch. Ich will auch ins Kloster. Und malen Sie im Kloster, aber bitte keine psychischen Albträume. Versuchen Sie es mit Kühen oder Pferden. Warten Sie mal, ich gebe Ihnen noch zwei Specksteine mit, dann können Sie daran arbeiten, falls die im Kloster zu viel schweigen sollten. Sie kommen doch auf der Fahrt bestimmt an einem Baumarkt vorbei.«

»Ja, ich muss sowieso noch in einen Supermarkt, um für Tibi Gemüse einzukaufen.«

»Prima, dann kaufen Sie im Baumarkt eine Feile und Schmirgelpapier, das kann ich Ihnen nämlich nicht mitgeben«, erklärte der Kunsttherapeut.

Als ich den Katzentransporter mit Tibi von meinem Platz holen wollte, wurde ich von den anderen Kerngruppenmitgliedern umringt. »Wir werden dich und Tibi vermissen in den Sitzungen, und auch deine bunten Bilder.«

»Ihr könntet ja selbst mal was malen«, erinnerte ich sie. Dann wurde ich ernst. »Hrhm«, räusperte ich mich, »also ihr wart ja schon beizeiten recht schwierige Kerngruppengeschwister. Aber dann, die vielen Gespräche, unsere Ausflüge zum Tierpark und das Paddeln und ins Freibad gehen, ich ... so eine Familie wie euch habe ich mir immer gewünscht, eine, in der man sich tröstet und manches zusammen macht. Und obwohl man mir schon im Studentenwohnheim geraten hat, mein Herz nicht so an die einzelnen An- und Abreisenden zu hängen, habe ich das hier wohl nicht konsequent durchgehalten.« Wir drückten uns noch einmal, dann ging ich schnell mit Tibi hinaus aus der Klinik – zurück in die Freiheit.

Im Diamantenkrater

Anuschka blickte sich um. Der Kraken war verschwunden.

»Na ja, vielleicht ist er ja auf Shrimpsjagd«, dachte Anuschka bei sich. Weiter kam sie nicht, denn mit einem Mal erhob sich um sie herum eine Art Sturm. Feiner, heller Sand vermengt mit Vulkanasche fiel auf Anuschkas schweißnasses Fell. Sie verlor jegliche Orientierung und versuchte sich gegen eine erdrückende Gleichgültigkeit zu wehren, die von ihr Besitz zu ergreifen drohte.

»Dann sterbe ich eben, ist sowieso egal! Ich habe alles verloren«, dachte sie.

»Halt dich an einem positiven Gedanken fest!«, riet ihr die Frauenstimme.

Anuschkas Herz hämmerte, sie konnte keinen klaren Gedanken fassen. Sie vergaß, wer sie war und was sie in dieses bizarre Land gebracht hatte. Unter ihr brach plötzlich der Steinboden auf und rotglühende Lava schoss gurgelnd hervor. Instinktiv wich Anuschka einen Satz zurück. Hinter ihr krachte es gefährlich: Es hatte sich eine weitere Vulkanspalte gebildet!

Ein Wort aus einer anderen Zeit schoss durch Anuschkas Kopf: »Resurección! Resurección, Fulna!«, schrie sie aus Leibeskräften. Sie wusste nicht, woher dieses seltsame Wort kam, es fühlte sich lediglich richtig und heilsam an. Da fiel die verkohlte Hautschicht von der Drachin ab und sie erwachte aus ihrer Erstarrung. Blitzschnell schwang sie sich in die Luft und nahm das junge Reh und Sam mit ihren scharfen Krallen auf. Keine Sekunde zu früh! In diesem Augenblick entlud der zweite Lavakrater hinter Anuschka seine mörderische Ladung genau auf die Stelle, auf der das Reh noch vor wenigen Augenblicken gestanden hatte.

»Halt, Fulna! Stopp!«

»Was sagst du? Ich höre dich so schlecht bei diesem Getöse«, sagte die Drachin und hielt mitten im Flug inne.

»Wir haben Kai vergessen!«

»Ja, wir müssen Kai holen«, rief Sam energisch.

»Kai?«, schnaubte die Drachin unwillig und blickte dabei auf den tobenden Vulkan und die beginnende Apokalypse unter ihnen.

»Kai muss sich jetzt selbst retten! Wenn wir dorthin zurückfliegen, werden wir alle untergehen!«

»Aber Kai ist doch ein Teil von mir und dir! Und wenn er stirbt, sterben wir alle!«

»Der Schwabbelkopf? Ein Teil von mir?«, entrüstete sich die Drachendame. »Was redest du da! Kind, du solltest wirklich mehr trinken bei dieser Hitze!«

»Doch, wir sind alle drei untrennbar miteinander verbunden, deshalb kann auch keiner von uns meine Seele retten gehen! Das hat die Stimme gesagt!«

»Welche Stimme, Anuschka?«, fragte die Drachin nun sichtlich besorgt.

»Die Frauenstimme!«

»Gab es auch einen Körper dazu?«

»Nein, aber es war eine sanfte, wunderbare Frauenstimme.«

»Anuschka, du ... du hast mit ihr gesprochen?«, fragte die Drachin. Sie schien Anuschka plötzlich ernster zu nehmen.

»Mit wem?«

»Na, mit ihr, der ewigen inneren Stimme!«

»Wer ist denn das?

»Es ist ein Wesen, das nur aus einer Stimme besteht! Oft, wenn wir in der Stille sind, können wir diese Stimme hören.«

»Und wo kommt sie her?«

»Aus deinem eigenen Herzen.«

»Warum habe ich sie dann vorher nicht gehört?«, erkundigte sich Anuschka, während sie sich immer weiter von dem Vulkanausbruch entfernten.

»Wahrscheinlich, weil deine Gedanken nicht zulassen wollten, dass du ihr vertraust! Das passiert oft, wenn das Herz verletzt worden ist. Dann werden die Gedanken übermächtig und machen einen solchen Lärm, dass sie verdecken, was dein Herz dir sagt. In der Stimme deines Herzens liegt eine unendliche Weisheit verborgen, die sich nur offenbart, wenn sie den Augenblick dafür gekommen hält«, sagte die Drachin nachsinnend.

»Aber wir müssen jetzt zu Kai!«

»Anuschka, hör mir jetzt gut zu. Was immer dir diese Stimme erzählt hat, es ist zu gefährlich, zurückzukehren!«

»Wenn du zu feige bist, dann gehe ich eben alleine!«, rief das Reh aufgebracht.

»Und ich komme mit!«, rief Sam bekräftigend.

Bei dieser Bemerkung machte die Drachin eine aufbäumende Bewegung, sodass das Rehkitz fast aus ihren Krallen gestürzt wäre. Wenn sie eines nicht vertragen konnte, dann war es, feige genannt zu werden. Wütend machte sie eine abrupte Kehrtwendung und schoss auf den brodelnden Krater zu. Dort war die Lage mittlerweile noch unübersichtlicher geworden. Dichter Rauch stieg über den Lavaflüssen auf, die sich immer mehr Bahn brachen.

»Kai! Kai!«, riefen Anuschka, Sam und Fulna jetzt aus Leibeskräften.

Zwischendurch wurden die drei von Hustenanfällen geschüttelt.

»Es hat keinen Sinn mehr, Anuschka und Sam, wir müssen hier raus!«

Auch bei Anuschka und Sam war mit jeder qualvoll verstreichenden Minute die Hoffnung geschwunden. Dann, als Anuschka kurz einen Blick auf den verschlossenen Eingang zum Diamantenkrater warf, sah sie ihn! Der Krake hatte sich an einer großen Einsiedlerkrebsschneckenmuschel festgeklammert.

»Fulna, schau! Dort, er kämpft mit dem Krebs!«

In der Tat war der Krebs nicht begeistert von Kais Anhänglichkeit und zwickte ihn mit seinen scharfen Scheren in die Tentakel. »Der richtet auch überall Schaden an!«, rief die Drachin. Im Grunde genommen war sie heilfroh, den kleinen Nervtöter lebendig zu sehen, aber das hätte sie natürlich niemals laut zugegeben. Mit einem schnellen Satz flog sie zu dem Torbogen aus Schalentieren und rief Kai zu: »Lass dich auf meinen Rücken fallen!«

»Das sagt ihr so einfach«, schrie der Kraken ängstlich.

Doch nach einem weiteren schmerzenden Schnitt des Krebses ließ er schließlich los und landete unsanft auf dem Drachenrücken.

»Nicht, dass ich gerne länger geblieben wäre«, murmelte der Kraken nun sichtlich erleichtert. Fulna beschleunigte und so verließen sie den unterirdischen Vulkan und gelangten über das offene Meer.

»Kai, kannst du mich mit deinen Tentakeln auch auf den Rücken holen?«, bat Anuschka. Ihr Rücken schmerzte von den Einschnitten der Drachenkrallen, die sie hielten.

»Das geht nicht, so weit kann ich ja gar nicht hinunterreichen! Fulna, wir müssen irgendwo zwischenlanden.«

»Und wo, du Schlaumeier? Hier gibt es nur Meer und tosende Wellen.«

»Aber ragt dort drüben nicht ein Felsen aus dem Meer?«

Tatsächlich erhoben sich drei große Vulkanfelsen aus dem Meer. Sie waren offensichtlich unbewohnt und nur ein paar Möwen kreisten über ihnen.

»Na gut, kann ja nicht schaden, wenn wir dort zwischenlanden«, brummelte die Drachin und setzte zur Landung an.

Kurz bevor sie aufsetzte, zog sie die Krallen aus Anuschkas und Sams Körper und die beiden Tiere fielen unsanft zu Boden.

Fulna landete einige Meter neben ihnen. Froh, die schmerzenden Krallen losgeworden zu sein, machten sich Anuschka und Sam daran, auf Fulnas Rücken zu klettern. »Na, habt ihr es endlich geschafft«, rief ihnen der Krake entgegen. Dann spürte er Anuschkas samtweiche Schnauze an seinem Kopf. Das Reh beugte seinen kleinen Kopf über den seinen und gab ihm dankbar einen Kuss auf die Stirn. Das ließ sogar den vorwitzigen Kraken verstummen. Um sie herum zischte es jedoch und sie wurden gewahr, dass es Ausläufer der Lavafontänen waren, die hier durch die Luft flogen, um dann zischend als schwarze dampfende »Steine« auf der Meeresoberfläche zu treiben. Fulna begriff sofort, dass sie Gefahr liefen, von einem der Lavageschosse getroffen zu werden, und bewegte fluchtartig ihre roten Flügel. Und während Fulna nun versuchte, den Lavafontänen dadurch auszuweichen, dass sie an Höhe gewann, machte sich Erschöpfung unter den drei Reitern breit. In der Ferne vernahmen sie das Tosen des immer noch tobenden Vulkans, dann verstummte auch das. Sie waren alle vier in Sicherheit! Seufzend ließen sich Anuschka, Kai und Sam in einen erquickenden Schlaf hinübergleiten.

In dieser Nacht hatte Anuschka einen Traum. Sie sah wie der alte Zauberer vor ihr stand und zu ihr sprach: »Anuschka, ich habe getan, was nötig war!«

Der Zauberer sprach nur sehr schleppend und sein Gesicht war aschfahl. Er erschien Anuschka noch älter und gebrechlicher geworden zu sein. »Anuschka, wenn du je wieder in deine Welt zurückwillst, dann musst du so schnell es geht zum Diamantenkrater. Es ist möglich, dass nicht mehr viel Zeit bleibt, um ...«

Hier wurde der Traum unterbrochen. Anuschka sah einen großen, dunklen Körper am Himmel. Er hatte die Form eines Krokodils. Und plötzlich hatte Anuschka das Gefühl, dass dieses Wesen sie mit den Blicken aus seinen nunmehr zwei Augen durchleuchtete. Sie fühle sich wie mit Spießen von ihnen durchbohrt. Mit einem lauten Schrei fuhr sie aus dem Schlaf hoch.

»Was ist los, Kleine?«, fragte Fulna verwundert: »Es ist alles in Ordnung. Du hast nur geträumt!«

»Aber ich habe den Gestagata wiedergesehen! Und er hat mich mit seinen Blicken durchbohrt, so als ob er mich vernichten wollte.«

»Der Gestagata? Er ist dir im Traum erschienen?«

»Ja, und El Sabio hat im Traum zu mir gesprochen. Er hat gesagt, es wäre höchste Zeit, den Diamantenkrater zu finden, wenn ich noch in meine Welt zurückwollte. Er sah ziemlich verändert aus.«

»Wie verändert?«

»Seine Haut war aschfahl und er sah noch älter aus als sonst. Nur Salia schien es besser zu gehen. Sie saß wieder aufrecht auf seiner Schulter.«

»Und was hat El Sabio noch gesagt?«, fragte Fulna, so, als ob es für sie alltäglich sei, dass Anuschka durch ihre Träume Botschaften empfing.

»Nichts mehr sonst. Das Bild ist verschwommen! Und dann war da der Gestagata mit nur noch zwei Augen ...«

»Dann müssen wir so schnell wie möglich zum Diamantenkrater. Ich weiß, dass es einen unterirdischen Eingang gibt. Aber es kann sein, dass der Gestagata die Nachricht des Weisen abgefangen hat, die du im Traum erhalten hast. Er wird damit rechnen, dass wir uns vom Meer aus dem Krater nähern. Deshalb sollten wir ihn zunächst über einen Umweg abschütteln.«

»Ich kann aber doch nicht tauchen«, rief Anuschka verzweifelt.

»Ach, das kriegen wir schon hin, Anusch«, beruhigte sie Kai und wischte ihr mit einem seiner glitschigen Tentakel über den blond-braunen Haaransatz.

»Gibt es denn keinen anderen Weg außer über diesen Diamantenkrater, um in meine Welt zurückzukommen?«

»Nein. Ich kenne zumindest keinen. Außerdem ist das nicht nur der Zugang zu deiner Welt: Du brauchst den Diamantenkrater und seine Bewohner, um wieder frei zu werden.«

»Frei wovon?«

»Von deinen äußeren und inneren Ketten. Es wird eine Weile dauern, bis wir über unseren Umweg dort sind. Keine Angst, wir machen unterwegs einen Zwischenstopp! Wir müssen durch den Ozean hindurch.«

»Du meinst wohl drüber hinweg?«, warf Sam ein.

»Sagte ich nicht, dass ich auch eine Wasserdrachin bin?«, fragte Fulna Sam stolz.

»Nein.«

»Na, dann haltet euch mal gut fest!«

Just in diesem Augenblick stürzte sich der große Drachenleib senkrecht in die Tiefe. Da der Mond noch nicht aufgegangen war, war es stockdunkel. Angstvoll klammerten sich Anuschka und Sam an den Stacheln des roten Drachens fest.

»Aber Fulna, wie sollen wir denn atmen, wenn du tauchst? Sam und ich haben doch keine Kiemen!«, protestierte das Rehkitz.

Der Drache antwortete jedoch nicht mehr, sondern tauchte mit seinem massigen Körper in ein Dunkel ein, das klatschend nachgab. Anuschka spürte das kalte Wasser um sich herum und wurde starr vor Angst. Dann wurde sie gewahr, dass sie von einer rosa Luftblase umhüllt war. Auch Sam befand sich in den schützenden rosa Hüllen. Obwohl die Gefährten immer tiefer unter Wasser sanken, wurde es plötzlich heller. Grünes Farngras zeigte leuchtend eine farbenfrohe Unterwasserwelt: Hier tummelten sich Schulen von Clownfischen! Beinahe wären sie mit einem riesigen Zackenbarsch zusammengestoßen. Anuschka hatte vor Aufregung den Atem angehalten. Als sie nun zu atmen versuchte, bemerkte sie zu ihrer Erleichterung, dass sie Luft bekam. Doch dann sah Anuschka, wie die Fische um sie herum zu taumeln begannen. Sie schienen ihre Orientierung zu verlieren. Das Wasser leuchtete plötzlich in einem giftigen Grünbraun und Anuschka schrie entsetzt auf, als vor ihnen ein riesiger, toter Zackenbarsch trieb.

»Oh!«, rief Fulna. »Das ist ja Pancho, der Zackenbarsch aus La Restinga!«

Doch Pancho, der Wahrzeichenfisch von La Restinga, rührte sich nicht mehr und trieb langsam nach oben.

»Hier stimmt doch was nicht! Was ist hier eigentlich los?«, fragte Kai irritiert. Er schwamm auf einmal nicht mehr so entspannt im Wasser.

»Och, das, das ist nur der Unterwasservulkan von La Restinga«, erklärte Fulna ruhig. »Und hier sind wir genau richtig: Denn um zum Diamantenkrater zu gelangen, müssen wir durch seinen Unterwassereingang. Es gilt, ihn mit einer Muschel und der dazugehörigen Perle zu öffnen. Beide müssen sich hier befinden. Alle fertig machen zum Auftauchen!«, rief die Drachin und schoss mit ihrem mächtigen Körper aus den Fluten.

Den Tieren bot sich nun ein erstaunliches Bild: Unter ihnen, inmitten der grüngelben Fluten, schien das Meer kopfgroße, schwarze Vulkansteine hochzuspucken, die dann zischend auf der Wasseroberfläche landeten und dampften. Fulna drehte hastig bei und landete auf der Landzunge, die einen Steinbruch beherbergte. Hinter der rotsilbernen Drachin hing ein Schild an einer verrosteten Absperrkette: »Las Canteras – Privatgrundstück – Betreten verboten!«

»So, und was sollen wir jetzt hier, Fulna?«

»Wir suchen einen edlen Stein, der dich zum Diamantenkrater bringt.«

»Aber sieh doch: Hier gibt es keine Edelsteine! Nur Basaltblöcke und Tufflava.«

»Um den Edelstein zu finden, musst du die Lavasteine ansingen.«

»Ansingen? Ich habe wie eine Wölfin geheult, war das nicht gut genug?«

»Nein, das mögen sie gar nicht! Du musst singen, was dich wirklich bewegt.«

»Kann ich nicht, hatte in Musik immer eine Fünf.«

»Doch nicht nach Noten, ich meine mit Gefühl.«

»Das ist ja noch schlimmer! Mir fällt da nur die chilenische Nationalhymne mit ihren Thetaklängen ein.«

»Denk noch mal genauer nach!«

»Okay, aber nicht lachen! Das ist das Lied, das meine Rehfreundin immer gesungen hat, während wir uns so lange im Kreis gedreht haben, bis die Welt um uns herumwirbelte.«

Doch die drei Tiere sahen Anuschka nur erwartungsvoll an und so begann sie, mit unsicherer Stimme zu singen: »La bella Renata é una tomate, el bello bambino é ...«

Weiter kam Anuschka nicht. Zunächst hörte sie nur ein Knarzen: Ein lautes Donnergrollen war zu hören. Dann brach ein Stück der Landzunge ab und fiel klatschend ins Meer. Der Steinbruch lief mit Meerwasser voll.

»Hilfe, wir ertrinken!«, rief Anuschka, während sie Sam neben sich aus dem bereits knietiefen Wasser fischte. Doch Fulna entzündete an der Müllhalde ein riesiges Feuer, das ihnen zunächst Schutz bot.

»Schau mal, da schwimmt etwas! Vielleicht kann ich es mit dieser kaputten Angelrute herholen«, rief Anuschka aufgeregt. Und tatsächlich gelang es ihr, das schimmernde Etwas an Land zu bugsieren. Es war eine große Perlmuttmuschel, wie man sie nur selten auf den Kanaren findet. Auch die Muschel hatte den Vulkanausbruch nicht überlebt. In ihrer Mitte befand sich jedoch immer noch eine blau funkelnde Perle.

»Das ist dein Schlüssel zum Diamantenkrater! Bewahre ihn an einem sicheren Ort auf! Du wirst ihn noch brauchen«, orakelte Fulna geheimnisvoll.

Achselzuckend nahm Anuschka die Perle auf und steckte sie sich ins Ohr. In ihrem Eifer hatte sie nicht bemerkt, dass ihr das Wasser bereits bis über die Hufe ging. Anders ihre Freundin Sam. Gelenkig wie ein Äffchen hangelte diese sich an den Stacheln der Drachin bis auf deren Rücken hinauf.

»Venga! Vamos, Fulna!«, rief nun das Reh und wollte gerade die schwarzen Fußkrallen ihrer Drachin hochklettern, als sie über einen Tufflavastein stolperte und kopfüber im Wasser landete, das immer weiter anstieg.

»Brauchst du vielleicht einen helfenden Tentakel?«, fragte Kai höflich und hob Anuschka mit zweien seiner Noppenarme auf Fulnas schuppigen Rücken hinauf, sodass Anuschka genau zwischen zwei Stacheln zum Sitzen kam. Hinter ihr saß, wie nicht anders zu erwarten, Kai, dessen neun Noppenarme sich an den umliegenden neun Stacheln festsaugten.

»Boarding completed«, rief er frech in Richtung des rotsilbern leuchtenden Drachenkopfes. Die Drachin sah sich noch einmal um. Dann hob sie ab. Und das war auch höchste Zeit! Der Steinbruch war fast vollständig mit Wasser vollgelaufen. Langsam verschwanden auch die Flachdächer des an den Steinbruch grenzenden Dorfes außer Sichtweite. Das Meer wurde wieder tiefblau und die fünf Gefährten machten sich auf zu ihrem Ziel: dem Diamantenkrater!

Nach einiger Zeit in den Lüften tauchte Fulna wieder ab – und schon befanden sie sich vor einer Stricklavawand. Sie bildete die äußere Begrenzung des Diamantenkraters.

»Sind wir hier richtig? Es sieht hier alles so gleich aus«, fragte Anuschka.

»Und wie kommen wir da jetzt rein?«, fragte Kai, der seine Ungeduld mal wieder nicht zügeln konnte.

»Du hast doch die Muschel und die blaue Perle ...«

Vorsichtig berührte Anuschka erst mit der blauen Perle und dann mit der Muschel die über die Jahrtausende wellig gewordene Lavawand. In diesem Augenblick fing der Meeresboden zu vibrieren an. Laut knirschend klappte ein Teil der Lavawand nach unten – ganz so als würde mittels einer Falltür der Weg frei gegeben in eine neue Welt.

»Yiihaa«, gab Fulna mit zurückkehrender Lebensfreude von sich, und schon schoss sie förmlich durch den mit violett-weißen Hibiskusblüten behangenen Eingangsbereich in das schillernde Meereswasser ein. Es schien lange her gewesen zu sein, dass Fulna so unbeschwert fröhlich sein konnte. Ihre drei Passagiere sahen sich staunend um, dann erstarrten sie vor Ehrfurcht und auch vor Schreck, denn vor ihnen war plötzlich eine etwa schlauchbootgroße Stachelrochin aufgetaucht. Ihr Gesicht war wutverzerrt, aus ihrem elektrischen Schwanz schossen schwarz-grüne Blitze. Sie hatte sich an der Spitze einer Mauer positioniert, die sich aus 600 angriffsbereiten Seeigeln formiert hatte. Dicht an dicht schwammen die Seeigel stachelnklappernd und sahen mit finsteren Blicken unter ihren Blechhelmen hervor.

»Ihr seht aber albern aus mit diesen Blechdingern auf euren Köpfen, und diese komische Bestachelung als Bewaffnung ist doch lächerlich«, meinte Kai herausfordernd.

»Schweig still, Kai!«, befahl Fulna ihm energisch. »Wir wollen doch gerne wieder lebend hier herauskommen ...«

»Aber das ist doch wirklich ein lächerliches Empfangskomitee«, musste Kai noch hinzufügen – er wollte eben immer das letzte Wort haben.

»Wer seid ihr?«, fragte Mantelina mit drohender Stimme. Dabei hob sie ihren elektrischen Stachelrochenschwanz hoch, um keinen Zweifel darüber entstehen zu lassen, dass sie ihn auch benutzen würde.

»Ich bin Anuschka, und das sind Fulna und Kai und Sam«, sagte Anuschka selbstbewusst und deutete auf ihre drei Freunde.

»So, so, und was wollt ihr hier?«

»Ich soll gerettet werden, damit ich wieder zurück in meine Welt kann!«

Mantelina schienen die Gesichtszüge zu entgleiten. Unruhig schauten die Stacheligelsoldaten zu ihr. Doch sie gab ihnen noch keinen Befehl zum Angriff. Es entstand eine unangenehme Stille, während der die Freunde näher zusammenrückten.

»Ich will in meine Welt zurück! Und dazu bräuchte ich deine Hilfe!«, sagte Anuschka mit fester Stimme.

»Meine Hilfe? Meine Hilfe?«, rief Mantelina nun außer sich.

Flehend sah das Rehmädchen sie an. »Ja, weißt du, ich bin nicht aus dem Änderland! Ich komme von der Erde.«

»Ach, Gottchen, nicht noch eine von diesen Transit-Durchreisenden! Diese Eintagsfliegen bringen immer meinen Tagesablauf durcheinander«, beschwerte sich die Wasserschildkröte, die sehr darauf achtete, dass ihre Tage stets in gleicher Routine abliefen.

»Schweig, Schildkröte!«, gebot ihr Mantelina.

Die Schildkröte zuckte zusammen und zog beleidigt ihren Kopf in den bunten Panzer zurück.

»Und jetzt zu euch«, fuhr Mantelina die vier Freunde an. »Ich weiß nicht, wie ihr hier reingekommen seid, aber ich werde ...«

In diesem Moment schüttelte Anuschka ihre Ohren und Perlmuttmuschel und Perle fielen vor Mantelina auf den Kraterboden. Erstaunt hob Mantelina die Augenbrauen und auch die überdimensional großen Seeigelsoldaten wichen einen Schwimmzug zurück.

»Wer bist du? Und wie bist du ins Änderland gekommen?«

»Ich heiße Anuschka! Und die Drachin da drüben hat mich gerettet.«

»Aber woher wusste sie, dass du auf der Erde in Not warst?«

»Das weiß ich nicht«, antwortete Anuschka ratlos.

Da räusperte sich die Drachin. »Ich habe dafür eine Erklärung! Es stimmt: Normalerweise ist die Welt der Erdwesen scharf von der unseren getrennt! Es gibt kaum Übergänge zwischen den beiden Welten. Dass Anuschka mich in ihrer Not erreichen konnte, liegt wohl daran, dass sie über die Gabe verfügt.«

»Welche Gabe?«

»Es ist die Gabe, sich kraftvolle Wesen vorzustellen, die in ihrer Welt als fantastisch und verrückt gelten, gleichzeitig aber dann in unserer Welt existieren.«

»Stimmt, ich hatte meine Fantasiewelt! Und immer, wenn ich mich bei Mama und Ambiguton nicht wohl gefühlt habe, bin ich in diese Welt gegangen. Ich wusste aber nicht, dass das Änderland war. Ich fühlte mich dort nur sicher. So war ich mit meinem Körper zwar da, gleichzeitig jedoch unerreichbar.«

»Dann bist du einer dieser Vielweltenreisenden, die in mehreren Welten ein- und ausgehen können?«

»Sozusagen«, antwortete Fulna für das Rehmädchen.

»Wie komme ich denn nun zurück in meine Welt?«, fragte Anuschka ungeduldig. Ihr war diese ganze Erklärungssucherei zu umständlich.

»Warte, Rehkitz! Immer mit der Ruhe. Hier unten fließt das Wasser eben langsamer als an der Meeresoberfläche.«

So unterhielt sich Mantelina zu Anuschkas Ärger weiter angeregt mit Fulna. »Die zwei haben mich wohl vergessen«, dachte Anuschka trotzig. Aber auch die Seeigelsoldaten ließen vor Langeweile ihre Speere hängen. Einige von ihnen erzählten sich hinter Mantelinas Rücken leise Witze. In diesem Moment sah Anuschka etwas, das sie alles andere vergessen ließ: Es war ein kleiner, verspielter Delphin, der an ihr vorbeischwamm. Voller Lebensfreude hüpfte er immer wieder aus der Rolle, schlug nach links und rechts aus und besah sich dann wieder ruhig ein paar grün bemooste Vulkansteine. Fasziniert beobachtete Anuschka sein Spiel. Dann nickte sie Sam und Kai verschwörerisch zu. Die sprangen blitzschnell auf Anuschkas gepunkteten Rücken und im Nu war das Trio bei dem Delphin angelangt. Anuschka machte einen Satz und landete geschickt auf dem Rücken des kleinen Meeressäugers.

»Hey, was soll das?«

»Ich will auch an deiner Lebensfreude teilhaben!«, rief Anuschka begeistert.

»Wer seid ihr überhaupt?«, grunzte der Delphin schon etwas weniger böse.

»Ich heiße Anuschka und das sind Sam und Kai!«

Und nun beugte Sam sich über die Schnauze des Delphins und lächelte ihn kindlich an: »Bitte einmal mitfahren, ja?«

Nun konnte der Delphin nicht länger böse sein und rief: »Na, dann haltet euch mal gut an mir fest! Das hier ist nämlich nichts für Seichttaucher!«

Mit rasender Geschwindigkeit flog der Delphin nun durch die tieferen Gewässer des Kraters. Immer wieder schoss er dabei fast senkrecht in die Höhe, um Luft zu tanken. Sam klammerte sich so fest an Anuschkas Hals fest, dass ihre Fellhände Druckspuren hinterlassen würden.

Mit einem lauten »Platsch« tauchte der Delphin dann wieder in das kühle Nass ein und Anuschka jauchzte vor Freude und Ausgelassenheit.

In diesem Augenblick bemerkte Mantelina, dass sich Anuschka, Kai und Sam bereits in ihrem Königreich tummelten.

»Delphin! Bring die drei sofort zurück!«, kommandierte sie mit lauter Stimme. Doch der Delphin wollte nicht hören und gab sich ganz seinem kindlichen Spiel hin. Dabei genoss er insbesondere die Bewunderung seiner beiden weiblichen Mitfahrer.

Fulna sah besorgt, wie Mantelina vor Wut ganz rot im Gesicht wurde.

»Hoffentlich schmeißt sie Anuschka jetzt nicht raus!«, dachte die Drachin bangend.

Blitzschnell war Mantelina bei dem Delphin angelangt und stellte drohend ihren Stachel auf. »Gib die drei her! Und tue lieber, was ich sage, bevor du ernsthaften Schaden nimmst!«, zischte Mantelina wütend.

Um ihre Drohung zu unterstützen senkte sie ihren Stachel auf die Flosse des Delphins hernieder. Der wich in letzter Sekunde zurück und buckelte, sodass Anuschka, Kai und Sam im hohen Bogen von seinem Rücken flogen. Mantelina schwamm unter die drei Ausreißer und ließ sie auf ihrem breiten Rochenrücken landen. Eilig schwamm Fulna auf sie zu, um Anuschka zu schützen. Doch die Meeresmatrone schien sich mittlerweile beruhigt zu haben.

»Wir sprechen uns später noch«, fertigte sie den verschreckten Delphin ab.

»So, und du willst unbedingt wieder nach Hause«, grummelte Mantelina nun etwas versöhnlicher.

»Ja«, sagte Anuschka bestimmt.

»Na, dann komm mal mit!«

Der Stachelrochen schwamm in eine Vulkanhöhle. Hinter einer Wand aus Schlingpflanzen sah Anuschka etwas golden leuchten.

»Wenn du deine Muschel und deine Perle dort anhältst, wirst du den Durchgang in deine Welt finden.«

Doch anstatt in die angewiesene Vulkankegelhöhle zu schwimmen, streifte Anuschka sie nur kurz. Entgeistert sah Mantelina ihr dabei zu, wie sie zu einem Felsüberhang schwamm. Dieser Ort zog sie magisch an und sie hatte auf eine seltsame Weise das Gefühl, von ihm gerufen worden zu sein. Dann verfiel Anuschka auf einmal in eine Art zärtliches Summen. Alle Freunde schauten sie verwundert an. Sie hatten Anuschka bisher noch nie freiwillig singen gehört. »Komisch, sie schämt sich doch sonst immer für das Singen und Summen«, dachte Fulna noch. Da schwebte auf einmal ein goldener Faden vom Himmel auf Anuschka hernieder. Ein anderer kam just von der Felsspalte, unter der sie sich nun mit Sam aufhielt. Voller Angst sprang Sam ab. Gerade im richtigen Augenblick, denn beide Fäden schlangen sich um Anuschkas Bauch. So hing sie nun wie eine Marionette im Meerwasser.

»Du hast dir deinen Ausweg selbst gesucht, kleine Anuschka. Ich wünsche dir, dass du deinen Weg so weitergehst, auch wenn du wieder bei den Deinen bist. Vertraue auf dein gutes Gespür«, lobte Mantelina das Rehmädchen.

»Geh nicht, Anuschka!«, rief Kai entsetzt.

Auch in Fulnas Augen glitzerte es verdächtig. Und Sam wischte sich verstohlen eine Träne aus dem rechten Auge.

»Ich möchte aber gehen. Ihr werdet mir auch fehlen! Aber ich werde euch nicht vergessen.«

»Kommst du uns denn mal besuchen?«, fragte Fulna.

»Wer weiß«, murmelte Anuschka traurig. Dann nickte sie ihren Freunden und Mantelina noch einmal zu. Doch die Fäden, an denen sie hing, veränderten sich nicht. Enttäuscht hing Anuschka in den Seilen.

»Anuschka, du musst dich auf deine Energiepunkte konzentrieren! Nur wenn du Kraft aus dir selbst schöpfen kannst, kannst du wieder zurück zu den Herausforderungen in deiner Welt!«, hörte sie entfernt die Stimme von El Sabio.

Da schloss Anuschka die Augen und stellte sich die Energiestrahlen vor, die aus ihrem Bauch, den Augen und dem Stummelschwänzchen hinausschienen. Sie verlängerte sie immer weiter, bis sie mit ihnen am Grunde des Meeres angelangt war. In diesem Moment gerieten die Fäden in Bewegung. Zunächst schaukelten sie Anuschka nur hin und her. Dann aber machte das Rehmädchen einen Satz nach unten, so als würde der Faden von einer Spule abgewickelt. Der Boden des Kraters öffnete sich, aber nur so weit, dass das Reh hindurchpasste. Dann fiel Anuschka hinab in ein warmes Dunkel, in dem sie sich geborgen und zufrieden fühlte.

Was nun? Es war einmal ein Kloster ...

Ich fuhr mit meinem Auto durch den Wald. Seit drei Stunden waren Tibi und ich nun schon unterwegs. Beunruhigt kurbelte ich das Fenster herunter und fragte einen Passanten nach dem Kloster. Es war ein buddhistisches Kloster, in dem der Zen-Buddhismus praktiziert wurde. Der Klinikdirektor hatte mir geraten, hier auf keinen Fall weiter an dem Buch zu schreiben, um nicht wieder instabil zu werden. Auch sollte ich an den gemeinsamen Meditationen teilnehmen, um in Kontakt mit den Menschen hier zu kommen.

Als ich an der Adresse des Klosters ankam, sah ich jedoch nirgends etwas, das wie ein Kloster ausgesehen hätte. Auch eine Klostermauer konnte ich nirgendwo entdecken – noch nicht mal ein Mäuerchen. Das einzige, was hier überall zu sehen war, waren kleine Steintürmchen. Erschöpft von der sengenden Hitze hielt ich auf dem großen Parkplatz an, öffnete die Autotür und sah mich um. Außer mir gab es nur einen kleinen VW-Bus, der auf diesem Parkplatz stand. Ich stieg aus, sah mich um und stieß dabei auf ein Haltestellenschild. »Wildpark« hieß es darauf, von einem Bus war jedoch meilenweit nichts zu sehen. Um die Landstraße, auf der ich gekommen war, befand sich ein dichter Fichtenwald. Etwas oberhalb des Parkplatzes konnte ich eine Holzhütte erkennen. Wäre die Landstraße nicht gewesen, hätte man meinen können, der Almöhi käme gleich aus dieser Hütte zum Ziegenmelken hervor. Da hörte ich das Geräusch einer Schiebetür. Ich blickte auf und sah, wie aus dem neongelben VW-Bus ein großer Mann stieg. Er erschien mir viel zu groß für diesen niedrigen Bus, und es war, als ob er sich gerade wie ein Taschenmesser selbst aus der Enge entklappte. Der Mann hatte langes, braunes, ungekämmtes Haar, trug ein weißes Stirnband und hatte einen regenbogenfarbenen Umhang an. Seine großen, behaarten Füße steckten in dunkelbraunen, ausgelatschten Ledersandalen. Kurzum, er sah genauso aus, wie ich mir als Kind immer Jesus vorgestellt hatte – natürlich ohne den regenbogenfarbenen Umhang! Seine braunen Augen blickten mich jedoch nicht direkt an. Sie waren gerötet und ihr Blick blieb nicht an mir hängen. Nun stieg mir der süßliche Erdbeergeruch einer ganzen Marihuanaplantage in die Nase. Ich musste husten, denn ganze Schwaden von Rauch entwichen jetzt dem Inneren des Buses, das komplett im Dunkeln lag, da der Mann alle Fenster mit orangenen Tüchern abgeklebt hatte. Ich wollte den Mann schon ansprechen und nach dem Kloster fragen, da sah ich an seinem beigen Stoffhemd ein Schild prangen. »In Silence« stand darauf. Ich seufzte. Dieses Schild hätte ich zwar auch gerne jeden Morgen umgehangen, um unachtsame, redebedürftige Kreaturen fernzuhalten, doch hier machte es mir die Sache nicht unbedingt einfacher.

Also beschloss ich, einfach hinter dem Mann herzugehen. Dabei hoffte ich insgeheim, dass er nicht nur Hippie, sondern auch Buddhist war, wie die orangenen Vorhänge andeuteten. Mein Vorhaben sollte sich als schwieriger erweisen, als ich gedacht hatte. Zum einen, weil sich der Hippie zunächst gar nicht bewegte. Er stand einfach nur sinnierend da, wie eine lebendige Säule, ganz so, als hätte er schon ewig zu dieser Landschaft gehört. Nur sein bunter Umhang wurde sacht vom Wind bewegt. Und dann, als ich schon alle Hoffnung aufgegeben hatte, setzte er sich würdevoll in Bewegung. Seine Schritte waren aber so langsam, dass es schien, als schwebte er langsam über den Boden. Ich wartete immer, bis er einige Meter »vorangeschwebt« war, dann schloss ich auf. Es ging eine ganze Weile den Abhang hinauf. Dann kamen wir zu zwei großen, langgezogenen Wohnblöcken mit Dachgauben. Ich folgte dem Hippie über eine Wiese. Wenn er bemerkt hatte, dass ich ihm folgte, so ließ er es sich nicht anmerken. Ich hoffte, dass er mich zum Eingang des Klosters führen würde. Doch dann blieb er stehen. Vor ihm sah ich eine zwischen zwei alten Birken befestigte Schaukel, deren Sitzbrett so großflächig war, dass man sich mühelos darauflegen konnte. Und das tat der Hippie dann auch. Er lehnte sich langsam zurück, schloss die Augen, und bald war nur noch sein gleichmäßiger Atem hörbar.

Ich schaute mich um und bemerkte, dass sich noch jemand auf der Wiese befand. Vor einer etwa neun Meter hohen, goldenen Buddhastatue stand ein junger Mann mit einem Strohhut, wie man sie oft bei Reisbauern in China sehen konnte. Erleichtert lief ich auf ihn zu. Der Mann kehrte gerade den Dreck vor der Goldstatue zusammen. »Hallo, wo ist denn der Eingang des Klosters?«, fragte ich ihn. »Wenn du die Wiese runterläufst, nach rechts und dann die Steintreppe hoch.« »Aber die beiden Gebäude sehen gar nicht wie ein Kloster aus«, bemerkte ich enttäuscht.

»Dieses Kloster hier gibt es auch erst seit vier Jahren. Wir sind in die Gebäude eingezogen. Vorher war das hier eine psychosomatische Klinik, die dann aber zu klein geworden ist. Deshalb sieht nur der Torbogen unterhalb der Treppe aus wie der Teil eines asiatischen Tempels. Der Abt hat dieses Gebiet auch deshalb ausgesucht, weil hier noch die starke Energie der Kriege – insbesondere des Zweiten Weltkrieges – zu spüren ist. Mit seiner Arbeit in den Zen-Seminaren, in denen die Menschen lernen loszulassen, möchte er diese Energie in positive Energie umwandeln.«

»Und was machst du hier?«

»Ich arbeite hier als Volontär gegen freie Kost und Logis. Aber im Moment ist nicht viel los im Kloster. Es sind nur eine Handvoll Übernachtungsgäste hier.«

»Wie lange bleibst du hier?«

»Bis Freitag, dann reise ich ab nach Klangfurt in ein anderes Kloster.«

»Und warum gibt es hier keine Klostermauern?«

»Wir sind ein offenes Kloster, für alle Menschen und Glaubensrichtungen. Wir brauchen keine Mauern.«

»Kannst du mir noch sagen, wo die Anmeldung ist?«

»Wenn du die Treppe raufgehst, nach der Eingangstür links.«

»Danke«, sagte ich, doch der junge Mann hatte sich schon wieder seiner Arbeit zugewandt.

Ich stand vor der Glasscheibe der Rezeption, die nun von einer blonden Frau aufgeschoben wurde.

»Ich bin Frau Weber, ich hatte angerufen wegen eines Tierzimmers.«

»Ach, Sie sind die Meerschweinchenfrau, stimmt's?«, fragte die blonde Frau und musterte mich.

»Ja.«

»Sie haben das Tierzimmer im zweiten Stock.«

Unter den kritischen Augen der Empfangsdame schleppte ich nun Tragetasche für Tragetasche hinauf in mein Zimmer, bis ich mich kaum noch darin bewegen konnte. Tibi hatte ich gleich mit dem ersten Schwung nach oben gebracht.

»Warum haben Sie denn so viele Sachen?«

»Ich komme direkt aus einer Kur«, sagte ich. Ich hatte beschlossen, nicht gleich mit der ganzen Wahrheit rauszurücken, weil ich nicht wusste, ob mich das Kloster in dieser Situation überhaupt aufnehmen oder doch die Angst vor mir als ehemaliger Klinikpatientin überwiegen würde.

Ich schleppte also die restlichen Tüten mit frischem Gras, das ich gesammelt hatte, Heu und Stroh in mein Zimmer. Im Aufzug stand ich einem Mann mit fast kahlrasiertem Schädel gegenüber. Er hatte eine graue Kutte an und drei Kreise in seine Kurzhaarfrisur gefräst. Neugierig guckte er in meine Grastüte, sagte aber nichts.

Ich war erleichtert, denn ich wollte nichts mehr erklären müssen. Ich erinnerte mich an die »Überzeugungsaktion« in der Klinik. Nachdem mir das Klostersekretariat gesagt hatte, dass Meerschweinchen im Kloster unüblich wären und das Tierzimmer nur für Hunde zur Verfügung stünde, hatte Kira Schnappschüsse von Tibi auf meinem Schoß gemacht. Wir schickten das Foto zusammen mit einem »Asylantrag« an das Kloster und hofften darauf, dass Tibis Charme allen Widerstand schmelzen lassen würde.

»Lass sie sich erstmal an den neuen vierbeinigen Klosterbewohner gewöhnen. Leute, die so viele Regeln und Rituale haben, brauchen da vielleicht noch ein bisschen mehr Zeit!«, sagte ich in meinem Zimmer angekommen zu dem Meerschweinchen, das aber inzwischen schon wieder unbekümmert den Löwenzahn von der Klosterwiese fraß. Ich baute noch seinen Käfig auf, dann legte ich mich auf das Bett und schlief erschöpft ein.

Ich wurde durch einen seltsamen Gongschlag geweckt. Es war unmöglich, sich ihm zu entziehen, denn ich hörte das hohe Scheppern selbst durch das Ohropax hindurch. Missmutig zog ich mein Kleid über und trottete zum Abendessen. Doch meine Befürchtung, dass es nur Wasser und Brot geben würde, bewies sich als unbegründet. Hier gab es eine lange Buffettheke voll mit ayurvedisch gekochten Gemüse- und Tofugerichten. Ich hätte auch gar nicht die Obstauslage in der Klinik plündern brauchen, da es hier eine Obstschale gab, aus der sich jeder etwas mitnehmen durfte. Daneben stand eine große Schale mit Erdbeer-Smoothie-Nachtisch aus dem Klostergarten.

Mit dem Klopfen auf eine Klangschale leitete der Mönch mit dem grauen Gewand das Mantra zum Essen ein. Die anderen Mönche stimmten in den Gesang ein. Sie trugen ebenfalls lange Gewänder, jedoch waren ihre dunkel- und hellbraun. Einige von ihnen hatten die drei Kreise auf dem Kopf, andere nicht.

Als der Gesang verstummte, stand der Leitmönch auf und bedankte sich mit einem buddhistischen Tischgebet für die Speisen. Das Ritual endete damit, dass sich alle Gäste zu dem Mönchstisch drehten und sich mit aufeinandergelegten Händen verbeugten.

»Entschuldigung, kann ich mich zu Ihnen setzen?«, fragte ich eine circa 50-jährige Frau.

»Ja, aber ich will nicht sprechen.«

»Das trifft sich prima, ich auch nicht«, erwiderte ich und so löffelten wir still unser Essen.

Alles nur Holz?

Seufzend brachte ich meine leeren Teller weg und ging hinunter zur Buddhahalle. Ich zog mir die Schuhe aus und traf wieder auf den grauen Mönch mit den drei Kreisen auf dem Kopf. Er hatte einen weißen Wecker in der Hand und schaute ungeduldig zur Tür. Dann stellte er den Wecker neben einen großen Holzfisch, der einen Klöppel im Maul hatte, und wandte mir den Rücken zu. Außer mir waren noch ein Dutzend weitere »spirituell Interessierte« im Raum. Die meisten von ihnen saßen im Schneidersitz und hatten die Augen bereits geschlossen.

In diesem Moment hörte ich ein lautes Surren. Ich blickte zur Decke des Raumes und sah eine wunderschöne blaue Libelle. Die Fenster der Buddhahalle waren jedoch alle geschlossen. Der Mönch saß unbeweglich auf dem Boden und schien die Libelle nicht zu bemerken. Auch die anderen Besucher rührten sich nicht von ihren braunen Meditationskissen. Beherzt sprang ich auf und öffnete die Tür nach draußen. Dabei löste sich eine Stahlstange und fiel krachend zu Boden. Ich blickte verstohlen zu dem Mönch hinüber, doch der war immer noch tief in seine Meditation versunken. Niemand schien etwas von dem Aufruhr mitbekommen haben, nur die Libelle flog mit einem letzten lauten Brummen aus der geöffneten Tür hinaus in die Freiheit des Waldes. Ich traute mich nicht, die entgleiste Tür wieder zu schließen, und schlich zu meinem Meditationskissen zurück.

Erst jetzt sah ich, dass hinter den Säulen des Altars ein riesiger Holzbuddha in einer Lotusblume saß. Er war weder dünn noch dick, hatte die Augen halb geschlossen und sah ziemlich zufrieden aus. Irritierend fand ich nur seine Frisur, denn im Unterschied zu dem Goldbuddha im Garten trug dieser hier sein langes Haar nicht offen, sondern hatte es zu einem schwarzen Dutt mit lauter Punkten aufgesteckt. Damit sah er für mich eher aus wie eine Frau, obwohl sein Oberkörper das Gegenteil bewies. Er hatte auch keinen Bart oder Bartstoppeln und sah deshalb sehr jugendlich aus.

Jetzt verbeugte sich der Mönch vor der Holzstatue. Die anderen Gäste taten es ihm nach, nur ich fand das peinlich und blieb stocksteif stehen.

Da der Mönch mit dem Rücken zu mir stand, ging ich davon aus, dass er ganz in seine Verbeugungen vertieft war und daher nicht mitbekam, was hinter ihm vorging.

In dieser Minute drehte er sich jedoch um und sah mir direkt in die Augen. Ich blieb ruhig, denn ich konnte dazu stehen, dass ich nicht einfach irgendetwas nachmachte, ohne daran zu glauben.

»Der Buddha ist nur eine Holzstatue, was?«, fragte er mich nun.

Ich nickte vorsichtig.

»Als ich in Burma im Kloster war, musste ich während des Noviziats eine Abschlussprüfung ablegen. Täglich sollte ich der Buddhastatue neuen Tee hinstellen und mich dann über drei Tage 3.000 Mal vor ihr niederwerfen. Ich stellte den grünen Tee neben die Buddhastatue und machte Niederwerfung um Niederwerfung. Abends tat mir der Rücken weh.

Am nächsten Morgen brachte ich dem Buddha wieder Tee. Er hatte seinen alten Tee jedoch gar nicht getrunken. Also trank ich ihn. Die Niederwerfungen fielen mir an diesem Tag schwer, sodass ich beim Zählen mogelte. Es war schließlich nur eine Holzfigur und sie konnte mich weder sehen noch meinen Tee zu sich nehmen. Ich dachte daran, alles hinzuwerfen und mit diesen ständigen Niederwerfungen aufzuhören. Doch ich hatte lange Lehrjahre im Kloster zugebracht und wollte meine große Familie in Burma unterstützen. Also beschloss ich weiterzumachen, auch wenn ich den Sinn dieser Übungen nicht verstand. Es folgte der dritte Tag, und bei jeder Niederwerfung schmerzte mein Körper. Doch ich zwang mich zur nächsten Niederwerfung und zur nächsten. Am Abend kam meine Mutter Oberin, sah mich an und gratulierte mir zur bestandenen Prüfung.

Kurze Zeit später wurde sie sehr krank, bekam regelmäßig Asthmaanfälle und musste das Bett hüten. Ich brachte ihr jeden Tag das Essen und ließ mich weiter von ihr unterweisen. Dabei musste ich immer durch den Klosterhof. Im Klosterhof stand eine weitere Buddhastatue.

»Wenn du jetzt zurück durch den Hof gehst, dann verbeuge dich vor der Buddhastatue«, sagte meine alte Lehrerin. »Ich möchte, dass du das immer tust, wenn du an ihr vorbeikommst.«

Ich hatte nun ein Problem: Natürlich würde ich mich vor dem Holzbuddha verbeugen, wenn meine Lehrerin es mir auftrug. Aber wenn ich mich vor der Statue verbeugte, dann war das Heuchelei, denn ich fühlte nicht so. Wenn ich es nicht tat, dann würde die ganze Welt merken, dass ich das Kloster und den Buddha betrogen hatte, so dachte ich.

Ich verbeugte mich also vor der Buddhastatue und als ich es am nächsten Morgen wieder tat, geschah etwas Unerwartetes: Der Buddha schien mich anzulächeln. Er erschien mir weicher und sanftmütiger als noch am Abend zuvor. Ich spürte, wie mein Herz sich öffnete, und obwohl sich die Buddhastatue nicht verändert haben konnte, hatte ich mich wohl verändert. Ich hatte mich nicht nur vor der Buddhastatue, sondern in erster Linie vor mir selbst verbeugt. Diese Selbstachtung hatte mich weichgemacht, auch anderen Menschen und Dingen mit mehr Mitgefühl zu begegnen. Denn nur wer sich selbst achtet, kann auch andere achten und von anderen geachtet werden. Selbst ein Kaiser kann nicht von anderen Menschen geachtet werden, wenn er sich selbst nicht wertschätzt. Daran sollten Sie sich erinnern, wenn Sie meditieren, das Mantra *Om mani padme hum* singen oder sich vor einer Buddhastatue verneigen«, sagte der Mönch lächelnd. Dann fügte er hinzu: »Meine verehrte Lehrerin starb kurz nach meiner Ordination. Ich aber habe bis heute nie aufgehört, mich vor einer Buddhastatue zu verbeugen, wenn ich an ihr vorbeikomme.«

Ich sah den Mönch immer noch verwirrt an.

»Wer ist der wichtigste Mensch in deinem Leben?«, fragte er in die Runde. Da die anderen nichts sagten, rief ich laut: »Ich!« »Wenigstens in dieser Hinsicht hat der Klinikaufenthalt etwas bewirkt«, murmelte ich stolz.

Der Mönch sah mich lächelnd an und sagte: »Richtig, wir sind in unserem eigenen Leben die wichtigste Person. Aber warum sollen wir uns dann vor einer Holzstatue verbeugen? Im Gegensatz zu den anderen Weltreligionen hat der Buddhismus keine Propheten und auch Buddha wird nicht als Gott verehrt, sondern als Lehrmeister. Das Wichtigste ist also, den Weg zu sich selbst zu finden. Indem ich mich vor Buddha verbeuge, verbeuge ich mich vor mir selbst.

Kurz bevor meine Lehrerin starb, fragte ich sie, warum ich denn diese 3.000 Niederwerfungen hätte machen müssen. Sie lächelte und sagte: ›Es mussten nicht unbedingt genau 3.000 Niederwerfungen sein. Es ist einfach, etwas Beliebiges immer wieder und wieder zu tun und dabei mit dem Bewusstsein ganz woanders zu sein. Niederwerfen solltest du dich vor Buddha, damit sich deine innere Haltung dir selbst gegenüber verändert. Denn jeder von uns verfügt über ein Stück innere Weisheit. Es gilt, diese freizulegen und sich von den Täuschungen frei zu machen. Wir werden die Illusion, dass das Leben und unsere Gedanken die alleinige Wirklichkeit sind, niemals ganz ausschalten können. Aber wir können sie bewusst anpacken.‹ Bedenken Sie, dass unser Gedankenzentrum drei Zentimeter unterhalb des Baunabels ist. Wir nennen es das Wurzelchakra. Unser Gehirn dagegen ist nur ein Organ. Und wenn Sie Ihre Gedanken in der Meditation loslassen wollen, dann fragen Sie sich immer wieder: ›Wo bin ich?‹ und ›Wer bin ich?‹.

Es gibt auf alle Fragen der Welt eine Antwort. Und wenn es sie jetzt noch nicht gibt, dann wird es diese Antwort später geben. Lediglich auf die Frage ›Wer bin ich?‹ gibt es keine Antwort. Ihr können wir uns nur durch Lebenserfahrung nähern. Ebenso wie man erst in einen Apfel beißen muss, um sagen zu können, wie er schmeckt. Und das Mantra, ›Om mani padme hum‹ ist die Krücke, mit der wir unsere Seele stabilisieren. Seele und Körper sind durch die Atmung miteinander verbunden. Ohne Atmung sind wir nur noch ein lebloser Körper, der verbrannt oder vergraben wird. Beobachten Sie Ihre Gedanken! Die meisten Gedanken sind Wiederholungen und nicht unbedingt für den Moment wichtig. Mit den beiden Fragen ›Wo bin ich?‹ und ›Wer bin ich?‹ können Sie diese Gedankenkarusselle unterbrechen und wieder zum Ausgangspunkt zurückkommen. Fragen Sie sich schon beim Aufstehen, was Sie denken. Und nehmen Sie sich vor, dreimal am Tag *Om mani padme hum* zu rezitieren. Wenn Sie es vergessen, dann reicht es schon, dass Sie das bemerken, Sie müssen deshalb nicht am nächsten Tag alle Mantras ›nachholen‹. Aber bleiben Sie dabei, dieses Ritual in ihren Alltag zu integrieren. In Burma gibt es ein Sprichwort: Wenn der Körper arbeitet, ist der Mund noch frei. Das bedeutet, dass Sie bei der Arbeit Achtsamkeit üben können. Denn Sie müssen sich die Zeit für Meditation nicht absparen. Es ist viel wichtiger, dass Sie achtsam zur Bushaltestelle gehen und dabei das Mantra rezitieren oder ihre Atemzüge zählen. Wenn Sie so ein wenig Achtsamkeit in ihr Leben bringen, dann werden auch ihre Emotionen ruhiger und Sie kommen nicht in Zeitverzug, weil diese Achtsamkeit zu Ihnen gehört.

Das ist wirksamer, als alle Bücher über den Buddhismus zu lesen. Ich habe das lange getan, aber diese zwei Fragen und das Zählen der Atemzüge haben mich in die Achtsamkeit gebracht. Und machen Sie das nicht nur hier im Kloster, sondern integrieren Sie es in ihren Alltag, beim Aufstehen, auf der Toilette, auf dem Weg zum Bus.«

Der Mönch sah wieder zu mir, verbeugte sich dann vor der Gruppe und erneut vor dem Holzbuddha und verließ leise den Raum.

Ich war beeindruckt, weniger von der Lehre des Buddhismus als von der gelassenen Reaktion des Mönches auf meine Nicht-Verbeugung. Dadurch hatte er meine Neugier geweckt. Vielleicht war ich in diesem Kloster gut aufgehoben und konnte meinen Aufenthalt hier verlängern. Und doch ließ mich das, was der Mönch als Fragen aufgeworfen hatte, nicht mehr los. Ich wusste nun, wer und wie ich in der Vergangenheit gewesen war. Ich wusste um die Hoffnungen, die meine Mutter bei meiner Taufe mit dem Namen »Renate« verbunden hatte. Wenn ich es aber wirklich geschafft hatte, mich von den Fallstricken der Vergangenheit zu lösen, wer und wie wollte ich dann sein? Bisher hatte ich immer nach den Ratschlägen anderer Menschen gesucht und sie auch umgesetzt. Aber, das wurde mir jetzt klar, einen Teil ihrer Antworten hatte ich oft bereits tief in mir gespürt. Ich hatte weniger die Botschaft meiner Berater hören wollen als vielmehr ihre Zuwendung gebraucht. Nun waren alle fort. Die einzige, die immer noch 24 Stunden am Tag mit mir zusammen war, war ich selbst. Im Gegensatz zu all den Personen, die wie Kängurus durch mein Leben hüpften, war ich die einzige Konstante. »Ich werde es versuchen«, sagte ich laut zu dem grünen Jadebuddha vor der Meditationshalle. »Ich werde versuchen, mir selbst eine bessere Freundin zu sein, als ich es bisher war«, versprach ich mir selbst.

Von der Wahrheit enttäuscht

Ich bückte mich und suchte nach meinen Sandalen, die ich vor dem Betreten der Buddhahalle ausgezogen hatte. Dabei rempelte ich eine weißhaarige Frau in einem Sari an. Ihre wachen braunen Augen blickten mich jedoch freundlich an, und sie fragte mich: »Und, fandest du die angeleitete Meditation gut?«

»Ja, der Mönch hat das wirklich gut gemacht.« Da brach die Frau in schallendes Gelächter aus: »Das ist kein Mönch, sondern Ma Li, die leitende Nonne«, erklärte sie mir. »Aber du hast recht, ich konnte die Mönche am Anfang auch kaum von den Nonnen unterscheiden. Hier im Kloster leben sie zwar in zwei verschiedenen Trakten, am Essen und den Zeremonien nehmen sie jedoch gemeinsam teil.«

»Wieso hat Ma Li drei Kreise in den Kopf rasiert?«

»Ach das, ja, wir haben hier drei verschiedene Orden aus Burma, Vietnam und Sri Lanka. Die drei Kreise sind in zwei der Orden üblich, als Zeichen dafür, dass die Frauen bereit sind, ihre Weisheit weiterzugeben.«

»Und wer bist du?«, fragte ich.

»Ich bin Ini, ich bin hier mit meinem dreißigjährigen Sohn, wir arbeiten als Volontäre in der Küche.«

»Ich heiße Renate.«

»Schön! Wie lange bleibst du?«

»Weiß ich noch nicht«, sagte ich unsicher. »Aber mir gefällt es hier. Ursprünglich habe ich nur drei Übernachtungen gebucht.«

»Na, dann einen schönen Abend noch. Ich schenke dir eine Lotusblume«, sagte Ini und formte mit ihren Händen tatsächlich eine Lotusblume.

»Danke, ich dir auch«, sagte ich und versuchte, die Bewegung nachzuahmen.

Doch als ich am nächsten Morgen zum Empfang ging, stellte sich heraus, dass beide Tierzimmer bereits ab Samstag für mehrere Wochen belegt waren.

Ich sprach mit Lien, der Nonne, die für die Arbeitseinsätze zuständig war.

»Du kannst in der Küche und im Garten mithelfen. Unsere Helfer sind aber in Vierbettzimmern untergebracht. Dahin darfst du dein Meerschweinchen nicht mitnehmen.«

»Ginge es nicht, den Käfig in einen unbenutzten Raum zu stellen?«

»Wenn, dann ginge es nur im Garten. Es ist ja warm draußen. Ich muss das aber erst mit der Klosterleitung besprechen.«

Ich ging in den Speisesaal und Ini winkte mich heran, damit ich mich zu ihr an den Tisch setzte. Ich mochte sie und war froh, nicht mehr allein unter all den Fremden sitzen zu müssen. Mir gegenüber saß eine weitere Helferin mittleren Alters mit verbittertem Gesicht. Ich war ihr schon ein paar Mal im Garten begegnet, doch sie hatte nie zurückgegrüßt.

Jetzt schien sie jedoch aufgeweckter, fragte mich, wie lange ich bleiben würde. Während des Frühstücks hatte ich Ini von meinem Klinikaufenthalt erzählt. Jetzt fragte sie mich: »Nimmst du Psychopharmaka?«

»Ja«, sagte ich und bereute meine Antwort sofort. Aber ich war von dem Klinikabschied noch so benommen, dass ich gar nicht mehr wusste, wie das war, in der Öffentlichkeit eine Rolle spielen zu müssen und meine Antworten abzuwägen, weil sie mir sonst schaden konnten.

Ich sah auch, dass es keine fünf Minuten dauern würde, bis diese übereifrige Frau die Helfereinsatznonne über die neue Sachlage unterrichtet hätte.

Also beschloss ich, der Frau zuvorzukommen und der Nonne selbst einen Brief zu schreiben. Ich schrieb auf die Rückseite des Fotos von Tibi und mir und drückte den Brief dann Lien in die Hand, als ich sie auf dem Flur traf.

Bei der nächsten Mahlzeit sprach ich sie auf Tibis Unterbringung an.

»Renate, ich muss dir etwas sagen. Ich habe deinen Brief gelesen und ich danke dir für deine Ehrlichkeit und Offenheit.«

Ich zuckte innerlich zusammen. Ich kannte diesen Satz und er verhieß nichts Gutes. Vielleicht war er mit einer der Gründe dafür gewesen, dass ich in den letzten Jahren an meiner Schule stets eine Rolle gespielt hatte und nichts mehr über mein Privatleben erzählt hatte.

Die Nonne fuhr fort: »Wir haben eine Regel, die besagt, dass wir keine Helfer nehmen, die Psychopharmaka nehmen. Es tut mir leid, aber wir sind hier einfache Menschen, die auf der Suche sind, und haben keine psychologische Ausbildung.«

Ich spürte, dass Liens Absage endgültig war und widersprach nicht. Ich schluckte, unterdrückte mühsam meine Tränen, drehte mich um und floh auf die Schaukel im Garten, auf der gestern noch der Hippie gelegen hatte.

Ich war enttäuscht von der Erkenntnis, dass ich besser nicht die Wahrheit gesagt hätte. Vor Wut und Verzweiflung liefen mir nun die Tränen, und als ich das Gefühl hatte, wieder halbwegs deutlich sprechen zu können, rief ich Sarah an. Sie hatte eine Verlängerung bekommen und befand sich noch in der Klinik. »So eine Sauerei. Das ist ja Diskriminierung!«, empörte sie sich. »Das sage ich sofort den anderen. Ich muss jetzt in die Kerngruppe.«

Ich legte auf und fühlte mich ein wenig getröstet. Im Unterschied zur »Welt draußen« wurde in der Klinik sowohl in der Gruppentherapie als auch unter den Patienten offen über die Einnahme von Psychopharmaka gesprochen. Der Übergang von dieser Offenheit, mit der Menschen aus allen Berufen sich in ihrer Verletzlichkeit zeigten, zurück in eine Welt, in der Psychopharmaka und Depressionen ein Tabu-Thema waren, verlief für mich nicht ohne Schwierigkeiten.

Ich war so wütend und enttäuscht, dass ich niemanden aus dem Kloster mehr sehen wollte. Also packte ich meinen Rucksack und lief eine Stunde ins Tal, ins nächstgelegene Freibad.

Auf dem Rückweg ließ ich meine ganze Verletztheit und Wut an dem steilen Berg aus, den ich eilig erklomm. Wieder auf dem Parkplatz vor dem Kloster angekommen, sah ich dann einen Werbeprospekt des Klosters mit aktuellen Preisen. Mir war schon länger unwohl bei dem Gedanken gewesen, das teure Doppelzimmer neben meiner Wohnung zu bezahlen, nur um mich mit meiner Krankschreibung nicht in meiner Wohnung eingesperrt und gleichzeitig schuldig zu fühlen, wenn ich auf Kollegen traf, die die nächsten fünf Wochen bis zu den Ferien noch in die Schule gehen mussten.

Ich konnte doch ein Bett in einem Viererzimmer buchen und fragen, ob für Tibi weiterhin Platz im Garten wäre. Ich fasste wieder Mut und hoffte, dass Lien wenigstens ein bisschen ein schlechtes Gewissen hatte, weil sie mich als Helferin wegen meiner Psychopharmaka-Einnahme abgelehnt hatte. Hatte ich ihr mittags vor Wut noch das Bild von Tibi und mir wegnehmen wollen, so konnte sie es nun von mir aus behalten. Es war auch mehr meine Verletztheit darüber gewesen, dass ich mich so geöffnet hatte und dadurch Schwierigkeiten bekam, die mich das Bild zurückfordern ließ.

»Ja, das können wir so machen, Renate«, sagte sie, als ich sie fragte.

»Du darfst das Bild auch behalten«, murmelte ich leise.

»Danke«, lächelte sie. »Dann zeige ich dir jetzt den Platz, an dem du den Käfig für dein Schweinchen aufstellen kannst.«

Sie führte mich zu der Raucherecke, in der Ini mit ihrem Sohn saß. Ich erzählte ihr die Neuigkeiten und sie freute sich für mich, da sie bereits durch die Buschtrommel der anderen Helfer erfahren hatte, was passiert war.

Neben dem Klostergrundstück war ein Spielplatz. Ich befürchtete, dass die dort spielenden Kinder herüberkommen und den Käfig öffnen würden. So bat ich den Hausmeister, Löcher in die Käfigplastikwanne zu bohren. Ich verband das Käfigoberteil mit der Wanne mit Kabelbindern und brachte an den Türchen kleine Schlösser an.

Prüfend betrachtete der Hausmeister mein Werk: »Du weißt, dass die Mader sich durch die Wanne fressen können. Wir haben hier viele Mader, bei mir im Keller waren sie auch schon.«

Entsetzt setzte ich mich in mein Auto und kaufte dreißig Pflastersteine im Ort. Außerdem kaufte ich noch fünf Styroporplatten, um den Käfig gut zu isolieren, spannte Planen drumherum und mauerte die Wanne mit den Steinen zu.

»Mann, das Ding ist ja sicherer als Fort Knox«, staunte der Hausmeister.

»Ja, schließlich schützt es ja auch ein prominentes Schweinchen«, sagte ich, während ich mir den Schweiß von der Stirn wischte.

Ich setzte das Tier in den neuen Außenkäfig und verbrachte die letzte Nacht alleine in meinem Tierzimmer. Als ich am nächsten Tag ins Viererzimmer zog, musste ich meine Habe ins Auto zurückverlagern, denn neben den vier Stockbetten hatte jeder Bewohner gerade mal zwei Schrankregale für sich. Die anderen drei Frauen besuchten das Schamanenseminar und waren häufig gar nicht im Zimmer. »Ich bin Renate und ich schnarche ein bisschen«, sagte ich und spendierte jeder ein paar Ohropaxkugeln. Zum Dank dafür bekam ich Schnarchpflaster zugesteckt, die aber wohl nicht halfen. Doch das schien hier keine so zu stören, da die Frauen schon um 22.00 Uhr todmüde ins Bett fielen.

Der nächste Tag war ein Regentag. Windböen mit Regenfäden zogen den Abhang hinab. Da das Kloster 500 Meter hoch lag, ließen sich manche Wolken hier oben fast anfassen. Besorgt sah ich zu dem Meerschweinchenkäfig neben dem Haus. Tibi wurde zwar nicht nass, aber die ständige Feuchtigkeit durch die sich abregnenden Wolken ließ sogar das Heu im Käfig schimmeln. Das Tier war unruhiger und nervöser als sonst. Das lag wohl weniger an der Witterung als an der Tatsache, dass Tibi seit Paulas Tod alleine war. »Meerschweinchen sind soziale Tiere, sie brauchen ihre Artgenossen, um sich wohlzufühlen und lange zu leben«, mahnte eine Stimme in meinem Kopf. »Also gut«, seufzte ich und rief in den umliegenden Tierheimen an. Die meisten hatte entweder gar keine Meerschweinchen oder sie wollten sie noch kastrieren und dann nur zu zweit abgeben. Auch wollte ich in dieser Wildwuchssituation hier draußen kein krebskrankes Tier nehmen, das viel Pflege und ständige Überwachung brauchte. Das zwanzigste Tierheim war schließlich ein Tierheim, das zwei Autostunden entfernt lag. »Und bringen Sie Tibi mit«, riet die Tierpflegerin.

Ich suchte ein junges, nicht ganz so dominantes Männchen aus und setzte es zu Tibi ins Gehege. Sie lief auf den kleinen rotblonden Eber mit der schwarzen Schnauze zu und leckte ihm das Gesicht ab.

»Na, das klappt aber«, lachte die Tierpflegerin.

»Ja«, sagte ich glücklich, »und ich weiß auch schon wie er heißt.«

»Wie denn?«

»Rudi, ein absoluter Kämpfertyp«, sagte ich und sah dabei das kleine, rotblonde Meerschweinchen an, das gerade seine schwarzweiße Schnauze unter meinen Arm steckte, sodass nur noch der Hintern zu sehen war.

»Ja, der Rudi hat mit zehn weiteren kleinen Schweinchen in einem Käfig einfach auf der Straße gestanden. Es waren auch die Elterntiere dabei. Die Besitzer hatten sich offensichtlich nicht klargemacht, dass gegengeschlechtliche Meerschweinchen sich alle sechs Wochen vermehren können.«

Ich schluckte, war aber froh, wenigstens einem Tier ein Zuhause bieten zu können. Als Tibi, Rudi und ich zurückkamen, regnete es immer noch. Als es am nächsten Tag immer noch regnete und die Temperatur abends immer weiter sank, fasste ich einen Entschluss. Ich setzte die beiden Schweinchen zurück in den Transporter und schmuggelte sie in den kleinen Meditationsraum unter dem Dach, der selten benutzt wurde. Dort breitete ich dann zwei Meditationsdecken darüber und stellte den Transporter zu den Kissen in das Regal.

Am nächsten Morgen lief ich als erstes zu dem Raum hoch, riss die Tür auf und rief: »Guten Morgen Tibi, guten Morgen Rudi!« Dabei blickte ich in die irritiert dreinblickenden

Augen der Chefnonne, Ma Li. »Oh, Entschuldigung«, rief ich und war in diesem Moment froh, dass die burmesische Nonne nicht so gut Deutsch sprach. Sonst hätte sie mich vielleicht gefragt, wer denn Tibi und Rudi waren.

Schnell schloss ich die Tür wieder. Doch was war das? Ich hörte, wie auf ein Holz geschlagen wurde. Oh nein, dazu war dieser komische Holzfisch also da. Die Nonne schlug mit dem Klöppel darauf und fing dann an, ein burmesisches Mantra anzustimmen. Ich erkannte den Text des Herzsutras wieder. Als das Mantra zu Ende war, atmete ich erleichtert auf. Doch was war das? Die Nonne fing ja schon wieder an, dasselbe Mantra noch einmal zu singen. »Na ja«, murmelte ich, »sie singt es vielleicht dreimal. Drei ist eine magische Zahl.« Doch Ma Li sang das Mantra auch ein viertes Mal. Sie machte auch nicht nach der magischen Zahl sieben halt. Nach einer Stunde war Ma Li immer noch am Singen und Fischschlagen und ich fragte mich, wo sie das Lungenvolumen herhatte. Ich hörte genauer hin und erkannte, dass sie immer einige Wörter ausließ, um Luft zu holen. Nach zwei Stunden verstummten schließlich sowohl Ma Li als auch der Fisch. Ich versteckte mich auf der Toilette und wartete, bis die Luft wieder rein war. Dann holte ich den Transporter mit Tibi und Rudi aus dem Regal. Sie hatten vor Angst keinen Mucks von sich gegeben. Beide Schweinchen hatten weiße, verdrehte Augen. Ich nahm sie auf den Schoß und sie beruhigten sich wieder. »Ist wohl nichts für euch mit dem lauten Meditieren, was? Ihr seid eben Therapieschweine und keine Klosterschweine, was Tibi?« Als ich die beiden Tiere endlich in ihren großen Käfig ins Fort Knox brachte, freuten sie sich sichtlich und vollführten Luftsprünge.

Dann fuhr ich mit dem Auto zur Nachsorgegruppe. Während der zweistündigen Fahrt schwirrte mir das Echo des Herzsutras im Kopf und so begann ich es am Steuer zu singen. Da klingelte mein Handy. Ich hielt an der nächsten Tankstelle und rief den Anrufer zurück.

»Renate, kann ich dich morgen Abend mit meinen Töchtern besuchen?«, fragte mich meine beste Schulfreundin Anja. Ich hatte zwischenzeitlich den Kontakt zu ihr verloren, nachdem sie mit sechzehn zu einem Wagenbesetzer gezogen war und Drogen genommen hatte. Seitdem sie in Schweden lebte, war der Kontakt zu meiner Jugendfreundin aber wieder aufgelebt und wir sahen uns immer dann, wenn sie zu Besuch nach Deutschland kam.

»Ja, gerne«, sagte ich und beschrieb ihr den Weg zum buddhistischen Kloster.

Das Kloster entwickelte sich zu meinem neuen »Schutzraum«, in dem ich versuchte, mich nach den aufrüttelnden Therapien selbst wieder zu ordnen und zu organisieren. Die vielen neuen Erfahrungen, die ich in der Klinik gemacht hatte, zogen immer wieder vor meinem inneren Auge vorüber. Schmerzlich wurde mir bewusst, dass die Welt aber nun einmal nicht so war, wie in der Klinik. Hier interessierte es niemanden, was ich fühlte oder dachte. Und ich hatte das dumpfe Gefühl, noch einmal ganz auf »reset« gehen zu müssen, um dieses in der Klinik erlebte emotional erfülltere Leben nicht wieder zu verlieren. Über den Klinikaufenthalt, so lernte ich nun schmerzhaft, konnte ich nur mit ehemaligen Klinikfreunden oder meiner besten Freundin sprechen. Vielleicht ist das einer der Gründe, warum die Klinikaufenthalte eine zunehmende Bedeutung in meiner Autobiografie bekamen: Ich konnte und wollte über das, was ich gesehen und gelernt hatte, nicht schweigen. Es fühlte sich für mich grotesk an, nach dieser Offenheit wieder nur die Rolle der Lehrerin zu spielen, die sich selbst und ihre Schüler hauptsächlich am Leistungsprinzip misst. Denn, das war mir aufgefallen: Der Konkurrenzkampf, der hier draußen herrschte, war mehr als schädlich. Und doch, so dachte ich plötzlich, hatte dieses ständige Vergleichen mit anderen und das Streben nach Statussymbolen wenig Sinn, wenn die ewige Selbstantreiberei – wie ich sie auch von mir kannte – letztlich in die Klinik führte. Später, als ich wieder zurück in meinem Beruf war, bemerkte ich, dass im Kollegium neben verhaltenen Reaktionen auch so etwas wie Neid schwelte, dass ich mit 34 einfach »vier Monate weg gewesen war«. Wie schmerzhaft diese vier Monate waren, in denen ich den Kontakt zu meiner Familie mied, wird Menschen, die eine psychosomatische Klinik mit einem »Wellnesshotel« verwechseln, vielleicht erst klar werden, wenn sie sich selbst in selbige Einrichtung begeben (müssen).

Doch nicht nur bei meinen Kollegen, die mich auch in dieser Zeit vertreten mussten, bemerkte ich leisen Unmut. Während einige Klinikfreundinnen mir offen sagten, dass sie Schwierigkeiten hätten, Kontakte dauerhaft zu halten, zeigte sich bei anderen unter ihnen nach erstmaligen regen Austausch ein seltsames Phänomen: Kontaktabbruch. Und zwar – wie mir der Freund einer ehemaligen Klinikfreundin erklärte – »weil du sie zu sehr an die schwierige Klinikzeit erinnerst«.

Und plötzlich begriff ich, dass es mir ja ähnlich ging: Seit dem Klinikaufenthalt war der Kontakt mit meiner Herkunftsfamilie noch belastender als je zuvor. Und das lag unter anderem an den Einsichten über die ungünstigen Beziehungsmuster und Abhängigkeiten, die mir mithilfe der Therapeuten deutlich wurden. Deren Worte klangen mir im Ohr, wenn ich im Kontakt mit meiner Familie diese Muster und meine Gefühle dazu wieder erlebte. So war es beinahe unmöglich, wieder »in die alten Rollen« zu schlüpfen und die Erinnerung an den Klinikaufenthalt lebendig zu halten. Es war, als müsste ich diesen ein Stück weit verdrängen, um den Kontakt mit meiner Familie als nicht ganz so schmerzhaft zu empfinden. Und das tat ich auch hin und wieder, bis ich zu dem Entschluss kam, dass ich es nicht mehr dulden wollte, dass meine Mutter, mein Vater oder mein Bruder über meine Grenzen latschten und mir dabei stets das Gefühl vermittelten, nicht wichtig zu sein. Und so blieb ein Kontakt zur Familie, der von langen »Fastenpausen« unterbrochen wurde. In diesen Fastenpausen nutzte ich die neu gewonnene Energie, um nach nährenden Freundschaften zu suchen. Wieder waren alte Freundschaften weggebrochen, weil auch ich mich geändert hatte und nicht mehr nur der »Notnagel« für andere sein wollte. Ich hatte die Erfahrung gemacht, dass die Rolle, die ich in meiner Familie eingenommen hatte, meine Partnerwahl beeinflusste und mich oft bei Männern nach emotionaler Nähe suchen ließ, die dies nicht leisten konnten. Ebenso fand ich beim näheren Hinschauen in meinem Freundeskreis Beziehungen, die zumindest zum jetzigen Zeitpunkt nicht mehr nährend waren. Und im Sinne einer Selbstwertschätzung zog ich auch hier die Reißleine, um offen zu sein für Veränderungen: Ich wollte endlich innerlich frei sein!

Abendmeditation

»Was ist los?«, fragte mich meine neue Klosterfreundin Ini, als ich suchend den Speisesaal durchstreifte.

»Ich suche meine Armbanduhr.«

»Frag doch den Koch.« Ini schwärmte immer von diesem Koch, weil er sich so gut in der Kräuterkunde auskannte. Sie nannte ihn »den Druiden«. Als ich an der Küchentür klopfte, streckte ein junger Asiate den Kopf aus dem Türspalt. »Hast du meine Uhr gesehen?«

Der junge Mann sah mich verdutzt an. »Did you see my watch?«, versuchte ich es erneut. Da strahlte er mich an, lief in den hinteren Küchenbereich und kam dann wieder, mit einer Schüssel Quark in den Händen.

»No! I mean did you see my watch«, sagte ich nun etwas eindringlicher und zeigte auf eine unsichtbare Uhr an meinem Handgelenk. Der Mann verschwand erneut und stellte einen Teller Grießbrei vor mich hin. Ich schüttelte den Kopf, zeigte auf die Küchenuhr und dann auf mein Handgelenk. Diesmal schien er begriffen zu haben, denn er kam lange nicht wieder. »Oh nein«, entfuhr es mir. Der junge Mann musste in seinem Land Kellnern gelernt haben, denn er balancierte auf seinen Unterarmen einen Erdbeersmoothie, eine Schüssel seltsamer weißer Chips und dann noch einen Teller mit etwas glibberig Grünem, das mich an meinen Kraken erinnerte.

Ich schüttelte erneut den Kopf und hob entschuldigend die Schultern. Der Koch sah mich nun irritiert und gleichzeitig frustriert an. »Tut mir leid, ich habe schon gegessen«, sagte ich und deutete auf meinen prallen Bauch.

»Und, hat er sie gefunden?«, fragte Ini, als ich enttäuscht zurückkam.

»Nein, stattdessen hat er mir das ganze Abendessen noch einmal angeschleppt. Er kann offensichtlich weder Deutsch noch Englisch und denkt, dass alle Leute, die zu ihm in die Küche kommen, nur etwas zu essen haben wollen.«

»Das kann man ihm nicht verübeln«, sagte Ini und grinste breit.

»Kommst du mit in die Abendmeditation?«

»Och, ich bin so müde von der Arbeit in der Küche. Du weißt ja nicht, wie anstrengend das ist, für einen Koch zu arbeiten, der nie zufrieden ist mit unseren Resultaten. Ich muss auch noch die riesigen Töpfe in der Geschirrküche abspülen. Kommst du mit?«

»Nee, ich darf ja nicht in die Küche. Ich nehm ja Psychopharmaka.«

»Sei froh drum. Du könntest deine ganzen Therapeutenbesuche gar nicht von hier aus machen und noch gleichzeitig arbeiten. Weißt du noch, wie ich dir die Hintertür aufmachen musste, als du erst um Mitternacht von deiner Kerngruppe wiederkamst?«

»Jaaa«, stöhnte ich. Ich hatte die Erinnerung, wie ich nachts panisch um die beiden Klosterhäuser gelaufen war, weil der Eingang verschlossen war, fast verdrängt. Ich hatte dann Steinchen geworfen und Ini geweckt, die mir schließlich aufmachte.

»Du würdest es nach so einem Therapie-Tag nicht schaffen, um fünf Uhr aufzustehen und Frühstück zu machen. Schon gar nicht, wenn hier 100 Gäste übernachten. Dann kommen wir nämlich mit der Arbeit nicht nach und ich traue mich dann nicht, die anderen im Stich zu lassen und pünktlich das Handtuch fallen zu lassen.«

»Hm«, sagte ich nur. Seit der Ablehnung meiner Arbeitskraft hatte mein Ego einen Knacks bekommen. Hoffentlich würden die in der Schule nicht auch so auf mich reagieren, wenn ich wieder zu arbeiten anfing. Etwas Positives hatte meine Offenheit jedoch: Ich musste mich nicht mehr hinter Ausreden verstecken. Alle wussten, dass ich in der psychosomatischen Klinik gewesen war und nun Ärzte und Therapeuten besuchte.

»Okay, ich gehe doch mit dir in die Abendmeditation, tut mir ja auch gut. Ich mach mir sonst so viele Sorgen um meinen Sohn.«

Wir gingen in den kleinen Meditationsraum unterm Dach, doch die Zeit verging und Ma Li erschien nicht.

»Weißt du, was los ist?«

»Nee.«

»Wir machen die Meditation einfach selbst«, rief Ini enthusiastisch.

»Na gut, aber nur, wenn ich den Fisch schlagen darf«, forderte ich.

»Einverstanden«, grinste Ini.

Und so hämmerte ich heftig auf den Holzfisch ein, und Ini begann, dazu zu singen. Es tat mir gut, mit meinem Gehämmere etwas Dampf abzulassen, und gleichzeitig versuchte ich dadurch, meine Unsicherheit bei diesem sonst so feierlich zelebrierten Meditationsritual zu überspielen.

»Kannst du bitte etwas langsamer machen, das ist doch kein Boxsack. Ich komme ja kaum mit!«

»Okay«, sagte ich und spielte eine ruhigere Tonart. Ini begleitete mich mit ihrer schönen, weichen Stimme und sang das Herzsutra.

In diesem Augenblick öffnete sich die Tür und Ma Li kam herein. Verblüfft schaute sie uns an, sagte jedoch nichts und verschwand wieder. Es kehrte eine friedliche Stille in den Raum und in mich selbst ein. Langsam wurde mein Atem tiefer und ich konnte etwas loslassen.

Der Gong der Klangschale riss mich aus dem Zustand, in den ich abgetaucht war: Benommen schaute ich Ini an.

»Guck mal, ein Meditationsbänkchen«, rief Ini begeistert. »Ich wüsste zu gern, wie man es benutzt.«

»Och, das kann ich dir zeigen. Habe ich in der Klinik gelernt«, verkündete ich stolz.

»Schau, du musst dich so hinknien, es dir dann unter den Po schieben und dann ...«

Weiter kam ich nicht. Ich hörte ein lautes »Ratsch« und blickte dann vorne übergebeugt an mir hinunter: Meine Lieblingspennerhose hatte ein riesiges Loch, dort, wo früher einmal der Hosenboden gewesen hatte.

»Haha ... hu ...«, machte Ini und dabei kullerten ihr die Lachtränen über die Wangen.

»Das ... hihi ... ist das Lustigste, was ich seit Wochen hier erlebt habe ... Hahaha ... mein Bauch tut weh ... Kannst du das bitte noch einmal machen?!«

»Sehr witzig, spar' dir deine Schadenfreude, das war meine Lieblingshose.«

»Haha ... ist ... jetzt ... hihi ... nicht mehr zu ... gebrauchen ...«, lachte Ini und schaute mir dabei ungeniert auf den Hintern.

Dann sah sie aus dem Fenster hinüber in die Küche und bekam einen weiteren Lachanfall: »Hihi, wenn dich der Koch gesehen hat ... dann ... hi ... hi hätte er jetzt allen Vietnamesen erzählt, dass du in ... hi ... hii ... in Unterhosen meditiert hast ...«

»Hauptsache, dir geht es gut«, sagte ich sarkastisch. Doch es war zwecklos, denn Ini wurde bereits von einem neuerlichen Lachkrampf geschüttelt. Seufzend ging ich mit ihr hoch zu dem Goldbuddha und anschließend auf die Schaukel, wo sie sich schließlich beruhigte. Die Schaukel schwang auf und ab, während eine von uns sie wie eine Schiffsschaukel zum Schwingen brachte. Ich sah, wie die Sonne als kleiner, glutroter Ball hinter den Bergen des Waldes versank und fühlte mich im Einklang mit allem um mich herum. Und während ich mich daran erinnerte, wie sehr Ini über die Hosenpleite gelacht hatte, musste ich unwillkürlich lächeln. »Vielleicht war das ja die eigentliche Meditation«, flüsterte ich den rauschenden Tannen zu.

Mobile

Ein paar Tage später besuchte mich meine Freundin Anja mit ihren beiden Töchtern Svenja und Steffi. Svenja war fünf und Steffi zwei Jahre alt. Wir gingen durch die Vorhalle des Klosters und Svenja rannte auf den grünen Jadebuddha zu, um ihn umzustoßen. Meine Freundin schimpfte laut und zog Svenja am Arm weg. Die fing an zu schreien und zu treten und auch die kleine Steffi fing an zu weinen. Ärgerlich stauchte meine Freundin Svenja zusammen und nahm die kleine Steffi auf den Arm und gab ihr einen Kuss.

Als wir zu dem Spielplatz gingen, lief Svenja trotzig einige Meter vor uns her und schmiss mit Kieselsteinen um sich, die sie vom Weg aufgesammelt hatte. Anja versuchte es zu ignorieren, aber ich sah, wie angespannt sie war.

Auf dem Spielplatz wollte Steffi nicht mit den anderen Kleinkindern spielen und schrie. Svenja entfernte sich immer weiter von uns und hörte auch nicht, als meine Freundin sie zurückrief. Sie rannte hinter ihrer Tochter her und brachte sie zurück zu der Schaukel aus Autoreifen. Da spielte Svenja dann eine Weile mit den anderen Kindern. Ich atmete auf.

»Meinst du, sie schreibt später auch einmal ein Buch darüber, wie schlecht ich sie behandelt habe?«, fragte Anja mich beunruhigt.

»Wie kommst du denn darauf?«

»Na ja, sie hat bestimmt keine gute Erinnerung an den Vorfall von eben. Und so etwas passiert häufig, einfach, weil ich mich dann überfordert fühle. Auch in Schweden bin ich die Woche über allein mit den Kindern.«

»Die Steffi drückst du mehr oder?«, fragte ich.

»Das habe ich mit der Svenja auch gemacht, als sie noch so klein war. Aber seitdem sie ihre Trotzphase hat, habe ich den Weg zurück zu ihr noch nicht wiedergefunden. Ach, Renate!«

»Was?«

»Na ja, es ist einfach nicht möglich, beide Kinder gleich zu behandeln. Dein Bruder und du, ihr gehört beide zur Familie. Deine Mutter kann deinen Bruder schließlich nicht aussperren.«

»Nein, das will ich auch gar nicht. Ich habe ihn ja trotzdem lieb. Trotz allem. Leider«, fügte ich unglücklich hinzu. Ich fühlte mich gefangen in einer Art Mobile, das, egal in welche Richtung es sich drehte, immer wieder um die gleichen Bestandteile kreiste.

»Schau, mein Vater hat sich in mir wiedergefunden und dabei seine problematischen Anteile gesehen. Es war so schmerzhaft für ihn zu sehen, nichts dagegen tun zu können, dass ich mich genauso isoliere wie er. Deshalb hat er Abstand zu mir gehalten und mehr mit meinem Bruder unternommen«, erklärte Anja

»Was mich verletzt, ist, dass mich meine Mutter jahrelang dafür abgewertet hat, dass ich ihr insgeheim ähnlich bin«, sagte ich.

»Was ich dir nur mitgeben möchte, ist: Deine Eltern wollten dich nicht absichtlich verletzen. Es ist sehr leicht, als Mutter etwas falsch zu machen. Svenja könnte mir jetzt schon eine Liste über alle meine Fehler mit ihr in die Hand drücken. Aber vielleicht wirst du das erst wirklich begreifen, wenn du selbst Kinder hast«, meinte Anja.

Nachdenklich sah ich hinüber zum Kloster. Hatte Anja vielleicht recht?

Der Schamane

Eines Abends sagte meine Stockbettnachbarin vor dem Qigong-Raum leise zu mir: »Ich war vorher auch in einer psychosomatischen Klinik. Das Schamanentum gibt mir Halt. Seitdem ich mit der Schamanenausbildung begonnen habe, fühle ich mich im Alltag sicherer und komme auch besser mit meiner kleinen Tochter zurecht. Ich kann ihr und mir mehr Raum geben«, erklärte sie mir mit einem wehmütigen Lächeln.

An diesem Abend hörte ich den Schamanen laut trommeln und singen. Neugierig ging ich nach draußen und legte mich leise auf die Bettschaukel, während der Schamane ein Feuer entzündete. Nun trat ein Teilnehmer nach dem anderen an das Feuer und warf etwas hinein. Ich sah genauer hin: Manche warfen mehrere Seiten Papier in das Feuer. Andere legten einen Baumring in die Glut, der nur sehr langsam dem Feuer wich. Und während ich so in die traurigen Gesichter sah, erkannte ich, was die Menschen dort verbrannten:

Es waren ihre eigenen Schmerzen.

Der Schamane, ein Peruaner mit langen, dunklen Haaren und Mandelaugen, ließ nun jeden Teilnehmer zu sich an das Feuer herantreten, legte ihm die Hände auf den Kopf und ließ ihn etwas aussprechen. Es sah so aus, als ob der Schamane die Teilnehmer segnen würde. Was er genau sagte, verstand ich nicht, hütete mich aber, näherzukommen. Denn obwohl einige Teilnehmer meine Existenz auf der Schaukel vergessen hatten, blickte der Schamane irritiert zu mir herüber. Also schloss ich die Augen und stellte mich schlafend.

Ich hörte, wie Verse aufgesagt wurden, die die Gruppe auf Englisch nachsprach. Dann wurden verschiedene Laute ausgestoßen, mit Trommeln untermalt und dazu getanzt, wie ich unter meinen Augenlidern hervor beobachtete.

Schließlich zerstreute sich die Gruppe wieder und ich hörte erstaunt, dass es neben Schweizern, Franzosen und Amerikanern auch Südafrikaner gab, die extra für dieses Seminar nach Deutschland gereist waren. Es wurden Adressen ausgetauscht und in Poesiebücher geschrieben. Dann war das Seminar zu Ende. Der Platz war leer. Ich ging zu dem Feuer hin und sah, wie es die letzten Reste des Baumrings verschlang. Auf ihm konnte ich eingeritzte asiatische Schriftzeichen erkennen. Doch egal in welcher Sprache diese »Briefe« verfasst worden waren, das Feuer nahm sie alle an und machte sie zu einem eintönigen grauen Brei aus Asche und Staub.

Die Rückkehr

Benommen tauchte Anuschka auf aus ihrem traumlosen Schlummer. Wo war sie? War sie nicht eben noch im Diamantenkrater mit ihren Freunden gewesen? Und wo waren Mantelina und der Delphin?

Sie stutzte, denn vor sich sah sie eine Lichtung. Anuschka erkannte die Lichtung wieder, von der sie einst, vor langer, langer Zeit, geflüchtet war. Wie lange war sie wohl fortgewesen? Ein Jahr? Oder waren es nur Monate gewesen? Anuschka wusste es nicht zu sagen.

Sie sah genauer hin und konnte mehrere Rehe auf der Wiese sehen. Voller Vorfreude galoppierte sie zu ihnen hin.

»Mama? Papa? Und Ambiguton?«

Den letzten Namen rief sie zwar etwas leiser, aber sie spürte die Liebe zu ihrem Bruder.

Doch als sie sich der Mitte der Lichtung näherte, sah sie, dass die Aufmerksamkeit ihrer Familie auf ein kleines Rehkitz gerichtet war, das gerade versuchte, seine ersten Schritte zu machen. Wer konnte das wohl sein? Anuschka stolperte und fiel in eine Pfütze. Als sie sich wieder hochraffte, versuchte sie, ihr Gesicht im welligen Wasser zu erkennen. Da ihre Familie ihr weiterhin den Rücken zukehrte, konnte sie sich Zeit lassen.

Doch als sich das Wasser beruhigt und der Schlamm wieder gesetzt hatte, sah Anuschka nicht mehr die kindlichen Züge eines Rehmädchens, sondern die einer erwachsenen Rehdame. Ihre Schnauze und ihr Leib waren kräftiger geworden und die weißen Bambini-Punkte verschwunden. Dann sah sie zu ihrem Bruder hinüber. Auch er hatte sich verändert: Statt der zwei befellten Hörnchen trug er jetzt ein so mächtiges Geweih wie sein Vater, der Dreizehnender.

»Mama, schau mal, die Anuschka ist wieder da«, sagte Papa Hirsch. Er hatte die seltsame Angewohnheit, seine Frau Gemahlin immer mit »Mama« anzureden. Er tat dies wohl, weil er so an seiner eigenen Rehmutter gehangen hatte.

Anuschkas Mutter freute sich, ihre Tochter wiederzusehen. Doch Anuschka spürte, dass sie ihr nicht erzählen konnte, was sie alles im Änderland erlebt hatte, dass sie die Wahrheit über das Änderland gar nicht würde hören wollen. Und so, als ob Anuschka nur kurz über Nacht weggewesen wäre, fragte ihre Mutter: »Sag mal, kannst du mal schnell die Windel wegbringen? Ich will den Kleinen jetzt schlafen legen.«

Anuschka blickte zu ihrem Bruder hinüber. Er stand neben einer Rehdame, die wohl seine Frau war. Erst jetzt hatte ihr Bruder bemerkt, dass Anuschka wieder da war. Doch auch als Anuschka ihn aufmerksam anblickte, wand er den Blick ab, um sich wieder seinem Sohn zuzuwenden.

Anuschkas Vater war schon wieder in den Wäldern entschwunden. Es war Zeit für seine Patrouillen. Und an seinen Gewohnheiten hielt der Senior mehr denn je fest. Traurig sah Anuschka zu ihrer Mutter hinüber. Sie hätte sich gewünscht, in den Arm genommen zu werden. Auch die Mutter war älter geworden und schien Anuschka gebrechlicher. Sie schien Anuschkas Blick zu spüren und sah diese fragend an: »Sag mal, wann gründest du eigentlich endlich eine eigene Familie? Schau doch, wie schön es ist, so ein Kleines zu haben! Und wir werden nicht mehr lange auf dieser Welt sein ...«

Beschämt murmelte Anuschka: »Ich bring dann erstmal den Müll weg!« Sie zerrte die Windel ins Gebüsch und schüttelte sich danach. Aber es war nicht der Geruch der Rehkitzwindel, der sie sich schütteln ließ. Es war das Unverständnis und die Gleichgültigkeit in ihrer Familie.

»Ihr habt mich alle sehr verletzt«, sagte Anuschka so leise, dass es niemand hören konnte. Sie wollte keinen Konflikt mit ihrer wiedergefundenen Familie aufleben lassen. Doch gleichzeitig spürte sie, dass sie dadurch, dass sie ihre Familie wiedergefunden hatte, diese nun wirklich für immer verloren hatte.

»Ich werde mir mein eigenes Leben suchen«, sagte Anuschka traurig und trotzig zugleich. »Vielleicht komme ich einmal wieder, wenn ich es schaffe, weniger von euch zu erwarten.« Sie blickte noch einmal zurück zu ihrer Familie und begriff, dass sie mit dem, was sie im Änderland gelernt hatte, nicht mehr in die Rolle passte, die sie einst eingenommen hatte. Dann drehte sie abrupt um und verschwand in dem dichten Unterholz.

Das Ende

Ini und ich liefen nun schon seit Stunden in unseren Hausschuhen durch den Wald. Was wie ein kleiner Spaziergang begonnen hatte, war zu einer Irrfahrt geworden. Es war heiß, und in der Hoffnung, wieder auf den richtigen Weg in Richtung Kloster zu gelangen, waren wir querfeldein gelaufen. Offensichtlich verfügten wir beide über wenig Orientierungssinn, denn wir gerieten in immer abgelegenere Teile des Waldes. Hier schien sich schon seit Monaten niemand mehr aufgehalten zu haben: Dornenbüsche und Moos überwucherten einst angelegte Holzstöße. Der Trampelpfad löste sich in Nichts auf, immer häufiger streiften Dornenranken und Brennnesseln unsere nackten Beine und langsam machte sich bei mir Panik breit. »Gott sei Dank habe ich mein Handy dabei«, dachte ich. Wir wollten das Kloster anrufen, hatten jedoch die Nummer nicht. Also wählte ich mitten im tiefsten Wald die Nummer der Auskunft. Doch mit dem Resultat ließ sich wenig anfangen. Denn zusätzlich dazu, dass wir auf der Suche danach waren, wer wir eigentlich waren, gesellte sich noch die drängendere Frage, wo wir eigentlich waren. Beides konnten wir nicht beantworten, denn hier, mitten auf einer Anhöhe, sah jeder Baum, jeder Strauch und auch die vorsichtigen Trampelpfade um uns herum gleich aus. Bis wir zu einer Tanne kamen, die vor kurzem umgefallen sein musste. Ich fasste die Erde an den ausgerissenen Wurzeln an: Sie war noch feucht. Was mochte die Tanne wohl umgehauen haben? »Hey, schau mal«, rief Ini, die von der anderen Seite zu dem riesigen Krater geklettert war, den der umgefallene Baum hinterlassen hatte.

»Was denn?«, rief ich gereizt, »der Baum ist doch tot!«

»Sieh doch genauer hin!«

Und dann sah ich es: Aus einer der ausgerissenen Baumwurzeln wuchs eine kleine Tanne. Sie war nicht einmal 20 Zentimeter hoch, streckte aber ihre kleinen Nadelärmchen selbstbewusst nach allen Seiten aus.

»Wahnsinn!«, rief ich erstaunt. »Doch jetzt lass uns sehen, dass wir nach Hause kommen«, sagte ich und kletterte weiter die Anhöhe hinauf.

Endlich hatten wir den Rücken der Anhöhe erklommen, holten erst einmal tief Luft und sahen uns forschend um.

»Guck mal! Unser Mittagessen«, lachte Ini und deutete auf eine Ansammlung von Walderdbeeren.

»Ja, das Klostermittagessen können wir wohl vergessen«, sagte ich verzagt, bevor ich mir gierig eine der kleinen, roten Beeren nach der anderen in den Mund stopfte. In meiner wachsenden Verzweiflung rief ich nun doch das Kloster an. Ich kam jedoch gar nicht in die peinliche Lage, nicht sagen zu können, wo wir waren. Denn niemand nahm den Hörer ab. Alle schienen beim Mittagessen zu sein.

»Schau mal, da bewegt sich etwas, Ini«, flüsterte ich meiner Wegbegleiterin zu.

In diesem Augenblick sprang ein junges Reh auf die Lichtung. Übermütig galoppierte es um die jungen Bäume herum. Ein junger Bock folgte dem Reh und jagte es spielerisch über die Lichtung. Doch das Rehmädchen wich geschickt aus, hüpfte im Zick-Zack über Stock und Stein. Die Bewegungen der beiden Tiere waren anmutig. Sie waren so in ihr Spiel vertieft, dass sie uns Menschen gar nicht beachteten. Zusammen mit dem Rest des Waldes bildeten wir die Kulisse für ihren Lebensfluss. Fasziniert schaute ich hinüber zu dem jungen Rehmädchen: Es machte gerade einen übermütigen Satz über einen alten Baumstamm. »Anuschka«, flüsterte ich leise. »Meine kleine Anuschka.« Doch das Rehkitz sprintete unbekümmert weiter und brachte den jungen Bock dazu, seine Achterbewegungen, die es in den Laubboden tänzelte, nachzulaufen. Das Rehkitz schien einen wilden Tanz zu tanzen, dessen Regeln nur es allein kannte und die es fortwährend neu erfand. Es war dieser spürbare Ausdruck von unbändiger Lebensfreude und grenzenloser Freiheit in dem kleinen Rehmädchen, der mir die Tränen in die Augen steigen ließ. Und da begriff ich, dass wir uns nie verirrt hatten.

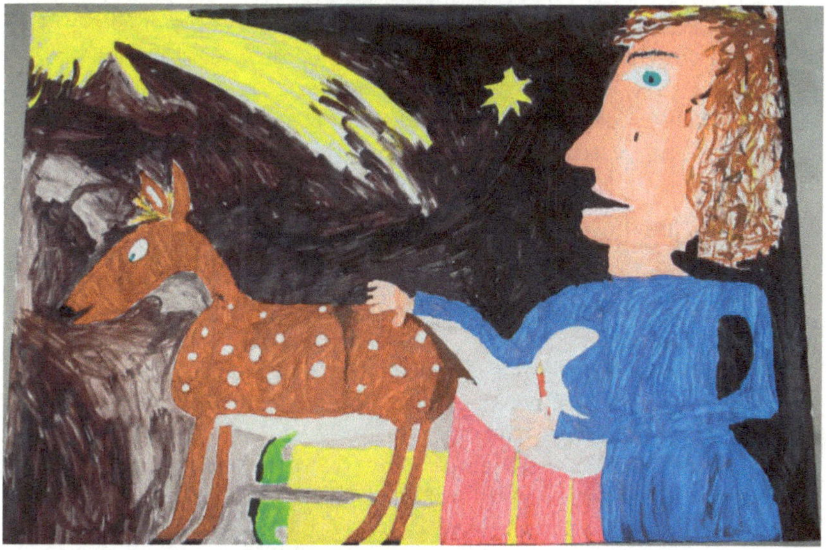

Eigenliebe und Annahme: Renate mit Rehdame Anuschka

Vorbereitungen

»Können wir mein Wiedereingliederungsgespräch üben?«, fragte ich Frau Aster. Ich saß im Büro meiner ehemaligen Kerngruppentherapeutin und führte mit ihr das sogenannte »Nachsorgegespräch«. Inzwischen war ich bereits einen Monat im Kloster und versuchte den Weg zurück in den Beruf zu finden, ohne dabei rechtliche Fehler zu machen.

»Ja, klar«, sagte sie zu meiner Erleichterung. Ich hatte riesige Angst vor diesem Gespräch, denn hier, so vermutete ich, würde es zu einer konfrontativen Auseinandersetzung mit dem Schulleiter kommen.

»Okay, Frau Weber, welche Rolle soll ich einnehmen?«, fragte mich Frau Aster

»Sie sollen meinen Schulleiter, Herrn Mallaus, spielen.«

»Dann gehen Sie am besten noch einmal vor meine Bürotür und klopfen an. So können wir das Wiedereingliederungsgespräch besser simulieren. – Moment, ich räum erst den Teddy vom Tisch, das geht so nicht«, bemerkte Frau Aster, und ich sah ihr schmunzelnd dabei zu, wie sie den Therapiebären mit dem lila Stirnband vom Tisch räumte. Er war ihr von einer früheren Kerngruppe geschenkt worden und sollte sie selbst darstellen, deshalb hatten ihm die Patienten ein Kleidchen angezogen und eben besagtes Stirnband. Vor dieser Kulisse hätte ich mir Frau Aster wahrlich nicht als strengen Schulleiter vorstellen können.

Ich ging vor die Tür, klopfte an, gab Frau Aster die Hand und rief hastig: »Guten Tag, Herr Mallaus. Schön, Sie zu sehen.« Dann suchte ich auf Rettung auf dem Stuhl.

»Stopp! Frau Weber, geben Sie Ihrem Chef Zeit, etwas auf Ihre Begrüßung zu erwidern. Chefs wollen das Gefühl haben, dass sie eine Situation bestimmen und leiten. Und, Frau Weber, Sie brauchen sich nicht in dieser geduckten Haltung auf Ihren Stuhl zu schleichen. Sie brauchen sich nicht klein zu machen. Sie sind seit langem Lehrerin dieser Schule und zudem verbeamtet. Und lassen Sie Ihren Chef das Gespräch leiten. Fragen Sie zu Anfang, ob er schon Vorstellungen zur Ihrer Wiedereingliederung hat. Geben Sie den Ball zurück und fragen Sie nach, zum Beispiel so: ›Ich bin unsicher, ob ich das richtig verstanden habe, meinen Sie jetzt den Umfang oder die Art des Einsatzes meiner Wiedereingliederung?‹«

Frau Aster zog ihre rechte Augenbraue hoch und sah mich pikiert als Direktor Mallaus an. Ich konnte nicht sprechen, weil ich diesen Blick, und dann auch noch von ihr, nicht aushielt.

»Frau Weber, Sie müssen es schaffen, Ihre Position zu halten, auch wenn Ihr Schulleiter Sie stirnrunzelnd ansieht. Nochmal!«

Und wieder setzte sie diesen Rote-Zora-Blick auf und fragte: »Wie haben Sie sich denn Ihre Wiedereingliederung vorgestellt?«

Ich fing an auszuholen, sagte, dass ich mich an der Schule wohlfühlte, die Schüler während meiner Zeit in der Klinik vermisst und mir Gedanken darüber gemacht hätte, welche Faktoren zu meinem Zusammenbruch beigetragen hätten.

»Frau Weber, stopp. Sie wissen sehr genau, was Sie wollen, und haben mal wieder bereits einen Plan ausgearbeitet. Aber Ihr Chef will das Gefühl haben, dass er entscheidet. Außerdem holen Sie viel zu weit aus, geben viel zu viel Infos über Zusammenbruch und Burnout und antworten auch nicht direkt auf die Frage. Sie müssen auf den Punkt bringen können, was Sie wollen, dann können Sie es ihm auch besser verkaufen!«

Ich kam mir vor, wie ein Schüler, der sein Referat auswendig gelernt hatte und nun alles »losgeworden« war, obwohl es nicht genau zur Fragestellung gepasst hatte. Im Geiste wollte ich mich schon wieder hinsetzen und verkriechen, aber ich musste mich der Konfrontationsübung noch einmal aussetzen. Also sagte ich mit fester Stimme:

»Ich will an der Schule arbeiten, weil ich mich dort sehr wohlfühle. Ich möchte einen Mix aus verschiedenen Kursen und keine einseitige Schülerverteilung. Das bedeutet auch, einen vermehrten Einsatz in der Oberstufe, um für die Schüler und für mich eine stärkere Schüler-Lehrerbindung und ein kontinuierlicheres Arbeiten zu ermöglichen.«

»Gut, dann bleiben Sie immer bei diesen beiden Punkten, egal was ihr Schulleiter sagt. Ich bin jetzt wieder Ihr Schulleiter: ›Frau Weber, ich habe zehn Stunden für Sie verplant. Das macht 200 Schüler. Kann ich da mit Ihnen rechnen?‹«

»Es ist gut, dass wir hier zu diesem Gespräch zusammensitzen. Ich möchte gleichmäßig mit zehn Stunden einsteigen. Dabei wäre es mir wichtig, dass ich feste Lerngruppen unterrichte, zu denen ich eine engere Lehrer-Schüler-Bindung entwickeln kann. Das ist im Interesse der Schüler und macht mir ein kontinuierlicheres Arbeiten und Bewerten möglich. Die Empfehlung des Arztes ist, die Belastung für die Wiedereingliederung auf diesem Level zu halten, um dann darauf aufbauen zu können. Ich möchte daran arbeiten, von diesem Level aus dann neue Schüler-Stunden-Konstellationen zu bewältigen. So könnte ich mich langsam steigern und letztendlich auch dauerhaft für die Schule engagieren.«

Um Frau Aster zu zeigen, wie Herr Mallaus mich in der Vergangenheit an die Wand manövriert hatte, schlug ich einen Rollenwechsel vor. Frau Aster stimmte zu und so schlüpfte ich nun in die Rolle des Direktors und sagte: »Frau Weber, es gibt eine Dienstordnung, die besagt, dass Sie überall eingesetzt werden können. Was meinen Sie, wenn alle achtzig Kollegen hier mit einer Wunschliste aufmarschierten? Dann können wir die Berufsschule zumachen.«

»Wie bin ich denn im Moment mit Kursen eingeplant?«

»Ja, da haben wir die Mechatroniker, die Industriemechaniker und die Techniker ... da muss ich noch einmal mit dem Stundenplaner reden. Aber im Moment kann ich Sie auch mit Ihren hohen Fehlzeiten nicht in der zwölften und dreizehnten Klasse einsetzen, da unsicher ist, ob Sie die Schüler durchgängig bis zum Abi führen können. Es ist im Interesse der Schüler und der Eltern, dass die Schüler eine kontinuierliche Betreuung erfahren. Ich könnte Sie höchstens in der elften Klasse einsetzen, aber durch die rückläufigen Schülerzahlen sind auch dort alle Kurse bereits versorgt. Können wir auf Sie zählen?«

»Herr Mallaus, ich fühle mich von Ihrem Vorschlag erdrückt. Diese Einsatzplanung löst bei mir einen Fluchtreflex aus.«

»Sie haben uns im letzten Jahr die Planung sehr erschwert. Und wir wissen auch nicht, wie wir mit Ihnen umgehen sollen, da Sie psychisch erkrankt sind. Hier kamen immer wieder Atteste vom Psychiater und der Klinik mit dem Eintrag ›bis auf Weiteres‹ an. So können wir nicht planen.«

»Herr Mallaus, ich bin von Anfang an offen damit umgegangen, dass ich in eine psychosomatische Klinik gehe. Und ich möchte nicht anders behandelt werden als alle anderen. Ich kann Ihre Wut verstehen, denn sicherlich war es schwierig für Sie, unter diesen Umständen zu planen. Trotzdem möchte ich Ihnen meine Vorstellungen für die Wiedereingliederung unterbreiten. Ich habe mir viele Gedanken gemacht und würde Ihnen die Vorstellungen wenigstens gerne erzählen, damit sie gehört werden.«

»Können wir denn nach den Ferien sicher mit Ihnen rechnen?«

»Ja, nach dem bisherigen Stand schon.«

»Und können wir damit rechnen, dass Sie auf Dauer wieder voll einsatzfähig werden?«

»Herr Mallaus, ich möchte mit den zehn Stunden Wiedereingliederung wieder auf eine volle Stundenbelastung hinarbeiten. Dazu bräuchte ich Ihre Unterstützung. Ich werde Sie informieren, wenn sich etwas an meinem Gesundheitszustand ändert. Sie können aber auch immer auf mich zukommen und mich fragen, wie es aussieht.«

In diesem Augenblick sah ich in Frau Asters Augen die ganze Verletzlichkeit, die ich vor meinem Ausfall auch im Gespräch mit dem Stundenplaner gespürt hatte. Frau Aster wurde auf ihrem Stuhl wieder kleiner. »Herr Mallaus, ich habe mir viele Gedanken zu meiner Wiedereingliederung gemacht, und ich nehme dieses Gespräch sehr ernst. Ich möchte, dass meine Bedürfnisse und Vorstellungen gehört werden«, sagte die Therapeutin nun.

Und so setzte ich in der Rolle des unnachgiebigen Schulleiters zum abschließenden Todesstoß in diesem simulierten Wiedereingliederungsgespräch an: »Frau Weber, wir machen uns Sorgen um Sie. Sie sind psychisch erkrankt und können die Dienstbelastung nicht mehr handeln. Sind Sie sicher, dass der Lehrberuf für Sie weiterhin das Richtige ist?«

Frau Aster zögerte, bevor sie antwortete: »Ja, ich möchte weiter hier an dieser Schule mit den Schülern arbeiten. Ich fühle mich gerade unter Druck gesetzt. Als Unterstützung habe ich die Schwerbehindertenbeauftragte und die Frauenbeauftragte auch zu diesem Gespräch dazu gebeten. Ich würde gerne wissen, wie Sie über den Wiedereingliederungsvorschlag denken.«

Hier beendeten wir das Rollenspiel. An Frau Asters Zögern und der Verletzlichkeit in ihren Augen während des Rollenspiels hatte ich gemerkt, dass es tatsächlich eine schwierige Situation war, in die ich zurückkehren sollte. Es brauchte anscheinend sehr viel Selbstbewusstsein, um gegen die vielen Seitenhiebe und Schuldvorwürfe standhalten zu können und bei meinen ursprünglichen Forderungen zu bleiben. Zum ersten Mal sah ich mich nicht nur als persönlich betroffene Gesprächspartnerin, sondern ich begriff, dass auch andere Menschen in der gleichen Situation Mühe hätten, sich selbst treu zu bleiben.

Frau Aster unterbrach meine Gedanken und mahnte mich zum Abschied: »Frau Weber, Männer wollen das Gefühl haben, dass sie alles allein entscheiden. Seien Sie diplomatisch. Fragen Sie zurück und lassen Sie Ihren Chef mehr reden. Und setzen Sie ihn nicht unter Druck mit Formulierungen ›um einem weiteren Burn-out vorzubeugen‹. Dann stellt er wirklich den Antrag auf Zwangsversetzung und macht dicht. Gehen Sie möglichst emotionslos in das Gespräch und hören Sie genau, was er will. Wir wissen beide, dass Sie die Arbeit jahrelang stabilisiert hat. Deshalb haben Sie so lange durchgehalten. Das war Ihre funktionale Seite, die Sie dadurch jahrelang gestützt hat. Sie brauchen der Schule deshalb nicht die Schuld für Ihren Zusammenbruch zuzuweisen. Das Wort ›Zusammenbruch‹ würde ich nicht erwähnen und auch keine ›Diagnosen‹, wie es dazu kam. Klar spielt die Arbeit dabei auch immer eine Rolle, aber bei Ihnen eine sehr geringe«, sagte Frau Aster.

Dann stand sie von ihrem Stuhl auf und mit einem Mal sah ich Tränen in ihren Augen glitzern. Und da wusste ich, dass mein Herz sich nicht geirrt hatte. Vorsichtig ging ich auf meine Therapeutin zu, drückte sie und drehte mich um, um weiter den Weg zurück in meine Welt zu gehen, den ich gerade erst begonnen hatte.

Kein Empfang

Nach diesem Rollenspiel fing ich an, das reale Wiedereingliederungsgespräch vorzubereiten. Es sollte mir den Weg zurück in die Schule erleichtern. Mit meinem Handy rief ich die Hauptschwerbehindertenvertretung vom Kloster aus an.

»Ja, Bärenrot?«

»Hier ist Weber. Ich war sechzehn Wochen in einer psychosomatischen Klinik und wollte Sie bitten, ob Sie mich bei meinem Wiedereingliederungsgespräch unterstützen könnten.«

»Also die zuständige örtliche Schwerbehindertenvertreterin geht jetzt in den Ruhestand. Leider habe ich im Moment so viele Termine, dass ich es Ihnen nicht versprechen kann. Ich habe ...«

Die Stimme brach ab und ich hörte: Nichts. Entnervt ging ich auf den Klosterparkplatz und hoffte, dass der Handyempfang dort besser sein würde.

Doch wie durch ein Wunder klingelte nun mein Handy.

»Hier ist noch einmal Bärenrot. Frau Weber, wo sind Sie eigentlich?«, brüllte Frau Bärenrot am anderen Ende der Leitung. »Und wieso kann ich Sie nicht auf einer Festnetznummer zurückrufen?«

»Ich... ähm ...«, setzte ich an, doch dann brach die Verbindung erneut ab. Und es klingelte wieder.

»Frau Weber, das kostet alles mein Geld, Sie auf dem Handy zurückzurufen! Ich möchte jetzt wirklich wissen, wo Sie sind!«

Ich überlegte.

»Sind Sie auf den Malediven?«

»Nein, ich bin im Kloster.«

In der Leitung meinte ich, ein überraschtes Schweigen wahrzunehmen.

»Frau Weber, wir erleben es oft, dass die Lehrer in den Urlaub fahren und uns dann belügen, sie wären beim Arzt oder beim Physiotherapeuten. Ich weiß nicht, ob ich es zeitlich schaffe, Sie zu begleiten. Noch dazu habe ich jetzt lange auf Ihrem Handy angerufen«, schnaubte Frau Bärenrot aufgebracht.

»Ich schicke Ihnen das Geld zu. Wie ist denn Ihre Adresse?«

»Die möchte ich nicht bekanntgeben.«

»Sie können sich aber gut abgrenzen!«, stellte ich anerkennend fest.

»Ja, dazu habe ich auch ein Seminar besucht. Also, Frau Weber, versuchen Sie das Gespräch auf einen Montag in den letzten Schulwochen zu legen.«

»Mache ich und ich schicke das Telefongeld an Ihre Schule«, brüllte ich laut in das Handy. Das schien sie zu besänftigen, und so sagte sie schließlich zu, bei dem Wiedereingliederungsgespräch dabei zu sein. Mit zitternden Händen legte ich auf. Ich war von dem ganzen Hin und Her der abgebrochenen Telefonate und des Misstrauens von Seiten der Schwerbehindertenvertreterin nassgeschwitzt und fühlte mich, als wäre ich einen Marathon gelaufen.

»Mein Weg zurück in die Schule ist schwieriger, als ich ihn mir vorgestellt habe«, sagte ich leise zu mir und blickte versonnen auf die Dachgiebel des Klostergebäudes und die umliegenden Wiesen. Hier war alles so friedlich!

Nachspiel

Beklommen stieg ich die Stufen des Schulgebäudes hinauf. Auf dem Weg zur Direktion wurde das mulmige Gefühl stärker. Es kam mir so vor, als würde hier nicht ein Wiedereingliederungsgespräch für mich stattfinden, sondern eine Anklage gegen mich. Ich konnte mir die vorwurfsvollen Fragen der Schulleitung bereits denken. Es waren die gleichen Fragen, die mich bereits vor meinem Klinikaufenthalt gequält hatten: Wie hatte ich so lange fehlen können? Wie kam es, dass meine Kollegen seit meiner Brustoperation ständig für mich Vertretung machen mussten? Und die Schüler in den Abschlussklassen? Hatte ich sie nicht auch im Stich gelassen?

Ich war froh, dass der Unterricht bereits begonnen hatte. So begegnete ich auf dem Weg zum Schulleiter nur ein paar Zuspätkömmlingen. Ich erinnerte mich an das simulierte Gespräch mit Frau Aster, straffte meine Schultern, gab dem Schulleiter mit einem kurzen »Hallo« die Hand und setzte mich dann auf den einzigen noch freien Stuhl neben ihm. Und dann eröffnete er auch schon das Gespräch:

»So, das ist Frau Bärenrot, die Schwerbehindertenvertretung, Frau Salbei, die Frauenbeauftragte, und Herr Mohn vom Schulpersonalrat. Sie alle habe ich zum Wiedereingliederungsgespräch eingeladen und weise Sie, Frau Weber, darauf hin, dass das Gespräch freiwillig ist. Frau Weber, Sie haben allein in diesem Jahr 120 Tage gefehlt und sind auch in den letzten beiden Jahren immer wieder ausgefallen, was die Kollegen sehr belastet hat. Wie haben Sie sich Ihre Wiedereingliederung vorgestellt?«

»Ich weiß nicht, ob ich Sie richtig verstanden habe, meinen Sie jetzt den Umfang oder die Art des Einsatzes?«

»Das, was Sie uns geschickt haben, Frau Weber«, mischte sich nun die Schwerbehindertenbeauftragte auf meinen fragenden Blick hin ein. Ich musste wohl ziemlich durcheinander gewirkt haben, denn sofort fingen alle Frauen wieder an, auf mein Kindchen-Schema einzusteigen. Im Unterschied zu der Zeit vor dem Klinikaufenthalt war ich mir jedoch diesmal stärker im Klaren, wie die Reaktion der anderen auf mich zustande kam. Dabei war ich hier einfach nur aufgeregt und wendete Frau Asters Rat an, Nachfragen zu stellen. Für die anderen erschien dies allerdings zusammen mit meinem Gesichtsausdruck als »kindliche Hilflosigkeit«. Es war also nicht nur der fragende Blick, der andere Menschen dazu brachte, mich nicht für voll zu nehmen. Ich erinnerte mich daran, wie mir meine Freundin einmal gesagt hatte, dass mein Gesicht weder eindeutig weibliche noch eindeutig männliche Gesichtszüge aufwies und daher sehr anrührend, eben »niedlich« sei, wie das eines Kindes. Ich fragte mich nun insgeheim, ob auch die vielen »Schlechtachten« in meinem Leben zum Teil auf diese Physiognomie zurückzuführen waren. Doch dann versuchte ich, mich wieder auf das Wiedereingliederungsgespräch zu konzentrieren. Ich holte tief Luft, bevor ich mit fester Stimme sagte: »Die Wiedereingliederung ist mit zehn Stunden geplant. Meine Vorstellung wäre, weniger einstündige Kurse zu unterrichten. In der Vergangenheit hat das Unterrichten von neunzehn Stunden in dreizehn verschiedenen überwiegend einstündigen Lerngruppen zu einem Schüleraufkommen von 220 Schülern geführt.«

»Frau Weber, es gibt keine einstündigen Kurse. Wir haben nur Doppelstunden an unserer Schule.«

»Gut, dann eben die zweistündigen Kurse, die nur alle zwei Wochen stattfinden. Da es sich bei diesen Kursen um Englisch für vier verschiedene Technikschwerpunkte handelte, habe ich mir nachts das Technikenglisch beigebracht, das ich brauchte, um die hohe Anzahl von Schülern einigermaßen gerecht bewerten zu können. Da durch Exkursionen der Schüler viel Unterricht ausgefallen ist, habe ich dann an meinem freien Tag Ersatztermine zum Halten der Referate vergeben, um die Schüler mündlich ausreichend bewerten zu können.«

»Da wäre ich auch zusammengebrochen: nachts vorbereiten und tagsüber unterrichten. Der Lehrerjob ist ein Beruf, bei dem die Vorbereitung nachmittags laufen sollte«, rief jetzt die Frauenbeauftragte entsetzt aus.

»Es gibt eine Dienstordnung, die besagt, dass Sie überall einsetzbar sein müssen.«

»Wie bin ich denn im Moment eingesetzt?«

»Wir haben Sie zunächst für zehn Stunden für die Mechatroniker, Flugzeugtechniker, Techniker und technischen Zeichner vorgesehen. Wir brauchen Sie vor allem bei den Flugzeugtechnikern im Fach Englisch.«

»Gäbe es nicht die Möglichkeit, mir bei den nur alle zwei Wochen stattfindenden Kursen mehr Parallelkurse zuzuteilen?«

»Frau Weber, die anderen Kollegen schaffen es doch auch. Wir haben jetzt einen neuen stellvertretenden Schulleiter, Herrn Friedrich. Den können Sie ja mal nach den Parallelkursen fragen. Wir werden uns hier noch eine Weile beraten«, sagte der Schulleiter abschließend.

Erleichtert, dass ich nicht in die Rechtfertigungsrolle gekommen war, verließ ich das Direktorat. Ich kam mir dabei vor wie ein Schulmädchen, über dessen Fehlverhalten nun debattiert wurde. Und das, obwohl die beiden Frauen in der Runde mir den Rücken stärkten.

Doch als der stellvertretende Schulleiter mir den Stundenplan zeigte, blieb mir fast das Herz stehen: Hier war wirklich nicht verstanden worden, warum ich zusammengebrochen war.

»Wir können das gerne so machen, aber es ist eine Wiederholung. Und ich weiß nicht, ob ich dann nach einem Halbjahr noch kann. Kannst du mir nicht die Techniker geben?«

»Ja, das geht, und immerhin haben sie zwei Stunden Englisch pro Woche«, sagte der stellvertretende Schulleiter und nahm die zwei Flugzeugtechnikergruppen raus.

»Danke, dass du so auf meine Situation eingehst.«

»Renate, warte mal!«, rief mir der Personalrat, Herr Mohn, nach. »Wenn du Hilfe brauchst, sag es. Ich suche dir eine Literaturliste für technisches Englisch und bringe dir ein paar Bücher mit. Mach es gut!« Ich hätte Herrn Mohn am liebsten gedrückt und zog seligerschöpft von dannen. Lange lag ich in dieser Nacht noch wach. Nachdenklich blickte ich aus dem Fenster in den Klosterhof: Entsetzt stellte ich fest, dass der Schulleiter tatsächlich fast alles das gesagt hatte, was ich ihn auch in dem Rollenspiel mit Frau Aster hatte sagen lassen. Wenn das so war, wie oft hätte ich dann nur meiner eigenen Wahrnehmung vertrauen müssen?

Ungläubig schüttelte ich den Kopf: Wie oft hatte ich mir meine Wahrnehmung und Vorahnungen ausreden lassen, weil ich dann nicht auf das schwelende Unangenehme reagieren musste. »Jetzt nicht mehr!«, sagte ich laut zu mir selbst und sah dabei den grünen Jadebuddha an, der im Hof stand. Und es erschien mir in diesem Moment so, als ob er mir freundlich bekräftigend zulächelte.

Zwischenschau

Nachdem ich das Kloster verlassen hatte, blieben mir noch einige Wochen zu Hause in meiner Wohnung, bevor die Schule nach den Sommerferien wieder ihre Pforten öffnete. Nach einer gewissen Erleichterung, meinen eigenen Tagesablauf bestimmen zu können, kehrte jedoch bald die Einsamkeit zurück. Durch die vielen Kontakte, gemeinsamen Mahlzeiten und oft traurigen Lebensgeschichten war sie weder in der Klink noch im Kloster so deutlich spürbar gewesen. Um nicht gleich wieder in das alte Fahrwasser zu kommen, schrieb ich meiner Familie Briefe, in denen ich zu Geburtstagen gratulierte und gleichzeitig erklärte, dass ich Abstand brauchte.

Über die Zeit wuchs jedoch die Sehnsucht nach Kontakt. Sie war gepaart mit der Angst, dass meinen Eltern ja etwas zustoßen könnte und ich sie dann nicht mehr gesehen hätte. Auch mein Psychiater gab mir zu verstehen, dass meine Eltern ja trotz aller Verletzungen und Unzulänglichkeiten in der Vergangenheit eine Seele hätten und auf ihre Art auch unter dem fehlenden Kontakt leiden würden.

»Und es gibt einen Anteil in uns, der wissen möchte, was mit den Eltern ist und der bei allen Widrigkeiten sehen will, dass es sie noch gibt und dass es ihnen in ihrer Welt gut geht«, erklärte er mir.

So kam es, dass ich mit meiner Mutter nach schließlich einem Jahr Kontaktpause in einen lustigen Kinofilm ging. Als sie dann im Dunkeln meine Hand nahm, spürte ich ihre Liebe und dass auch sie unter der Trennung gelitten hatte. Auch mein Vater sagte bei einem Telefonat, dass er gerne mit mir essen gehen würde, um »die neue Renate« kennenzulernen. Beide Treffen waren sehr aufwühlend für mich, da unter all den positiven Veränderungen im Kontakt auch viele unschöne Erinnerungen geweckt wurden.

Nach beiden Begegnungen war ich innerlich beruhigt und gleichzeitig so erschöpft, als wäre ich einen Slalom gefahren – immer möglichst die Gesprächsanfänge meidend, die zu den alten Verletzungen und Schuldzuweisungen führten. Durch diese Erfolge beseelt rief ich sogar meinen Bruder an, um meinem Neffen an einem Nachmittag ein Lego-Geburtstagsgeschenk bringen zu können. Ich legte das Treffen extra so, dass ich danach noch in die Nachsorgegruppe gehen konnte, wo ich meine Erlebnisse mit den anderen teilen konnte. Nachdem mein Neffe das Geschenk ausgepackt hatte, verlor er schnell das Interesse an dem Schaufelbagger, den mein Bruder und ich mühsam zusammenbauten. Dabei war es einen Moment fast so, als wären wir wieder Vertraute, wie in der Kindheit vor dem Missbrauch.

Bei allen drei Kontakten fiel mir jedoch auf, dass sie mich unheimlich viel Kraft kosteten, sodass ich nach der Arbeit viele Stunden und dann noch die ganze Nacht hindurch schlief. Es war so, als ob meine Psyche die Ambivalenz zwischen Kontakt haben wollen und den positiven Resultaten nicht in Einklang bringen konnte mit den verstörenden traumatischen Erfahrungen und den sich bei fast jedem längeren Kontakt wiederholenden Verletzungen.

Wiedereingliederung

Rückblickend erscheint es mir so, als ob das Wiedereingliederungsgespräch selbst einer der größten Meilensteine gewesen war, die ich auf dem Weg zurück in mein Berufsleben meistern sollte. Tatsächlich fand ich entgegen meiner Ängste, die ich noch in der Klinik vor dem Schulbeginn hatte, schnell Zugang zu den neuen Lerngruppen, unterhielt mich nach einer anfänglichen Unsicherheit mit den Kollegen, die ich gerne mochte, und gewöhnte mich an den Schulrhythmus. Ich meinte, bei einigen Lehrern immer noch gewisse Vorbehalte mir gegenüber zu spüren. Ich meinte, dies auf meinen Aufenthalt in der psychosomatischen Klinik zurückführen zu können. Denn im Unterschied zu einer Abwesenheit wegen einer Operation verbanden viele den Aufenthalt in einer psychosomatischen Klinik auf der einen Seite mit »Flucht« oder »gewählter Auszeit« und auf der anderen Seite mit »generell psychisch gestört«. Diese unterschwellige Stigmatisierung fürchtend hatte ich mich nach dem Klinikaufenthalt in Gesprächen schwer getan, in denen einige meiner Kollegen wissen wollten, wie es denn »in der Klinik« gewesen sei. Ich ließ es bei einem kurzen »Es geht mir jetzt besser« bewenden und war froh, wenn der Fragende schließlich von mir abließ. Ich achtete von nun an darauf, nicht mehr in den Pausen zu korrigieren und mehr Kraft für mich zu tanken. So zog ich mich bewusst nach manchen anstrengenden Unterrichtsstunden in den Klassenraum zurück und suchte dort die Ruhe, die ich im Lehrerzimmer oft vermisste.

Dass mein Aufenthalt mir wirklich etwas gebracht hatte, zeigte sich daran, dass ich anstatt alle zwei Wochen jetzt nur noch alle drei Monate unter einer Infektion litt. Und die war dann auch nach einer Woche ohne oder im schlimmsten Fall mit Antibiotika ausgestanden. Insgesamt fühlte ich mich in meiner Person gefestigt und konnte mich auch zunehmend besser abgrenzen. Meine Nachsorgegruppe und meine Einzeltherapeutin halfen mir, das in der Klinik Begonnene auch im Alltag umzusetzen. Dies war schwierig, da ich manchmal das Gefühl hatte, mich erfolgreich in einer Situation abgegrenzt zu haben, während ich in der nächsten wieder vor Erstarrung kein Wort heraus brauchte. Dies war nicht nur auf der Arbeit so, sondern vor allem an den wenigen Tagen, an denen ich meine Eltern besuchte.

Um so mehr freute ich mich darüber, in der Schule das Vertrauen der Schüler zurückzugewinnen. Diejenigen unter ihnen, die bald Prüfung machten, baten mich, »nicht wieder wegzugehen«. Die Anfangszeit der Wiedereingliederung hatte ich nun gut überstanden und die Maßnahme war für das zweite Halbjahr verlängert worden. Die Abschlussprüfungen standen kurz bevor, und bei all den Vorbereitungen hatte der Alltag mich wieder eingeholt. Die Klinikzeit war in den Hintergrund getreten, ja, manchmal musste ich sogar überlegen, ob ich das dort alles wirklich erlebt hatte oder ob es nur ein Traum gewesen war.

In der Klinik hatte man mir geraten, einen Antrag auf Schwerbehinderung zu stellen, was ich auch tat. Als ich in der geforderten Selbstdarstellung all das zusammentrug, was mich »am Leben und an der sozialen Teilhabe« hinderte, spürte ich eine tiefe Scham. Und ich begriff, dass der sexuelle Missbrauch und die damit verbundene »Selbstentwertung« entgegen aller Verharmlosungsversuche meiner Mutter schlimm gewesen waren und immer noch schlimm waren. Schnell warf ich den Antrag in den Briefkasten und versuchte gleichsam zu vergessen, dass ich ihn gestellt hatte. Arglos dachte ich, dass ich ja nun wieder zurück im Schulalltag angekommen war und hier alles rund lief. Wie sehr ich mich täuschen sollte, zeigte sich jedoch bald.

Das System schlägt zurück

»Frau Weber wir haben versucht, Sie auf Ihrem Handy zu erreichen und Ihnen Mails geschrieben. Wo waren Sie denn in den Weihnachtsferien?«

»Im Kloster«, sagte ich ehrlich. Ungläubig blickten mich nun mein Schulleiter und der Stundenplaner an.

»Na ja, wie auch immer, es soll zum ersten Februar ein Kollege mit Metalltechnik an unsere Berufsschule kommen. Frau Weber, Sie sind zum ersten Februar an dessen Schule, die Astrid-Lindgren-Gesamtschule in Osthain, versetzt.«

»Wieso wurde ich denn nicht gefragt?«

»Sie waren ja nicht da.«

»Renate, du weißt, dass du in der dritten und vierten Stunde Vertretung hast«, schaltete sich nun der Stundenplaner in das Gespräch ein.

»Ich bin krank und melde mich hiermit ab.«

Ohne ein weiteres Wort drehte ich mich um und lief auf den Lehrerparkplatz. »Auch hier werde ich in Zukunft nichts mehr zu suchen haben«, dachte ich und spürte einen Kloß im Hals. Ich blickte auf die mit Schlieren verdreckte Windschutzscheibe und zuckte zurück: Auf dem Armaturenbrett saß ein kleines, schwarzgekleidetes Männchen mit einem beigefarbenen Speckhut, an dessen Krempe eine Pfauenfeder befestigt war. Das Männchen konnte nicht größer als 50 Zentimeter sein und musterte mich aus großen, blaulila Augen mit einem prüfenden Blick

»Ganz schöner Mist, was?«

»Kann man wohl sagen. Wer bist du?«

»Ich bin El Sabio, der weise Zauberer. Es gab eine Zeit, in der du mich kanntest. Komm mit, ich will dir was zeigen!«

»Jetzt? Ich bin gerade zwangsversetzt worden, und du willst mir etwas zeigen?«

»Ja, und ich rate dir, mitzukommen, wenn du diesem Teufelskreis endlich entrinnen willst. Sag an, wie oft bist du jetzt insgesamt zwangsversetzt worden?«

»Dreimal. Ich weiß wirklich nicht, warum es immer mich trifft. Leider habe ich jetzt wirklich keine Zeit für Fantasiereisen.«

»Du musst entscheiden, ob du etwas verändern willst. Ich könnte dir zeigen, warum es immer dich trifft. Dazu müsstest du mir vertrauen. Und keine Angst, wenn dort, wo ich dich hinführen werde, einige Stunden vergehen, so heißt das nicht, dass hier in deiner Welt so viel Zeit vergeht. Deine Mitmenschen werden nicht mal bemerken, dass du weg bist, so schnell werden wir wieder zurück sein.«

»Was willst du mir denn zeigen?«

»Ich will dich zu den Ereignissen führen, die dich zu der gemacht haben, die du bist, Wiedergeborene.«

»Warum nennst du mich so?«

»Weil dein Name der Schlüssel zu deiner Vergangenheit ist. Und wer seine Vergangenheit nicht kennt, der hat auch keine Zukunft. Aber das siehst du ja gerade selbst.«

Eine Weile war es still im Auto. Auch wusste ich nicht, ob ich dieses Gespräch tatsächlich geführt hatte oder mich nur daran erinnerte, dass es einst ein solches Gespräch gegeben hatte. Ich kniff die Augen zusammen und öffnete sie dann wieder in der Erwartung, dass das kleine Männchen verschwunden war. Doch der Zauberer hatte sich mittlerweile auf das Lenkrad gesetzt und ließ gemütlich die Beine baumeln. Ich wollte etwas Sinnvolles tun, aber ich wusste nicht was, und begann, eine verzweifelte Wut zu spüren.

»Also gut, tue, was du gerade vorgeschlagen hast!«, presste ich mühsam beherrscht hervor.

»Unter einer Bedingung.«

»Welcher?«

»Du wirst in das, was du siehst, nicht mehr eingreifen können. Du kannst die Vergangenheit nicht mehr verändern und darfst es auch nicht versuchen.«

»Warum?«

»Weil du sonst für immer dortbleiben könntest. Du würdest zwar in deinem Körper mechanisch in der Gegenwart weiterleben, aber deine Seele wäre immer noch in der Vergangenheit. Versprichst du mir, dich zurückzuhalten?«

»Gut, ich verspreche es«, gab ich unangenehm berührt zurück.

In diesem Augenblick wurde es dunkel um mich herum. Dann hörte ich jemanden husten. Ich fing selbst an zu husten und fand mich auf einer Bierzeltbank in einem alten Lastwagen wieder. Es war heiß und durch die grüne Plane des Lastwagens wehten braune, stinkende Staubwolken.

Auf den beiden gegenüberliegenden Bänken saßen Kinder aller Altersklassen in ärmlicher, schmuddeliger Sommerkleidung. Jetzt bemerkte ich auch das Mädchen, das immer noch hustete. Es hatte zwei geflochtene Zöpfe und die blauen Augen tränten. Das etwa 14-jährige Mädchen neben ihm versuchte die Plane einen Spalt zu öffnen, damit das jüngere Mädchen besser Luft bekam. Offensichtlich hatte es einen Asthmaanfall.

»Das ist deine Mutter und das ältere Mädchen ist ihre Schwester.«

Erstaunt betrachtete ich meine Mutter, deren tränender Blick jedoch durch mich hindurchging. Auch den Zauberer schien keines der Kinder zu bemerken. In diesem Moment hielt der Lastwagen abrupt an. Die hintere Plane wurde geöffnet und zwei Rote-Kreuz-Schwestern hoben die Kinder nacheinander aus dem Lastwagen.

»Wo bringen sie meine Mutter hin?«

»Zu ihrer Tante. Komm weiter!«

Erneut wurde es dunkel um mich herum, doch diesmal gewöhnte ich mich schneller um und fand mich in einer kleinen Küche wieder, in der eine dicke Frau und ein circa 13-jähriges Mädchen Geschirr spülten.

»Tropf nicht wieder den ganzen Fußboden voll«, mahnte die dicke Frau.

»Mach ich doch gar nicht!«, gab das Mädchen patzig zurück.

»Keine Widerworte, wenn du dich nicht benimmst, dann schicken wir dich wieder zu deiner Mutter in den Osten.«

Das Mädchen schwieg, und doch meinte ich, eine verzweifelte Wut in seinen Augen aufblitzen zu sehen.

»Überhaupt, du kannst dich glücklich schätzen, dass dein Onkel dir das Zimmer so schön eingerichtet hat und du so gut zu essen bekommst. Bei deiner Mutter müsstest du nur auf deine kleineren Geschwister aufpassen und würdest kaum satt. Die Russen lassen den Osten ordentlich bluten für das, was im Krieg alles passiert ist. Ich gehe jetzt ins Bett. Sieh zu, dass du das hier alles ordentlich verlässt und sei bloß leise.«

»Ja, Tante«, erwiderte das Mädchen. Geschickt trocknete es noch die letzten Teller ab und ging dann auf sein Zimmer. Mit dem Finger strich es über die neuen, nach frischem Holz dufteten Regale, auf dem sich sein ganzer Stolz befand: Das Knaur Weltlexikon. Gerade als sie es in die Hand nehmen wollte, um darin zu blättern, ging die Tür einen Spalt auf.

»Wiedergeborene, du musst jetzt ganz stark sein«, sagte der Zauberer und klammerte sich an meinem Fußknöchel fest. In diesem Moment erschien ein roter Drachen im Zimmer, der einen Speer in der Seite stecken hatte und laut aufbrüllte. Es schien ein Schrei aus Wut und Verzweiflung zu sein. Als der Drache den Blick auf das Regal und das darunterliegende Bett wieder frei gab, sah ich, wie ein dicklicher Mann mit Schnurbart sich gerade die Hose hochzog, sie zuknöpfte und leise das Zimmer verließ. Das Mädchen lag zusammengekrümmt unter der Bettdecke, die sich unter seinem Schluchzen in regelmäßigen Abständen hob und wieder senkte.

»Das ist übrigens Fulna, deine Schutzdrachin, Wiedergeborene.«

»Beißt sie?«, fragte ich beunruhigt.

»Nein, ich spucke Feuer, aber nur in deinem Namen, Kleine.«

Verwirrt blickte ich die rote Drachin an.

»Wir haben jetzt keine Zeit für Plaudereien, wir müssen weiter.«

»Wohin?«, fragte ich gedehnt.

»Zu deinem eigenen Namen«, erwiderte El Sabio. Diesmal wurde es nicht dunkel. Zusammen mit dem Drachen und dem Zauberer stand ich plötzlich auf einer Pflastersteinstraße mit vielen Schlaglöchern. Neben uns zog eine junge Frau mit schwarzen Haaren und einem weiß gepuderten Gesicht einen Bollerwagen. Der Bollerwagen war mit einem weißen Tuch verdeckt. Die junge Frau hielt vor einem niedrigen Gartentor. In diesem Moment kam ein etwa sechsjähriges Mädchen aus dem Haus. Es öffnete ruckartig das Tor und zog an dem weißen Tuch.

»Nein, Heidi, nicht!«, rief die junge Frau entsetzt und brach in Tränen aus. »Das ist deine Oma«, erklärte mir der Zauberer. Diesmal versperrte mir die Drachin nicht die Sicht und ich erkannte, was da in dem Wagen lag: Es war ein bis auf die Knochen abgemagertes Mädchen. Es war bleich, seine Augen waren geschlossen und das matte, dunkelblonde Haar hing in Strähnen über den Rand des Bollerwagens, in dem es in einer seltsam angewinkelten Körperhaltung lag.

»Renate ist tot, Heidi. Die Ärzte konnten nichts mehr gegen den Typhus tun.« Heidi blickte ihre Mutter verständnislos an, setzte an, um etwas zu sagen, doch als sie in das verzweifelte Gesicht ihrer Mutter sah, schwieg sie.

»Los, weiter, weiter!«, trieb uns der Zauberer zur Eile. Mir war übel und ich schloss für einen kurzen Augenblick die Augen. Als ich sie wieder öffnete, befand ich mich in einem hellen Raum und wich erschrocken einen Schritt zurück: Auf einem Bürostuhl saß ein Mann mit graumelierten langen Haaren, die er zu einem losen Pferdeschwanz zusammengebunden hatte. Ihm gegenüber saß – ich. Meine braunen Locken standen wild in alle Himmelsrichtungen ab und ich saß in T-Shirt, Jeansrock und Badeschlappen vor dem Direktor der psychosomatischen Klinik. Der sagte gerade zu meinem 34-jährigen Selbst: »Und ich verneige mich tief vor dem missbrauchten Mädchen in Ihnen. Ihre Vergangenheit überschattet Ihre Zukunft. Nicht nur in Ihren chronifizierten Arbeitsbeziehungen, sondern auch in Ihrem Privatleben werden Sie solange Ihre Verhaltensmuster wiederholen, bis das kleine Mädchen in Ihnen Heilung erfährt.«

»Und wie kann es Heilung erfahren?«

»Das ist für jeden Menschen anders. Da Sie über eine außergewöhnliche Fantasiebegabung verfügen, könnten Sie ein Heilungsmärchen schreiben, in dem die neunjährige Renate von ihrem Krafttier aus der Missbrauchssituation gerettet wird. Das muss aber therapeutisch betreut werden, damit Sie sich nicht in einer Parallelwelt verlieren. Vergessen Sie beim Schreiben nicht, mit Menschen in Kontakt zu gehen. Denn Sie sind wichtiger, als das Buch, an dem Sie schreiben.«

»Und wie könnte ich es schaffen, wieder stabiler zu arbeiten?«

»Beantragen Sie eine Schwerbehinderung. Vor dem Hintergrund Ihrer Traumata können Sie diesen besonderen Schutz bekommen. Und rufen Sie die Schwerbehindertenvertreter an, damit die Sie beraten und unterstützen können.«

»Wiedergeborene, wir müssten längst zurück sein. Mist! Wo ist denn nur diese Drachin? Egal, dann müssen wir eben einen Zeitsprung wagen.«

»Das wirst du nicht tun!«, rief eine gepresst klingende Stimme aus dem Off. Ich drehte mich um und sah mich einem Kraken gegenüber. Die Haut des Kraken schimmerte matt in den Tarnfarben braun, gelb und dunkelgrün. Der Kopf des Kraken war hellgrün und er verfügte über neun Tentakel, stellte ich nun irritiert fest.

»Und wer bist du?«

»Ich bin Kai, schon vergessen? Nein wirklich, El Sabio, ein Zeitsprung ist für unsere Anuschka zu anstrengend.«

»Anuschka? Ich heiße Renate!«, rief ich empört.

»Ja, schon klar, im Änderland heißt du aber Anuschka und bist ein Rehmädchen. Aber nerve mich jetzt bitte nicht mit weiteren Fragen. Wie der Kollege hier schon sagte, wir haben nicht viel Zeit.«

»Also, was schlägst du vor, Kai?«

»Wir brauchen noch einen Rückblick.«

»Bist du wahnsinnig. Dann verlieren wir ja noch mehr Zeit und es wird immer schwerer, sie in ihre Welt zurückzubringen.«

»Bitte! Ich weiß, was ich tue. Sie hat es noch nicht verstanden.«

»Sagt mal, habe ich hier eigentlich auch noch was zu sagen oder wollt ihr weiter fröhlich über mein Leben entscheiden?«

Ich hörte wie das Echo meiner Frage verhallte, dann wurde mir schwarz vor den Augen. Dann spürte ich, wie mir etwas Glitschiges über das Gesicht schrubbte. »Los, aufstehen! Sonst verpasst du die wichtigste Stelle.«

Ich sah mich um. Ich lag auf einem bunten Teppichboden. Vor mir war ein Stuhlkreis zu sehen, und auf einem der Stühle konnte ich mich selbst sitzen sehen. Eine Frau mit schwarzen Haaren rief in die Runde: »Wer von Ihnen glaubt, keine Daseinsberechtigung zu haben und anderen weichen zu müssen?«

Beinahe alle Patienten meldeten sich, auch mein jüngeres Selbst.

»Ich nehme an, dass Sie aus Ihren Erfahrungen glauben, nur eine Daseinsberechtigung zu haben, wenn Sie sich für etwas zur Verfügung stellen, was Sie eigentlich nicht tun möchten.«

Einige Patienten nickten stumm, anderen standen die Tränen in den Augen.

»Dann lassen Sie mich Ihnen versichern, dass Sie genauso viel Daseinsberechtigung haben, wie die sogenannten Täter, mit denen Sie sich als Kind identifiziert haben. Als Kind war dies notwendig, denn sonst hätten Sie nicht überlebt. Heute aber ist es wichtig, dass das ganze Verständnis, das Sie anderen Menschen entgegenbringen, die Sie schlecht behandeln und rumschubsen, Ihnen selbst gilt. Denn Sie sind wertvoll und ein Geschenk. Vergessen Sie das niemals!«

Während ich noch fasziniert in die Runde starrte, berührte mich etwas an meinem Fuß. Es war der Krake mit einem seiner Tentakel. »Wiedergeborene«, raunte er mir zu, »es gilt, keine Zeit zu verlieren. Das war das letzte, was du noch wissen musstest. Schließ die Augen, dann kann ich dich zurückbringen in deine Welt.«

Ich gehorchte, sah rote Punkte vor einem schwarzen Hintergrund aufblitzen und fand mich plötzlich in meinem Auto wieder. Verschlafen rieb ich mir die Augen. Ich blickte auf meine Armbanduhr. Es war 8.00 Uhr morgens und ich hatte tierische Kopfschmerzen. Als ich gerade aussteigen und zum Unterricht wetzen wollte, fiel mir wieder das »Versetzungsgespräch« ein. Ich ließ mich zurück in den Sitz fallen, startete den Motor und fuhr mit dem Auto zum Marktplatz. Inmitten von Gemüsewagen parkte ich und lief, ohne einen Blick zurückzuwerfen, zum Schulamt. Dort kämpfte ich mich vor, bis zum Büro der Frauenbeauftragten, Frau Salbei.

»Hallo? Frau Salbei?«

»Oh, hallo Frau Weber. Wie geht es Ihnen?«

»Na ja, bescheiden. Ich war über die Ferien im Kloster, aber irgendwie scheint die Ruhe dahin zu sein. Ich soll in zehn Tagen an eine andere Schule versetzt werden. Wussten Sie etwas davon?«

»Nein. Weiß es Frau Bärenrot von der Schwerbehindertenvertretung schon?«

»Nein.«

»Dann gehen Sie am besten mal zu der Schulamtsjuristin einen Stock tiefer.«

Beklommen stieg ich die Stufen hinunter. Als ich an die Bürotür klopfte, öffnete mir eine junge Frau. »Sie wünschen?«

»Mein Name ist Renate Weber. Ich soll an die Astrid-Lindgren-Gesamtschule in Ostheim versetzt werden. Und ich wollte Sie bitten, dies nicht zu tun. Denn genau wie der Metalltechniker, der an meine Schule versetzt werden soll, habe auch ich meine Geschichte.«

»Ja, ich betreue seinen Fall. Ich verstehe auch nicht, warum er an seiner jetzigen Schule nicht verbeamtet wird. Das ist jetzt seine letzte Chance. Sagen Sie mal, wieso halten Sie den Dienstweg nicht ein?«

»Ich habe eben erst von der Versetzung erfahren. Ich war letztes Jahr sechzehn Wochen in einer psychosomatischen Klinik und befinde mich jetzt in der verlängerten Wiedereingliederung.«

»Ihre Wiedereingliederung können Sie an die neue Schule mitnehmen. Ich musste auch von einem anderen Schulamt hierher wechseln. Es ist mir sehr schwer gefallen. Aber manchmal hat so ein Wechsel auch seine Vorteile.«

»Sind Sie hierhergezogen?«

»Nein, ich fahre jeden Tag. Sie haben doch auch ein Auto, oder?«

»Ja, aber ich bin ursprünglich hierhergezogen, weil ich wegen meiner Brustinfektion starke Antibiotika genommen habe. So konnte ich jeden Tag mit dem Fahrrad zur Schule fahren und tue es immer noch.«

»Ich leite Sie an die zuständige Dezernentin weiter.«

Ich wartete im Flur, und an den neugierigen Blicken der Mitarbeiter erkannte ich, dass hier nicht oft Besucher warteten. »Frau Weber?«

»Ja.«

»Ich bin die Schulamtsdezernentin für die Astrid-Lindgren-Schule, was …«

In diesem Augenblick klingelte mein Handy. Ich nahm ab. Es war die Schwerbehindertenvertreterin.

»Ja, also Sie haben auch keine Nachricht in Ihrem Fach über die Versetzung? Ja, ich bin hier im Büro der Schulamtsdezernentin ...«

In diesem Moment sah mich die Dezernentin erschrocken an. Ich konnte förmlich spüren, dass sie dieses Telefon am liebsten aus dem Fenster geworfen hätte.

»Okay, Frau Weber, dann machen wir eben eine Abordnung aus der Versetzung.«

»Aber ich fühle mich an meiner Schule wohl und bin auch noch in einer Wiedereingliederung.«

»In Ihrer Wahrnehmung gibt es keine Probleme an Ihrer Schule, wir haben jedoch etwas anderes gehört. Seien Sie dankbar über die Chance, und die Astrid-Lindgren-Schule ist eine gute Gesamtschule. Wir schicken Sie an keine Brennpunktschule. Versuchen Sie, offen zu bleiben und nehmen Sie schnellstmöglich Kontakt mit der Schule auf.«

Das tat ich dann auch. »Ich bin sehr unglücklich über diese Versetzung und warte auf die morgige Gesamtpersonalratssitzung. Das liegt nicht an Ihrer Schule, sondern ist den Umständen geschuldet. Ich befinde mich in einer Wiedereingliederung«, informierte ich die Schulleiterin.

»Frau Weber, ich sehe das ganz professionell. Außerdem haben wir gar keinen dringenden Bedarf an Ihren Fächern. Ja, wenn Sie Physik hätten, dann würde ich Sie jeden Tag von zu Hause abholen und zur Schule fahren.«

»Das beruhigt mich sehr und wir können uns ja trotzdem treffen.«

»Können Sie Mittwoch?«

»Nein, da gehe ich zu meiner Therapeutin.«

»Schön, dass Sie so offen sind. Wie wäre es mit Donnerstag um 12.30 Uhr?«

»Passt. Danke und auf Wiederhören!«

Verwirrt ging ich zurück in das Büro der Frauenbeauftragten.

»Frau Salbei?«

»Ja? Soll ich Ihnen einen Kaffee oder einen Tee machen?«

»Am besten beides«, murmelte ich.

»Frau Salbei, die Lindgren-Schule braucht mich gar nicht.«

»Das wird ja immer besser! Wieso dann diese unschöne Geschichte?«

»Ich glaube, was unschöne Geschichten angeht, habe ich auch dieses Jahr wieder den Jackpot geknackt.«

Frau Salbei lachte schallend und kam innerhalb weniger Minuten mit den Getränken wieder.

»Frau Weber, am besten Sie sprechen mit der Vorsitzenden des Gesamtpersonalrates. Sie unterrichtet am hiesigen Gymnasium. Bei der morgigen Sitzung wird es dann wohl auch um Ihre Versetzung gehen.«

Ich stöhnte innerlich auf, ich hatte mich nämlich nicht nur einmal, sondern in den letzten Jahren gleich zweimal bei dieser Schule in einem Vorstellungsgespräch beworben. Was würde die ehrgeizige Schulleiterin, die zu allem Überfluss noch meine Fächer hatte, sagen, wenn ich ihr nun ein drittes Mal über den Weg lief?

»Frau Weber, Sie sind plötzlich so blass. Geht es Ihnen nicht gut?«

»Nee, ich trink nur noch den Kaffee aus, dann mache ich mich auf den Weg.«

»Und täglich grüßt das Murmeltier!«, rief ich wütend in mein leeres, kaltes Auto hinein.«

»Du musst zu diesem Gymnasium hinfahren«, tönte es unter mir. Ich blickte auf den Sitz neben mir. Er war leer. Doch im Fußraum saß auf einmal der Krake und versuchte sich mit zwei seiner Tentakel mühsam auf den Beifahrersitz zu manövrieren.

»Und was ist, wenn mich die Direktorin sieht?«, fragte ich verzweifelt.

»Dann hat sie Pech gehabt!«, rief Kai grimmig. »Bei Los geht's los!«

»Dein Wort in Gottes Ohr«, murmelte ich, startete den Motor und wunderte mich auch kein bisschen mehr über meinen grünbraunen Gast.

Als ich das Gymnasium betrat, war es früher Nachmittag und niemand war mehr zu sehen. Doch dann sah ich eine Tür, die noch halb geöffnet war.

»Entschuldigen Sie, ich suche die Vorsitzende des Gesamtpersonalrats.«

»Kommen Sie vom Schulamt?«

»Ja«, sagte ich und musste innerlich lächeln. Der Abteilungsleiter, den ich gerade gefragt hatte, meinte sicherlich, ob ich beim Schulamt arbeitete. Da ich von der Hochachtung wusste, die viele Lehrer den Vertretern des Schulamtes entgegenbrachten, ließ ich mein Gegenüber in seinem Glauben, ich sei »vom Schulamt«. Denn da kam ich ja tatsächlich her.

»Warten Sie mal, die Vorsitzende des Gesamtpersonalrats hat gleich Englischkonferenz in dem Raum dahinten«, sagte der Abteilungsleiter nun beflissen.

»Danke schön!«, sagte ich höflich und verschwand in die beschriebene Richtung.

»Ich habe jetzt keine Zeit. Sie können mich doch nicht einfach aus einer Konferenz herausholen!«, schimpfte die Vorsitzende des Gesamtpersonalrates mich aus.

»Ich bitte Sie, kurz mit Ihnen sprechen zu dürfen«, wiederholte ich mein Mantra.

»Na gut, ich frage meine Schulleiterin.«

»Dann schießen Sie mal los!«, forderte mich die Vorsitzende auf, als sie zurückkam. Sie kaute an einem Apfel und war schon wesentlich entspannter.

»Ihre Versetzung steht doch auf der Tagesordnung. Ich konnte nur mit den beiden Namen nicht das verbinden, was Sie mir jetzt erzählen. Die Lindgren-Schule ist eine gute Schule. Aber wir werden keiner Versetzung zustimmen, die gegen den Willen der Lehrkraft durchgesetzt wird. Beruhigen Sie sich wieder und fahren Sie nach Hause.«

»Danke«, murmelte ich erleichtert. Im Auto angekommen, war der Krake verschwunden. Ich fuhr zurück und verfasste meine Stellungnahme zu der geplanten Versetzung, die ich dann an alle Vertreter mailte. Dann malte ich die Vorsitzende in mein therapeutisches Unterstützerbild unter Frau Salbei und Frau Bärenrot ein und mailte es den drei Betroffenen.

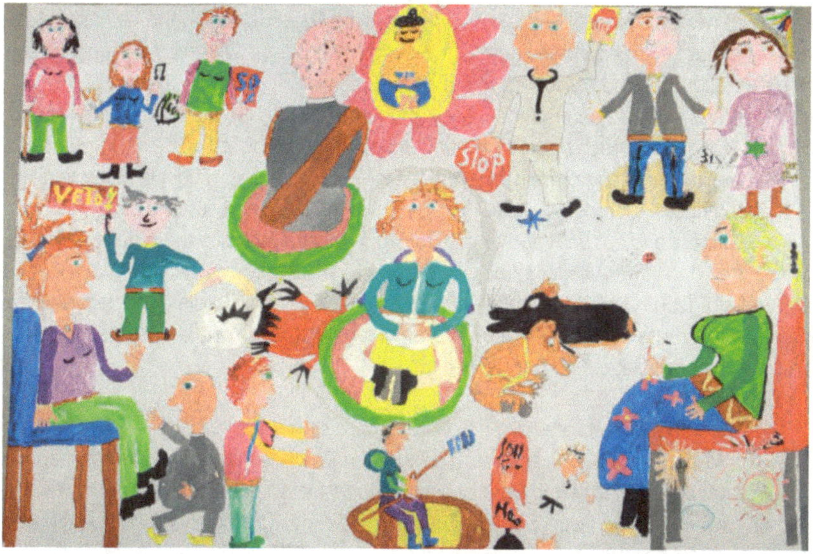

Von links oben nach rechts: Schwerbehindertenvertretung, Frauenbeauftragte, Integrationsbeauftragte, Chefnonne vor Holzbuddha, Hausarzt, Psychiater, Rechtsanwältin
Links mittig: Gesamtpersonalratsvorsitzende mit Dornteufel, meditierende Renate, Meerschweinchen Tibi (schwarz) und Rudi (braun)
Links unten: Einzeltherapeutin, Tai-Chi-Lehrer, beste Freundin, Ruderlehrerin, Taekwondo-Lehrerin, Gruppentherapeutin mit den Unterschriften der Gruppenmitglieder

Lange blickte ich auf das Bild: Das war mein Leben und gleichzeitig würden meine Unterstützer für mich schwerer erreichbar sein, wenn ich an die neue Schule versetzt würde. Und, das war mir klar, nach ein bis zwei Jahren würde ich auch dort wahrscheinlich wieder auf einer Abschussliste stehen. Wann würde ich es endlich schaffen, diesen Kreislauf zu unterbrechen?

Ich ließ das Bild wieder auf den Fußboden gleiten und legte mich kurz aufs Bett.

Ich schreckte hoch. Ich war durch meinen eigenen Schrei geweckt worden. Starr vor Schreck lauschte ich in die Stille. Hoffentlich hatten meine Vermieter nichts gehört. Jetzt spürte ich, dass meine Psyche wegen der Anspannung und drohenden Veränderung nicht länger stabil bleiben konnte.

Ich setzte mich auf und erschrak: Auf dem Fußboden neben dem Unterstützerbild saß El Sabio, der Zauberer.

»Renate, du kannst deine Traumata nicht länger für dich behalten. Nur sie machen deutlich, warum dich dieser gewaltvolle Wechsel aus der Bahn werfen könnte. Du brauchst keine Angst zu haben, ich glaube nicht, dass deine Verbündeten auf dich herabschauen werden, wenn sie Bescheid wissen. Das spielt sich nur in deinem Kopf ab, weil du selbst auf dich herabschaust.«

Ich ließ mich zurück aufs Bett fallen und schloss die Augen. Doch irgendwie hatte es der Zauberer bis auf mein Kopfkissen geschafft. Er strich mir über die wirren Locken und stupste mir gleichzeitig mit seinem Zauberstab auf die Schulter.

»Aua! Was willst du denn wieder? Man soll berufliche und private Probleme nicht vermischen. Das gibt nur noch mehr Verletzungen und nützt gar nichts.«

»Renate, du gerätst durch dein unangepasstes Verhalten immer wieder in Machtspiralen, die dich aufreiben. Außerdem hast du nicht mehr viel zu verlieren«, flüsterte er mir ins Ohr.

Ich seufzte, stand auf und machte mir Frühstück. Misstrauisch blickte ich das Telefon an, nur um mich dann doch wieder in meinem Bett zu verkriechen.

Um halb neun hielt ich es schließlich nicht mehr aus. Ich wählte die Nummer von Frau Bärenrot. Hoffentlich geht sie nicht dran, schoss es mir durch den Kopf, während eine andere Stimme genau das Gegenteil flüsterte.

»Ja?«

»Äh, hier ist Weber, entschuldigen Sie, dass ich Sie störe ...«

»Frau Weber! Gut, dass Sie anrufen. Bitte schicken Sie keine gemalten Bilder mehr an die Frauenbeauftragte ins Schulamt. Dann sagen die noch, Sie wären nicht arbeitsfähig, weil Sie noch so kindlich sind. Ich war ja so erleichtert, dass Sie das Bild nur noch an zwei andere geschickt haben.«

»Ja, die anderen aus dem Schulamt wollte ich auch gar nicht malen!«, gab ich unbekümmert zurück.

Am anderen Ende der Leitung setzte bei der Schwerbehindertenbeauftragten die Schnappatmung ein. Offensichtlich zierte sich meine unfreiwillige Kerngruppe noch ein wenig. Kontaktmäßig fühlte ich mich in dieser Krisensituation seltsamerweise weniger einsam als in den »ruhigeren« Monaten davor.

»Äh, ich ... ich muss Ihnen was sagen.«

»Ja?«

»Also ... Ich bin sexuell missbraucht worden und habe den 11. September in New York miterlebt«, sagte ich leise.

»Frau Salbei und ich haben uns schon gedacht, dass etwas Schlimmes passiert sein muss, damit eine junge Frau wie Sie eine Schwerbehinderung beantragt.«

»Ich habe heute Nacht vor Angst geschrien. Die Gewalt, mit der die Versetzung durchgesetzt werden soll, knüpft irgendwie an die Traumata und die vorherigen Versetzungen an. Ich weiß nicht, wie lange ich die Anspannung noch aushalten kann und überlege, wieder zurück in die Klinik zu gehen.«

»Warten Sie erst einmal ab, vielleicht können wir den Vorgang ja noch stoppen. Ich tue alles, was ich kann, damit Sie an Ihrer Schule und in Ihrem gewohnten Umfeld bleiben können. Und ich weiß, warum Sie dieses Bild malen wollten: Es sollte Ihnen zeigen, dass Sie nicht mehr alleine mit allem dastehen. Ich weiß das, weil ich vor dreißig Jahren auch eine Therapie gemacht habe. Aber die meisten anderen Menschen, insbesondere viele im Schulamt, würden so ein Bild nicht verstehen und es Ihnen negativ auslegen.«

»Ich muss jetzt in die Schule. Der Unterricht fängt gleich an.«

»Na, dann aber los, Frau Weber«, mahnte die Schwerbehindertenbeauftragte streng. Und in diesem Moment spürte ich, dass sich etwas zwischen mir und dieser Frau geändert hatte. Es war eine Vertrautheit entstanden, die ich nicht erwartet hatte. Offensichtlich prüfte ich die Menschen jetzt genauer, denen ich etwas von mir anvertraute. Frau Bärenrot hatte diesen Test bestanden – und das, obwohl sie mich noch vor wenigen Monaten am Telefon angeschrien hatte.

»Naja«, sinnierte ich, als ich auf mein Klapprad stieg, »es war eben ein etwas rauer Anfang.«

An der Schule angekommen, nahm ich im Treppenhaus jeweils zwei Stufen auf einmal. Es war 9.10 Uhr und ich war gerade noch rechtzeitig. Als ich vor dem Klassenraum meiner elften Klasse ankam, stand mein Schulleiter davor.

Er war gerade dabei, die Klassenzimmertür aufzuschließen. Er ließ meine elfte Geschichtsklasse hinein und sage zu mir: »Frau Weber, gut, dass ich Sie treffe. Kommen Sie bitte zu mir ins Büro. Der stellvertretende Schulleiter ist auch schon dort.«

»Ich möchte bitte, dass der Personalrat bei diesem Gespräch dabei ist«, sagte ich, nichts Gutes ahnend.

»Der Personalrat ist nicht nötig. Das wird ein Gespräch unter sechs Augen. Folgen Sie mir!«

Ich folgte dem Schulleiter in den ersten Stock, wo auch sein Büro lag.

»Herr Mallaus, es tut mir leid, ich möchte ein Personalratsmitglied dabeihaben.«

Anstatt meinem Chef weiter zu folgen, bog ich ins Lehrerzimmer ab. Am ersten Tisch rief ich meinem Kollegen zu:

»Ich brauche den Personalrat. Sie wollen mich zwangsversetzen.«

»Ich möchte den Sachverhalt erst einmal mit der Renate klären«, sagte der Personalrat nun ruhig zu meinem irritierten Schulleiter.

Der Personalrat ging mit mir in den Personalratsraum und ich sagte zu ihm: »Es tagt heute der Gesamtpersonalrat, um über meine geplante Versetzung bzw. Abordnung zu sprechen. Herr Mallaus will wohl, dass ich den Empfang der Abordnung bestätige, damit sie sofort wirksam ist. Damit ist jegliche Diskussion über diese Abordnung hinfällig.«

»Es sollte niemand gegen seinen ausdrücklichen Willen abgeordnet werden. Wir haben deinen Fall in der letzten Personalratssitzung besprochen und weder eine Versetzung noch eine Abordnung wird vom Schulpersonalrat unterstützt.«

In diesem Augenblick schloss der Direktor den Personalratsraum von außen auf.

»Frau Weber, ich fordere Sie auf, jetzt mitzukommen.«

»Mir ist schlecht und ich gehe jetzt zum Arzt«, rief ich und lief auf die Tür zu. Mein Schulleiter bekam einen hochroten Kopf, trat mir in den Weg und hielt die Tür zu.

»Der Personalrat nimmt bitte zur Kenntnis, dass Frau Weber sich weigert, die Abordnung entgegenzunehmen.«

»Das habe ich nicht so gehört. Sie hat gesagt, dass sie zum Arzt geht«, sagte der Schulpersonalrat.

»Frau Weber, Sie können immer noch gegen die Abordnung Widerspruch einlegen oder klagen. Kommen Sie jetzt mit!«

Der Schulleiter stand nun in dem abgedunkelten Vorraum und versperrte mir die Tür, indem er die Türklinke festhielt.

»Sie haben meiner Aufforderung Folge zu leisten«, sagte der Direktor mit hochrotem Kopf.

»Ich gehe jetzt zum Arzt. Bitte machen Sie die Tür frei«, erwiderte ich beklommen.

»Das werde ich weiterleiten.«

»Bitte machen Sie die Tür frei.«

Der Schulleiter öffnete die Tür einen Spalt, ich zwängte mich an ihm vorbei, rannte zum Ausgang und fuhr mit dem Fahrrad direkt zum Schulamt.

»Ich bin Renate Weber, ich habe gestern mit der Vorsitzenden des Gesamtpersonalrats gesprochen wegen meiner Zwangsversetzung. Ich habe mich gerade abgemeldet, weil mein Schulleiter mir eine Abordnung in die Hand drücken wollte, bevor Sie darüber debattieren können.«

»Frau Weber, ich bin hier!«, riefen der stellvertretende Vorsitzende und die Schwerbehindertenvertreterin gleichzeitig.

Nun sah ich auch die Vorsitzende, die das Wort ergriff: »Frau Weber, wir haben ein sehr volles Programm. Das hier ist die Vorbereitungssitzung des Gesamtpersonalrats. Die eigentliche Sitzung fängt erst um 11.30 Uhr an.«

»Könnte sie nicht ihre Geschichte erzählen?«, bat der stellvertretende Vorsitzende. »Es ist ein sehr interessanter Fall.«

»Na gut«, seufzte die Vorsitzende, »kommen Sie um 10.15 Uhr wieder.«

Erleichtert schloss ich die Tür und stürmte die Treppe hinauf zum Büro der Frauenbeauftragten. Da ich jeden Moment erwartete, dass mir der Dezernent die Abordnung in die Hand drücken würde, schlich ich mich vorsichtig an. Frau Salbei stand am Kopierer.

»Psst, Frau Salbei!!«

»Ja, Frau Weber?«

»Können wir in Ihr Büro gehen und die Tür zu machen?«

»Moment, ich komme gleich. Was ist denn los, Frau Weber?«

»Mein Schulleiter hat mir gerade die Tür zugehalten, damit ich die Abordnung gegenzeichne. Ich habe mich krankgemeldet. Kann ich in Ihrem Büro Asyl bekommen?«

»Er hat die Tür zugehalten?!«

»Ähm, ich bin als Mädchen sexuell missbraucht worden und diese Versetzungsgeschichte knüpft irgendwie an dieses Trauma an.«

»Sie meinen, weil einfach über Sie bestimmt wird und Sie dieselbe Hilflosigkeit spüren wie damals?«

»Genau, ich überlege auch, ob ich wieder in die Klinik gehen soll. Ich bin heute Nacht von meinem Schrei aufgewacht und weiß nicht, wie lange ich noch durchhalte.«

»Frau Weber, rufen Sie die Klinik an und fragen nach. Aber jetzt rufen Sie bitte erst einmal Ihre Anwältin von der Gewerkschaft an.«

»Stört es Sie, wenn mein Handy beim Wählen diese Plopp-Geräusche macht?«

»Nein.«

»Ich weiß nämlich nicht, wie man die Wasserhahn-Geräusche ausschalten kann. Ich habe mir das Handy nur gekauft, damit ich gute Bilder machen und Ihnen schicken kann.«

»Ah ja ... das Unterstützerbild«, grinste Frau Salbei.

»Hallo? Frau Ping? Sie sind gerade im Verwaltungsgericht?«

»Ja. Was ist denn los? Gibt es grünes Licht?«, fragte die Rechtsanwältin.

»Nein, mein Schulleiter hat mir den Weg versperrt und wollte mich dazu bringen, die Abordnung entgegenzunehmen. Ich bin ihm weggelaufen.«

»Wo sind Sie jetzt?«

»Im Staatlichen Schulamt.«

»Was? Wieso denn das?«

»Ich bin im Büro der Frauenbeauftragten und darf gleich bei den Gewerkschaftlern meine Geschichte erzählen.«

»Frau Weber, verschwinden Sie so schnell Sie können aus dem Schulamt. Oder wollen Sie, dass man Ihnen dort die Abordnung in die Hand drückt? Und lassen Sie sich krankschreiben wegen Migräne, Rücken oder Unterleibsschmerzen. Das sind die drei Diagnosen, aufgrund derer man niemanden zwangsverrenten kann. Ich muss jetzt zurück in die Gerichtssitzung«, rief Frau Ping noch in den Hörer.

In diesem Moment klingelte Frau Salbeis Telefon.

»Oh, das ist der Amtsleiter. Na, da gehen wir besser jetzt nicht dran. Sie brauchen mich ja jetzt dringender ...«

Ich nickte eifrig.

»Soll ich noch mal Kaffee machen?«

»Gerne, aber warten Sie mal!«

»Was ist denn?«

»Meinen Sie nicht, dass der Dezernent mit einer Abordnung vor der Tür lauern könnte? Ich glaube, die wissen, dass ich hier bin. Habe ich ja gestern auch so gemacht.«

»Keine Angst, hier kommt niemand rein«, blinzelte mir die Frauenbeauftragte verschwörerisch zu und verließ das Zimmer.

»Frau Weber, wenn Sie den Kaffee ausgetrunken haben, müssen Sie runter in die Sitzung. Tun Sie, was Ihnen die Anwältin geraten hat.«

Ich nahm die Treppe und klopfte an die Tür des Sitzungsraums. »Wir sind noch nicht so weit. Sie können draußen Platz nehmen.«

»Nein, ich gehe lieber auf die Toilette und mache meine Anrufe.«

Ich schloss mich auf der Damentoilette ein und dankte dem Herrn, dass sowohl der Dezernent als auch der Amtsleiter Männer waren und beide hier nicht reindurften.

Ich wählte die Nummer von Frau Aster in der Klinik.

»Ja, Aster.«

»Hallo.«

»Frau Weber?«

»Ja, ich bin gerade meinem Schulleiter weggelaufen wegen der Zwangsversetzung. Ich bin krankgemeldet und sitze hier in der Toilette des Schulamtes. Meinen Sie, ich werde zwangsverrentet, wenn ich wieder in die Klinik gehe?«

»Das ist eine gute Frage«, murmelte Frau Aster. »Frau Weber, ich würde jemanden, der an sich arbeitet, nicht zwangsverrenten. Denn es ist ja nicht das erste Mal, dass Sie weglaufen. Die Frage ist eher, ob Sie sich die Ursachen hier noch einmal anschauen wollen.«

»Eigentlich wollte ich Sie nur noch einmal drücken. Und ich frage mich, ob man das nicht auch einfach ambulant regeln kann.«

»Frau Weber!«

»Wäre es denn möglich, wieder in Ihre Kerngruppe zu kommen?«

»Ja, ich würde Sie nehmen – mit offenen Armen. Ich arbeite allerdings nicht mehr mit Herrn Pfeifer zusammen, sondern mit einer anderen Therapeutin.«

»Ich erkundige mich mal bei der Aufnahme und schlafe noch einmal über die Entscheidung.«

»Und ich gehe jetzt zum Mittagessen.«

»Guten Hunger noch!«

Nachdem ich aufgelegt hatte, hörte ich die Stimme der Gesamtpersonalratsvorsitzenden: »Frau Weber, Sie können aus der Toilette herauskommen. Puh, ist das kalt hier!«, rief die Vorsitzende und legte mir den Arm um die Schultern, als ich meine Kabine aufschloss.

»Frau Weber, können Sie noch einmal kurz berichten, was passiert ist?«, fragte mich die Vorsitzende, als wir im Sitzungssaal angekommen waren.

»Ja. Mein Schulleiter hat die Versetzung in eine Abordnung umgewandelt, damit Sie nicht mehr zustimmen müssen. Er hat mir die Tür zugehalten, damit ich die Abordnung unterschreibe. Ich bin weggelaufen, weil das Türzuhalten an ein altes Trauma von mir anknüpft. Wegen der Mehrfachtraumatisierung habe ich auch einen Schwerbehindertenantrag gestellt, als ich vor einem halben Jahr aus der Klinik kam.«

»Wie kann ein Schulleiter einer sowieso schon sensibilisierten Lehrkraft die Tür zuhalten?«, empörte sich der stellvertretende Vorsitzende.

Ich fing an zu zittern und begann zu weinen. Am liebsten hätte ich mich wieder auf der Toilette eingeschlossen, so wie ich es als Kind getan hatte.

»Frau Weber, wollen wir kurz rausgehen?«, fragte die Vorsitzende sanft.

»Nein, dafür habe ich jetzt keine Zeit«, schniefte ich. »Meine Anwältin hat gesagt, ich soll so schnell wie möglich aus dem Schulamt verschwinden, damit mir hier nicht noch die Abordnung in die Hand gedrückt wird.«

»Wie schätzen Sie denn Ihr jetziges Verhältnis zu Ihrem Schulleiter ein?«, fragte eine Frau.

»Ich sehe den Schulleiter nur zwei- bis dreimal im Monat, er kommt fast nie ins Lehrerzimmer. Ich verstehe mich aber gut mit meinen Kollegen, die mich während der Wiedereingliederung auch sehr unterstützt haben.«

»Wieso kam es denn zu diesem Konflikt mit dem Schulleiter?«, wollte dieselbe Frau nun wissen.

»Es ist eigentlich ein Konflikt zwischen dem Stundenplaner und mir. Dieser Konflikt war schon vor dem Klinikaufenthalt da. Zu diesem Zeitpunkt hatte ich 220 Schüler in einstündigen Lerngruppen. Ich bekam nach meiner Brustinfektion und den vielen Antibiotika immer öfter Infektionen. Da ich jung aussehe und oft lache und Witze mache, denken Stundenplaner und Schulleiter, ich will nur nicht arbeiten und wäre deshalb in die psychosomatische Klinik gegangen. Leider lernen sie jetzt die andere Seite von mir kennen«, erklärte ich traurig.

»Das hieße ja im Umkehrschluss, dass jeder von uns darauf gefasst sein müsste, nach einer längeren Krankheit versetzt werden zu können.«

»Der eigentliche Anstoß für Ihre Versetzung oder Abordnung ist doch die Einversetzung des noch nicht verbeamteten Kollegen«, warf ein älterer Gewerkschaftler ein.

»Darüber können wir jetzt aus datenschutzrechtlichen Gründen nicht sprechen«, bremste die Vorsitzende.

»Wir haben hier Vertreter der Lindgren-Schule. Was ist der Grund, warum Sie dort nicht hinmöchten?«

»Es geht nicht um die Schule oder was sie an Sprachen anbietet. Ich brauche im Moment ein stabiles, gleichbleibendes Umfeld, damit ich in einem Jahr wieder eine volle Stelle stemmen kann. Allein die Einarbeitung in drei Fachbereiche, ein neues Kollegium und neue Schülernamen würden mehr Kraft kosten, als es mit der stufenweisen Wiedereingliederung vorgesehen ist.«

»Kann man Frau Weber die Abordnung jetzt doch noch zustellen?«

»Ja, es gibt einen extra Postdienst für Behörden, der PZU heißt. Dabei muss der Empfänger nicht gegenzeichnen. Eingerichtet wurde dieser Dienst, um Kündigungen und Versetzungen schnellstmöglich zustellen zu können.«

Ich begann, erneut zu weinen. »Das ist jetzt einfach alles zu viel für sie«, schaltete sich Frau Bärenrot ein. »Frau Weber, kommen Sie mit hinaus. Wir haben genug erfahren.«

Ich stand auf und in diesem Augenblick klopften die Gewerkschaftler auf ihre Tische. Ungläubig begriff ich, dass sie mich und meine seltsame Vorstellung hier mutig fanden. Ich nahm meine Sachen und folgte der Schwerbehindertenvertreterin nach draußen.

»Sie haben sehr mutig und klar gesprochen. Das ist alles ein Fehler von oben. Wir werden alles in Bewegung setzten, um gegen diese Ungerechtigkeit anzugehen. Darf ich Sie drücken?«, fragte die Schwerbehindertenvertreterin nun unvermittelt.

Ich nickte, beschämt und gleichzeitig erleichtert, dass ich mein Geheimnis preisgegeben hatte. Und während ich so liebevoll umarmt wurde, begriff ich, dass ich den Teufelskreis aus Scham, Schuld und emotionaler Leere durchbrochen hatte. Und ich war dabei, etwas zu bekommen, das ich mir immer von meiner Mutter gewünscht hatte: emotionale Betroffenheit und Unterstützung.

»Sie müssen jetzt gehen, die Hauptsitzung fängt jeden Moment an«, erinnerte mich Frau Bärenrot.

»Ich gebe ihr Geleitschutz!«, rief ein junger Gewerkschaftler und begleitete mich tatsächlich bis zu meinem Fahrrad.

Als ich das Fahrradschloss öffnete, wurde mir klar, dass ich es nicht rechtzeitig bis zur Arztpraxis schaffen würde. Mit dem Fahrrad im Schlepptau rannte ich zum Bus und drückte wild auf den Kinderwagenknopf. Doch der Busfahrer zuckte nur genervt mit den Schultern und deutete auf die beiden Kinderwagen im Mittelgang. Ich stöhnte wütend auf, lief zum Taxenstand und rief: »Helfen Sie mir bitte, mein Klapprad auf den Rücksitz zu schieben!«

Gesagt, getan, und während wir so hinter dem Bus herfuhren, triumphierte ich: Ich würde mein Ziel doch noch erreichen. Ich drückte dem Fahrer den Fahrpreis plus Trinkgeld in Münzen in die Hand, hievte mein Fahrrad aus dem Taxi, schloss es ab und stürmte die Treppe zur Praxis hoch. Die Tür war bereits verschlossen.

Ich klingelte. »Ja?«, fragte mich die Sprechstundenhilfe irritiert. »Ich bin ein Notfall. Ich bin zwangsabgeordnet worden und muss dringend zum Doktor.«

»Er hat Ihnen die Tür zugehalten?«, schimpfte mein Hausarzt. »Das grenzt an Nötigung. Ich werde das sofort dokumentieren und auch festhalten, dass ich von einem Schulwechsel jeglicher Art dringend abrate. Das Attest faxen Sie dann bitte an die Schule! Wir bauen hier alles an Ihnen wieder auf – und die machen es wieder kaputt!«

Ich meinte, fast erkennen zu können, wie dem sonst so sanftmütigem Mediziner der Rauch aus den Ohren stieg. »Ich werde Sie auf jeden Fall in mein Unterstützerbild hineinmalen«, versprach ich.

Kaum war ich zu Hause angekommen, klingelte das Telefon.

Es war die Frauenbeauftragte: »Frau Weber, wir konnten leider nichts ausrichten. Es soll jetzt aber ein Integrationsgespräch zwischen Ihnen, dem Amtsleiter, dem Dezernenten, der Schulamtsjuristin und Ihrem Schulleiter geben.«

»Mein Arzt hat mich jetzt krankgeschrieben und verfasst ein Attest, in dem er dringend von einem Schulwechsel abrät.«

»Wir haben uns nach der Sitzung noch einmal beraten und sind zu dem Schluss gekommen, dass Sie sich weiter krankschreiben lassen sollten. Das würde auch das Attest Ihres Hausarztes unterstreichen und deutlich machen, wie sehr Sie und Ihre Gesundheit unter den Umständen leiden.«

»Ich überlege, ob ich nicht doch in die Klinik zurückgehen soll.«

»Frau Weber, Sie brauchen keine Klinik, sondern jemanden, der Sie in den Arm nimmt. Sie können mich oder Frau Bärenrot am Wochenende auf dem Handy erreichen. Sie sind eine hochintelligente Frau und wissen genau, wen Sie in welcher Situation reaktivieren müssen. Sie schaffen das! Rufen Sie Ihre Freundinnen an oder gehen Sie ins Kloster.«

»Meine Klinikfreundin hat gerade geklingelt.«

»Na dann«, erwiderte Frau Salbei, und ich meinte, ein Lächeln durch das Telefon hören zu können.

Ich öffnete Eva die Wohnungstür, die sich prompt aufs Sofa fallen ließ. Gedankenverloren kauten wir an den letzten Weihnachtslebkuchenherzen.

»Das ist ja grauenhaft! Und du willst zurück in die Klinik? Bist du verrückt?«

»Äh, ja.«

»Nein, ich meine, willst du jetzt auch noch deinen Beruf aufs Spiel setzen? Du magst vielleicht deine Vorstellungen von einem Ehemann und einer eigenen Familie nie umsetzen können, aber du liebst diesen Beruf und der Kontakt mit den Schülern und Kollegen gibt dir viel zurück. Ist doch klar, dass sich das Schulamt auf die Tatsache stürzen wird, dass du ›schon wieder‹ in der Klinik bist. Und wer weiß, ob du auf eine verständnisvolle Ärztin beim Versorgungsamt triffst, die deine Situation auch emotional nachvollziehen kann.«

»Hhm.«

»Renate, die in der Klinik wühlen wieder alles auf, am Ende bist du doch wieder allein, wenn du rauskommst, und du musst darum fürchten, dass du zwangsverrentet wirst. Außerdem hast du hier viele Unterstützer, mich eingeschlossen. Was du brauchst, ist jemand zum Anlehnen und das Gefühl von Selbstwirksamkeit«, sagte Eva leise und nahm mich in den Arm.

Nachdem Eva gegangen war, klingelte das Telefon erneut. Es war meine Anwältin. »Frau Weber, sind Sie endlich zu Hause?«

»Ja.«

»Frau Weber, ich freue mich immer, wenn ich alten Klienten noch einmal helfen kann. Dann kann ich sehen, was sich bei ihnen alles zum Guten entwickelt hat. Bei Ihnen kann ich das im Hinblick auf die letzten fünf Jahre nicht sehen. Und das war auch nicht nur ein bisschen Burn-out, was sie da hatten. Was sie erlebt haben, war ein ziemliches Brett, das man erstmal stemmen muss. Ich vermute, dass Ihnen die Abordnung per PZU zugestellt werden wird.

Wenn das passiert, bringen Sie sie bitte am Freitag mit, damit ich einen Antrag beim Verwaltungsgericht auf eine einstweilige Verfügung stellen kann. Wir werden dann auch gemeinsam den Widerspruch formulieren. Haben Sie sich wegen Migräne krankschreiben lassen?«

»Ja. Kann ich zum Taekwondo gehen?«, fragte ich gequält. Denn mit einem Mal war mir klar geworden, dass diese Krankschreibung mich von allen sozialen Kontakten in meinen Vereinen isolieren würde. Auch graute mir vor der Vorstellung, den ganzen Tag in meiner kleinen Wohnung zu sitzen und mir Gedanken über die geplante Versetzung und den kommenden Rechtsstreit zu machen.

»Frau Weber! Ich versuche, Sie hier zum zweiten Mal aus einer brenzligen Situation rauszuhauen. Sie liefern dem Schulamt doch nur noch Gründe. Jeder Kollege, der sie beim Taekwondo sieht, bekommt Interpretationsschwierigkeiten«, erwiderte meine Anwältin mühsam beherrscht.

»Was ist mit Tai-Chi und Rudern?«

»Rudern?«

»Schon gut, schon gut. Geht Schwimmen?«

»Von mir aus, solange Sie nicht an der Bar mit Freundinnen eine Cocktailparty schmeißen. Frau Weber, ich muss jetzt weiterarbeiten.«

»Ich auch.«

»Nein! Sie kurieren Ihre Migräne aus.«

»Ach ja, stimmt.«

Also fuhr ich ins Schwimmbad. Es lag neben dem Gymnasium, an dem ich einst gearbeitet hatte. Und irgendwie verlor ich gerade den Überblick, wer jetzt wieder etwas gegen mich hatte und vor wem ich mich während einer Krankschreibung verstecken musste. Unter der Massagedüse angekommen, schloss ich die Augen und ließ mir das Wasser über den Kopf laufen. Vielleicht gingen die Gedanken und Erinnerungen ja dann weg.

Da wurde ich unsanft am Arm gestoßen: »Kann ich jetzt endlich auch mal?«, fragte mich eine Frau mit bissigem Gesichtsausdruck.

»Nein, jetzt nicht, ich bete gerade«, erwiderte ich höflich.

Und tatsächlich sang ich nun unter dem Strahler »Om mani padme hum« und »Wer bin ich?«, »Wo bin ich?«.

Als ich verstohlen zur Seite schielte, war die Frau verschwunden. »Irritation ist wohl doch ein besseres Mittel als verkrampftes Festhalten«, dachte ich lächelnd und begann zu husten, weil mir dabei das Thermalwasser in den Mund gelaufen war.

In dieser Nacht hatte ich einen Warn-Traum.

Ich war in einer Art Sommercamp, in dem auch die Schulgemeinde meiner Schule und verschiedene Animateure für Sport untergebracht waren. Das Camp war noch nicht zu Ende, aber ich hatte den Befehl erhalten, es zu verlassen. Ich wollte aber noch nicht aufgeben und so versteckte ich mich in verschiedenen Nischen neben den Einbauküchen, die unter freiem Himmel standen. Die Schüler, die mich sahen, verrieten mich nicht. Der Direktor suchte jedoch mit dem Stellvertreter das ganze Camp nach mir ab, um mich auszuweisen. Viele Kollegen wussten nicht, was los war. Der Personalrat wurde von der Schulleitung unter Druck gesetzt.

Ich hatte Angst und wechselte oft die Ecken, in denen ich Zuflucht suchte. Dabei wurde ich oft erwischt, konnte mich aber immer in das nächste Versteck retten. Die Verstecke wurden immer offensichtlicher, sodass ich zuletzt mit einer schwarzen Mülltüte über dem Kopf neben dem Küchenmüll saß. Mein Schulleiter stand mit dem Schulpersonalrat, der auch einen Zusammenbruch hinter sich hatte, an der Esstischtheke. »Wir müssen Frau Weber finden und Sie muss bestätigen, was ich Ihnen gesagt habe. Wo kann Sie nur sein? Wir haben doch alle ihre üblichen Verstecke kontrolliert ...«

»Ich weiß nicht genau«, sagte der Schulpersonalrat gedehnt, als er mich unter der Mülltüte entdeckte. Er sah mich entsetzt und hilflos an.

Ich war wie erstarrt und suchte mir erst ein neues Versteck, als die beiden schon lange die Open-Air-Küche verlassen hatten.

Meine Sachen waren noch überall über das Camp verteilt, auch das Buch, an dem ich schrieb. Meine Abiturienten suchten die Sachen zusammen und halfen mir, sie in dem Keller am Waldrand zu verstecken. In diesem Moment bewegte sich ein riesiger Braunbär auf mich zu. Es war eine Mutter und obwohl sie ihr Junges dabeihatte, wollte sie mich beschützen. Ihr steckte aber selbst eine Lanze in der Seite, sodass sie vor Wut und Schmerz brüllte.

Das Junge leckte mir das Gesicht und ich machte mir Sorgen, was passieren würde, wenn mein Direktor auf meine Beschützer aufmerksam würde.

Die Schüler murrten, sie wollten meine Sachen nicht mehr so schnell durch den Wald tragen. Es waren auch jede Menge alte Schuhe dabei. Ich brachte es nicht übers Herz, mein Buch in der Höhle zurückzulassen. Und so brachte ich es unter meiner Jacke mit seinem für die Schulleitung problematischen Inhalt wieder mit ins Camp. Obwohl ich im Wald sicherer gewesen wäre, ging ich wieder in das eingezäunte Camp zurück und versteckte mich in der Schülerküche.

Meine Mutter war da. Sie konnte mir jedoch nicht helfen und ging mit mir in ein Kaufhaus. In dem Moment, als sie in einer anderen Abteilung verschwand, tauchte mein Schulleiter mit dem Personalrat im Schlepptau auf: »Da ist sie!«

»Frau Weber, Sie bleiben jetzt hier! Ich möchte, dass Sie hören, dass Sie illegal sind.«

Der Personalrat schwieg und sah mich nur traurig an.

»Aber was soll ich denn gemacht haben?«

»Sie sind illegal! Sie kommen jetzt sofort mit zur Integrationskonferenz!«

In diesem Moment kam meine Mutter zurück.

»Mama, sie sagen, ich wäre illegal. Warum?«, rief ich wütend. Meiner Mutter war mein Widerstand peinlich, sie erstarrte und wurde durchsichtig.

Mein Schulleiter wollte mich mit dem Personalrat vor die Konferenz schleppen, in der der Personalrat bestätigen sollte, dass ich Fehler gemacht hätte und ungeeignet für den Lehrberuf wäre. Der Direktor wollte dazu keine anderen Zeugen als die, die er als harmlos einschätzte.

Ich drückte mein Buch an mich, schlüpfte neben dem Schulleiter durch die Tür, die nun einen Spalt offenstand. Niemand sonst hatte etwas von dieser Szene mitbekommen. Ich war nun isoliert, genau wie bei den Schulwechseln zuvor. Diesmal versteckte ich mich in dem Campschwimmbad, in dem die Kinder gerade Animation hatten.

Ohne zu zögern, mailte ich der Schwerbehindertenvertreterin diesen Traum.

Wenig später klingelte das Telefon: »Frau Weber, ich habe dieselben Bedenken wie Sie. Ich habe beim Innenministerium angerufen: Man hat mir gesagt, dass Sie während einer Wiedereingliederung nicht abgeordnet werden dürfen und dass auf Sie die Teilhaberichtlinien für Schwerbehinderte anzuwenden sind.«

»Ich wollte Ihnen noch sagen, dass ich fest davon überzeugt bin, dass Sie die Bärin aus meinem Traum sind. Ich weiß zwar nicht, wo Sie diesen Speer abgekriegt haben, aber ich habe Angst, dass Sie Burn-out kriegen, wenn Sie zu wenige Pausen machen.«

»Frau Weber!«

Stille.

»Ich sehe zwar nicht so gefährlich aus, aber wenn ich etwas ungerecht finde, dann setzte ich alle Hebel in Bewegung. Ich sage dann auch nicht mehr viel in den Sitzungen, sondern hole mir Beistand von meinem Hauptvertrauensmann.«

»Ja, Sie sehen tatsächlich nicht so bärig aus!«

»Frau Weber! Na ja, ich bleibe auf jeden Fall am Ball für Sie. Der Gesamtpersonalrat und die Frauenbeauftragte fühlen mit Ihnen. Und mit dieser Türversperren-Aktion hat Ihr Schulleiter das Gegenteil von dem erreicht, was er wollte: Es sind jetzt alle empört. Als der Amtsleiter gestern ankündigte, er habe doch wohlwollend aus der Versetzung eine Abordnung für Sie gemacht, haben ihn alle ausgelacht. Ich habe mich vor Wut von ihm weg zu Frau Salbei gesetzt. Wir bleiben in Verbindung.«

Nach diesem Telefonat blieb ich lange regungslos am Schreibtisch sitzen. Traurig dachte ich an Herrn Pfeifer und Frau Aster, die ich nun gerne in meiner Nähe gewusst hätte. Was sie wohl zu meiner neuen Kerngruppe gesagt hätten, fragte ich mich wehmütig. Da kam mir eine merkwürdige Idee, die ich sofort umsetzte. Ich fuhr den Computer hoch und schrieb.

Der etwas andere Antrag

Sehr geehrte Frau Aster, sehr geehrter Herr Pfeifer,

ich vermisse Sie beide sehr. Deshalb bin ich hier auch in den klinikinternen E-Mail-Verteiler »eingebrochen«. Sorry! Obwohl ich in den letzten Wochen mehrmals den Impuls hatte, in die Klinik zu gehen, ist das wohl dünnes Eis, da das Schulamt gegenüber dem Verwaltungsgericht nur nach einem Vorwand sucht, mich loszuwerden. Im Moment hoffe ich auf die einstweilige Verfügung der Richterin, da man während einer verlängerten Wiedereingliederung und während eines laufenden Schwerbehinderungsantrags nicht versetzt werden darf. Ich bin jetzt auch krankgeschrieben und wäre gerne bei Ihnen. In diesem Zusammenhang kam mir folgende Idee:
Ich wollte Sie bitten, Tibi und Rudi in Ihre jeweiligen Gruppen aufzunehmen. Da Taxis immer noch keine Schweinchen als Fahrgäste akzeptieren und weil ich sie sonst auch zu sehr vermissen würde, habe ich Ihnen die beiden als »Fotoenergie« mitgegeben.

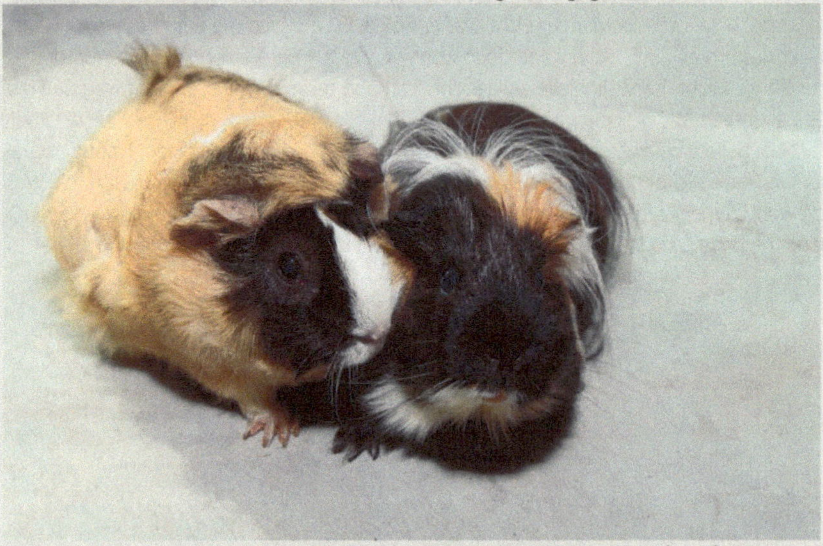

Es ist besser, die zwei in getrennten Gruppen unterzubringen, da Tibi oft beißt, wenn sie meint, dass Rudi zu viel Aufmerksamkeit erhält. Rudi wiederum ist mit seinen zehn Geschwistern letzten Januar ausgesetzt worden. Er sitzt am liebsten auf der Schulter, und wenn er gut drauf ist, leckt er einem die Wange. Tibi hingegen singt, wenn sie sich wohlfühlt, beißt jedoch, wenn sie »überstreichelt« wird, weil sie sich dann erschreckt. Sie hat Probleme mit dem Selbstwertgefühl, weil sie sich immer nicht durchsetzen kann, wenn ihr ein zweites Schweinchen zu nah kommt. Sie fängt dann an, um Hilfe zu quieken.

Ich hoffe, dass Sie beide positiv über den Aufnahmeantrag entscheiden.

Ich werde Sie nicht vergessen!

Renate Weber

»Frau Weber? Hier ist Frau Ping«, meldete sich meine Rechtsanwältin. Kurz nachdem mir mein Schulleiter die Tür zugehalten hatte, war mir der Versetzungsbescheid per Verwaltungspost zugestellt worden und die Rechtsanwältin hatte hiergegen ein Eilverfahren vor dem Verwaltungsgericht angestrengt.

»Haben Sie vom Schulamt eine Einladung zum Integrationsgespräch erhalten?«, fragte mich Frau Ping.

»Nein. Es herrscht eine seltsame Funkstille.«

»Ja, das glaube ich«, sagte Frau Ping und ich merkte, dass sie am anderen Ende der Leitung lächelte. »Das Verwaltungsgericht hat die Gegenseite zu einer Stellungnahme aufgefordert. Diese Stellungnahme habe ich bereits erhalten. Ich werde sie Ihnen faxen, aber erschrecken Sie nicht, wenn Sie die drei Seiten lesen!«

»Werde ich jetzt wieder an meine Schule zurückversetzt?«

»Frau Weber, das Gericht hat mich vorhin angerufen. Sie sehen, dass viele formale Fehler begangen worden sind. Trotzdem sind sie sich einig, dass Sie nicht wieder an Ihre alte Schule zurück sollten, weil es dort so viele Konflikte gibt.«

»Aber das stimmt doch gar nicht! Das Kollegium ist nett und mit den Schülern klappt es auch gut.«

»Die Gegenseite sieht das anders. Ihr Schulleiter hat gemeinsam mit der neuen Oberstufenleiterin einen 15-seitigen Bericht über Ihre sämtlichen Fehler geschrieben. Dabei beschreibt er auch, wie Sie ihm letzten Mittwoch einfach weggelaufen sind. Die neue Oberstufenleiterin legt am Ende des Berichtes Ihre Unfähigkeit dar, in der Oberstufe unterrichten zu können.«

»Sie war aber nie in meinem Unterricht, sie hat ja noch nicht mal meine Fächer. Auch der neue Schulleiter war nie in meinem Unterricht.«

»Ja, deshalb hat er auch einen Unterrichtsbesuch des alten Schulleiters zitiert, der nicht gut gelungen war.«

»Ja, das war vor fünf Jahren, mit der Englischstunde war der alte Schulleiter zufrieden, aber in Geschichte wollte er noch einmal kommen, weil meine Redeanteile zu hoch waren.«

»Es kann sein, dass diese Schmähschrift in Ihrer Personalakte auftaucht, obwohl das nach einem Gerichtsverfahren nicht zulässig ist. In meiner Erfahrung arbeiten die Schulämter oft mit Post-its, die sie in die jeweiligen Akten kleben. Wenn Sie eine Akteneinsicht verlangen, wird man die Verurteilungsschrift sorgsam entfernen, jedoch mit einem Post-it die Schublade festhalten, in der sie sich befindet. Das Gericht interessiert sich nicht für dieses Pamphlet, das ihr Chef in seiner Beurteilungsmanie verfasst hat. Der Fokus liegt auf der Frage, ob Sie in der nächsten Zeit noch den Schwerbehindertenstatus erlangen. Häufig ist es so, dass ein Rechtsstreit eine aufschiebende Wirkung für alle Vorhaben, also auch für Ihre Versetzung, hat. Vielleicht schaffen Sie es ja, in dieser Zeit schwerbehindert zu werden.«

»Das weiß, glaube ich, niemand. Aber ich kann ja noch einmal beim Versorgungsamt anrufen.«

»Ich muss Ihnen noch etwas sagen: Das Schulamt schlägt vor, Sie an eine näher gelegene Schule zu versetzen. Es hofft, dass Sie zustimmen.«

»Warum?«

»Bei einem Vergleich gibt es eine Anhörung vor Gericht. Dabei möchte Ihr Schulleiter als Zeuge gegen Sie auftreten.«

»Das ist grotesk!«

»Frau Weber, ich bin entsetzt darüber, wie Ihre Schulleitung mit Ihnen umgeht. So kann man einen Menschen doch nicht behandeln!«

Und wie so oft, wenn Menschen mich verletzten und andere sich darüber aufregten, konnte ich nichts empfinden außer einer großen, dunklen Leere.

»Wirklich, Frau Weber, die müssen ja alle unter einer Gallenkolik leiden, so giftig sind die. Ich habe so etwas Hinterhältiges selten erlebt«, empörte sich Frau Ping.

»Was ist mit dem Schutz durch den Schwerbehinderungsantrag, den ich letztes Jahr gestellt habe?«, fragte ich hoffnungsvoll.

»Da ist das Gericht sich unsicher, ob es diesen Schutz allein durch die Antragstellung schon gibt. Die Gegenseite behauptet, bei Ihnen liege grundsätzlich keine Schwerbehinderung vor. Frau Weber, sind Sie noch da?«

»Setzen Sie sich mit der Schwerbehindertenvertretung in Verbindung«, sagte ich mit tonloser Stimme.

»Mache ich. Ich nehme auch Kontakt zu dem Juristen im Innenministerium auf, der für die Wiedereingliederungen und Schwerbehindertenrechte zuständig ist.«

»Danke!«, erwiderte ich. Nachdem ich aufgelegt hatte, war ich viel zu traurig, um zu weinen. Ich stieg in mein Auto und fuhr in die Therme. Ich wollte nichts mehr hören und sehen. Ich schwamm und saunierte bis zur Erschöpfung und fiel dann ins Bett. »Es ist, als ob ich einen Pudding an die Wand nageln wollte. Morgens sieht es immer noch gut aus, doch abends liegt alles wieder am Boden«, sagte ich leise zu mir. Am nächsten Morgen wurde ich durch das penetrante Klingeln des Paketboten geweckt. Mürrisch und durch den sich abzeichnenden Sieg meiner Versetzungsbetreiber geknickt, schlurfte ich zum Tor und der Bote drückte mir gleich zwei Pakete für die Nachbarn in die Hand. Ich schloss den Briefkasten auf und sah sofort den Brief vom Versorgungsamt. Ich riss den Umschlag auf und las:

»Auf den eingegangenen Antrag ergeht nachstehender Bescheid. Der festgestellte Grad der Behinderung beträgt 60 Prozent und gilt rückwirkend bis zum Tag der Antragsstellung.«

Voller Freude rief ich meine Anwältin an. Sie war nicht da. Es war Freitagnachmittag. Also faxte ich den Bescheid selbst an das Verwaltungsgericht, lud mir das Gerichtsprogramm für elektronische Dokumente herunter und schickte den Bescheid schließlich noch per Einschreiben. Denn, so hoffte ich, wenn ich den Bescheid auf allen Kanälen schickte, so musste das Gericht doch endlich zu meinen Gunsten eingreifen.

Flashback: Das renommierte Gymnasium

Es hat zur Pause geläutet. Meine Achtklässler stürmen aus der Klasse, ich schließe die Tür ab und will zum Lehrerzimmer gehen.

»Reenaadddeee! Reenaadee!«, höre ich es hinter mir rufen. Ich weiß nicht, ob es Schüler aus meiner eigenen oder aus der Parallelklasse sind. Ich beschließe, nicht zu reagieren und gehe weiter.

»Reenaadee! Ja, Frau Weber, Sie sind gemeint«, ruft eine Jungenstimme. »Drehen Sie sich doch endlich mal um!«

Stur gehe mich mit starrem Blick weiter geradeaus und verschwinde peinlich berührt ins Lehrerzimmer.

Das Klingeln meines Telefons holte mich wieder in die Gegenwart zurück. »Hallo, hier Ping. Ich habe Neuigkeiten: Das Schulamt hat die Versetzung zurückgezogen und trägt die Gerichtskosten. Das war die eleganteste Lösung, um nach Ihrer festgestellten Schwerbehinderung aus der Nummer wieder herauszukommen.«

»Das ist ja super!«, rief ich erleichtert aus. Es war, als wäre mir eine zentnerschwere Last von der Seele genommen worden.

Nach diesem Gespräch rief ich Frau Bärenrot an.

»Frau Weber, das ist ja klasse! Und das Schulamt muss tatsächlich auch Ihre Anwältin bezahlen?«

»Ja, aber mein Schulleiter hat doch diese 15 Seiten verfasst und ...«

»Ach, Frau Weber, Sie packen jetzt diese 15 Seiten in einen Umschlag und legen den weg. Und wenn jemand aus Ihrer Schulleitung wieder mit den alten Kamellen anfängt, sagen Sie: Ich möchte nicht mehr so gern über das sprechen, was hinter uns liegt, sondern über das, was in der Zukunft sein könnte. Wenn Sie dieses fünfzehnseitige Pamphlet jetzt nicht lesen, können Sie viel unbefangener wieder an Ihrer Schule anfangen. Und alle wundern sich, wie gelassen und entspannt Sie sind. Außerdem geht Ihr Schulleiter am Ende des Jahres in Ruhestand«, munterte meine »Bärin« mich auf. »Ach, und noch etwas, sollte die Schulleitung mit Ihnen ein Gespräch führen und Sie merken, dass das Gespräch in Anschuldigungen mündet, dann sagen Sie ganz freundlich: ›Ich bitte um eine Beendigung des Gesprächs. Ich bin gerne bereit, es mit einem Mitglied der Personalvertretung und der Schwerbehindertenvertretung weiterzuführen.‹«

»Sie sind schon eine Art Gandhi«, sagte ich anerkennend. »Nur eben auf einem anderen Gebiet«, fügte ich grinsend hinzu.

»Frau Weber!«

»Und achten Sie in den nächsten zwei Wochen mal auf die Post in Ihrer Schule. Ich werde Ihnen etwas basteln.«

»Sie sollen doch nicht ...«

»Keine Angst, es wird kein Bild, aber sie können die Security Ihrer Schule ja schon mal vorwarnen, dass die mein Päckchen durchlässt ...«

Seufzend legte Frau Bärenrot auf.

Ich hingegen holte den Silberdraht aus der Schublade und fing an, für »meine Bärin« ein Mandala herzustellen. Nach einer Stunde blickte ich voller Stolz auf das Amulett aus Silberdraht. Seine Perlen glitzerten in der Sonne. Ich griff zu einem Stift und schrieb:

Liebe Frau Bärenrot,
dies ist ein Mandala. Ursprünglich war das Mandala kein bloßes Schmuckamulett, sondern ein Meditationshilfsmittel im Hinduismus. Mandala-Verkäuferin zu werden war mein erster Berufswunsch. Er zerschellte an der Realität. Sie haben dafür gesorgt, dass mein zweiter Berufswunsch, der der Studienrätin, nicht zwischen den verschiedenen Machtinteressen zerrieben wurde. Ich hoffe, Sie haben viel Freude mit dem Mandala.

Renate Weber

Als ich gerade dabei war, den Brief in einen Umschlag zu stecken, fiel mir der jüngste Flashback wieder ein. Ich hielt inne und griff zum Telefon. Mein Herz klopfte mir bis zum Hals, als ich die Nummer der neuen Oberstufenleiterin, Frau Sichel, anwählte.

»Ja, hallo?«

»Ja, hier ist Renate Weber.«

»Äh, hallo«, sagte die Oberstufenleiterin, und ich konnte ihr Unbehagen förmlich durch die Leitung hindurch spüren. Schließlich hatte sie nun die Person am anderen Ende der Leitung, deren Versetzung sie mithilfe eines Unfähigkeitsgutachtens angetrieben hatte.

»Hast du schon von den neuesten Änderungen erfahren?«

»Ja, ich bin auf dem aktuellen Stand.«

»Und was ist der aktuelle Stand?«

»Dass du wieder zurückkommst«, kam es gepresst zurück.

»Genau. Und ich möchte dich bitten, mich nach den Osterferien in der Oberstufe einzusetzen.«

»Wir werden sehen, was wir tun können«, wich sie mir aus.

»Dann bis morgen!«

»Bis morgen.«

Beflügelt von diesem Erfolg wählte ich die Nummer des Schulsekretariats.

»Mallaus«, meldete sich mein Schulleiter unerwartet.

»Ja, hallo. Hier ist Weber. Ich möchte mit Ihnen über meinen Einsatz sprechen.«

»Äh, Frau Weber, ich bin hier in einer Konferenz. Ich ... melde mich bei Ihnen.«

In diesem Augenblick stellte ich mir vor, wie ich meinem verdutzten Schulleiter zum »Neubeginn« ein kleines Vergissmeinnicht auf den Schreibtisch stellen würde. Es würde ihn immer von Neuem an meine unwiderrufliche Wiederkehr in seine Schule erinnern. Diesmal hatte ich mich nicht feige weggedreht. Ich sah auf das Wandbild von meinem sicheren inneren Ort und hatte plötzlich Tränen in den Augen: »Ich habe mich umgedreht und euch ins Gesicht geschaut«, flüsterte ich in Richtung Telefonhörer.

Und erst jetzt erkannte ich, dass ich den Kreislauf der endlosen »Versetzungen« durchbrochen hatte. Ich war frei.

Abrechnung

Es war mein erster Schultag an meiner alten Schule, seitdem der Schulleiter mir vor sieben Wochen die Tür zugehalten hatte.

Die Schwerbehindertenvertretung, der Schulpersonalrat und ich standen unschlüssig im Sekretariat herum.

»Der Schulleiter hat sich bis Freitag krankgemeldet«, sagte die neue Oberstufenleiterin, Frau Sichel. Die vorherige Oberstufenleiterin war kurz zuvor in den Vorruhestand gegangen. Dann verschwandet sie mit der Berufsschulabteilungsleiterin und dem stellvertretenden Schulleiter in dessen Büro. Wenige Minuten später stürmte die Oberstufenleiterin an uns vorbei zu ihrem eigenen Büro. Schließlich winkte uns Frau Friedolin, die Abteilungsleiterin der Berufsschule, zu, damit wir dem Stellvertreter folgten. Ich war froh, dass ich mich neben Frau Bärenrot setzen konnte.

Die Oberstufenleiterin stellte sich Frau Bärenrot vor und blickte uns beide immer wieder fragend an. Anscheinend wollte sie abchecken, ob wir die fünfzehnseitige »Verurteilungsschrift« an das Gericht gelesen hatten. Doch da ich die Verurteilungsschrift nur abgespeichert, aber nie gelesen hatte, blieben sowohl ich als auch Frau Bärenrot relativ gelassen. Ich erinnerte mich an den Rat meiner Freunde, lieber »im Kopf« mitzuschreiben und die Körperhaltung der Gesprächsteilnehmer zu beobachten, anstatt in Rechtfertigungen zu verfallen. Also setzte ich im Geiste schon mal das nächste Gedächtnisprotokoll auf:

Beteiligte: 1. Frau Bärenrot (Gesamtschwerbehindertenvertretung), 2. Herr Mohn (Schulpersonalrat), 3. Frau Renate Weber (Schwerbehinderte & Protokollantin), 4. Herr Friedrich (stellvertretender Schulleiter), 5. Frau Sichel (Oberstufenleiterin), 6. Frau Friedolin (Abteilungsleiterin Berufsschule)

Der Stellvertreter suchte nervös in seinen Zetteln. »Also, die Versetzung, die Abordnung ist ja aufgehoben und tatsächlich ist die Kommunikation über die Versetzung nicht gut gelaufen. Renate, ich dachte die Astrid-Lindgren-Schule wäre eine gute Schule für dich, weil sie Spanisch anbietet. Wir können dich hier nur in einstündigen Kursen in der Berufsschule einsetzen. Magst du nicht doch an diese Schule versetzt werden?«

»Ich finde es sehr unschön, dass hier in dem Wiedereingliederungsgespräch bereits darüber gesprochen wird, dass ich am besten wieder gehen soll«, sagte ich.

»Ja, ich denke auch, dass man zwar generell über eine Versetzung nachdenken kann, aber dass es ja jetzt um die Wiedereingliederung von Frau Weber geht«, warf Frau Bärenrot ein. »Ich möchte das aber jetzt nicht festklopfen.«

»Aufgrund ihres unsicheren Krankheitsstatus können wir Renate aber keine Abiturklassen geben. Es bleiben dann nur die einstündigen Berufsschulklassen.«

»Was ist mit Geschichte in der Elf, das wird doch zweistündig unterrichtet?«, hakte ich nach. »Und der Stundenplan war sehr ausgewogen, ich hatte einstündige Berufsschulklassen, aber auch zweistündige Techniker und zwei elfte Klassen in Geschichte«, sagte ich.

»Mit deinem Einsatz habe ich mir auch sehr viel Mühe gegeben, Renate. Aber das war für zehn Stunden, ich kann das nicht für 25 Stunden. Das bedeutet, dass du 25 Klassen haben wirst«, antwortete Herr Friedrich.

»Durch die Schwerbehinderung habe ich zwei Stunden weniger«, stellte ich fest.

»Wir wussten nichts von dem Antrag auf Schwerbehinderung«, gab der Stellvertreter zurück.

»Aber ich habe dir doch die Mail geschrieben und da hast du noch gesagt, dass ich durch die Schwerbehinderung maximal fünf Stunden Ermäßigung bekomme«, warf ich ein.

»Das war ein Satz in irgendeiner Mail. Als die Versetzung lief, wussten wir nicht, ist Renate jetzt schwerbehindert oder nicht«, antwortete Herr Friedrich.

»Sie ist zu 60 Prozent schwerbehindert. Die Behinderung bezieht sich auf Einschränkungen im Alltag, nicht auf die in der Schule«, erklärte Frau Bärenrot. »Ab 50 Prozent stehen durch Nachteilsausgleich zwei Stunden Entlastung zu, und auf Antrag über den Dienstweg kann das Gesundheitsamt noch drei zusätzliche Stunden gewähren, sodass es maximal fünf Stunden Entlastung geben kann.«

»Darf ich den Original-Schwerbehindertenausweis sehen?«, fragte Herr Friedrich.

Ich spürte eine Spannung im Raum und eine gewisse Vorsicht mir gegenüber, die die Schulleitung bisher vermissen hatte lassen. Ich zog die kleine grüne Plastikkarte mit meinem Bild darauf aus der Tasche und schob sie über den Tisch. Es kam mir so vor, als ob dieses kleine Stück Plastik mich zu einem anderen Menschen machte. War ich denn nicht mehr die gleiche Person wie zuvor? Hätte man mich nicht gleich besser behandeln können? Wieso musste ich dazu erst schwerbehindert werden? Was war mit all den anderen Menschen, die es nicht waren und im Stillen gemobbt wurden, fragte ich mich.

In diesem Moment kam der Stellvertreter zurück und fragte erstaunt:

»Wieso gilt der Ausweis bereits ab dem letzten Jahr?«

»Das ist ja genau der Kernpunkt«, erklärte ich nun. »Das Integrationsamt hat mir gesagt, dass bei vorliegendem Antrag einer Schwerbehinderung keine Kündigungen oder Versetzungen vorgenommen werden können. Wenn der Antrag nämlich durchgeht, müssen die Arbeitgeber alles zurücknehmen, da die Schwerbehinderung bis zum Tag der Antragstellung zurückwirkt.«

»Renate, was war denn mit dem Gespräch, das der Schulleiter mit dir führen wollte?«, fragte Frau Friedolin.

»Welches Gespräch?«, hakte ich nach. Ich war von dem ständigen Wechsel zwischen »Du« und »Sie« verwirrt. Paradoxerweise siezte ich mich mit der Schwerbehindertenvertretung, obwohl sie mir nahe stand und freundlich gesonnen war, und mit den Abteilungsleitern und dem stellvertretenden Schulleiter duzte ich mich. Dies war an dieser Schule so üblich, fühlte sich jedoch jetzt, nachdem genau diese Menschen meine Zwangsversetzung mitbetrieben hatten, falsch an.

»Der Schulleiter wollte doch bereits vor den Weihnachtsferien über die Versetzung mit dir sprechen. Aber du warst nicht erreichbar. Du bist auch nie im Lehrerzimmer. Und in den Ferien hat er auch versucht, dich zu erreichen, auch per E-Mail. Was war denn da los?«

»Ich war im Kloster und da haben wir alle unsere Handys abgeschaltet«, erklärte ich. »Ich kriege übrigens keine Nachrichten mehr über Konferenzen und Schulentwicklungen. Könnt ihr mich wieder in den Schulverteiler setzen?«

»Ja, das werde ich gleich einrichten«, sagte Herr Friedrich.

»Es ist auch nicht wichtig, ob die Frau Weber in den Ferien erreichbar war. Im Übrigen hätten Sie ihr auch einen Brief schicken können, den muss sie dann öffnen. Ebenso wichtig ist es, dass Sie auch die Schwerbehindertenvertretung informieren. Nach § 95 Satz 2 des SGB IX müssen Sie die Schwerbehindertenvertretung umgehend über jede berufliche Veränderung von Frau Weber informieren. Diese Informationspflicht gilt auch bei Wiedereingliederungen, wenn die Schwerbehindertenvertretung an dem Wiedereingliederungsgespräch teilgenommen hat. Sie hätten also auch mich anrufen können. Ich hätte Ihnen gleich von der Versetzung abgeraten. Das hätte Ihnen und uns viel Arbeit erspart.«

»Ja, wir mussten jetzt einen neuen Einsatzplan erstellen«, sagte Frau Friedolin.

»Überlegen Sie mal, wie viele Juristen, Gesamtpersonalräte, Personalräte und Schwerbehindertenvertreter an dem Verfahren beteiligt waren. Wir haben uns auch privat getroffen. Es waren drei Juristen mit dem Fall beschäftigt, inklusive des Juristen des Innenministeriums. Man bedenke nur, wie viel Zeit und Energie an diesen Vorgang gebunden war! Ich habe Ihnen hier einige Unterlagen mitgebracht, die die Informations- und Beteiligungspflicht des

Dienstherren bei Schwerbehinderung zusammenfassen. Es wird demnächst eine neue Integrationsvereinbarung geben, der das Kultusministerium noch zustimmen muss«, sagte Frau Bärenrot und reichte Frau Friedolin, Herrn Friedrich und Frau Sichel zwei Papiere über den § 95 (2) inklusive Kommentar. Während Frau Bärenrot das Papier erläuterte, schauten Frau Friedolin und Frau Sichel immer wieder auf die Uhr.

»Willst du wirklich nur wegen der Entfernung nicht zur Astrid-Lindgren-Schule gehen?«, fragte Herr Friedrich unvermittelt.

»Ich habe die Astrid-Lindgren-Schule besucht. Es ist eine gute Schule, aber im Moment ist mein Thema, mich in der verlängerten Wiedereingliederung zu stabilisieren. Ich habe mir trotzdem Gedanken über die mögliche Versetzung gemacht. Die Schule ist sehr groß, sie hat 2.000 Schüler, ein 120-köpfiges Kollegium und sehr komplexe Organisationsstrukturen: Sie hat eine Förderstufe, in der sehr viele Absprachen getroffen werden müssen, und eine elfzügige Oberstufe. Die Schule liegt in einem ländlichen Gebiet, und Schüler von den umliegenden Gesamtschulen besuchen die Oberstufe. Die müssen in der Elf alle auf denselben Stand gebracht werden. In Englisch bedeutet das viele Konferenzen. Ich habe bereits an einer Integrierten Gesamtschule und an einer Oberstufenschule unterrichtet. Ohne die vielen Konferenzen und Absprachen ist es nicht möglich, den Schülern gerecht zu werden. Insbesondere, wenn die Eltern in der fünften Klasse merken, dass das Kind Lernschwierigkeiten hat. Da kann ich nicht mal eben so einfliegen und zehn Stunden in der Wiedereingliederung geben.«

»Aber die haben mit Spanisch genau deine Fächer«, versuchte Herr Friedrich weiter zu überzeugen.

»Das Kollegium der Astrid-Lindgren-Schule ist im Schnitt Anfang 40. Einige Frauen kommen jetzt aus der Elternteilzeit zurück, es gibt wenig Pensionierungen. Die Schule ist überbesetzt. Wenn ich dort angefangen hätte, hätte man dem dort angestellten Spanischlehrer kündigen müssen.«

»Das sind nicht die Information, die wir von der Astrid-Lindgren-Schulleitung haben. Soviel ich weiß, haben sie dort zwei Stundenpläne angefertigt – einen für den Fall, dass du nicht kommst und einen, wenn du doch kommst.«

»Aber Renate, wie lange bist du jetzt hier bei uns? Drei Jahre?«, schaltete sich Frau Sichel ein.

»Fünf Jahre.«

»Genau diese Probleme hast du doch bei uns auch. Du sprichst dich nicht mit den Englischkolleginnen ab, obwohl die so einen integrierenden Zirkel haben.«

»Warum habt ihr mir das denn nicht gesagt?«, fragte ich.

»Wir wollten dich schonen.«

Nun griff der Schulpersonalrat ein: »Also, ich finde es nicht zuträglich, jetzt in der Vergangenheit herumzuwühlen. Das Gespräch rutscht in eine unschöne Richtung ab.«

»Ich finde auch, dass Sie über solche Dinge direkt mit Frau Weber konferieren müssen. Meine Aufgabe geht in eine andere Richtung, nämlich die der Belange bei Schwerbehinderung. Meine Arbeitsschwerpunkte sind BEM-Gespräche und Dienstgespräche auf Schulamtsebene, die, wie bei Frau Webers angedachter Versetzung, auch auf Schulamtsebene im Gesamtpersonalrat Thema sind. Der Anlass des heutigen Dienstantrittsgesprächs ist Frau Webers Wiedereingliederung, die sie hier an der Schule in Ruhe zu Ende führen soll. Es soll keine ›Abrechnung‹ geben, wenn ich das mal so formulieren darf«, sagte Frau Bärenrot.

»Ich muss dann jetzt ins Abitur«, verabschiedete sich die Oberstufenleiterin prompt.

»Eine Frage habe ich noch«, sagte ich. »Bis zum Ende dieses Schuljahres gehen doch acht Kollegen in den Ruhestand, einige mit Deutsch und Geschichte beziehungsweise Powi. Dadurch verschiebt sich doch dann der Einsatz der Englischlehrer, die Deutsch oder Powi als Zweitfach haben, oder?«

»Ja, aber dazu wird kein Englisch gebraucht in der Oberstufe«, erklärte Herr Friedrich.

»Auch nicht in der elften Klasse?«, fragte ich.

»Renate, wir entscheiden, wer in der Oberstufe eingesetzt wird und wer nicht. Und für die Lehrkraft, die in Mutterschutz geht, haben wir noch keine Vertretung. Ja, die hat Geschichte, aber wir warten auch darauf, dass ein abgeordneter Kollege sein Geschichtsstudium beendet und zu uns kommt. Willst du nicht wenigstens an eine andere Schule, die näher ist?«, fragte der Stellvertreter. »Das wäre doch ein toller Neuanfang.«

Frau Bärenrot sagte ruhig. »Wissen Sie, für Sie ist das leicht zu sagen. Aber wenn man schwerbehindert ist, sieht die Sache anders aus. Und was die Befürchtung einer immer wiederkehrenden krankheitsbedingten Fehlzeit betrifft: Frau Weber hatte zwei unterschiedliche, gravierende Erkrankungen. Es kann jeden von uns treffen, auch Sie. Und zur langen Anfahrt an eine weiter entfernte Schule – ich kann nur für mich sprechen, aber ich könnte mir nicht vorstellen, von einem Tag auf den anderen plötzlich jeden Tag um 5.00 Uhr aufzustehen, damit ich pünktlich über die Autobahn hier ankomme. Wenn man eine Schwerbehinderung hat, kann eben manches im Alltag etwas länger dauern als bei nicht behinderten Menschen. Ich kann das nur für mich sagen.«

Es trat eine peinliche Stille ein.

»Renate, du bist ja nun nicht gehbehindert, worauf sollen wir denn bei dir achten?«, fragte Frau Friedolin.

»Äh ja, das kann ich Ihnen sagen«, rettete mich hier Frau Bärenrot, »Immer wenn etwas mit Frau Weber ist, informieren Sie bitte die Schwerbehindertenvertretung. Und Sie können sich auch Rat suchend an mich wenden. Ich habe zum Beispiel gerade einen Grundschuldirektor dabei beraten, wie er den Eltern am besten erklärt, dass die schwerbehinderte Lehrerin keinen Vertretungsunterricht machen kann. Er darf dabei nicht sagen, dass sie schwerbehindert ist, sonst macht er sich strafbar. Bezogen auf die Unterlassung der Beteiligung der Schwerbehindertenvertretung wurde ich auch schon in letzter Minute zu einem Schulleiterbesetzungsverfahren dazu gerufen, weil sich herausstellte, dass einer der Kandidaten schwerbehindert war. Wäre ich nicht dazu gerufen worden, hätte das gesamte Verfahren gekippt werden müssen. Wenn die Schwerbehindertenvertretung übergangen wird, kann das im Ernstfall bis zu 10.000 Euro kosten. Das neunte Sozialgesetzbuch zu ignorieren, ist also kein Kavaliersdelikt«, antwortete Frau Bärenrot.

»Das wussten wir alles nicht. Wir wussten nur, dass das Schulamt die Abordnung zurückgezogen hat«, sagte Herr Friedrich.

»Ja, jetzt habe ich eine Menge gelernt, danke!«, pflichtete Frau Friedolin bei.

»Frau Weber kann, denke ich, damit umgehen, dass sie jetzt erst einmal nur einstündige Gruppen hat. Wir haben ihr diesbezüglich auch schon einige Tipps gegeben. Bei der langfristigen Planung sind jedoch nach Schwerbehindertenrecht nicht nur die Belange der Schule, sondern in erster Linie die des Schwerbehinderten zu berücksichtigen«, fügte Frau Bärenrot hinzu.

»Der Stundenplan ist doch kein Wunschkonzert!«, gab Herr Friedrich zurück.

»Das habe ich auch nicht gesagt. Es bedeutet auch nicht, dass Frau Webers Wünsche eins zu eins umgesetzt werden, dennoch sollte im Mai, vor der Einsatzplanung, ein erneutes Gespräch stattfinden.«

»Und könntet ihr mir das nächste Mal direkt sagen, wenn ihr euch über mich ärgert?«, bat ich.

»Renate, du bist jetzt hauptsächlich in meiner Abteilung eingesetzt. Natürlich spreche ich dich dann auf so etwas an!«, versprach Frau Friedolin.

»Du hast nachher die Werkzeugmacher in Englisch. Wenn du noch Fragen hast, dann komm in der Mittagspause zu mir ins Büro«, schloss Herr Friedrich das Gespräch.

Im Vorzimmer sagte Frau Bärenrot zu den unschlüssig dreinblickenden Sekretärinnen. »Ich wollte mich noch vorstellen, ich bin die Hauptschwerbehindertenbeauftragte, Frau Bärenrot.«

»Ja, und sie ist sehr nett!«, fügte ich lächelnd hinzu.

Ich brachte Frau Bärenrot bis zur Eingangstür und gab ihr die Hand.

»Frau Weber, ich bin nett, kann mich aber auch durchsetzen, ohne dass ich gleich von allen dabei gemocht werden muss. Und eines ist mir noch aufgefallen: Sie springen gleich auf alles Gesagte drauf und sprudeln über vor Gefühlen. Das eben war mal wieder ein Beispiel dafür. Dadurch wissen die Leute, die Sie nicht mögen, wo sie Sie treffen können. Versuchen Sie mehr Distanz zwischen sich und die anderen zu bringen. Dabei können Kleidung und Schmuck helfen. Das Wichtigste ist aber, dass ihre Gesichtszüge nicht alles verraten, was in Ihnen vorgeht. Damit sind Sie nämlich manipulierbar und leichter verwundbar. Versuchen Sie, Ihr überschäumendes Temperament auf Ihre Vereine und Freunde zu begrenzen«, riet mir Frau Bärenrot.

»Darf ich Sie drücken?«

»Jetzt schon«, grinste meine Bärin und ich drückte sie. Ob sie wohl recht hatte? Nachdenklich stieg ich die Treppe in den ersten Stock empor. Als ich die Tür zum Lehrerzimmer öffnete, blickte ich in das entsetzte Gesicht des Fachbereichsleiters der Gesellschaftswissenschaften. Er hatte Mühe, seine Gesichtszüge zu kontrollieren, als er mir ein gepresstes »Guten Morgen« entgegenrief.

»Mist«, dachte ich bei mir. »Es sind doch mehr, als ich gedacht hatte! Wie gut, dass der eine jetzt wenigstens zum Ende des Schuljahres in Pension geht.«

In diesem Moment lief mir ein Berufsschulkollege in die Arme: »Ich wäre auch vor Gericht gegangen, Renate! Und überhaupt, warum ist der Schulleiter nicht wegen der Überbesetzung an die andere Schule gegangen. Den hätte sicherlich niemand hier vermisst. Den Stundenplan, den sie dir gegeben haben, ist wirklich die schlechteste Option von allen. Da würde ich Dienst nach Vorschrift machen. Denn jetzt geht es erstmal darum, dass du stabil bleibst.«

Der Stellvertreter betrat den Raum, sah mich und den Kollegen und zuckte sichtlich zurück. Und dann testete ich etwas: Ich setzte mich an den Tisch der »integrierenden Englischkolleginnen«. Auch die Oberstufenleiterin hatte sich gerade dort niedergelassen.

»Entschuldige, aber hättest du bitte mal einen Bleistift für mich?«, fragte ich meine Nachbarin. Die wühlte in ihrem Mäppchen und drückte mir einen Stift in die Hand. Dann wandte sie sich pflichtbewusst wieder der Oberstufenleiterin zu. Die runzelte nur die Stirn, sagte aber nichts. In diesem Moment sah ich die Oberstufenleiterin als kleines Mädchen dort sitzen. Sie hatte zwei Schleifen im Haar und kräuselte ihre Stirn. Und im Geiste hörte ich ihre quengelige Stimme: »Die da darf nicht mitspielen!«, rief sie mir zu. »Die hat nicht so ein schönes rosa Kleid wie ich!«, schrie das innere Kind meiner Oberstufenleiterin und deutete nachdrücklich auf ihr rosakariertes Kleid. Von dieser Fantasie irritiert schüttelte ich den Kopf und sprach meine Englischkolleginnen an: »Sag mal, wenn ihr demnächst eine Englischkonferenz habt, sagt ihr mir dann bitte Bescheid?«

»Äh, ja, bei der letzten warst du ja ... krank. Aber klar, ich sage dir Bescheid, wenn wir wieder eine Konferenz haben«, sagte meine linke Sitznachbarin gönnerhaft.

Nach der Pause lief ich zum Klassenraum der Werkzeugmacher. Bereits als ich die Tür aufschloss, bogen sich die jungen Männer vor Lachen. Ich blieb ruhig. Ich hatte in den letzten Wochen Schlimmeres erlebt als unmotivierte Schüler.

Nachdem sie eine Weile weiter gelacht hatten, fragte einer der Schüler: »Äh, was machen Sie eigentlich da vorne?«

»Ich unterrichte Englisch.«

»Hier? An dieser Schule?«

»Wieso gibt es an dieser Schule eigentlich so viele Englischlehrer?«

»Wegen den geburtenschwachen Jahrgängen unterrichten viele Englischlehrer jetzt zu zweit.«

»Zwei Englischlehrer?«, fragte ein Schüler entsetzt.

»Ja. Ich hätte gerne, dass Sie sich vorstellen, mit Ihren Hobbies, Ihrer Ausbildungsfirma und Ihrem Alter. Je genauer Sie sind, desto besser kann ich mir Ihre Namen merken. Sie können auch einen Spitznamen erfinden, zum Beispiel einen Tiernamen auf Englisch mit dem gleichen Anfangsbuchstaben. Ich gebe Ihnen mal ein Beispiel: ›My name is Weber-Gecko.‹«

Nun tobte die Klasse vor Lachen. »Wir können kein Englisch. Wir sind Werkzeugmacher und Schlosser und haben noch nie in unserer Ausbildung Englisch gehabt. Und das sollte auch so bleiben. Schauen Sie mal, das schöne Wetter draußen! Können wir gehen?«

»Nein.«

»Wissen Sie, warum wir auf einmal Englisch haben?«

»Nein.«

»Kriegen wir eigentlich Noten? Ich lasse mir doch nicht von Ihnen mein Abschlusszeugnis versauen, ich mache nächsten Monat frühzeitig meinen Abschluss.«

»Können wir jetzt gehen? Bevor Sie hier waren, hatten wir nie so lange Unterricht«, nörgelte ein weiterer Schüler.

»Wenn Sie kooperieren, dann können wir den Ball flach halten was Noten und Ähnliches angeht«, versuchte ich die Wogen zu glätten. »Also, dann schreibe ich Ihnen jetzt mal die Sätze an.«

»Wir sind doch keine Anfänger!«

»Sie müssen sich überlegen, ob Sie sich blöd stellen oder doch Englisch sprechen wollen«, sagte ich und drehte mich von der Tafel zu den Schülern um.

»So, fertig. Ich setzte mich jetzt auf den freien Platz dahinten und tippe alles in den Laptop, was Sie über sich erzählen.«

»Nein, nicht!«, schrie ein Schüler. Er sprang auf, sammelte panisch seine Sachen zusammen und floh an einen anderen Tisch. »Ich habe 15 Jahre vermieden, neben einem Lehrer sitzen zu müssen, und das soll zum Abschluss auch so bleiben!«

Ich setzte mich an den Tisch und fragte den Wegläufer: »Wie heißen Sie denn?«

»Karl.«

»Karl, bis jetzt hatte noch nie jemand Angst vor mir. Aber ich finde dieses neue Gefühl sehr schön.«

Karl blieb vor Überraschung der Mund offen stehen.

»Wir wollen aber nichts über uns auf Englisch erzählen!«, meldete sich der Dauernörgler wieder zu Wort.

»Sagen Sie mal«, sprach ich einen jungen Mann mit geflochtenen Zöpfen an, »hier auf dem Sitzplan steht ›Ricardo‹, sprechen Sie Spanisch?«

»Sí, darf ich mich auf Spanisch vorstellen?«

»Claro que sí!« grinste ich ihn und seinen Nachbarn an. Ich hatte sie beide auf Spanisch tuscheln hören.

»Okay. Me llamo Ricardo, tengo 25 anos y hago un aprentizaje como mécanico industrial. Me gusta bailar y estar en la playa con mi familia in la Republica Dominicana.«

»Wer hat etwas verstanden?«

»Er tanzt gerne«, sagte Karl.

»Ich habe verstanden, dass er gerne mit seiner Familie am Strand ist«, rief der ehemalige Nörgler.

»Er kommt aus der Dominikanischen Republik. Frau Weber, können Sie sich auch vorstellen?«, fragte Karl nun.

»Yes, I am Mrs. Weber, I am 35 and teach History, English and Spanish. My hobbies are Taekwondo, Tai-Chi and rowing«, sagte ich und machte rudernde Handbewegungen.

Ich zeigte auf den Bildschirmhintergrund meines Laptops, auf dem zu sehen war, dass ich gerade ein Brett zertrat.

»Wow, which belt do you have?«, fragte Ricardos Nachbar.

»Yellow«, antwortete ich.

Die jungen Männer lachten. Ich mochte die direkte Art der angehenden Handwerker, weil sie mir vertraut war und ich gut damit umgehen konnte. Schon als Kind beobachtete ich unsere Handwerker, während meine Eltern Mittagsschlaf hielten. Ich holte ihnen Werkzeug und Limo aus dem Keller und war stolz, eine Aufgabe zu haben, erinnerte ich mich. Auch jetzt im Kontakt mit den Lehrlingen fühlte sich der Umgang mit ihnen trotz des anfänglichen Widerstandes der Lerngruppe für mich vertraut an. Als ich hochblickte, sah ich, dass Karl aufgestanden war. »Dann trage ich auch jetzt vor«, rief er laut. »Aber ich bleibe hier an meinem Platz stehen.«

»Okay«, sagte ich und versuchte ernst zu bleiben.

»My name is Karl and my English is not the yellow from the egg. I am becoming a blacksmith and in my workshop I build new things.«

»What kind of things?«, hakte ich nach.

»Things«, wies mich Karl in meine Schranken.

Danach ging alles wie von selbst. Der nächste Schüler stand schon vorne: »Do you know Jurassic Park? I wanted to watch this movie now, but you didn't listen. I like hockey and icehockey and icecream and ...«

Die Schüler bogen sich vor Lachen.

»Sie haben ja einen richtigen Entertainer in der Gruppe!«, sagte ich anerkennend.

»Frau Weber! Ermutigen Sie ihn nicht!«, rief Karl jetzt entsetzt.

Doch es war zu spät. Der Dauerquassler holte weit aus und erzählte. Es brauchte einiges an gutem Zureden, bis er schließlich wieder an seinen Platz zurückging.

Nun stellte der andere Spanischsprecher sich vor und erzählte auf Spanisch von seinem Heimatland Mexiko.

Wir übersetzten es ins Englische, und schließlich konnte ich die Klasse in einer guten Stimmung in den Feierabend entlassen. Als ich die Klassentür abschloss, trat Herr Friedrich auf mich zu.

»Und wie war's?«, fragte er neugierig.

»Ja, die haben sich alle so schön vorgestellt!«, schwärmte ich.

»Echt? Fandest du die nicht schwierig?«, hakte er sichtlich enttäuscht nach.

»Nein«, grinste ich. »Ich freue mich schon auf die nächste Stunde. Bis morgen!«, sagte ich und machte ich mich auf den Heimweg. Dabei lief ich meinen ehemaligen Elftklässlern in die Arme.

»Frau Weber, warum haben Sie uns verlassen?«

»Na, die anderen Lehrer wollten euch für sich haben.«

»Ach! Geschichten!«

»Und fahren Sie jetzt wieder mit ihrem kleinen Klapprad?«

»Ja.«

»Das hat ja alle Sicherheitsvorkehrungen. Und gell, Frau Weber«, rief ein besonders aufmüpfiger Schüler, »wir waren voll die Kumpels, oder?«

»Na ja, wir hatten ein Friedensabkommen, so würde ich das nennen«, grinste ich.

»Kommen Sie jetzt wieder öfter?«

»Ja.«

»Und können Sie uns zurückholen?«

»Daran arbeite ich«, sagte ich traurig.

Zu Hause angekommen fiel alle Anspannung von mir ab und ich bemerkte neue Neurodermitispunkte auf den Händen und Füßen. »Ich habe zu viel aushalten müssen in der letzten Zeit«, dachte ich. »Ist es das wirklich wert gewesen?«, zweifelte ich nun und sah dabei nachdenklich aus dem Fenster. In diesem Moment hatte ich eine Art Vision. Ich wusste, dass sich das, was ich da vor mir sah, in meiner Fantasie abspielte, ähnlich so, wie ich manchmal in einem Traum wusste, dass es sich eben nur um einen Traum handelte:

Auf meiner Fensterbank sah ich ein etwa achtjähriges Mädchen. Das Mädchen hatte einen blonden Pony und trug seine dunkelbraunen Haare in zwei Zöpfen. Die Haarspangen waren zwei lila Schmetterlinge. Das rechte Auge war abgeklebt, darüber trug das Kind eine rot umrandete Brille. Es kauerte auf dem Fenstersims und weinte.

»Und wer bist du?«, fragte ich es.

Es sah mich aus verheulten Augen ungläubig an, wischte sich mit dem Handrücken die triefende Nase und sagte: »Nati. Und du?«

Ich zog hörbar die Luft ein. Und ich begriff, dass mir hier in dieser Vision mein inneres Kind gegenübersaß. Sie schien zu glauben, dass sie selbst schuld daran war, dass wir ständig angegriffen wurden und dass man uns permanent »weghaben« wollte. Ich musste mehrmals schlucken, bevor ich der kleinen Nati sagte: »Ich bin Renate. Du bist nicht falsch, Nati«, flüsterte ich gerührt, und dann, nach einem kurzen Zögern, nahm ich mein inneres Kind in die Arme.

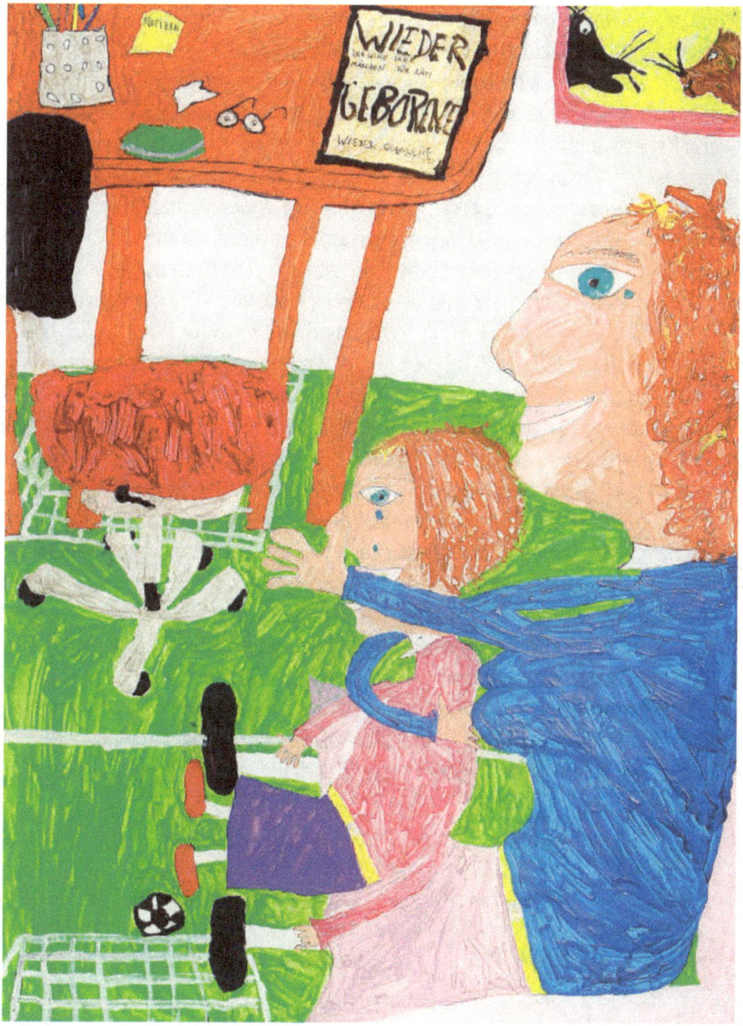

Wie es weiter geht …

Die Wochen vergingen und obwohl ich per Gerichtsbeschluss wieder an meiner alten Schule eingesetzt war, begann ein täglicher Spießrutenlauf. Immer wieder musste ich bei meinen Unterstützern um Rat suchen und es schien, als ob auch im Kollegium eine Clique war, die es sich zum Ziel gemacht hatte, mich durch subtile Verhaltensweisen doch noch wegzukriegen. Ich widerstand, denn ich wollte meine Familiengeschichte durchbrechen und mich nicht mehr wegschicken lassen. In mir tobten zwei Kämpfe: Der Kampf, täglich wieder in die Schule zu kommen, und der Kampf, in meinen Träumen auszuhalten, dass ich nicht gewollt war. Und auch das stimmte nicht ganz: Es gab Kollegen, die zu mir hielten, und andere, die unter den gleichen Umständen litten. Und auch wenn es niemand direkt aussprach, so konnte ich die täglich wachsende Bewunderung der zurückhaltenderen Kollegen dafür spüren, dass ich mir nichts gefallen ließ. Ich selbst war mir jedoch langsam nicht mehr sicher, ob hier nicht ein Stellvertreterkampf ausgefochten wurde: Dass ich nämlich in Wirklichkeit gar nicht gegen irgendeine Schulleitung plus missgünstige Kollegen kämpfte, sondern durch meine Art immer wieder einen Kampf herbeiführte, mit dem ich die Vergangenheit lösen wollte. Doch auch wenn ich jetzt selbstbewusster auftrat, wusste ich manchmal nicht, wer ich denn wäre, wenn diese ewigen Verstrickungen endlich ein für alle Mal aufhören würden. Und dabei beschlich mich eine große Angst: Die Kämpfe gegen »die anderen« hatten mir immer Menschen an meiner Seite beschert und meine innersten Kraftreserven aktiviert. War ich im »Frieden«, wich diese Kampfenergie einer lähmenden Lethargie. Die Unterstützer waren gemeinsam mit den Freunden nicht mehr so präsent, und ich spürte meine eigentliche Einsamkeit und die Verzweiflung, die unter allem lag. Es kostete mich immer mehr Kraft, mich nach dem Unterricht in den vielen über den Tag verstreuten Lerngruppen zu meinen Freunden und Vereinen aufzumachen. Ich sehnte mich nach der liebevollen Fürsorge, wie ich sie bei Frau Aster kennengelernt hatte. Und dann – als ich ein weiteres Halbjahr zu Ende gekämpft hatte – stand ich wieder vor der psychosomatischen Klinik, in der so vieles begonnen und gleichzeitig doch nichts wirklich abgeschlossen worden war. Und wie in meinem Heilungsmärchen, das im Änderland seinen Lauf nahm, so wusste ich auch bei diesem Aufenthalt nicht, in welche Landschaften der Seele ich hier »abtauchen« würde. Rückblickend erscheint es mir so, als ob die Geografie meiner eigenen Seelenabgründe dadurch bestimmt wurde, wie sehr ich mich selbst verachtete. Denn – so schien es mir nach einigen Wochen – wie bei einem Albtraum, den ich immer wieder zu träumen begann, sobald ich einschlief, war ich der Schulwirklichkeit und den Abhängigkeiten in meiner Herkunftsfamilie nur scheinbar entronnen: Wie in einer Art Matrix befand ich mich nun in der neuen Kerngruppe all den Ängsten und Verstrickungen ausgesetzt, vor denen ich durch Reisen, zielstrebiges Arbeiten und stundenlanges Auspowern zu entfliehen versucht hatte. Ich befand mich in der Matrix meines bisherigen Lebens.

Lesen Sie weiter, wie Renate, die Wiedergeborene, versucht, sich aus dieser Matrix zu befreien und welche ungewöhnlichen Wege sie dabei beschreitet. Begleiten Sie »Die Wiedergeborene« auf der tiefgreifenden Reise zum Mittelpunkt des Selbst und erfahren Sie, welche folgenschweren Begegnungen ihr den Weg dorthin weisen.

Register

Advocatus diaboli: Als advocatus diaboli – Anwalt des Teufels – bezeichnet man die Strategie eines Redners, der bei einem rhetorischen Streit zunächst ganz bewusst die Position seines Gegners einnimmt, dies jedoch nur, um diese schließlich trotzdem zu widerlegen.

Arbeitswunsch: Eine Kerngruppensitzung läuft nach einem streng geregelten Gesprächsmuster ab, die jedem Patienten den nötigen Raum zusichern sollen, in dem er sich entwickeln kann. Da in den 100 Minuten jedoch nicht alle Themen behandelt werden können, sollen die Patienten am Anfang der Sitzung ihre Anliegen als »Arbeitswünsche« benennen. Die Therapeuten entscheiden dann oft nach der »Dringlichkeit« (= Grad der emotionalen »Aufgewühltheit« des Patienten), welcher »Arbeitswunsch« den »Raum« erhält. Dabei sind die Patienten sozusagen die Akteure ihres eigenen Prozesses. Das heißt, dass nur solche Anliegen behandelt werden, die von den Patienten selbst benannt werden. Ausnahmen bilden Regelübertretungen in der Gruppe oder der Patientengemeinschaft.

Außen: Mit der Bezeichnung »im Außen« ist im Unterschied zum »Innen« die reale Umwelt gemeint, also die Klinik mit ihrer jeweiligen Patientengemeinschaft und dem therapeutischen »Überbau«.

Austrageliste: »Austragen« muss sich jeder Patient in der psychosomatischen Klinik abends aus einer Liste, damit die Pflege weiß, dass alle Patienten wieder in die Klinik zurückgekehrt sind. Wird das Austragen vergessen, so ruft die Pflege um sechs Uhr morgens auf dem Zimmer des betreffenden Patienten an.

Bataka: lateinamerikanischer Kampfstock, allerdings gibt es diesen in der Klinik mit einem Schaumstoffüberzug. Jeder Kerngruppenraum ist mit Decken, Kissen und einer »Bataka« ausgestattet. Die Decken können von den Patienten genutzt werden, um sich damit einzuhüllen und sich so, für alle Anwesenden sichtbar, gegen die oft tragischen bzw. traurigen Geschichten der Mitpatienten abzugrenzen. Die Kissen werden meist für Familienaufstellungen oder Aufstellungen von inneren Anteilen genutzt. Sie werden stellvertretend für Personen oder Gefühle eingesetzt, zu denen der Patient sich dann positionieren soll, indem er seine Gefühle zum Ausdruck bringt. Die Bataka gilt als Werkzeug, um die eigene Wut kanalisieren und auf den Kissen ausleben zu können – sich somit abreagieren bzw. gehenlassen zu können.

BEM-Gespräch: Ist ein Verfahren, um möglichst optimal den Erhalt bzw. die Wiederherstellung der Arbeitsfähigkeit zu fördern und den Arbeitsplatz zu erhalten. Das »Ziel des BEM ist es, festzustellen, aufgrund welcher gesundheitlicher Einschränkungen es zu den bisherigen Ausfallzeiten gekommen ist und ob Möglichkeiten bestehen, sie durch bestimmte Veränderungen künftig zu verringern, um so eine Kündigung zu vermeiden ...« Diese Definition zum betrieblichen Eingliederungsmanagement wurde im Jahr 2009 vom Bundesarbeitsgericht festgelegt (BAG 10.12.2009, 2 AZR 400/08).

Beriglobin: Wird bei Menschen mit Immunschwäche eingesetzt. Auch Patienten, bei denen (Grippe-)Impfungen wirkungslos bleiben, bekommen zur Vorbeugung in der Winterzeit Beriglobin. Beriglobin sind menschliche Antikörper, die in beliebigen Mengen, in Extremfällen sogar stündlich, gespritzt werden können. Als die Infektionen sich immer mehr häuften, habe ich mir pro Woche drei Beriglobin-Spritzen geben lassen. Zunächst hat das Beriglobin die

Heilung noch beschleunigt, kurz vor dem Beginn der stationären Psychotherapie hatten sie jedoch bereits keine verbessende Wirkung mehr.

Dissoziation (= Disso): Ein Zustand, bei dem sich die Psyche vom Körper trennt. Ursprünglich hat sich die Dissoziation als eine Schutzfunktion gezeigt, die bei Menschen während eines Traumas (z.B. Vergewaltigung, sexueller Missbrauch, Nahtoderlebnisse etc.) eintritt. Der Mensch ist dann quasi »nur noch körperlich« anwesend, während seine Psyche beispielsweise unbeteiligt auf das Geschehen (»Engelposition«) hinabblickt oder sich in Traumwelten flüchtet. Viele Menschen können sich an die Dinge, die während der Dissoziation passiert sind, später nicht mehr erinnern. Bei traumatisierten Personen bleibt häufig die Dissoziation als »Mittel« gegen unausweichliche Situationen erhalten – oder im therapeutischen Kontext sogar gegen die Konfrontation mit dem Ursprungstrauma.

Dyadenarbeit: Ein Gruppenmitglied stellt innerhalb einer gesetzten Zeitspanne immerzu dieselbe Frage an eine Person. Damit soll der- bzw. diejenige veranlasst werden, möglichst tiefgreifende Antworten zu geben. Nach der abgelaufenen Zeit (z.B. 5 Minuten) werden die Rollen getauscht.

Familienaufstellung: Bei einer Familienaufstellung in der systemischen Therapie werden die verschiedenen Familienmitglieder durch Gegenstände wie Kissen oder Stühle symbolisiert. Durch die Art und Weise, wie und in welchem Abstand der Patient die Kissen anordnet, wird sein Beziehungsmuster zu der jeweiligen Person deutlich. Obwohl keine »realen Familienmitglieder« anwesend sind, empfindet sowohl der betroffene Patient als auch alle anderen im Raum wie sich die Beziehung zu den einzelnen Familienmitgliedern anfühlt, wie stark belastet z.B. die Familienmitglieder selbst mit eigenen Gefühlen sind und wie sie zu dem Patienten stehen (abgewandt, wütend, fordernd etc.). So zeigt sich oft ein »Istzustand« des bestehenden Familiensystems. Der Patient positioniert sich nun in verschiedenen Abständen zu den Kissen, um sich darüber im Klaren zu werden, welche Rolle er momentan in diesem System noch einnehmen möchte. Dabei hilft es auch, zu dem jeweiligen Kissen Sätze zu sprechen, die dem Ärger und der Verletzung des Patienten durch das Verhalten der anderen Person Raum geben. Vorteil dieser Methode ist, dass relativ schnell deutlich wird, welche Emotionen und Konstellationen in der Familie vorherrschen. Da der Patient jedoch die Atmosphäre in seiner eigenen Familie stark fühlt, ist diese Methode ebenfalls sehr aufwühlend und sollte von einem Therapeuten nachbetreut werden. Hier zeigen sich nämlich oft durch Gefühlsausbrüche oder Träume, wie die Aufstellung selbst noch in dem Patienten »nacharbeitet«. Eine Aufstellung kann in diesem Sinne also auch erstmal destabilisierend sein, weil unangenehme oder verdrängte Gefühle und Wahrheiten zu Tage treten.

Ferenczi-Methode: Sándor Ferenczi (1873–1933) war ein ungarischer Psychoanalytiker. Nach ihm ist die sogenante Ferenczi-Methode genannt worden. Bei seiner Arbeit bezog Ferenczi die Gedanken des französischen Philosophen Merleau-Ponty ein. Bei dieser integrativen Therapiemethode soll herausgefunden werden, welche Strukturen den Symptomen der Patienten zugrunde liegen. Diese sollen dann zu besseren Strukturen modifiziert werden. Dabei spielt das Phänomen der Resonanz eine große Rolle.

Flashbacks: Durch einen *Trigger* (d.h. einen Gegenstand, ein Geräusch oder Geruch aus der Gegenwart, der eine alte Erinnerung hochholt) spielt sich vor den Augen des Patienten ein Film aus der Vergangenheit ab. Dies fühlt sich so real an, dass die Person für die Zeit, die der Film dauert, wieder alle Gefühle durchlebt, die mit der Vergangenheitsepisode verbunden sind. Oft sind solche Erinnerungen auch im Körper gespeichert. Diese »Speicherung« nennt man Körpergedächtnis, das heißt der Körper hat zum Beispiel an bestimmten Stellen Misshandlungen oder Missbrauch gespeichert, während das Gehirn diese Erinnerung verdrängt hat. Wird die Person durch Trigger an das Trauma erinnert, reagieren diese Körperstellen z.B. dadurch, dass sie taub werden.

Forum: Findet einmal wöchentlich in der Klinik statt. Alle Patienten sind versammelt und einige Mutige können vor der Patientengemeinschaft und dem Klinikdirektor ihre (oft traurige) Geschichte erzählen. Hier kann Heilung durch das Mitteilen in der Gruppe stattfinden. Der Betroffene wird von der Gemeinschaft »gesehen« und darf sich nach seinem »Vortrag« etwas von der Gemeinschaft »wünschen«. Dies kann z.B. sein, dass alle sich hinter ihn stellen und jeder seinem Vordermann die Hand auf die Schulter legt. Damit soll der Patient »erfahren«, dass er nun nicht mehr mit seiner Geschichte »allein« und »isoliert« dasteht. Diese Heilungspraxis wird von einigen Traumatherapeuten kritisiert, da die erzählten Geschichten sowohl bei dem Betroffenen selbst als auch bei den anderen Patienten eine kurzzeitige Retraumatisierung hervorrufen können.

Gewaltfreie Kommunikation (GFK): Die Gewaltfreie Kommunikation ist ein Konzept, das von Marshall B. Rosenberg entwickelt wurde. Sie steht im starken Kontrast zum personenzentrierten systemtheoretischen Ansatz, der konfrontativ arbeitet. Die Gewaltfreie Kommunikation hingegen soll Menschen ermöglichen, so miteinander umzugehen, dass der Kommunikationsfluss zu mehr Vertrauen und Freude am Leben führt. Im Vordergrund steht nicht, andere Menschen zu einem bestimmten Handeln zu bewegen, sondern eine wertschätzende Beziehung zu entwickeln, die mehr Kooperation und gemeinsame Kreativität im Zusammenleben ermöglicht.

Holotropes Atmen: Das »holotrope Atmen« ist ein »aufdeckendes« Verfahren, bei dem durch eine bestimmte Atemtechnik unbewusste oder verdrängte Inhalte ins Bewusstsein befördert werden.

Hybrid: Durch Kreuzung verschiedener Dinge entstanden.

IGS (Integrierte Gesamtschule): Weiterführende Schule, bei der im Unterschied zur Kooperativen Gesamtschule alle Schüler im Klassenverband gemeinsamen Unterricht erhalten.

Imaginationsübung: Traumaforscher, beispielsweise Luise Reddemann in ihrem Buch *Imagination als heilende Kraft*, bedienen sich schon seit längerem des »magischen Denkens« von Kindern. Der Hintergedanke dabei besteht darin, dass die Fähigkeit der Kinder gestärkt wird, sich eine eigene Fantasiewelt zu erschaffen, über die nur sie die absolute Kontrolle haben. Gerade für Patienten mit »Ohnmachtserfahrungen« (= Traumata) können diese Übungen heilsam bzw. hilfreich sein.

Invalidierung: In der Psychologie spricht man von einer Invalidierung, wenn einem Kind die eigenen Gefühle als »unwahr« vorgeführt werden. Häufige elterliche Formulierungen in diesem Zusammenhang sind: »Sei doch nicht so empfindlich!«, »Du bist wirklich zu sensibel«, »Der X ist ja auch nicht so komisch wie du«. Durch diese konstante Abwertung der geäußerten Empfindungen beginnt das Kind an seiner eigenen Wahrnehmung zu zweifeln und kann sich dadurch auch später gegen Menschen, die ihm (emotional oder körperlich) zu nahe kommen, nicht abgrenzen, da es nicht mehr das Selbstbewusstsein hat, sein Unwohlsein laut zu äußern. Es existiert kein eigenes »Selbst«, da sich auch der heranwachsende Mensch nun ausschließlich über die Bewertung durch seine Umgebung definiert. Daher wird häufig ein übertriebener Leistungsanspruch an sich selbst zur Antriebsfeder, um doch noch Anerkennung von anderen / der Ursprungsfamilie zu erhalten.

Kerngruppe: In vielen psychosomatischen Kliniken werden Gruppentherapien durchgeführt. Dabei findet sich die acht- bis neunköpfige Kerngruppe nicht nur zu den dreimal wöchentlichen 100-minütigen Kerngruppensitzungen zusammen, es werden auch alle Mahlzeiten gemeinsam, also als »Tischgruppe«, eingenommen. Die Funktion der Kerngruppe besteht darin, eine Art »Ersatzfamilie« zu simulieren. Durch die fehlenden Ausweichmöglichkeiten innerhalb der Klinik entstehen nämlich relativ schnell Konflikte, die dann von den Therapeuten, quasi als »Ersatzeltern«, aufgegriffen und besprochen werden. Das Hauptziel ist dabei, dass die Patienten aus ihren meist negativen Verhaltensmustern »herausgeholt« werden und die positive Erfahrung einer »funktionierenden Familie« machen, in der sie aufgefangen und geschützt werden. Diese Gruppen sind in »aufdeckende« und »nicht-aufdeckende« Kerngruppen unterteilt. Ich befand mich damals in einer »nicht-aufdeckenden« Strukturgruppe, in dieser wurde »kleinschrittig um das Trauma herum« gearbeitet. Im Unterschied zur »aufdeckenden« Gruppentherapie wird dabei die Behandlung eines Traumas im Maßstab 1:1 vermieden, die Behandlung erfolgt sozusagen in verkleinerten Ausschnitten, um die »Traumastrudel« bzw. den Depressionssog klein zu halten. Dabei werden den Patienten Alltagsstrukturen und Steuerungstechniken angeboten, mit denen sie selbstständig große Stimmungsschwankungen abmildern können. Bei meiner ersten Kerngruppe handelte es sich um eine »nicht-aufdeckende« Strukturgruppe, bei der im Unterschied zu einer »aufdeckenden« Gruppe die Stabilisierung der bereits traumatisierten Patienten im Vordergrund stand. Bei einer »aufdeckenden« Therapien sind zum Beispiel enthalten: holotropes Atmen, Tanztherapie (Taketina) und »Wassertragen«. Obwohl jedes Gruppenmitglied unterschiedlich auf die jeweiligen Therapien reagiert, ist bei diesen drei Therapieangeboten davon auszugehen, dass sie bei den Patienten »Flashbacks« (Erinnerungsfilme aus der Vergangenheit) auslösen. Dies gilt insbesondere für das »holotrope Atmen«, da man sich, bedingt durch diese besondere, bewusste Art zu atmen, leicht in vergangene Gefühlszustände zurückversetzen kann. Auch das »Wassertragen« löst, insbesondere bei Patienten mit Missbrauchserfahrungen und bezogen auf die Berührung Körperreaktionen aus, die an den Missbrauch erinnern. Dies kann für die betroffenen Patienten eine Stress-, sogar eine Schockwirkung auslösen. Deshalb hat wohl mein Missbrauchsbild bei den beiden Therapeuten eine Irritation bewirkt. Die Darstellung hätte mich und die anderen Patienten in eine Retraumatisierung führen können. Die »aufdeckenden« Therapieangebote werden überwiegend bei Patienten angewendet, die »verdrängen«, die also zwar Depressionen haben, sich jedoch nicht an das traumatische Ereignis erinnern können. Diese Verdrängung war, ähnlich wie bei der Abspaltung von Gefühlen, bei mir als Kind notwendig, um das Trauma »überleben« und im Alltag weiterhin funktionieren zu können (=Alltags-Ich).

Krafttiere: In Anlehnung an eine indianische Tradition macht jeder Patient in der Klinik eine angeleitete Traumreise ins »Änderland«, um sich dort ein Krafttier auszusuchen. Dieses Tier kann tatsächlich existent sein (z.B. ein Hund, eine Katze oder auch in der Form eines Stofflöwens). Es kann ebenso eine Fantasiefigur sein. In schwierigen realen Situationen (z.B. bei einem Wiedereingliederungsgespräch) kann der Patient dann dieses imaginäre Kraft- und Schutztier um Hilfe bitten, um sich selbstbewusster gegen verbale Angriffe von außen durchsetzen zu können.

Magisches Denken: Der Anthropologe Edward Burnett Tylor prägte den Begriff »assoziatives Denken« als eine Form des vorrationalen Denkens, das noch immer in Stammeskulturen zu beobachten ist Die Grundannahme besteht darin, dass zwei Gegenstände aufgrund ähnlicher Gestalt aufeinander Einfluss nehmen können. Zum Beispiel reiben die Azande, ein afrikanischer Stamm, Bananenstauden mit Krokodilzähnen ab, um ihre Erträge zu sichern. Da Krokodilzähne wie Bananen gekrümmt sind und nachwachsen, sobald sie ausfallen, glauben die Azande, dass die Krokodilzähne ihre positiven Eigenschaften durch Reibung auf die Stauden übertragen können.

Ein Teil der Entwicklungspsychologen sieht in Anlehnung an Jean Piaget (»Egozentrismus«) magisches Denken als eine archaische Denkform der Entwicklungsphase des zwei- bis fünfjährigen Kindes. Piaget spricht auch vom präoperationalen Denken des Kleinkindes. Magisches Denken als Vorstufe des rationalen Denkens, etwa in Form des Glaubens an Wirkungen von Zauberei, Beschwörungen oder Wunschdenken, tritt bei Kindern auf. So kommt es insbesondere bei Kindern im Vorschulalter oft dazu, dass sie sich imaginäre Freunde erschaffen, mit Bäumen und anderen Pflanzen sprechen und diese in ihre Spiele mit einbeziehen. Da mit Eintritt in das Schulleben das rationale Denken in den Vordergrund gerückt wird, verliert sich diese Denkart der Kinder u.a. auch dadurch, dass sie von Erwachsenen oder Gleichaltrigen »zurechtgewiesen« werden.

Traumaforscher wie Luise Reddemann bedienen sich wiederum des magischen Denkens, um für ihre Patienten »sichere innere Orte« zu schaffen. Diese sollen so »magisch« erschaffen bzw. imaginiert werden, dass sie den Betroffenen auch im Alltag ein Gefühl von Sicherheit vermitteln können, das mit dem Eintreten des traumatischen Ereignisses verloren gegangen ist.

Mantra: Das Mantra »Om mani padme hum« ist eines der bedeutendsten Mantras des tibetischen Buddhismus, das Mantra des Buddha Avalokiteshvara (Buddha des Mitgefühls). »Om« steht für das Göttliche, Absolute. »Mani« (wörtlich übersetzt »Juwel«) steht für das wahre Selbst in uns. »Padme« heißt »Lotos« und steht für die geöffnete Blüte des Herzens. »Hum« steht für die Vereinigung von Weisheit und Mitgefühl. »Om mani padme hum« bedeutet also sinngemäß: Das Göttliche wohnt im Zentrum meines geöffneten Herzens, wie ein Juwel in einer Lotosblüte, wo Weisheit und Mitgefühl eins sind.

Meckerpferdchen: Aus Schwimmnudeln geformte Mini-Steckenpferde mit eingebauter Röhrfunktion. Diese Meckerpferdchen hatte Sarah als Therapiemedium erhalten, damit sie lernte, sich zu beschweren und zur Wehr zu setzen. In der Kerngruppe nahm nun jeder einmal die Meckerpferchen in die Hand und ging damit »meckernd« zu Freunden im Speisesaal. Schließlich nannten wir die Pferdchen zu Ehren unserer Therapeuten Asterix und Pfeiferix.

Missbrauch, sexueller: Ein körperlicher Übergriff, der nicht vergleichbar ist mit einer Vergewaltigung, da die Gewalt hierbei subtiler und weitreichender sein kann. Der sexuelle Missbrauch wird deshalb auch als »stille Gewalt« bezeichnet. Er ist in die »Familie der Gewalt« einzuordnen, zu der vor allem die emotionale Gewalt mit erniedrigenden Beleidigungen gehört, aber auch die körperliche Gewalt in Form von sexuellen Übergriffen. Die Gewaltspirale von Opfer und Täter wird selten unterbrochen, da sich der Täter häufig in der eigenen Familie befindet und demzufolge nicht umgangen werden kann. Sexueller Missbrauch findet sich in allen sozialen Schichten. Es kommt sogar vor, dass den Opfern jahrelang nicht bewusst ist, dass sie missbraucht worden sind, da es sich meistens um kleine Mädchen handelt, denen die sexuellen Handlungen zwar peinlich und unangenehm sind, sie sie aber nicht richtig einschätzen können. Häufig sind Mädchen betroffen, die ein geringes Selbstwertgefühl haben und unter emotionaler Armut in der Familie leiden. Sie schaffen es unter diesen psychisch schlechten Startbedingungen nicht, sich vom Täter abzugrenzen und sich Hilfe von außen zu holen, auch weil sie denken, sie hätten diese Hilfe nicht verdient. Sexueller Missbrauch geht meistens von Männern aus. Es gibt aber auch Täterinnen, also Frauen, die kleine Jungen missbrauchen. Diese Art des Missbrauchs macht aber nur einen kleinen Anteil der insgesamt verzeichneten Missbrauchsfälle aus. Die Dunkelziffer ist jedoch in beiden Fällen hoch, da es sich um ein Tabu-Thema handelt und die Täter die Opfer aus Angst vor öffentlicher Diskreditierung zum Schweigen verpflichten: »Und dass du der Mama nichts davon erzählst. Das bleibt unser Geheimnis ...« Missbrauch macht sprachlos, weil er bei den betroffenen Menschen Scham- und Schuldgefühle hinterlässt, die sie daran hindern, über die Übergriffe zu sprechen. Die betroffenen Personen leiden unter Schamgefühlen, weil intime Körperteile berührt worden sind, und unter Schuldgefühlen, weil sie es nicht verhindert, sondern zugelassen haben.

Mitte: Bezeichnung für eine große, runde Holzscheibe, die stets in der Mitte des Stuhlkreises der Kerngruppenmitglieder liegt. Jedes Kerngruppenmitglied soll im Laufe des Aufenthalts einmal eine »Mitte« gestaltet haben, mit Dingen, die ihm bzw. ihr wichtig sind. Da sich darunter oftmals sehr persönliche Dinge befinden (gemalte Bilder, Fotos, auch von verstorbenen Personen), die vor der Gruppe erklärt werden, sollen diese Dinge nicht von den anderen berührt werden.

Mittäter: In der Psychologie wird im Zusammenhang mit sexuellem Missbrauch häufig von sogenannten »Mittätern« gesprochen. Damit ist gemeint, dass diese Personen von dem Missbrauch gewusst haben, ihn aber nicht unterbrochen haben. In den meisten Fällen sind das die Mütter, die die Existenz des Missbrauchs leugnen oder seine Auswirkungen (Magersucht, Kontaktprobleme, Selbstverletzungen) negieren. Das Kind empfindet dieses Verhalten insgeheim als Verrat, kann die Wut und die Trauer darüber jedoch nicht äußern und richtet sie gegen sich selbst. Durch den Missbrauch hat es eine Selbstentwertung erfahren und glaubt, daran schuld zu sein, weil es durch seine Art zu Sein (hässlich, »falsch« etc.) es eben nicht besser verdiene. Es identifiziert sich mit dem stärkeren Täter, indem es seine Schuldgefühle aufnimmt. Zusammen mit dem Schamgefühl kann es so glauben, dass die Verhältnisse so richtig sind, wie sie sind. Die ursprünglichen Gefühle von Wut und Trauer werden abgespalten und das Kind kann durch diese Verdrängung weiter in seiner Familie existieren und den Missbrauch »überleben«. Erst als junge Erwachsene kommt es dann häufig zu einem – für alle anderen Familienmitglieder »unverständlichen« – Kontaktabbruch. Diese wollen sich häufig auch dann noch nicht diesem Thema stellen, in das sie alle – auch durch ihre Passivität – involviert sind.

Mutterkonflikt: Nach der psychoanalytischen Forschung von Sigmund Freud und C.G. Jung trägt jeder Mensch einen Mutterkonflikt in sich. Dieser kann in der Psychotherapie an Therapeutinnen »abgearbeitet« werden, die durch Verbote oder Verhaltensweisen gewollt oder ungewollt an die eigene Mutter erinnern und den Konflikt zum Ausbruch bringen. So ist es in der Therapie gewollt, innere Konflikte sichtbar zu machen, sie dann anschauen und eventuell loslassen zu können.

Pendeln: Therapiemethode, mit der insbesondere negative Stimmungen »relativiert«, d.h. »ausgependelt«, werden sollen. Dabei soll der Patient in den Momenten, in denen er sich innerlich verzweifelt/ängstlich oder niedergeschlagen fühlt, einen Gegenstand in seiner Umwelt (z.B. Baum) beschreiben. Dabei wird die Aufmerksamkeit von den negativen Gedanken abgezogen und auf eine »neutralere« Ebene gelenkt. Grunderkenntnis hierbei ist, dass die Gedanken die Gefühle steuern. Eine »Gedankenänderung« führt deshalb unwillkürlich zur Entspannung der inneren »Krise«.

Pflege: In der Pflege sind speziell psychologisch geschulte Krankenschwestern tätig, denen es meist gelingt, durch Gespräche, leichte Beruhigungsmittel wie Bachblütentropfen oder durch die bekannten »Herzpflaster« eine Verbesserung des Zustandes zu erreichen. Ein »Herzpflaster« ist ein mit Duftöl getränkter Wattebausch, der den Patienten auf das Schlüsselbein geklebt wird. Der Duft und das liebevolle Umsorgen sollen die Patienten aus ihren negativen Erinnerungen herausholen. Die »Pflege« ist auch nachts besetzt, und alle, die hier Unterstützung erhalten, werden namentlich erfasst. Bei Bedarf kann dann der diensthabende Arzt gerufen werden und Beruhigungsmittel verordnen. Diese Vorfälle werden unter dem Patienten-Profil gespeichert, darin sind sowohl die medizinischen (Anamnese) als auch die psychischen Umstände bei Klinikeintritt enthalten. Die Bezugstherapeuten wiederum konsultieren vor jeder Kerngruppensitzung dieses »Intranet«, um zu gucken, ob es bei einem der Kerngruppenmitglieder Schwierigkeiten gegeben hat, die dann entweder in der Gruppentherapie oder im Einzelgespräch angesprochen werden.

Plenum: Pflichtveranstaltung, in der jeweils fünf Kerngruppen gemeinsam mit der Oberärztin als »geheilt« geltende Patienten verabschieden bzw. Neuankömmlinge begrüßen. Den Höhepunkt bilden bei der Verabschiedung dann jeweils, neben den von den Ex-Patienten verfassten Reden oder auch Gedichten und Kurzgeschichten, die mehrheitlich gefürchteten »Schnecken«. Dabei fassen sich diejenigen, die bleiben müssen, an den Händen und bilden demzufolge eine »Menschenkette«, also eine »Schnecke«. Durch diese müssen die Ex-Patienten quasi hindurchgehen. Sie bleiben vor jedem stehen und verabschieden sich somit von jedem Kerngruppenmitglied einzeln, durch einen intensiven Blickkontakt. Dieses eindringliche Abschiednehmen führt sowohl bei den entlassenen Patienten als auch bei den Kerngruppenmitgliedern meist zu tränenreichen Szenen. Denn derjenige, der die Klinik verlässt, und diejenigen, die dortbleiben müssen, empfinden den Abschied von der Kerngruppe, demnach der Ersatzfamilie, wie den von einer echten Familie.

PTBS: Auslöser einer **posttraumatischen Belastungsstörung** (PTBS) ist ein extrem belastendes Ereignis. Dies kann zum Beispiel eine Naturkatastrophe, Krieg oder körperliche Gewalt sein. Menschen mit PTBS durchleben die traumatische Situation immer wieder, obwohl sie nicht mehr in Gefahr sind. Eine posttraumatische Belastungsstörung kann prinzipiell jeden treffen, der zuvor etwas außergewöhnlich Bedrohliches erlebt hat. Die Bedrohung kann nur wenige Sekunden angedauert haben – etwa bei einem Überfall. Sie kann aber auch mehrere Monate oder Jahre hinweg anhalten, zum Beispiel in Kriegsgefangenschaft. Bei der PTBS besteht verzögerte und lang anhaltende, starke Reaktion auf eine extreme Bedrohung. Diese Reaktion ist durch intensive Angst, Hilflosigkeit und Entsetzen gekennzeichnet. Eine andere Bezeichnung ist *post traumatic stress disorder* (PTSD).

Psychose: Zustand, in dem das eigene Vorstellungsvermögen (sowohl religiöse als auch fantastische bzw. fiktive Vorstellungen) nicht mehr von der Realität unterschieden werden kann.

Resonanz: Ursprüngliches Phänomen aus der Musik: Wenn in einem Raum von zwei Gitarren nur eine auf der E-Seite gespielt wird, gerät bei der unbenutzten Gitarre genau diese in Schwingung. Die Gruppentherapie bedient sich dieses Phänomens, indem davon ausgegangen wird, dass auch die Gefühle eines Menschen bei den Mitmenschen etwas zum »Schwingen« bringen. Dies insbesondere dann, wenn das Thema des erzählenden Patienten auch eigene Lebensthemen berührt. Wichtig ist dabei die Fähigkeit zur Abgrenzung, da sonst die Gefahr besteht, von den traurigen Stimmungen der anderen »überschwemmt« zu werden. Deshalb begrenzen die Therapeuten die Zeit, die dem erzählenden Patienten für sein Thema eingeräumt wird, und im Anschluss daran werden Schüttel- oder Tanzübungen durchgeführt. Die Schüttelübungen sind aus dem Tierreich übernommen worden. So konnte der Psychologe Robert V. Levine feststellen, dass sich Enten nach einem Disput immer das Gefieder schütteln. Danach können sie wieder entspannt zusammensitzen.

Ressourcen: Mit Ressourcen sind in der Psychotherapie vor allem »Energiequellen« gemeint, aus denen die Patienten eigentlich ihre Kraft schöpfen. Diese »Energiequellen« geraten jedoch oftmals im Laufe der Jahre, bedingt durch Stress, Zeitmangel und eine andere Prioritätensetzung, in Vergessenheit. Ziel einer Therapie ist es, sie zu entdecken, zu entfalten, und dadurch wieder eine höhere Stabilität zu erlangen.

Retraumatisierung: Durch wiederkehrende Ereignisse, die dem ursprünglichen Trauma ähnlich sind, wird das Trauma durch eine fehlende Distanz erneut erlebt. Eine Retraumatisierung kann sich auch durch das fortwährende Beschäftigen mit den Erinnerungen ergeben, z.B. bedingt durch das Aufschreiben oder Malen. Da im Unterschied zum mündlichen Erzählen die Kritik von außen ausbleibt, handelt es sich um eine Auseinandersetzung mit sich und der eigenen Vergangenheit, bei der Beschönigungen wegfallen, aber auch unangenehme Einsichten über sich selbst stattfinden können. Deshalb stellt das Aufschreiben die intensivste und schonungsloseste Form der Auseinandersetzung mit sich selbst dar. Die Gefühle und Gedanken schaffen nach ihrem Festhalten »schwarz auf weiß« also eine neue Wirklichkeit. Das »Innerste« des Menschen wird nach »außen« gekehrt, es ist dann nicht mehr zurückzunehmen. Selbst wenn diese Bilder und Bücher niemandem gezeigt werden, arbeiten sie nachts in den Träumen des betroffenen Menschen weiter, der sie erschaffen hat.

Schweigesanktionen: Sie wurden immer dann angewandt, wenn jemand auf die Toilette ging, ohne dass es eine offizielle Pause gab. Neben dieser »Sanktionierung« gab es noch sogenannte »Positiv-Sanktionen«, die mir persönlich am besten gefielen. So mussten alle Zuspätkommer einen Witz erzählen, oder wenn jemand eine Therapieabsprache nicht eingehalten hatte, dann musste er mit einem anderen Kerngruppenmitglied Eis essen gehen. Letzteres galt leider nur für Patienten, die Kontakthemmungen hatten.

Selbststeuerungsseminar: In diesem Seminar werden den Patienten Imaginations- und Entspannungstechniken beigebracht, mit denen sie sich selbst helfen sollen, wenn sie von negativen Gefühlen beeinflusst werden. Dazu gehört auch die »Tresor-Übung«, bei der man sich vorstellen soll, alles Belastende vorübergehend in einen Tresor zu legen. Dieser Tresor kann nur von der betroffenen Person geöffnet werden. Er wird zudem von den eigenen »Krafttieren«, die jeder mehr oder minder in sich hat, bewacht.

Sensorium: Ein Instrument, an das die Patienten angeschlossen werden, die daraufhin bestimmte Farben sehen und eine Art »innere Musik« hören können, die sie selbst produzieren. Diese Einsatzweise ist allerdings medizinisch noch nicht lange erprobt.

Störung: Als sogenannte »Störung« gilt in der Gruppentherapie, wenn ein Patient sehr starke Gefühle wie Trauer, Wut/Hass empfindet. Dies gilt als »Störung«, da dann alle anderen Arbeitswünsche zurückgestellt werden müssen, um zu klären, was los ist. Hierbei steht im Vordergrund, den betroffenen Patienten zu stabilisieren bzw. zu einer Aussprache seiner eigentlichen Probleme zu bringen. Der Satz »Störungen haben Vorrang« kommt aus der Pädagogik und ist der Erfahrung geschuldet, dass bei einem »Darüberhinweggehen« das Gruppenklima negativ beeinflusst wird und somit nicht mehr mit voller Aufmerksamkeit gearbeitet werden kann.

Stufenleiter: An Gesamtschulen gibt es drei Stufenleiter, die jeweils für die Unterstufe (Klasse 5–6), die Mittelstufe (Klasse 7–8) und die Abschlussklassen (9–10) zuständig sind. Sie entscheiden über die Auf- und Abstufungen, rufen Klassenkonferenzen bei Fehlverhalten ein, oder benachrichtigen die Eltern mit einem Bußgeldverweis, wenn das Kind nicht in der Schule erscheint.

Symbiotische Beziehung: Zwei Menschen verhalten sich so, als ob sie zusammen eine ganze Person wären. Als symbiotisch gilt jede Äußerung einer mangelhaften Abgrenzung. Menschen in einer symbiotischen Haltung vermeiden es, eindeutige Abmachungen zu treffen oder konstruktive Auseinandersetzungen zu führen. Charakteristisch für eine symbiotische Beziehung ist, dass einer der beiden eine überverantwortliche Haltung einnimmt, der andere eine unverantwortliche.

Trigger: Gerüche, Worte oder Bilder, die bei den Patienten »Flashbacks« auslösen. Diese Flashbacks sind Rückblenden in die Vergangenheit, die dann jedoch so erlebt werden, als würden sie in der Gegenwart stattfinden. Auch wenn diese nicht direkt »stattfinden«, wird der Patient an schmerzhafte Gefühle herangeführt.

Literaturverzeichnis

Adamek, Karl, Om mani Padme hum (healing singing), Audio CD.

Albom, Mitch, Tuesdays with Morrie, New York 1997.

Antara, Gila, Erde meiner Mutter, München 2005 (Panthermusic Audio CD).

Appel, Jennie, Die Kraft der Erde für Hochsensible (geführte Meditationen), Darmstadt 2015 (Audio-CD).

Aron, Elaine, Sind Sie hochsensibel?, München 2015.

Baisch-Zimmer, Saskia, Bärenstarke Fragen: Karten, die den Geist positiv bewegen, Oberstdorf 2013.

Bambaren, Sergio, The Dolphin: story of a dreamer, Burwood 1995.

Bengel, Christine, Im Gespräch mit meinem inneren Kind (Dialogkarten), Krumwisch 2013.

Betz, Robert, Mich selbst lieben lernen, München 2006 (Audio CD).

Bode, Sabine, Die vergessene Generation, Stuttgart 2004.

Braat, Hein, Gayatri Mantra (Audio-CD).

Dies, Nachkriegskinder, Die 1950er Jahrgänge, Stuttgart 2011.

Dies., Kriegsenkel: Die Erben der vergessenen Generation, Stuttgart 2010.

Bradshaw, John, Das Kind in uns, München 1992.

Bucay, Jorge, El Juego de los cuentos, Barcelona 2004 (Audio CD).

Byrne, Rhonda, The Secret, München 2007.

Canfield, Jack, Hühnersuppe für die Seele, München 2002 (Audio CD).

Chopich, Erika und **Paul, Margaret,** Aussöhnung mit dem inneren Kind, Ulm 2012.

Dawson, Karl und **Allenby, Sasha,** Matrix Reimprinting, EFT und Quantenheilung – alte Muster und Erinnerungen transformieren, Berlin 2011.

Der große Gatsby, Spielfilm mit Leonardo di Caprio und Tobey Maguire, DVD 2013.

Deschene, Lori, Tiny Buddha's guide to loving yourself, San Francisco 2013.

Driver, Oliver, Schamanische Trommeln (240 Schläge pro Minute), Mannheim 2011.

Freedom Writers, Spielfilm mit Hilary Swank, DVD 2007.

Friedrich, Hedi, Hochsensibilität als Stärke, München 2016.

Graff, Sunny, Mit mir nicht!, Selbstverteidigung und Selbstbehauptung im Alltag, Berlin 1995.

Dies., Mädchen sind unschlagbar: Selbstverteidigung kannst du lernen!, Ravensburg 2001.

Gibran, Khalil, Der Prophet, Wien 2006.

Göppel, Renate, Die Erbsenprinzessin: Wie Sie das Potential Ihrer Empfindsamkeit nutzen, Stuttgart 2004.

Halpern, Howard M., Abschied von den Eltern: Eine Anleitung für Erwachsene, die Beziehung zu den Eltern zu normalisieren, Salzhausen 2012 (Iskopress Audio-CD).

Harke, Sylvia, Hochsensibilität leben (geführte Meditationen) (Audio-CD).

Haverkamp, Cornelia, Damit für dich die Sonne scheint, Gießen 2011.

Heinrich, Caroline, »Was denkt ein New Yorker, wenn er in einen Hamburger beißt?«: Mikrophänomenologie der Macht am Beispiel des Referendariats, Wien 2011.

Huber, Michaela, Der innere Garten: ein achtsamer Weg zur persönlichen Veränderung, Paderborn 2010.

Dies., Die Affektkette: Eine Möglichkeit, Lebensthemen und Langzeitgefühle zu bearbeiten, Mühlheim 2011 (Auditorium Netzwerk DVD).

Dies.,Trauma und die Folgen, Paderborn 2012.

Eisfeld, Dieter, Sich selbst lieben lernen, Hamburg 2014 (Audio-CD).

Kahn, Gabriele, Das Innere-Kinder-Retten, Gießen 2010.

Knapp, **Thomas,** Burn-out: In den Krallen des Raubvogels, Olten 2005.

Küstenmacher, Werner Tiki, Eine Handvoll Glück, Einfache Rituale, die das Leben erleichtern, Berlin 2013.

Levine, Peter A., Trauma-Heilung: Die Energien des Lebens wiedererwecken, München 1999.

Ders., Vom Trauma befreien, Wie Sie seelische und körperliche Blockaden lösen, München 2011.

Lieshout, **Elle van**, Oh, oh, Oktopus, Rotterdam 2009.

Lindau, Veit, Heirate dich selbst, München 2013 (mit Audio-CD).

Lindgren, Astrid, Mio, mein Mio, Hamburg 2008.

Mann, Golo, Deutsche Geschichte des 19. und 20. Jahrhunderts, 1918-1933, München 2007 (Diogenes Verlag).

Maris, Jochen und **Blinde, Susanne**, Rita: eine kleine Glücksgymnastik, Bielefeld 2014.

Marletta-Hart, Susanne, Achtsam Leben mit Hochsensiblität (mit Meditations-CD), Bielefeld 2011.

Missildine, W. Hugh, In dir lebt das Kind, das Du warst., Stuttgart 2008.

Mohr, Bärbel, Bestellungen beim Universum, Aachen 1998.

Dies., Der Wunschfänger-Engel, Freiburg 2004.

Möstel, Bernhard, Shaolin: Du musst nicht kämpfen, um zu siegen, München 2009.

Murdock, Maureen, Dann trägt mich eine Wolke (Phantasiereisen für Kinder) (Audio-CD).

Müller, Wolfgang T. und **Martinek, Silvia,** Burnout: Deine Chance zum Neubeginn, Phyra-Wald 2014 (Makani Multimedia Verlag).

Müller, Stahl, **Armin,** Hannah, Berlin 2004 (Audio-CD).

Noll, Shaina, Songs for the inner child, Port Townsend, 1992 (Audio-CD).

Osho, Angst, München 2008.

Papini, Giovanni, El reloj parado a las siete, aus: Lal Wende-Relatos, Octubre 2004, 1406 (Online-Archiv)
https://narrativabreve.com/2015/11/cuento-**giovanni-papini-reloj**

Parlow, Georg, Zart besaited: Selbstverständnis, Selbstachtung und Selbsthilfe für hochsensible Menschen, Bonn 2014.

Reddemann, Luise, Trauma heilen, Stuttgart 2013.

Dies., Imagination als heilsame Kraft, Stuttgart 2007.

Reimann, Michael, Trance Trommel Vol. 1 (120 Schläge pro Minute), Mannheim 2002.

Ruge, Nina, Das Geheimnis der Selbstheilung: Wege zu einem starken Immunsystem, Berlin 2006.

Safran Foer, Jonathan, Extremely Loud and Incredibly Close, New York 2005 (auch DVD).

Safri Duo, Greatest Hits, Kopenhagen 2010 (Universal Music Audio CD).

Schwarz, Andrea, Der kleine Drache Hab-mich-lieb: Ein Märchen für große Leute, Freiburg 2013.

Schorr, Brigitte, Hochsensibilität: Empfindsamkeit leben und verstehen, Holzgerlingen 2011.

Sherry, Fionnuala, Secret Garden (earth songs), Universal Music AS Norway 2005 (Audio CD).

Strayed, Cheryl, Wild: A journey from lost to found, New York 2010.

Teegen, Frauke, Wenn die Seele vereist: Traumatische Erfahrungen verstehen und überwinden, Stuttgart 2008.

Thich Nhat Hanh, Mein Leben ist meine Lehre: Autobiographische Geschichten und Weisheiten eines Mönches, München 2017.

Tolle, Eckhart, Jetzt! Die Kraft der Gegenwart, Bielefeld 2003 (Audio-CD).

Van Lieshout, Elle, Oh, oh Oktopus, Rotterdam 2009.

Vangelis, Light and Shadow (Best of), Rhino Records Genre 2013 (Audio-CD)

Wohlleben, Peter, Das geheime Leben der Bäume, München 2015

Ders. Die Gefühle der Tiere, Darmstadt 2016.

www.wiedergeborene.de

Weber, Renate, Fulna: ein Heilungsmärchen für Kinder und Erwachsene, Norderstedt 2016. (in Deutsch, Englisch, Spanisch und Französisch)

Dies., »Fulna Video« unter Youtube »FULNA RENATE RENATE« (in Deutsch, Englisch, Spanisch und Französisch).

Dies., Fulna Profesora: Englisch und Spanisch lernen mit Fulna Profesora, Norderstedt 2017.

Wu, Emily, Feder im Sturm: Meine Kindheit in China, Berlin 2006.

FSC
www.fsc.org
MIX
Papier | Fördert gute Waldnutzung
FSC® C083411

Kolibri 360 GmbH
Ferdinand-Jühlke-Straße 7
99095 Erfurt, Deutschland
produktsicherheit@kolibri360.de